Dilek A. Tepeli, Jürgen Straub (Hg.)
Affekte und Emotionen in sozialen Konflikten

Diskurse der Psychologie

Dilek A. Tepeli, Jürgen Straub (Hg.)

Affekte und Emotionen in sozialen Konflikten

Mit Beiträgen von
Beyza Bağcı, Raffael Beier,
Johannes Ebner, Juliana Ferreira da Silva,
Ulrike Gatzemeier, Ornella Gessler,
Marguerite Hennch, Jörg Hüttermann,
Hannah Kernbach, Susan Klimczak,
Maxim Kruschwitz, Robert Montau,
Verena Muckermann, Pia Niederhoff, Patrick Ritter,
Alexis Rodríguez Suárez, Julia Rosenzweig,
Anisa Scharmann, Bent Schiemann,
Arist von Schlippe, Klaus Schmidt,
Jürgen Straub, Piotr Suder, Dilek A. Tepeli,
Astrid Utler und Lilly Wirth

Psychosozial-Verlag

Bibliografische Information der Deutschen Nationalbibliothek
Die Deutsche Nationalbibliothek verzeichnet diese Publikation in der Deutschen Nationalbibliografie; detaillierte bibliografische Daten sind im Internet über http://dnb.d-nb.de abrufbar.

Erweiterte und überarbeitete Buchausgabe
von *psychosozial* Nr. 174 (IV/2023):
»Struktur und Dynamik sozialer Konflikte«

Gesetzlich vertreten durch die persönlich haftende Gesellschaft
Wirth GmbH,
Geschäftsführer: Johann Wirth
Walltorstraße 10, 35390 Gießen, Deutschland
06 41 96 99 78 0
info@psychosozial-verlag.de
www.psychosozial-verlag.de

Umschlagabbildung: © Larissa Struzyna, *Tanz der Gefühle*
(https://www.larissastruzyna.com)
Umschlaggestaltung und Innenlayout nach Entwürfen
von Hanspeter Ludwig, Wetzlar
Druck und Bindung: Druckhaus Bechstein GmbH,
Willy-Bechstein-Straße 4, 35576 Wetzlar, Deutschland
Printed in Germany

ISBN 978-3-8379-3492-2 (Print)
ISBN 978-3-8379-6428-8 (E-Book-PDF)
https://doi.org/10.30820/9783837964288
ISSN 3053-5255 (Print)
ISSN 3053-5263 (Digital)

Inhalt

Gesellschaft und Gemeinschaft: Empirische Studien und Einsichten

Konfliktforschung und -bearbeitung: Kooperation und Innovation in Wissenschaft und Praxis

Einführung

Jürgen Straub & Dilek A. Tepeli

Die Konfliktforschung hat in den letzten Jahrzehnten einen eindrucksvollen Aufschwung zu verzeichnen, sowohl quantitativ als auch qualitativ. Dies gilt sowohl für disziplinäre Forschungsfelder als auch für inter- und transdisziplinäre Unternehmungen. Neben zahllosen empirischen Studien beeindrucken unverkennbare theoretische und methodische Fortschritte sowie wachsende Kooperationen zwischen Wissenschaft und Praxis. Für all das finden sich auch im vorliegenden Band einige Beispiele. Die Beiträge wurden so zusammengestellt, dass zumindest ein kleiner Eindruck von der Vielfalt und Lebendigkeit der aktuellen Forschungslandschaft vermittelt werden kann. Außerdem wird ein Blick auf exemplarische Tätigkeiten geworfen, die auf moderierende Interventionen und Konflikttransformationen ausgerichtet sind. Neben ambitionierten Überlegungen zur Begriffs- und Theoriebildung, die auch mit der Erweiterung gängiger Modelle des (verstehenden) Erklärens von Konflikten, mit methodologischen Erwägungen zur Logik und Pragmatik der Konfliktforschung oder mit der Ausdifferenzierung methodischer Instrumente verbunden sein können, finden sich im Folgenden auch empirische Beiträge und Berichte aus der Praxis. Die vorgestellten Ergebnisse exemplarischer Forschungsprojekte führen die Leserinnen und Leser in unterschiedliche Themenfelder der postmigrantischen Gesellschaft des heutigen Deutschlands, machen sie aber auch mit ausgewählten Konflikten in Marokko oder Südafrika bekannt. So gut wie alle diese Studien verbindet ihr Blick auf einen bestimmten Ort oder

Raum. Der wird allerdings nicht einfach als etwas bloß Materielles aufgefasst, das geografisch bzw. physikalisch anhand objektiver Koordinaten und sonstiger Maßzahlen bestimmbar ist. Die uns interessierenden Räume sind an die Wahrnehmungen und weitere hermeneutische Akte von Personen gebundene Erlebnis- und Handlungsfelder. Diese wiederum können zwar von Individuum zu Individuum variieren – also sehr persönliche Bedeutungen besitzen –, sind aber stets auch sozial und kulturell vermittelt und in politische Rahmenbedingungen und Machtverhältnisse eingebettet.

Die Konzentration auf *lokale* Konflikte in der Gegenwart wird in einem breiten Themenfeld vorgenommen. So geht es in den einzelnen Beiträgen z. B. um Konflikte in Nachbarschaften und Stadtteilen oder um soziale Spannungen, wie sie auf einem überregional beachteten Festival zu beobachten sind, das die kulturelle Vielfalt, Dynamik und Komplexität von Einwanderungsgesellschaften wie in einem Brennglas sichtbar und zugleich bearbeitbar macht (schon während des Festivals selbst). Von lokaler Erinnerungskultur oder vom Bau umstrittener Moscheebauten ist ebenso die Rede wie von öffentlichen politischen Protesten oder konfliktreichen staatlichen Umsiedlungsprogrammen. Manche der Beiträge integrieren nicht zuletzt eine historische Perspektive, wenngleich die Gegenwart und Zukunft komplexer kultureller und psychosozialer Konstellationen im 21. Jahrhundert stets im Zentrum stehen. Die Fokussierung von aktuellen lokalen Konflikten kann im Übrigen nicht nur mit historischen Anmerkungen zu ihrer Entwicklung, sondern auch zu ihrer mitunter engen Verwobenheit mit globalen Phänomenen einhergehen. So lassen sich viele Nachbarschafts- und Stadtteilkonflikte oder auch allgemeinere (politische) Diskurse über eine von Fragmentierung und Polarisierung bedrohte, soziokulturell differenzierte, superdiverse (Vertovec, 2012) und entsprechend hyperkomplexe Einwanderungsgesellschaft kaum ohne Bezugnahme auf weltweite Krisen und Kriege sowie die damit verbundenen Flucht- und Migrationsbewegungen begreifen. Das Lokale und das Globale bedingen und durchdringen einander bekanntlich häufig, etwa in der von Robert Robertson (1995) auf den Begriff gebrachten Gestalt des

Glokalen. In postmigrantischen Einwanderungsgesellschaften (Brinkmann & Sauer, 2016; Foroutan, 2021; Straub & Niebel, 2026; Straub & Tepeli, 2020; Terkessidis, 2017) gehört das – neben anderen Aspekten ihrer enormen Komplexität und Dynamik – längst zur allgemeinen Alltagserfahrung. Insbesondere ein Beitrag schert aus dem markierten Interesse an lokalen Phänomenen allerdings gänzlich aus. Es geht ihm zwar keineswegs um ein von Raum (und Zeit) entkoppeltes Phänomen, aber doch um eine Form jener um Intimität ringenden Paare, die sich weltweit antreffen und demgemäß auch an vielen Orten erforschen ließen. Wir werden noch darauf eingehen.

Neben Wissenschaftler:innen wurden für die Mitwirkung am Buch Fachleute aus der Mediation und Beratung gewonnen, nicht zuletzt Personen, die wissenschaftliche und praktische Expertisen vereinen. So verschieden wie die vorliegende Sammlung aktueller Exempel aus der Konfliktforschung, -beratung und -bearbeitung sind auch die Schreibstile, in denen die Beiträge verfasst sind. Auf hoch abstrakte theoretische Ausführungen – etwa zur Frage nach angemessenen Formen der wissenschaftlichen Erklärung sozialer Konflikte – folgen anschauliche Modelle der Konfliktgenese und -analyse sowie lehrreiche Befunde aus empirischen Untersuchungen in verschiedenen Ländern, Lebensbereichen und Handlungsfeldern. Diese Mischung sollte gewährleisten, dass die Lektüre des Buchs ganz verschiedenen Interessen entgegenkommt und nicht zuletzt dazu beitragen mag, Wissenschaft und Praxis stärker miteinander in Berührung zu bringen, für einen fruchtbaren Transfer zu sorgen und sich wechselseitig anzuregen. Dazu müssen sich die gewillten Leser:innen natürlich auf das ihnen jeweils entferntere oder sogar unvertraute Gebiet einlassen. Diese Offenheit und Neugier vorausgesetzt, ließe sich der von uns begonnene Austausch fortsetzen. Die Vielstimmigkeit dieses Polylogs ist manchmal vielleicht etwas mühsamer als geordnete Dialoge, in denen die Expertisen und Sprecherrollen klar verteilt sind. Überblickt man das weite Feld der (inter-/trans-)disziplinären Konfliktforschung sowie der Konfliktberatung, -bearbeitung und -transformation, lässt sich leicht erkennen, dass ein reger und möglichst allseitiger Austausch hier zahlreiche Synergieeffekte freisetzt. Das haben nicht zuletzt manche der großen Forschungsförderungsinstitutionen erkannt und in ihre aktuellen Programme aufgenommen.[1]

Zu den Beiträgen: Jürgen Straub und Dilek A. Tepeli erörtern Fragen der Begriffsbildung, wobei sie einige neuralgische Punkte behandeln, die komplexe Konfliktanalysen bedenken sollten. Eine einheitliche Definition des Konfliktbegriffs existiert nicht. Nach Ansicht der Autor:innen braucht es einen derartig allgemeinen und allseits akzeptierten Begriff auch gar nicht zu geben. Unerlässlich ist jedoch ein geschärftes Bewusstsein für die Diversität kursierender Begriffsbestimmungen und -verwendungen sowie die Frage, welche logischen und pragmatischen Kriterien zu beachten sind, wenn man einen für die eigenen, jeweils spezifischen Aufgaben und Zwecke angemessenen Konfliktbegriff auswählen oder entwickeln möchte. Einen eigenen Akzent setzen Straub und Tepeli in ihrer Kritik an der berühmten, Georg Simmels wegweisende Arbeiten aufnehmenden und deren Perspektive zugleich verengenden Theorie sozialer Konflikte von Lewis Coser. Die Ausgrenzung der von ihm so genannten »unechten« Konflikte wird zurückgenommen, um gerade die von Coser vernachlässigte affektiv-emotionale Dimension zwischenmenschlicher Konflikte zu fokussieren.

Jörg Hüttermann und Johannes Ebner greifen eine seinerzeit bahnbrechende Einsicht Hans Blumenbergs auf und folgen seiner

1 Die Herausgeber:innen sowie die Autor:innen Jörg Hüttermann, Johannes Ebner, Lilly Wirth, Hannah Kernbach, Pia Niederhoff, Verena Muckermann, Julia Rosenzweig, Bent Schiemann, Ornella Gessler und Robert Montau arbeiten in dem seit 2022 vom BMFTR geförderten Verbundprojekt Netzwerk *Lokale Konflikte und Emotionen in Urbanen Räumen: Transdisziplinäre Konfliktforschung in Wissenschaft-Praxis-Kooperationen* (LoKoNet; Kennzeichen: 01UG2201D) mit, das ganz im Sinne des BMBF- bzw. heutigen BMFTR-Förderungsschwerpunkts Friedens- und Konfliktforschung innerhalb des Rahmenprogramms Gesellschaft verstehen – Zukunft gestalten (2019–2025: https://www.geistes-und-sozialwissenschaften-bmbf.de/de/Friedens-und-Konfliktforschung-2622.html) einen Schwerpunkt auf die Zusammenarbeit zwischen Wissenschaft und Praxis sowie den Wissenstransfer in die Öffentlichkeit legt, der auch in den kommenden Jahren aufrechterhalten und ausgebaut werden soll (vgl. zu den Einzelprojekten https://www.lokonet.de).

Empfehlung, verstaubte Metaphern, deren epistemisches Potenzial erschöpft erscheint, gegen innovative, produktive Sprachbilder auszutauschen. Dabei wird vorausgesetzt, dass Metaphern auch in der Wissenschaft eine erkenntnisleitende Funktion besitzen – aber auch kontraproduktiv wirken können, wenn sie unsere Forschungen immer wieder in dieselbe Richtung und in so manche Sackgasse lenken. Die Autoren illustrieren die wichtige Rolle, die Metaphern speziell in der Konfliktforschung spielen, an bekannten Beispielen, namentlich an der »Blitz-und-Donner-Metapher« und der »Explosions- oder Ausbruchsmetapher« (die im Beitrag konzise kritisiert werden). Ihnen setzen sie die (physikalische) Metapher der »Freakwelle« entgegen und damit die insbesondere für die Theorie der *Erklärung* sozialer Konflikte überaus wichtige Idee, man solle in diesem Feld unbedingt genügend Raum für Kontingenz und die Vorstellung multipler, einander wechselseitig beeinflussender (verstärkender oder abschwächender) Ursachen lassen. Dieses Argument entwickeln sie nicht zuletzt auf der Grundlage der figurationssoziologischen Emergenztheorie von Norbert Elias. Das von den Autoren vorgeschlagene Modell nicht-linearer, verzweigter Kausalität halten sie für die (in vielen Fällen) überlegene Alternative, sobald es darum geht, gegenstandsangemessene Erklärungen sozialer Konflikte zu entwickeln. Dass dies mit der enormen Komplexität der in der Konfliktforschung anstehenden Erklärungsaufgaben zu tun hat, verdeutlichen die Autoren auf der Grundlage ihrer reichhaltigen Forschungserfahrungen, die sie zu einer fast endlosen Liste potenziell erklärungsrelevanter Faktoren geführt haben. Nach einer theoretischen Klärung der Anforderungen, die eine absolute, explanative Metapher erfüllen muss, wird die Produktivität des innovativen Vorschlags schließlich an einem Beispiel aus der eigenen Forschung verdeutlicht, nämlich an der dschihadistischen Radikalisierung von Jugendlichen, die sich in Dinslaken-Lohberg der al-Nusra-Front oder dem IS angeschlossen haben. Der Vorschlag von Hüttermann und Ebner wird die avancierte Konfliktforschung wohl noch beschäftigen, zumal es durchaus verwandte Überlegungen gibt. Dass die »Freakwelle« zu den originellsten Metaphern im derzeitigen Diskurs über die (verstehende) Erklärung der Entstehung, Entwicklung und möglichen Eskalation sozialer Konflikte gehört, zeigt die spontane Irritation, mit der wohl manche auf diesen Namen reagieren dürften. Eine solche Wirkung jedoch kennzeichnet alle innovativen, lebendigen Metaphern, die Paul Ricœur (1986) in seiner profunden Studie von den bereits toten, abgenutzten, uns in ihrer Metaphorizität gar nicht mehr bewussten Sprachbildern unterschieden hat. Die neuen Metaphern kommen einem zunächst etwas seltsam vor, bevor man sich dann vielleicht doch auf das von ihnen evozierte Bild einlässt und genau deswegen wissenschaftliche Fortschritte erringen kann.

Die Arbeiten über den inneren Zusammenhang zwischen »Zeit und Erzählung« von Ricœur bilden eine wichtige Referenz für die ebenfalls erklärungstheoretischen Überlegungen Jürgen Straubs. Der Autor schließt, wie in früheren Arbeiten, außerdem an die ebenfalls bahnbrechenden Studien des Philosophen Arthur Danto an, der die Erzählung mit analytischer und formaler Präzision als eine *autoexplanative* Form der Darstellung *temporal komplexer* Phänomene begreift. Immer dann, wenn wir nicht lediglich wissen wollen, warum etwas der Fall ist, sondern zugleich verstehend erklären wollen, warum etwas zum Zeitpunkt t3 so ist, wo es doch früher – in t_1 – *anders* war, haben wir es mit einem zeitlich komplexen Phänomen zu tun, das wir durch das Erzählen einer Geschichte (mit einem Anfang, einem Mittelteil mit mindestens einem komplikationsreichen oder krisenhaften Ereignis sowie einem Schluss) erklären. *Veränderungen* aller Art bilden sehr häufig den Gegenstand sozial- und kulturwissenschaftlicher Verstehens- und Erklärungsbemühungen (z. B. in der Biografie- oder Konfliktforschung). Wie in den Geschichtswissenschaften schert das narrative Erklärungsmodell auch in den Nachbardisziplinen aus dem deduktiv-nomologischen sowie dem induktiv-statistischen Modell aus. Es gibt neben kausalen und korrelativen Zusammenhängen noch andere, die wir wissenschaftlich rekonstruieren können. Das plausibilisiert neben dem intentionalistischen auch das auf Regeln, insbesondere soziokulturelle Normen, sich beziehende sowie das auf Geschichten rekurrierende narrative Modell der Erklärung. Mit den Überlegungen von Hüttermann und Ebner verbindet die erzähltheoretische Modellierung des verstehenden Erklärens temporal komplexer Phänomene die Bezugnahme auf kontingenz-, kreativitäts- und emergenztheoretische Einsichten. Das narrative Modell kann der Konfliktforschung nicht nur als ein besonderes und eigenständiges, hermeneutisches Erklärungsmodell empfohlen werden, sondern auch als ein explanativer Rahmen, in den sich alle anderen Erklärungsmodelle integrieren lassen.

Arist von Schlippe lädt uns in seinem Beitrag über »Konflikte und Konflikteskalation« zu einer Reise nach »Dämonistan« ein, »in ein wohlbekanntes und doch fremdes Land«. Er erinnert an wichtige Etappen und Stationen auf diesem Weg, der immer tiefer in den affektgeladenen Konflikt hineinführt, am Ende nach »Fundamentalien«, wo jeder Ausweg, jede Alternative verschlossen scheint. Wer hier ankommt, weiß vermeintlich, zwischen Gut und Böse scharf zu unterscheiden, und bekämpft jene, die er für das personifizierte Übel hält, womöglich bis zum bitteren Ende ihrer Verfolgung und Vernichtung. Aber bis dahin ist es ein weiter Weg. Als psychologischer Aufklärer, dessen Text man auch die beraterische und therapeutische Erfahrung anmerkt, erzählt von Schlippe metaphernreich von der sukzessiven, von den Betroffenen häufig gar nicht bemerkten Verstrickung in den jeweiligen Konflikt und seine Austragung. Über kurz oder lang weiß niemand mehr, wie es dazu kommen konnte – zu hemmungsloser Wut und blankem Hass oder anderen Formen gewaltsamer, vielleicht schon gewalttätiger Selbst- und Weltbeziehungen. Der Autor führt uns in seiner (u. a. durch Gregory Bateson angeregten) Mikroanalyse typischer Konfliktkommunikation vor Augen, wie die Beteiligten zunehmend zu Spielbällen oder Gefangenen eines Kommunikations*systems* werden, das selbst den Rhythmus und die Reihenfolge der Spielzüge vorgibt – ohne dass sich die konfligierenden Akteure dessen bewusst wären oder gar die Kontrolle über die übermächtigen Vorgänge in und zwischen ihnen zurückgewinnen könnten. Der Eintritt ins Konfliktsystem beginnt mit festgefahrener symmetrischer – verneinender, abwehrender, entwertender – Kommunikation und ihrer »operativen Verselbstständigung«, wie mit Niklas Luhmann gesagt wird:

Negation der Negation der Negation ... *ad infinitum*. Das Konfliktsystem hält weitere Automatismen oder Mechanismen parat, die die Handelnden mehr und mehr zu seinen bloßen Erfüllungsgehilfen degradieren – ohne dass diese das merken müssten, ganz im Gegenteil! Es entsteht zunehmend ein eigenes Sozialsystem für bedrängte, sich bedrängende Seelen, das das alltagsweltlich eingeübte, normale Wechselspiel zwischen symmetrischer und komplementärer Kommunikation außer Kraft setzt. Bei der Lektüre dieses analytischen und mit vielen Beispielen garnierten Beitrags ist, davon gehen wir aus, der Wiedererkennungswert hoch. Zugleich lernt man Neues über »personenbezogene Zurechnungen«, »Empörung«, Dämonisierung«, »psychologische Kontrakte«, »gefährliche Gedanken«, »feindselige Wahrnehmungsfehler« etc. Auch praktisch tätige Beraterinnen oder Mediatoren dürften die Ausführungen mit erheblichem Gewinn lesen können.

Die Rubrik *Wissenschaft: Begriffe, Theorien, Modelle* beschließen die Ausführungen von Klaus Schmidt. Sie wurden hier platziert, obwohl sie weit über theoretische Ausführungen und historisch-systematische Begriffsklärungen hinausreichen. Der Autor befasst sich nämlich mit einem Phänomen, das vielen Leser:innen vertraut vorkommen dürfte (ohne es so recht begriffen haben zu müssen): Es geht ihm um das Zusammenleben von »singularisierten Paaren«, die ihre individuellen Bedürfnisse und Neigungen mit der Sehnsucht nach Intimität zu vereinbaren suchen. Dabei wird die fortwährende symmetrisch-reziproke Kommunikation zum unabdingbaren Medium intersubjektiver Verständigung, ohne dass die anhaltenden Auseinandersetzungen und Aushandlungen zum Konsens führen müssten. Ganz im Gegenteil, sollten sich diese liebenden Paare doch gerade darauf einstellen und verstehen, im Dissens zu leben und die damit verwobenen (produktiven) Spannungen auszuhalten, ja sogar zu schätzen. Ohne psychische und soziale Konflikte, die sich mitunter zu Krisen auswachsen mögen, sowie ihre verständigungsorientierte Artikulation, Anerkennung und Aushandlung sind solche Paare und ihre komplexen, dynamischen Beziehungen gar nicht denkbar. Schmidt erörtert diesen Modus der in Intimität gründenden (und immer wieder um sie ringenden) Verbundenheit in kultursoziologischer Perspektive, wobei er historische Dimensionen ebenso behandelt wie das besagte Phänomen in seiner gegenwärtigen Gestalt (um die sich bis heute auch Psychotherapeut:innen kümmern). Wer seinen Ausführungen folgt, erfährt höchst Interessantes über die keineswegs nur aneinandergereihten Begriffe *Paar – Intimität – Konflikt* sowie ihre lebenspraktische Bedeutung in den Liebesbeziehungen inniglich verbundener Subjekte. Solche Individuen leben zuvorderst im anhaltenden Gespräch zusammen, egal, was sie auch sonst noch aneinander attraktiv und wertvoll finden mögen. Sie führen uns nicht zuletzt die von Georg Simmel und anderen analysierte Erfahrung vor Augen: Verbundensein im Konflikt ist möglich. Konflikte müssen kein Schaden sein und immer nur destruktive Folgen zeitigen. Sie können – unter bestimmten, vom Autor präzise sondierten soziokulturellen Bedingungen – konjugal sein, die Nähe und ganz besonders die Liebe und Intimität von Paaren bestätigen und stärken. Ob das gelingt, hängt nicht allein vom Wunsch und Willen sowie den praktisch-kommunikativen Bemühungen der Liebenden ab, sondern auch von den geschichtlich- gesellschaftlich verfügbaren *kulturellen Formen* für (intime) Beziehungen. Schmidt geht dieser Einsicht in seinen historischen und empirischen Beobachtungen auf den Grund. Dabei führt er seine Leser:innen durch eine Suche nach »intimen Beziehungen«. Auf dieser Reise begegnet man Gedanken von Jean-Jacques Rousseau, Niklas Luhmann, Anthony Giddens, Elisabeth Beck-Gernsheim, Reinhardt Koselleck, Andreas Reckwitz, Otto Kernberg, François Jullien, Connie Palmen u.a., die zur Begriffs- und Sozialgeschichte der Intimität und des liebenden Paars Kundiges zu sagen haben. Vielleicht lässt sich der Kern des Beitrags mit einer seiner Zwischenüberschriften resümieren: *Als Konflikt arrangiertes Zusammensein – Wir müssen reden! Und zwar über Vieles.*

Den Reigen von Beiträgen zum Themenfeld *Gesellschaft und Gemeinschaft: Empirische Studien und Einsichten* eröffnet Astrid Utler. Sie untersucht in ihrer Studie zum »Zusammenleben in Deutschland« vorrangig »Konfliktlinien und deren Überwindung«, und zwar auf der empirischen Grundlage eigens erhobener »Deutschlandbilder von Menschen mit und ohne Fluchterfahrung«. Dabei vermitteln diese Bilder eine ganz andere Vorstellung von der »Vielfaltsgesellschaft«, als es z.B. rechtspopulistische Diskurse nahelegen: Trotz vielfältiger und fortbestehender Interessens-, Identitäts-, Anerkennungs- und sonstiger Intergruppenkonflikte lässt sich in der innovativen empirischen Untersuchung u.a. eine durchaus verbreitete »fürsorgliche und solidarische Grundhaltung« erkennen, die die Autorin (im Anschluss an ihre Forschungspartner:innen) als zentral für ein »gelingendes Miteinander« erachtet. Anhand der aus den Interviews und den (fotografierten) Bildern ihrer Forschungspartner:innen rekonstruierten Kernthemen *Fürsorge, Freiheit, Diversität* und *Integration* veranschaulicht der Beitrag bestehende Konflikte und Lösungsansätze in der Konfliktbearbeitung. Das erste Thema der »Fürsorge« zeigt, dass manche der Befragten mit der öffentlichen bzw. behördlichen Fürsorge gegenüber Sozialleistungsempfänger:innen auch Gefühle der Benachteiligung verbinden. Es geht in diesem Zusammenhang etwa um Deprivationsgefühle, die Utler als »latente Konflikte« (Johan Galtung) interpretiert. Die Autorin sieht in der Fürsorge als Teil des Deutschlandbildes der von ihr Befragten dennoch den Wegbereiter für ein friedfertiges Zusammenleben. Auch beim zweiten Thema der »Freiheit« zeigen sich Ambivalenzen: Die positiv erlebte Freiheit der Selbstentfaltung und des Selbstausdrucks, die in den rekonstruierten Deutschlandbildern zum Ausdruck gelangt, kann dann zum Konflikt werden, wenn »Freiheiten keine erkennbaren Grenzen haben«. Beispielhaft verdeutlicht Utler das damit einhergehende Unbehagen mancher Menschen am Beispiel der Intimität von Jugendlichen im öffentlichen Raum. Die Autorin liefert auch noch ganz andere Beispiele, die Freiheit zu einer ambivalenten Angelegenheit machen können (etwa die Freiheit, aus religiösen Gründen ein Kopftuch tragen zu dürfen). Sie schlussfolgert, dass »alle, die in wie auch immer definierten Räumen zusammenleben [...], die Gelegenheit erhalten [sollten], Freiheiten und deren Grenzen gemeinschaftlich und auf Augenhöhe auszuhandeln«. Beim dritten Thema »Diversität« gelangt Utler zu dem interessanten Befund, dass multiple Formen der Diversität (von Menschen, Lebewesen und Dingen) von einer Vielzahl ihrer Befragten positiv wahrgenommen werden, sich im Umgang damit jedoch zahlreiche Konfliktpotenziale ergeben. Das vierte Themenfeld »Integration« versteht sie als Gewährung »wechsel- und gegenseitiger Anerkennung, Gleichheit und Teilhabe«, die die Bereitschaft, »voneinander zu lernen«, umfasst. Auch hier gibt es erneut vielfältige Konfliktpotenziale zu erkunden, trotz des überwiegend positiven Werts von Integrationsbemühungen. Die analysierten Bilder von Deutschland erweisen sich insgesamt als außerordentlich vielschichtig – bei Menschen mit und ohne Fluchterfahrung.

Lilly Wirths Beitrag nimmt Konfliktlinien in der postmigrantischen Gesellschaft unter die Lupe, die am Beispiel des Musikfestivals *Kemnade International* und einer extensiven Einzelfallanalyse erörtert werden. Die Autorin zeichnet den Weg dieses Festivals in die postmigrantische Gesellschaft nach. Der Beitrag beschäftigt sich dabei mit dem Bedürfnis nach Zugehörigkeit, Teilhabe und öffentlicher Artikulation sowie der Repräsentation von Differenz-, Ausgrenzungs- und Einsamkeitserfahrungen (post-) migrantischer Menschen. Wirth versteht das Festival als exemplarisches Forum für postmigrantische Aushandlungskonflikte und als produktiven soziokulturellen Rahmen für die friedfertige Austragung von Streit. Gleichzeitig bot das Festival einen Raum der Zugehörigkeit und damit die Möglichkeit, erlebte Einsamkeit und sozialen Ausschluss zu kompensieren. Nachdem an die westdeutsche Migrationspolitik und die prekären Lebensbedingungen der Arbeitsmigrant:innen der 1970er erinnert wurde, werden Beweggründe für die Gründung eines Festivals rekonstruiert, das – außergewöhnlich für die damalige Zeit – vom Kunstmuseum und dem Sozialamt der Stadt Bochum initiiert wurde. Schon vor Jahrzehnten praktizierte man hier ein progressives Integrations- und Partizipationsverständnis. Neben Musik, Theater, Esskultur und einem Kinderprogramm wurden auf dem Festival politische Themen verhandelt. Die Ergebnisse einer qualitativen Interviewstudie, in der Repräsentant:innen unterschiedlicher Gruppen zu Wort kamen, geben Aufschluss über einige bis heute virulenten Konfliktlinien (Stichworte sind: Armut, soziale Isolation und Einsamkeit, [nationale] Identität, Zugehörigkeit, Anerkennung und die Repräsentation kultureller Differenz). Noch das Nachfolgefestival bot und bietet einen außeralltäglichen Raum, der es auch postmigrantischen Kindern erlaubte, sich wahrgenommen, einbezogen und angemessen behandelt zu fühlen. Bis heute werden in diesem Rahmen »Repräsentations- und Anerkennungskonflikte ausgehandelt«, die für die Gesellschaft insgesamt charakteristisch sind und bleibende Herausforderungen bilden.

Piotr Suder berichtet in seinem Beitrag »Umkämpfte Räume« von den bis heute umstrittenen Moscheebauten in deutschen Städten. Ungefähr 2.800 gibt es bereits, 300 davon sind mit ihrem Minarett oder ihrer Kuppel von Weitem sichtbar. Der Autor interessiert sich dafür, wie die Moscheegemeinden, die die organisatorische Basis der gläubigen Muslime und Muslima bilden, solche Projekte *öffentlich legitimieren* und ob und wie diese Projekte schließlich – möglicherweise – auf breitere Akzeptanz treffen können. Es geht hier also auch um Konfliktprävention und -transformation. Die repräsentativen Sakralbauten und die eigenständig organisierte islamische Praxis der Gläubigen bilden im gelingenden Fall einen integralen Bestandteil der Städtegesellschaften. Suder untersucht die Frage nach der Legitimation auf Grundlage fünf empirischer Fallstudien, die nicht zuletzt zeigen, wie religiöse Pluralität toleriert und gelebt werden kann – ohne starke negative Affekte und soziale Verwerfungen bis hin zum antimuslimischen Rassismus oder antiwestlichen Fundamentalismus hervorzurufen oder die Isolation und Segregation bestimmter Gruppen in sog. »Parallelgesellschaften« in Kauf zu nehmen. Vor der Präsentation wichtiger Befunde anhand von drei ausgewählten Beispielen wird zwischen pragmatischer, moralischer, kognitiver, formalrechtlicher bzw. regulativer Legitimität und Einflusslegitimität unterschieden. In den Fallstudien wird dann nicht allein deutlich, wie wichtig das (organisationale und personale) Legitimierungshandeln der Moscheegemeinden bzw. ihrer Vertreter:innen für die öffentliche lokale Akzeptanz der Moscheebauten und damit für die Anerkennung des Islams in Deutschland ist. Zugleich zeigt sich, wie dieses um Unterstützung in sozialen Netzwerken werbende Handeln daran mitwirkt, der sog. autochthonen Bevölkerung eine religiöse Lebensform näherzubringen, die sie ansonsten häufiger ablehnt oder skeptisch beäugt. Was bislang – auch auf der Grundlage überlieferter Vorurteile – als etwas »Fremdes« empfunden wurde, mag so verständlicher, vertrauter werden und im Zuge zivilgesellschaftlicher Kooperationen seinen bedrohlichen Charakter verlieren. Das heißt nicht, dass Interaktionskrisen und Intergruppenkonflikte nun nicht mehr möglich wären – jedoch werden sie unwahrscheinlicher und, falls sie sich manifestieren, handhabbarer. Insgesamt setzt der Beitrag einen gesellschaftlich höchst relevanten Kontrapunkt zu einer überwiegend negativen, skeptischen Berichterstattung, sobald von (repräsentativen) Moscheebauten oder sogar allgemein vom Islam und muslimischen Gemeinschaften bzw. Gemeinden die Rede ist. Dafür sind Suders positive Beispiele (nicht allein) im Feld der Legitimierung und Akzeptanz sakraler Bauten wichtig. Offene Dialoge, vielschichtige Partizipation und wechselseitige Anerkennung sind im interessierenden Kontext schon längst keine randständigen Phänomene mehr.

Raffael Beier, Beyza Bağcı, Juliana Ferrera da Silva, Marguerite Hennch und Anisa Scharmann untersuchen die Wahrnehmung und das Erleben von urbanen Räumen, wobei sie auf eigene Interviews mit überwiegend arabischstämmigen Frauen mit eigener Migrationserfahrung zurückgreifen. Das Projekt von Studierenden stellte sich die Frage: »Women only? Wie Frauen mit Migrationserfahrung ihre Quartiere im Ruhrgebiet wahrnehmen, aneignen und weiterdenken«. Ihre Untersuchungen bestätigen die in sozial- und kulturwissenschaftlichen Raumtheorien hervorgehobene Einsicht, dass »Raumerfahrungen nie objektiv oder homogen [sind], sondern durch individuelle Perspektiven, biografische Prägungen und soziale Kontexte wie etwa Migrationserfahrungen im eigenen oder familiären Hintergrund beeinflusst werden«. Diese auch in lebenspraktischer Hinsicht so wichtige Erkenntnis werde allerdings in der gegenwärtigen Stadt- und Raumplanung nicht angemessen berücksichtigt – besonders dann nicht, wenn es sich um migrantische Erfahrungen zumal von Mädchen und Frauen handle. Darin sehen sie eine bedenkliche Hürde für die soziale Integration dieser Menschen nicht allein in die Gesellschaft im Allgemeinen, sondern in deren sehr konkrete, materielle und soziale Räume. Das den durchgeführten empirischen Untersuchungen zugrundeliegende Raumverständnis wird als dynamisch und relational bezeichnet (im Anschluss an Martina Löw und Henri Lefebvre, dessen Theorie in Grundzügen vorgestellt wird). Dabei kommen auch Machtaspekte zur Sprache; im Einzelnen geht es hier um den »wahrgenommenen«, »gelebten« und den »konzipierten« Raum. Um die Perspektiven und »die aktive Raumaneignung der Migrantinnen selbst ins Zentrum der Forschung« rücken zu können, orientieren sie ihre wissenschaftlichen Bemühungen am normativen Konzept einer »postmigrantischen Gesellschaft«, in der die zwar verlockenden, teilweise aber bis heute nicht eingelösten Versprechen einer um Gerechtigkeit und gleiche Partizipationschancen bemühten Demokratie zentral sind (wie z. B. Naika Foroutan betont). Die Forschungsergebnisse eröffnen einige interessante Einblicke in die raumbezogenen Lebenswelten der interviewten Frauen. Manche betreffen die Anwesenheit oder dominante Präsenz von Männern in öffentlichen Räumen – und das dadurch womöglich beeinträchtigte Sicherheits- und Freiheitsgefühl der Frauen. Aus solchen Befunden leiten die Autor:innen den Bedarf nach neuen Leitbildern und -motiven einer fortschrittlichen Stadtplanung ab, die Rücksicht auf die Wünsche und Bedürfnisse aller Bürger:innen nehmen sollte, ungeachtet von Geschlecht, Generation, Kultur oder Klasse – also möglichst sensibel und maximal inklusiv.

Susan Klimczak und Dilek A. Tepeli gehen in ihrem Beitrag unterschiedlichen Formen der Konfliktprävention in kulturell diversen Nachbarschaften nach, speziell gemeinschaftlichen Praktiken, die »Begegnungen ermöglichen und Brücken bauen«. Im Zentrum des Beitrags steht die Rolle lokaler Akteure und Akteurinnen – insbesondere von Quartiershausmeistern, gemeinschaftlichen Gruppen sowie Mitarbeitenden in Begegnungsstätten. Ausgehend von der These, dass Fragen von Zugehörigkeit, Teilhabe und sozialem Zusammenhalt insbesondere auf lokaler Ebene konkret verhandelt werden, konzentriert sich die Untersuchung auf das alltägliche Handeln und Erleben kultureller Diversität sowie das Zusammenleben verschiedener nachbarschaftlicher Akteur:innen.

Als Brückenbauer:innen verstehen Klimczak und Tepeli solche nachbarschaftlichen Akteur:innen, die Räume schaffen, »in denen Austausch, Anerkennung und Aushandlung möglich werden, sei es durch informelle Alltagsgespräche, offene Begegnungsformate oder geschützte Gruppenräume«. Die Autorinnen fragen vor diesem Hintergrund danach, wie Begegnungsstätten und Quartiershausmeister durch ihre Vermittlungsarbeit Konfliktprävention leisten. Nachbarschaft wird dabei als ein in sich spannungsgeladener soziokultureller Raum konzipiert, der krisenanfällig ist und kulturelle Differenzen, soziale Ungleichheiten sowie polarisierende Grenzziehungen und Aversionen beinhaltet, weshalb Vermittlungsarbeit sehr wichtig wird. Auch in diesem Beitrag wird argumentiert, dass soziale Orte für den sozialen Zusammenhalt, den Abbau von Einsamkeit und die Stärkung der Solidarität in Nachbarschaften überaus relevant sind. Dem »Brückenbauen« kommt dabei – gerade unter der Bedingung struktureller Unsicherheiten, fehlender Ressourcen, interkulturell markierter Spannungsfelder und rassistischer Erfahrungen – eine mitunter entscheidende Rolle zu. Anhand der verschiedenen Akteur:innen und Begegnungsorte werden die vier Brückenformen der »personenbezogenen Vermittlung im Quartier«, der »offenen Begegnung im öffentlichen Raum«, des »geschützten Gruppenraums« und der »klassischen Begegnungsstätte« ausdifferenziert. Gelingende Integration, Inklusion und Partizipation hängen nicht nur von großen Programmen ab, sondern auch von alltäglichen Interaktionen und eher unscheinbaren Vermittlungstätigkeiten wie dem hier analysierten »brückenbauenden Handeln«.

Auch der Beitrag von Dilek A. Tepeli, Hannah Kernbach, Verena Muckermann, Pia Niederhoff, Julia Rosenzweig, Bent Schiemann und Jürgen Straub beleuchtet jenes Zusammenleben in urbanen Nachbarschaften, das durch die unvermeidliche räumliche Nähe zu den nächsten Fremden geprägt ist. Nachbarschaft als soziale Organisation von Nähe umfasst häufig die ungewollte Nähe zu Anderen, ihrem Leiden, ihren Lebensäußerungen und Gewohnheiten. Dies birgt oftmals hohes Konfliktpotenzial. Indem Nachbar:innen durch das Tun und Unterlassen anderer negativ affiziert werden, können Konflikte oder Konfliktvorstufen wie Irritationen, Störungen und Unstimmigkeiten entstehen. Konflikte können manifest oder latent sein. Auch offen ausgetragene Nachbarschaftsstreitigkeiten können von verborgenen, unbewussten affektiv-emotionalen Motiven, von Ängsten, Befürchtungen oder Sehnsüchten angetrieben sein. Konflikte können produktiv oder destruktiv sein, Bezogenheit und Zusammenhalt stärken oder schwächen. Die Autor:innen erweitern den verwendeten Konfliktbegriff um eine soziologische Perspektive Erving Goffmans, in der nicht zuletzt die Grenzen des je eigenen Selbst in Nachbarschaftskonflikten deutlich werden. Dafür gibt es vielerlei Anlässe: Gerüche und Geräusche dringen in die privaten Räume ein, stören, irritieren und verärgern deren Bewohner:innen, oder sie rufen negative Erinnerungen und Gefühle hervor. Die ausgewählten Fallbeispiele illustrieren unterschiedliche Typen, Vorstufen sowie Dynamiken von Konflikten. Die Ergebnisse der vorgestellten Studie veranschaulichen jedoch auch, dass das nachbarschaftliche Miteinander – trotz permanenter Grenzüberschreitungen und Störungen – meistens gelingt. Positive Gefühle, Gelassenheit oder das temporäre Ertragen von Störungen, unerfüllten Bedürfnissen und Begehren bilden gute Voraussetzungen dafür.

In Raffael Beiers Beitrag »Autoritäre Individualisierung« werden Nachbarschaftsquartiere in Bidonvilles untersucht, wo sich die selbst errichteten Wohnungen marokkanischer Arbeiter:innen außerhalb der Stadt befinden. Diese gemeinschaftliche Lebensform charakterisiert der Autor als Ort »gelebter Solidarität und – sowohl im übertragenen als auch im wörtlichen Sinn – offener Türen«. Gewiss sind auch diese »familiären« Nachbarschaften – schon wegen des »hohen Ausmaßes an sozialer Kontrolle« – keine konfliktfreien Zonen, jedoch werden die Gegenspieler und Widersacher nicht primär in nächster Nähe ausgemacht. Sie werden vielmehr im postkolonialen Staat, in der Regierung, ihren Vertreter:innen und Institutionen identifiziert, auch in diversen Formen der Ungleichheit sowie »geteilte[n] Armuts- und Ausgrenzungserfahrungen«, gegen die sich die solidarischen sozialen Kämpfe und politischen Revolten der Arbeiter:innen richteten. Die staatlichen Programme, die die Menschen aus den als Slums stigmatisierten Bidonvilles in drei- bis fünfstöckige Wohnhäuser am Stadtrand oder in Vororten umzusiedeln vorsehen, sind noch immer Gegenstand der Gegenwehr der Betroffenen, auch weil diese Programme historisch gewachsene Nachbarschaften und Lebensformen zerstören, tagtägliche Begegnungen einander vertrauter Personen unterbinden, wachsende Beziehungen und bleibende Bindungen der ansässigen Menschen verunmöglichen. Diese staatlich intendierte Zerstörung gewachsener gemeinschaftlicher Lebensformen analysiert der Autor unter dem Titel »Autoritäre Individualisierung«. Damit meint er v.a. eine im Rahmen der Umsiedlung stattfindende »Verantwortungsübertragung auf die individuelle Ebene (individuelle Verträge, Rechnungen und Risiken)«, womit das Zerschlagen einer politisch handlungsfähigen, solidarischen Gemeinschaft einhergeht. Beier führt in die Geschichte und Gegenwart der erwähnten Sozialwohnungsbau- und Umsiedlungsmaßnahmen ein *(Villes sans bidonvilles)* und analysiert zentrale, v.a. politische Konflikte in diesem Feld. Dabei wird deutlich, dass es hier keineswegs bloß um sozialpolitische Bemühungen zur Armutsbekämpfung geht, sondern um die Kontrolle und Schwächung von Zentren politischen Widerstands in den Bidonvilles – obwohl viele Bewohner:innen dieser marginalisierten und diskriminierten Wohngegenden die angekündigte oder schon konkret bevorstehende Umsiedlung selbst begrüßen und sich nach besseren Lebensbedingungen sehnen (adäquater Wohnraum, formelles Wohneigentum etc.). Beiers (partizipative) empirische Forschungen vor Ort liefern faszinierende Einblicke in diese komplexe Lage und die soziale Dynamik eines (sozial-)staatlichen Wohnungsbauprogramms, das die Hoffnungen der Bewohner:innen von Bidonvilles nährt, bald über eine bessere Infrastruktur (Wasser, sanitäre Anlagen, Strom, Internet etc.) zu verfügen und diese – teils gegen die völlige Inaktivität oder sogar den Widerstand staatlicher Institutionen – künftig nicht selbst aufbauen und instand halten zu müssen. Der Weg in die neuen (Eigentums-)Wohnungen ist jedoch weit, die Umsiedlungsbedingungen stecken voller Krisen- und Konfliktpotenziale (bzgl. anspruchsberechtigter Personen bzw. Haushalte; Finanzierungsproblemen; administrativer und rechtlicher

Intransparenz, Korruption etc.). Entscheidend ist, dass Konflikte nun *individuell*, nicht zuletzt in scharfer Konkurrenz zu den Mitbewerber:innen ausgetragen werden (sollen). Regierungsinstanzen und -repräsentanten arbeiten systematisch an dieser Entkollektivierung und Entpolitisierung der Konflikte. Diese werden zu Privatsachen. Protestpotenziale der früher vereinten, zusammenhaltenden Betroffenen werden systematisch kontrolliert und entschärft – aber es gibt sie, zumindest vereinzelt, noch immer, bisweilen unterstützt von Nichtregierungsorganisationen. Gleichwohl interpretiert Beier die von ihm untersuchten Veränderungen (gegen Georg Simmels Interpretationsangebote) im Lichte von Ulrich Becks Individualisierungstheorie, mithin als eine »riskante Freiheit«, die eigene Verluste und neue Abhängigkeiten mit sich bringt. Ganz anders als in Becks Theorie geht es im heutigen Marokko allerdings nicht um sozialen Wandel durch »gesellschaftlichen Wohlstandsgewinn« und die Risikogesellschaft einer reflexiven Moderne, sondern um eine durch den autoritären Staat forcierte, gelenkte Individualisierung sowie, so Beier, um eine staatliche Implementierung »neoliberaler Gouvernementalität« und eine in Marokko neue »Form des Regierens« im Sinne Michel Foucaults.

Verena Muckermann führte 2020 ein empirisches Projekt in der Nähe von Kapstadt durch, in dem sie zehn problemzentrierte Interviews mit Angehörigen der Post-Apartheid- und Born-Free-Generation führte. Sie interessierte sich dabei für deren Geschichts- und Gesellschaftsverständnis sowie speziell für die Bedeutung historischer Verletzungsverhältnisse für die eigene Gegenwart. In ihrem Beitrag »Südafrikas Apartheid im Geschichts- und Gesellschaftsbewusstsein von Jugendlichen« geht sie – nach einer kurzen Reminiszenz an die Gewaltgeschichte dieses Landes – zunächst der Frage nach, welches Wissen über die Apartheid bei den Jugendlichen überhaupt noch vorhanden ist. Die Autorin gelangt zu einer dreigliedrigen Unterscheidung: Kein oder wenig Wissen über die Apartheid, Wissen in Gestalt des Narrativs *both sides of the story*, Wissen, in dessen Zentrum die Benennung klarer Täter und Opfergruppen steht. Muckermann befasst sich sodann mit den beiden letzten Typen sowie einem Phänomen, das sie nach Miranda Fricker »epistemische«, spezifischer auch »hermeneutische Ungerechtigkeit« nennt. Die Autorin versucht auf der Basis ihrer empirischen Befunde schließlich eine Antwort auf eine höchst komplexe Frage zu geben: Führt historische Unkenntnis, auch im Sinne der (abwehrenden) Missachtung ehemaliger und womöglich fortwirkender radikaler Asymmetrien und Ungleichheiten zwischen Schwarzen und weißen Menschen, zu einer »Fortsetzung struktureller Ungleichheit« zwischen den heutigen Jugendlichen oder kann sie sogar »als Teil ihrer möglichen Lösung begriffen werden […], da dieses Nichtwissen die ehemaligen Gewalt- und Verletzungsverhältnisse dethematisiert und nicht zu neu sich manifestierenden Konflikten führt«? Man fühlt sich hier vielleicht an Friedrich Nietzsches unzeitgemäße Betrachtungen über den *Nutzen und Nachteil der Historie für das Leben* erinnert und allgemein an vielfältige Ambivalenzen und Paradoxien im kollektiven, öffentlichen Erinnern und Vergessen. Wie schwierig ein diesbezügliches Urteil ist, zeigen die Angehörigen der Post-Apartheid- und der Born-Free-Generation – und natürlich die von Muckermann unternommenen interpretativen Analysen ihrer Auffassungen – eindrucksvoll. Wie gesagt unterscheiden sich die Jugendlichen hinsichtlich der Bedeutung, die sie der politisch-rechtlich überwundenen Apartheid für ihre eigene Lebenswirklichkeit noch beimessen, teils beträchtlich. Das macht Aussagen über verbreitete Sehnsüchte in der kleinen Untersuchungsgruppe allerdings nicht unmöglich. So diagnostiziert Muckermann eine »Spannung zwischen dem Wunsch nach einem Ende der Reproduktion von *racial groups* […] und der Schaffung einer *colorblindness* auf der einen Seite sowie der Notwendigkeit einer klaren Benennung von anhaltendem *strukturellem Rassismus* auf der anderen Seite«. Manche lösen diese Spannung auf, indem sie sich (teils unbewusst) dem Wunsch nach »Krisenfreiheit und Konfliktvermeidung« hingeben und zu diesem Zweck die Vergangenheit strikt von der Gegenwart abspalten. Andere leben *in* dieser Spannung, mithin im Bewusstsein fortwirkender historischer Verletzungsverhältnisse, sich fortsetzender Ungleichheit und bleibender Ungerechtigkeit – selbst wenn dieses Bewusstsein zur ein wenig ungemütlichen Aufklärung über die eigenen, weißen Privilegien beitragen sollte.

Der letzte Teil des Bandes versammelt vier Beiträge aus der *Praxis*, wobei ganz verschiedene Perspektiven eingenommen, Themen behandelt und Verfahren angewandt werden: es geht um *Geschichte(n), Beobachtung, Beratung* (und Mediation). Patrick Ritter und Alexis Rodríguez machen den Auftakt: »Wer erzählt und erinnert Geschichte in der postmigrantischen Erinnerungskultur? *Bochum – Stadt der Vielen*: Ein Praxisprojekt«. Menschen ab 55 Jahren erzählten ihnen von ihren individuellen Erfahrungen und machten dabei auch deutlich, was sie miteinander teilen – trotz aller Unterschiede, die Migrationen bekanntlich auszeichnen. In einer Ausstellung im Stadtarchiv wurde ihr Beitrag zur Erinnerungskultur in Bochum schließlich allgemein zugänglich gemacht. Die Autoren gehen in ihrem Praxisprojekt davon aus, dass zur Gegenwart einer Gesellschaft auch die erinnerten Vergangenheiten ihrer Angehörigen gehören. Das Projekt *Bochum – Stadt der Vielen | Senior*innen erzählen vom Einwandern* ist ein Versuch, diese Vergangenheiten in verschiedenen Medien zu bewahren und zum Referenzpunkt des öffentlichen Austauschs in der Stadtgesellschaft zu machen. Die Verständigung nicht zuletzt über psychische Belastungen und soziale Konflikte, die Migrationen in aller Regel mit sich bringen, kann nur auf der Basis des kommunikativen und kulturellen Gedächtnisses einer Stadt erfolgen. Dabei bleiben erinnerungspolitische Auseinandersetzungen zwar nicht aus. Diese dienen aber dem übergeordneten Ziel der bereits seit Jahrzehnten in einem Verein organisierten, vom Bundesministerium des Innern und für Heimat unterstützten Initiative, »das Zusammenleben und die gegenseitige Akzeptanz sowie Toleranz von Zugewanderten und Einheimischen zu fördern, die Migrationsbevölkerung zu stärken und Benachteiligungen abzubauen«. Man kann durchaus von einer Art des *voicing* in der postmigrantischen Einwanderungsgesellschaft sprechen. Migrant:innen bzw. Menschen, die teils vor einem halben Jahrhundert nach Bochum gekommen sind, manche aus freien Stücken, andere wegen wirtschaftlicher Not, politischer Verfolgung oder aus anderen zwingenden Gründen, diesen Menschen eine öffentlich vernehmbare Stimme zu geben, dient letztlich dem Zweck, ihrer Marginalisierung und den nach wie vor bestehenden Benachteiligungen etwas entgegenzusetzen. Dafür haben die Initiatoren des Projekts zahlreiche Mittel und Wege ersonnen. Die genutzten Medien und Methoden (biografische Erinnerungsarbeit, kreatives Schreiben, mehrsprachige Podcast-Produktion, Thematisieren von Schweigen und Erzähllücken etc.) können von ähnlichen Unternehmungen, die eine Form der *oral history* mit den demokratischen Anliegen einer an den Prinzipien der Gleichheit, Gerechtigkeit und Solidarität orientierten Zivilgesellschaft verknüpfen, übernommen, nachgeahmt und variiert werden. Ein derartig anregender Austausch, der die Partizipationschancen aller erhöht, ist bekanntlich längst im Gange und für die Zukunft einer Gesellschaft, in der die (intergenerationale, interkulturelle) Kommunikation über Konflikte und Krisen unabdingbar und produktiv ist, entscheidend. Auch diesbezüglich darf man wohl sagen: Der Stellenwert einer permanenten »Geschichten- und Beispielhermeneutik« (Hahn, 1994), in der die (migrationsbezogenen, postmigrantischen) Erfahrungen und Erwartungen möglichst vieler verschiedener Menschen in einem »antihegemonialen Kaleidoskop der Erinnerungen« artikuliert, relationiert und reflektiert werden, ist hier kaum zu überschätzen. Sie dürfte nicht zuletzt der Konfliktprävention dienen. Die Autoren nennen das eine kollaborative Pflege an einem hochgradig diversen »Migrationserbe«, das es in öffentlichen Polylogen zu bewahren und zu gestalten gelte – von *allen* Generationen, Geschlechtern oder sonstigen Gruppen.

Ornella Gessler arbeitet im Kompetenzzentrum Kommunale Konfliktberatung (K3B) des Vereins zur Förderung der Bildung (VFB) Salzwedel e. V. Diese Organisation verfolgt das Ziel, lokale Akteur:innen auf möglichst non-direktive, »allparteiliche« Weise dabei zu unterstützen, mit den vielfältigen, krisenhaften und konfliktreichen Herausforderungen in demokratischen Gesellschaften in einer nicht gewaltsamen oder gewalttätigen Form umzugehen und so die friedliche Koexistenz aller zu fördern. In ihrem Praxisbeitrag berichtet sie von der Geschichte und Gegenwart sog. »Montagsdemonstrationen«, auf denen sich die Beteiligten gegen vielerlei Aspekte der aktuellen Politik (auf Bundes-, Landes- oder kommunaler Ebene) wenden, insbesondere in ostdeutschen Kommunen:

> »Einend ist die im Protest geäußerte Kritik am Regierungshandeln, etwa in Bezug auf die Maßnahmen zum Umgang mit der Coronapandemie, auf die Energiekrise und inflationsbedingt steigenden Lebensunterhaltskosten oder auf den russischen Angriffskrieg gegen die Ukraine. Es ist allerdings keine solidarische Kritik, die Fragen nach sozialer Gerechtigkeit stellt oder solidarisch mit vulnerablen Gruppen ist. Vielmehr geht es den Teilnehmenden um individuelle Freiheiten.«

Die heterogen zusammengesetzten Demonstrationen sorgen seit Jahren nicht nur in der medialen Öffentlichkeit der Republik, sondern auch vor Ort für einige Aufregung, nicht zuletzt wegen der deutlichen Präsenz und strategischen Propaganda politisch rechter, teilweise rechtsextrem gesinnter Akteur:innen. Aggressive Atmosphäre, ängstliche Stimmung – auf der Seite offen diskriminierter Bevölkerungsgruppen oder auch bei den Anwohner:innen, die die Protestzüge wöchentlich vom eigenen Fenster aus beobachten ›dürfen‹ – oder auch heftiger Streit und manchmal tätliche Auseinandersetzungen gehören zum allgemeinen Erscheinungsbild der diffusen Proteste, die ihre Anlässe, Anliegen und Ziele schnell wechseln können. Der Beitrag »Montags, 18 Uhr auf dem Marktplatz: Protestgeschehen und Kommunale Konfliktberatung« zeichnet am Beispiel einer sachsen-anhaltinischen Kleinstadt ein sehr anschauliches, differenziertes Bild dieser von Wut und anderen starken Affekten geprägten, meistens lautstarken Umzüge. Viele Bewohner:innen sind irritiert, manche sind eingeschüchtert und meiden den Ort des Geschehens. Die Kommunalpolitik zeigt sich oftmals überfordert, manchmal handlungsunfähig. Ähnliches gilt für andere Akteure oder Beobachterinnen, etwa die lokalen Medien. Der Beitrag reflektiert die Aufgaben, Möglichkeiten und Verfahren der Kommunalen Konfliktberatung in einer von zahlreichen Verunsicherungen geprägten, ebenso komplexen wie dynamischen Gesellschaft. Dieser in Salzwedel und andernorts längst systematisch ausgearbeitete und vielfach bewährte Ansatz ist Bestandteil einer gesellschaftlichen Praxis, in der die beständige Krisen- und Konfliktkommunikation unter Beteiligung verschiedenster Akteure normal und notwendig ist – nicht zuletzt eben die Mitwirkung vermittelnder, beratender Instanzen und Mediator:innen in Gestalt von Organisationen und Personen mit speziellen Zuständigkeiten und Kompetenzen. Gesslers Beitrag informiert nicht nur über zahlreiche Details ihrer Arbeit im besagten Feld, sondern zeigt außerdem eindrucksvoll, warum »kommunale Räume« von Jörg Bogumil und Lars Holtkamp (2013) zurecht als »Schulen der Demokratie« bezeichnet worden sind.

In ihrem Beitrag »›Immer diese alten Geschichten‹. Zur Bedeutung kollektiver Verletzungsverhältnisse für die Kommunale Konfliktberatung und -bearbeitung« widmen sich Ulrike Gatzemeier, Maxim Kruschwitz, Jürgen Straub und Dilek A. Tepeli psychischen Verletzungen und ihrer Bedeutung für die Entstehung und Entwicklung lokaler sozialer Konflikte in Städten und Stadtteilen, Gemeinden und Landkreisen. Verletzungen können den Körper oder die Seele eines Menschen treffen und seine sozialen Beziehungen in Mitleidenschaft ziehen. Sie entstehen in Situationen, in denen symbolische, seelische oder körperliche Gewalt ausgeübt wird. Die Ausführungen verbinden das sozialtheoretische, psychoanalytisch informierte und kulturpsychologische Konzept »kollektiver Verletzungsverhältnisse« mit praktischen Erfahrungen im Feld der Kommunalen Konfliktberatung und -bearbeitung. Wissenschaft und Praxis begegnen und bereichern sich hier unmittelbar und wechselseitig. Die beiden ausführlichen Beispiele, an denen die praktische Relevanz und der Nutzen des theoretischen Konzepts dargelegt werden, stammen aus Ostdeutschland. Die behandelten Konflikte verdeutlichen, dass es keineswegs exzessiver physischer Gewalt bedarf, um Menschen langfristig zu schädigen, ihr Welt- und Selbstvertrauen, ihr Selbstwertgefühl und Selbstbewusstsein und damit ihr Erlebnis- und Handlungspotenzial zu beeinträchtigen. Es gab im Rahmen der multiplen gesellschaftlichen Transformation nach der Wiedervereinigung Ost- und Westdeutschlands im Osten eine ganze Reihe an degradierenden, entwertenden, nicht zuletzt existenziell verunsichernden und bedrohlichen Erfahrungen, die tiefe und anhaltende seelische Verletzungen hervorgerufen haben. Die massiven Kränkungen und Verunsicherungen, die viele Ostdeutsche in der, wie Steffen Mau treffend formuliert, »ungleich vereinten« Bundesrepublik nach 1989 erlebten, wurden schnell zur Grundlage zahlreicher Proteste und – eben auch lokaler – Konflikte. In solchen Konflikten geht es häufig nicht nur um die sachlichen Anlässe und Gegenstände des Streits, sondern um die aus Verletzungsverhältnissen stammenden *Gefühle* der Beteiligten, die sich dieser affektiv-emotionalen Basis und Triebkräfte der Auseinandersetzungen oft nicht hinreichend bewusst sind. Man redet nicht darüber, schon gar nicht in aller Öffentlichkeit. Es kann schon vorkommen, dass unbewusste Motive und diffuse Gefühle, deren Herkunft und Eigenart keineswegs klar sein muss, die Hauptrolle in solchen lokalen Konflikten spielen. Neben rationalen Interessen werden dann stets auch Anerkennungsbedürfnisse und Wünsche, gehört und ernst genommen zu werden, mitreden und mitbestimmen zu dürfen, was vor Ort geschehen soll, verhandelt. Dafür schärft die Theorie historischer und aktueller Verletzungsverhältnisse den Blick. Sie eröffnet heuristische und hermeneutische Perspektiven, die umso wichtiger sind, als Verletzungen in ihren historischen Dimensionen in den Blick genommen werden, man kann auch sagen: in ihrer temporal komplexen, sequenziellen und kumulativen Struktur und Prozesshaftigkeit. Diese Sicht schließt die Aufmerksamkeit für intergenerationale Transmissionen ein: Verletzungen werden kommunikativ und performativ tradiert, sodass noch die Nachfahren der unmittelbar Betroffenen im Schatten »dunkler Vergangenheiten« und ihrer psychosozialen, soziokulturellen und politischen Folgen stehen, fühlen, denken und handeln. Der Beitrag schließt mit dem Hinweis, dass historische und aktuelle Verletzungsverhältnisse in den kulturell komplexen, superdiversen Einwanderungsgesellschaften unserer Gegenwart allgegenwärtig sind. Ein sehr großer Teil der Bevölkerung solcher Gesellschaften lebt tagtäglich in solchen Verhältnissen, die nicht zuletzt zahlreiche lokale Konflikte maßgeblich prägen.

Robert Montau analysiert in seinem Beitrag »›Es wird sich ja doch nichts ändern‹. Narrative Eskalation am Beispiel einer nachbarschaftlichen Beschwerde« einen ausufernden Nachbarschaftsstreit. Zunächst skizziert der Autor ein paar sehr erhellende

Einsichten in wesentliche allgemeine Merkmale urbaner Nachbarschaften. Nachbarn gelten ihm als »die nächsten Fremden«, die sich zugleich nah sein und weit voneinander entfernt fühlen können. Sie mögen vertraut oder unzugänglich sein, sichtbar oder verborgen – vielfach in unentwirrbaren Mischungen. Vor allem aber können sie füreinander zu Feinden werden, die vor symbolischer, psychischer und physischer Gewalt nicht zurückschrecken. Das kann bekanntlich auch dann geschehen, wenn sie sich jahrelang eigentlich ganz gut verstanden haben oder jedenfalls nicht gestört haben. Montau nimmt eine tiefenpsychologische Perspektive ein, wenn er sukzessive Verfeindungen und von Hass geprägte Eskalationen des Streits, der zutiefst ineinander Verstrickten, genauer in den Blick nimmt und auf »projektive Identifizierungen« zurückführt. In solchen Fällen werden »eigene tabuisierte Triebregungen, Unbewusstes oder Verdrängtes einer anderen Person zugeschrieben – was zu der festen Überzeugung führt, der Widersacher wäre wirklich das, wozu man ihn erst gemacht hat«. Auf diese Weise werden aus ansehnlichen, schick gekleideten Frauen im Handumdrehen Prostituierte, aus den Partys feiernden Nachbarn alkohol- und drogensüchtige Leute, die sich Orgien hingeben. Diktiert werden solche feindseligen Verwandlungen und die entstehenden feindlichen Gefühle von den eigenen (unbewussten) Wünschen und Begehren. Wenn sich die aversiven, aggressiven Gemüter zusammentun und einen Sündenbock ausgewählt haben, entstehen in Nachbarschaften Gruppenidentitäten und Allianzen, die die Stigmatisierung, Diskriminierung und Exklusion der abgewerteten Außenseiter vorantreiben. Montau ist Sozialpsychologe und seit Langem als Berater und Mediator tätig, der sich mit etwa 700 Nachbarschaftskonflikten befasst hat (im Auftrag von Wohnungsgenossenschaften und -gesellschaften). Aus diesem Fundus schöpft er, wenn er an einem einzigen Beispiel – und durch die vorgenommenen Typisierungen dennoch über diesen Einzelfall hinausgehend – darlegt, wovon gerade die Rede war. Er stützt sich dabei auf Beschwerdebriefe, die er am Leitfaden verschiedener theoretischer und heuristischer Konzepte (die er z. B. von Uwe Laucken und Ulrich Mees, Hayden White oder Erving Goffman entlehnt) detailliert interpretiert.

Literatur

Bogumil, J. & Holtkamp, L. (2013). *Kommunalpolitik und Kommunalverwaltung. Eine praxisorientierte Einführung*. bpb.

Brinkmann, H.-U. & Sauer, M. (Hg.). (2016). *Einwanderungsgesellschaft Deutschland. Entwicklung und Stand der Integration*. Springer VS.

Foroutan, N. (2021). *Die postmigrantische Gesellschaft. Ein Versprechen der Demokratie*. 2. Aufl. transcript.

Hahn, A. (1994). *Erfahrung und Begriff. Zur Konzeption einer soziologischen Erfahrungswissenschaft als Beispielhermeneutik*. Suhrkamp.

Ricœur, P. (1986). *Die lebendige Metapher*. Fink.

Robertson, R. (1995). Glocalization: Time-Space and Homogeneity-Heterogeneity. In M. Featherstone, S. Lash & R. Robertson (Hg.), *Global Modernities* (S. 24–44). Sage.

Straub, J. & Niebel, V. (2026). *Kulturen verstehen, kompetent handeln. Grundlagen der Interkulturalität*. utb/Psychosozial-Verlag.

Straub, J. & Tepeli, D. A. (2020). Verletzungsverhältnisse, interreligiöse Konflikte und Abjektionen in Einwanderungsgesellschaften: Ein Beispiel – Alevit*innen in Deutschland – und zwei Anregungen für die interdisziplinäre Migrationsforschung. In K. Busch, S. Benzel, B. Salfeld & J. Schreiber (Hg.), *Figurationen spätmoderner Lebensführung, Bd. 10* (S. 143–195). Springer.

Terkessidis, M. (2017). *Nach der Flucht. Neue Ideen für die Einwanderungsgesellschaft*. Reclam.

Vertovec, S. (2012). Diversity and the Social Imaginary. *European Journal of Sociology, 53*(3), 287–312.

Biografische Notiz

Prof. Dr. phil. *Jürgen Straub* ist Inhaber des Lehrstuhls für Sozialtheorie und Sozialpsychologie in der Fakultät für Sozialwissenschaft der Ruhr-Universität Bochum. Er leitet mit Pradeep Chakkarath und Aladin El- Mafaalani das Hans Kilian und Lotte Köhler-Centrum für sozial- und kulturwissenschaftliche Psychologie und historische Anthropologie (IPU Berlin, TU Dortmund).

Dr. rer. soc. *Dilek A. Tepeli* ist Juniorprofessorin für interkulturelle Kommunikation mit Schwerpunkt auf Migrationsforschung an der Friedrich-Schiller-Universität in Jena. Sie ist als Wissenschaftlerin im vom BMFTR geförderten Verbundvorhaben Netzwerk Lokale Konflikte und Emotionen in Urbanen Räumen: Transdisziplinäre Konfliktforschung in Wissenschaft-Praxis-Kooperationen (LoKoNet) tätig, seit April 2026 in leitender Position.

Wissenschaft:
Begriffe, Theorien, Modelle

Konflikt und Konfliktanalyse

Theoretische und terminologische Klärungen

Jürgen Straub & Dilek A. Tepeli[1]

Der Begriff »Konflikt« ist vieldeutig. Seine Definition ist stets eine kontingente, soziale Konstruktion. Er nimmt in verschiedenen Disziplinen, in den diversen Feldern der inter- und transdisziplinären Konfliktforschung oder praktischen Konfliktberatung und -mediation eine jeweils unterschiedliche Bedeutung an. Im Folgenden werden wir auf einschlägige Debatten eingehen und Vorschläge unterbreiten, die der Klärung dieses subjekt-, sozial- und kulturwissenschaftlichen Grundbegriffs dienen mögen. Dazu gehört bereits die elementare Einsicht, dass seine Semantik von pragmatischen und epistemischen Kriterien abhängig ist. Zu den ersten gehören z. B. die jeweils beteiligten Akteur:innen (Individuen, Gruppen, Organisationen) und die Lebensbereiche, in denen der interessierende Streit ausgetragen wird. Auch die Frage, ob intrapsychische, interpersonale oder intergruppale Konflikte in eine lange Geschichte historischer Verletzungsverhältnisse eingebettet sind, gehört zu den pragmatischen Aspekten des Konfliktbegriffs. Zu den epistemischen Aspekten zählen z. B. die

1 Der Beitrag verdankt vieles den Gesprächen, die im Rahmen des vom BMFTR geförderten Verbundvorhabens Netzwerk Lokale Konflikte und Emotionen in Urbanen Räumen: Transdisziplinäre Konfliktforschung in Wissenschaft-Praxis-Kooperationen (LoKoNet) geführt wurden (Kennzeichen: 01UG2201D). Unsere Ausführungen sind Ergebnis des Bochumer Teilprojekts Affektive Sozialität. Die Rolle negativer und positiver Gefühle bei der Entstehung, Eskalation und Bearbeitung von Konflikten (https://www.sowi.ruhr-uni-bochum.de/soztheo/forschung/LoKoNet.html.de).

Fragen, welche wissenschaftlichen Beschreibungen und Erklärungen Konfliktanalysen eigentlich anstreben; ob Konflikte als dyadische oder (mindestens) triadische Konstellationen aufgefasst werden sollten; ob ihnen eine ausschließlich negative, destruktive Funktion für Personen, Gruppen und Gesellschaften oder auch eine positive, produktive und entwicklungsfördernde Funktion zugewiesen werden kann.

Im Beitrag wird schließlich erörtert, welche Rolle Affekte und Emotionen für die Entstehung, Entwicklung und Eskalation von Konflikten spielen. Diesbezüglich werden Theorien, die diesen Gesichtspunkt marginalisieren oder vernachlässigen – wie etwa Lewis Cosers funktionalistische, rationalistische Konfliktsoziologie –, von solchen unterschieden, die Gefühlen eine zentrale Bedeutung für die Genese von Konflikten einräumen – was jede Art von Konfliktanalyse entsprechend zu berücksichtigen hätte. Dieser Aspekt ist für unsere theoretischen und empirischen Arbeiten in der kulturpsychologischen und mikrosoziologischen Konfliktforschung – und, wie wir meinen, generell überall dort, wo es um psychosoziale und kulturelle Konflikte geht – höchst relevant, oft sogar entscheidend (z.B. Straub, 2014, 2015, 2017, 2019c; Tepeli, 2024; Tepeli & Straub, 2024). Damit knüpfen wir an neuere Entwicklungen insbesondere in der Soziologie und Philosophie an, die die in der Psychoanalyse (König, 2014) seit jeher hervorgehebene Bedeutung von Affekten, Emotionen, Stimmungen und Atmosphären für das menschliche Leben und Zusammenleben nicht nur ernst nehmen, sondern auch in theoretische, methodische und empirische Fortschritte bei der Erkundung *affektiver Sozialität* überführen (dazu Straub & Tepeli, 2025; außerdem etwa Döring, 2009; Fuchs, 2024; Kahl, 2019; Kolesch, 2024; Slaby & von Scheve, 2019; von Scheve & Salmela, 2019).

Willkommene Vielfalt: Zur Epistemologie pragmatischer Begriffsbestimmungen

Vor 20 Jahren wiederholte Thorsten Bonacker die bereits betagte Frage, »wie angesichts des enormen Wachstums sozialwissenschaftlicher Konfliktforschung noch die Einheitlichkeit des Konfliktbegriffs und einer Theorie des Konflikts gewährleistet sein könne« (Bonacker, 2008a, S. 10, im Anschluss an Senghaas, 1969). Ganz offenkundig ist der Begriff des Konflikts hochgradig polyvalent – wie fast jeder subjekt-, sozial- und kulturwissenschaftliche Grundbegriff, insbesondere in multi-, inter- und transdisziplinären Forschungsfeldern (vgl. z. B. Bonacker, 2008b; Imbusch & Zoll, 2010; Großmann et al., 2021). Eine einheitliche Definition und Gebrauchsweise gibt es nicht und ist nicht zu erwarten. Das ist allerdings auch gar nicht nötig. Wichtig und erforderlich ist es jedoch, sich über unterschiedliche Verwendungsweisen und Bedeutungen des Konfliktbegriffs zu verständigen und solche Differenzen im Bewusstsein zu behalten. Andernfalls spricht man, sobald es um Konflikte, ihre wissenschaftliche Analyse oder praktische Bearbeitung geht, womöglich über verschiedene Dinge. Neben den grundlegenden begrifflichen Festlegungen mögen alternative theoretische Sichtweisen – etwa handlungs-, interaktions-, identitäts-, figurations-, anerkennungs- oder hegemonietheoretische, psychoanalytische, struktur- und systemtheoretische oder neoinstitutionalistische Ansätze (zum Überblick Bonacker, 2008b) – sowie divergierende normative bzw. politische Standpunkte zu weiteren Problemen in der Kommunikation und Kooperation beitragen. Dies gilt es in den Wissenschaften zu vermeiden.

Man kann und sollte über die Angemessenheit und Nützlichkeit komplementärer und konkurrierender Begriffe und Theorien diskutieren, etwa über deren heuristisches und hermeneutisches, deskriptives und explanatives Potenzial in empirischen Projekten. Dabei dürfen wir heute voraussetzen, dass Begriffe niemals lediglich abbilden oder in einem bloß reproduktiven Sinne repräsentieren, was sie bezeichnen. Eine weitgehend akzeptierte Annahme konstruktivistischer Epistemologie besagt, dass unsere wissenschaftlichen Begriffe – wie die Sprache im Allgemeinen – keine derartig reproduktive, bloß abbildende Wiedergabe des Bezeichneten liefern *können*, sondern bereits auf der Ebene der ersten Benennung und Erfassung, sodann bei der genaueren Identifikation und detaillierten Beschreibung eine *Welt erzeugende* und zugleich *Welt erschließende* Funktion besitzen (Gadamer, 1986 [1960]; Goodman, 1984). In Lewis Cosers berühmter Studie *The Functions of Social Conflict* wird gleich zu Beginn klargestellt, dass Begriffe »weder wahr noch falsch« sind: »[S]ie sind angemessen oder nicht, sind klar oder verschwommen, fruchtbar oder nutzlos« (Coser, 2009 [1956], S. 9), wobei sie stets an der symbolischen Konstitution des Gegenstandes beteiligt sind, oft sogar maßgeblich.

Das ist gerade im uns interessierenden Feld eine ernstzunehmende, folgenreiche Erkenntnis. Wir dürfen diesen Sachverhalt jedenfalls dann als einen *nicht-vitiösen*, sogar unumgänglichen hermeneutischen Zirkel begreifen, wenn wir unsere Begriffe für empirisch begründete Revisionen offenhalten (Kelle, 1994). Vorurteilsstrukturen des Verstehens, begriffliche Identifikationen und das Bemühen um nicht-identifizierendes Denken (Adorno, 1973 [1966]) sowie reflektierende Urteilskraft (Kant, 1968 [1790]; dazu Straub, 1999, 2022a) sind dann lediglich die beiden *gleichermaßen unabdingbaren* epistemischen Handlungen einer dem Prinzip der Offenheit verpflichteten Forschung. Was auf Wissenschaftler:innen zutrifft, gilt *mutatis mutandis* auch für die in Konflikte verstrickten Akteur:innen in der Alltagswelt, deren Streit nicht selten in den besagten Differenzen der Auffassung und Auslegung einer »konflikthaften« Situation oder Interaktion, ihrer Vorgeschichte und aktuellen Beschaffenheit, *begründet* ist.

Wir operieren als Erkenntnissubjekte immer schon auf dem Boden der jeweils verwendeten, soziokulturell verfügbaren Sprache, eines theoretischen Vokabulars zumal, das meistens einige ungeprüfte, implizite (kulturelle) Voraannahmen enthält, bspw. die folgenden:

> »Neben der Annahme, Konflikte seien ein per se schlechtes Omen und ihre rasche Lösung deshalb oberstes Gebot, gibt es einen weiteren Trugschluss, der sich beharrlich hält. Die Rede ist vom Dualismus, also der Annahme, dass sich jeder Konflikt auf einen einfachen Gegensatz, ein bloßes Entweder-Oder, Pro und

Contra, Freund und Feind herunterbrechen lasse oder darauf hinauslaufe« (Krahmer, 2021, S. 77).

Wir kommen auf diese und weitere ebenso fragwürdige, erkenntnishemmende Annahmen ausführlich zu sprechen. Das Anliegen, unsere wissenschaftlichen Begriffe von unhinterfragten, unhaltbaren Vorannahmen freizuhalten, überschreitet die Grenzen einer rein logischen Begriffskritik und einer allein auf die Sprache fixierten Hermeneutik. Jede Sprache bleibt mit der Praxis, in der sie entstanden ist und gebraucht wird, verschwistert. Die von uns geschätzte Begriffsanalyse und -kritik setzt an der *Pragma-Semantik* von Termen an, verknüpft deren jeweilige Bedeutung also mit ihrer Verwendung und Funktion in bestimmten praktischen Kontexten. Sie berücksichtigt neben elementaren logischen Aspekten wie Klarheit, Konsistenz bzw. Widerspruchsfreiheit stets auch *pragmatische* Kriterien, anhand derer sich erst entscheiden lässt, ob *logische und semantische* Begriffsbestimmungen überzeugend, brauchbar und nützlich sind. Ein Urteil über die Angemessenheit und Annehmbarkeit von wissenschaftlichen Begriffen und theoretischen Vokabularen muss solche Kriterien berücksichtigen, v. a. die im Folgenden angeführten. Wir werden pragmatische Aspekte von im engeren Sinne wissenschaftlich-epistemischen unterscheiden. Beide prägen die Semantik des Konfliktbegriffs, also seine konkrete Bedeutung.

Zu beachten ist, dass es nicht immer darum geht, den jeweils verwendeten Konfliktbegriff maximal komplex anzulegen – *manchmal aber schon!* Das ist abhängig vom Gegenstand, den wissenschaftlichen Untersuchungsinteressen und eventuell auch von den damit verwobenen praktischen Anliegen. Manchmal genügen wenige und einfache Unterscheidungen, um Konflikte in erhellender Weise zu beschreiben, verstehend zu erklären und konstruktiv zu bearbeiten, mitunter muss man komplexer ansetzen, Seitenwege beschreiten und Tiefenbohrungen anstellen, um nennenswerte empirische Erkenntnisse bilden und aussichtsreiche praktische Wege der Konfliktbearbeitung und -transformation entwickeln zu können.

Neuralgische Punkte bei der Begriffsbestimmung und -verwendung

Pragmatische Aspekte

Die jeweils vorgenommene oder übernommene Bestimmung des Konfliktbegriffs sollte folgende pragmatische Aspekte beachten:

1. Sie muss der jeweiligen *Akteurskonstellation* angemessen sein und damit auch dem jeweiligen Typus eines *intra-* oder *interpersonalen* Konflikts oder aber eines *Gruppenkonflikts*. Als »Gruppen« können wiederum sehr verschiedene soziale Einheiten in Betracht kommen, von einer Dyade über Realgruppen, deren Mitglieder einander durch die mehr oder weniger alltäglichen, konjunktiven Erfahrungsräume und Erwartungshorizonte vertraut sind, bis hin zu korporativen Akteuren, Organisationen und schließlich anonymen Großgruppen wie etwa einer Klasse, eines Geschlechts, einer Nation oder eines inter- oder transnationalen Zusammenschlusses von Menschen, die nur noch wenig miteinander gemeinsam haben mögen und die wenig verbinden mag. Es macht offenkundig einen erheblichen Unterschied, ob man sich mit psychosozialen, intrapersonalen Konflikten und seelischen Krisen eines Individuums (in seiner materiellen, sozialen und kulturellen Welt) oder mit den Konflikten zwischen zwei Personen oder zwischen Gruppen dieser oder jener Art beschäftigt (wobei natürlich Beziehungen und Zusammenhänge, Interdependenzen vielleicht, bestehen mögen, etwa weil seelische Konflikte von Individuen aus Gruppenkonflikten hervorgehen, *vice versa*). Je nach den betroffenen und beteiligten Akteur:innen ändert sich, was wir als »Konfliktforschung« oder »Konfliktbearbeitung« zu begreifen haben.[2]

2. Zu den Gruppen lassen sich auch *organisierte, institutionalisierte* Zusammenschlüsse von Personen zählen, die arbeitsteilig ko-

---

2 Vgl. auch hierzu die informative Einleitung von Bonacker (2008a), die einen konzisen Überblick über alte und neue Konfliktfelder und -konstellationen, internationale und gesellschaftliche Veränderungen sowie neuere Theorieentwicklungen bietet, die der Autor für die jüngere Renaissance des Konfliktbegriffs und seine pragma-semantische Erneuerung (seine »Entpolitisierung, Verallgemeinerung, Entdinglichung«; ebd., S. 12ff.) verantwortlich macht.

operieren. Häufig sind einzelne oder mehrere *Repräsentant:innen* solcher Organisationen für Strategien der Konfliktaustragung, interne Beratungen oder externe Verhandlungen zuständig. Man muss also Konflikte in *informellen Kontexten* von solchen in und zwischen *organisationalen* und *institutionellen Konstellationen* unterscheiden, insbesondere im Hinblick auf die jeweils geltenden, expliziten und impliziten Regeln der Konfliktartikulation, -austragung und -bearbeitung, man kann auch sagen: im Hinblick auf die jeweils etablierten Konflikt*kulturen*. Die sind in Organisationen und Institutionen, insbesondere solchen, die als Rechtssubjekte handeln und vor dem Gesetz zur Verantwortung gezogen werden können, formaler und vielfach schriftlich fixiert (in allgemein zugänglichen, verbindlichen Statuten oder sonstigen Regelwerken). Beide Typen von Konfliktkulturen – informelle und institutionelle – sind natürlich auch *in sich* verschieden. Man denke z. B. daran, wie unterschiedlich in Familien mit latenten oder manifesten Konflikten umgegangen wird: Während die einen in bestimmten Fällen lieber alles totschweigen, um, wie sie meinen, die soziale Kohäsion, Integration oder Ehre der Gruppe nicht zu gefährden, liegt den anderen an der möglichst schonungslosen Thematisierung konflikthafter oder -trächtiger Differenzen (was den Zusammenhalt durchaus stärken kann, wie etwa Coser, 2009 [1956], S. 36ff., zeigt; zu Familienkonflikten vgl. Schmidt, 2024a; zu Konflikten bestimmter Paare vgl. Schmidt, 2024b, sowie i. d. Bd.). Das bewusste Ignorieren und Beschweigen kann ebenso ein zentrales Prinzip einer kollektiven Konfliktkultur sein wie das Prinzip der möglichst unmittelbaren Aussprache und Aushandlung. Das gilt für informelle, lebensweltliche sowie institutionelle, organisationale Kulturen des Konflikts.

3. Die jeweils gewählte Begriffsbestimmung muss Konflikten in *speziellen praktischen Kontexten, Handlungsfeldern* oder *Lebensbereichen* gerecht werden. Es macht einen großen Unterschied, ob wir (intra-, interpersonale, intergruppale, intra- oder interinstitutionelle) Konflikte in Kriegsgebieten, politisch vernachlässigten Randzonen urbaner Ballungsräume, gentrifizierten Nachbarschaften, *gated communities* oder Familienunternehmen untersuchen – oder in bestimmten sozialen Medien. Stets hängen

die Struktur, Qualität und Dynamik des Konflikts von solchen praktischen Kontexten ab. Darauf haben Begriffsbestimmungen und -verwendungen zu achten.

4. Man kann und sollte halbwegs klar strukturierte *Ziel-* und *Interessenkonflikte* von komplexeren *Identitäts-*, *Wert-* und *Anerkennungskonflikten* unterscheiden, um hier nur diese grobe Differenzierung anzuführen. In Ziel- und Interessenkonflikten geht es häufig um leichter identifizierbare, klar benennbare Streitpunkte. Das ist etwa bei Verteilungskonflikten der Fall, in denen um knappe Güter gestritten wird – um materielle, soziale oder symbolische Ressourcen bzw. um deren (gerechte) Verteilung. Viel diffuser wird es bei Identitäts-, Wert- und Anerkennungskonflikten, bei denen stets sehr viel mehr auf dem Spiel steht als ein klar umrissenes Interesse und seine sachliche Verfolgung mit vermeintlich zweckrationalen Mitteln. Wer um die Wertschätzung und Anerkennung soziokultureller Lebensformen und der damit verwobenen Identität eines Individuums oder Kollektivs ringt, kämpft um mehr und anderes als um die bloße Erreichung eines definierten Ziels (wie etwa eine Person oder Gruppe, die gegen unrechtmäßig erhobene Steuern klagt). Identitäts-, Wert- und Anerkennungskonflikte betreffen Menschen *existenziell*, untergraben ihr Sein, Selbstbewusstsein und Selbstgefühl.

5. Ohne die Notwendigkeit der zuletzt getroffenen Unterscheidung zu verkennen, sollte man im Auge behalten, dass scheinbar klare Ziel- und Interessenkonflikte nicht selten mit Identitäts-, Wert- und Anerkennungskonflikten einhergehen und oft auf kaum durchschaubare Weise mit ihnen vermengt sind. Interessen und Ziele können von Werten abhängen und mit diesen verwoben sein (wie etwa das gewerkschaftliche Ziel einer tariflichen Lohnerhöhung mit dem Wert der Gerechtigkeit oder Gleichheit). Und »qualitative Identitäten« einzelner Personen oder Gruppen enthalten sowohl Interessen, Lebens- und Handlungsziele als auch Wertüberzeugungen oder Anerkennungsbedürfnisse (zu einem entsprechend komplexen Identitätsbegriff s. Straub, 2019b). Auch dies müssen Begriffsbestimmungen im Auge behalten. Genau das macht *vermeintliche, angebliche* Ziel- und Interessenkonflikte häufig so unerwartet kompliziert. Sobald

eigene Ziele für die Identität einer Person oder Gruppe von Bedeutung sind – und dabei nicht nur periphere, sondern zentrale Aspekte dieser Identität berühren –, wird es heikel und schwierig. Die Verwehrung eines Ziels (wie etwa die freie Religionsausübung oder die uneingeschränkte Option einer sexuellen Orientierung) bedeutet dann womöglich eine massive Kränkung, verweigerte Anerkennung und die Versagung *elementarer Bedürfnisse, Begehren* und *Wünsche*. Solche emotionalen, affektiven Implikationen von Konflikten sind stets wichtig, besonders bedeutend aber dann, wenn es um leidvolle Verletzungen von *identitätsrelevanten Grundüberzeugungen* geht (Straub, 2016, S. 139ff.). Solche Überzeugungen, die stets zwischen kognitiven und affektiv-emotionalen Elementen oszillieren, sind tief im Selbst- und Weltverhältnis einer Person oder Gruppe verankert. Sie gehören zur zumindest *partiell unbewussten* Struktur der personalen oder kollektiven Identität. Konflikte sind in solchen Fällen verletzend, schmerzhaft und existenziell bedrohlich. Wer eine Veganerin zwingt, Fleisch zu essen, sabotiert nicht nur ihre kontingenten Ziele, sondern verletzt sie als Person mit ihren existenziell bedeutsamen Werten und Überzeugungen. Wir kommen darauf noch einmal zurück, wenn wir uns mit Cosers problematischer Unterscheidung zwischen »echten« und »unechten« Konflikten auseinandersetzen (die im Original »realistic« und »unrealistic« heißen).

6. Begriffsbestimmungen sollten *tradierte* und *langwierige* sowie *aktuelle, akute Konflikte* zwischen Personen oder Gruppen, die bislang noch nie miteinander zu tun hatten oder sich jedenfalls zuvor noch nichts angetan haben, unterscheiden können. Die mögliche *temporale Komplexität* eines Konflikts, seine mitunter Jahre, Jahrzehnte oder sogar Jahrhunderte währende (kollektive) Vorgeschichte und zeitliche Erstreckung – einschließlich seiner Bedeutung für die imaginierte, antizipierte Zukunft – kann entscheidend dafür sein, wie wir diesen Konflikt konzeptualisieren, theoretisch fassen, methodisch erforschen, verstehen und erklären sollten. Die Einbeziehung seiner Vorgeschichte und zeitlichen Extension kann in aller Regel nur durch die Verwendung eines erzähltheoretischen Vokabulars sowie narrativer bzw. narrationsanalytischer Methoden bewerkstelligt werden (ganz im Sinne des

insbesondere von Paul Ricœur entfalteten Zusammenhangs zwischen Zeit und Erzählung; zum Modell der narrativen Erklärung von temporal komplexen Konflikten und Handlungen in solchen Konflikten vgl. Straub, 1999, S. 141ff.; 2019a, S. 335ff.; 2021, S. 321ff., sowie i. d. Bd.). Im Übrigen impliziert die temporale Komplexität und *longue durée* eines Konflikts sehr häufig lebenspraktische, *intergenerationale Übertragungen* (Transmissionen), insbesondere affektiv-emotionaler Haltungen und Dispositionen (etwa Ängstlichkeit, Verschlossenheit, Misstrauen). Langfristige, nachhaltige geschichtliche Entwicklungen, historische Formationen oder daraus erwachsene Figurationen (im Sinne von Elias & Scotson, 1993) verdanken sich auch den situierten, leiblichen Interaktionen zwischen Angehörigen verschiedener Generationen, die Erfahrungen und Erwartungen gerade dann, wenn sie leidvoll waren, die Betroffenen fürs Leben gezeichnet haben und noch in der Erinnerung leiden machen, häufig in stillschweigender Weise weitergeben (z. B. Grünberg & Straub, 2001; Straub & Tepeli, 2021; Tepeli, 2024; man denke bspw. an die kollektiven Leidensgeschichten europäischer Jüd:innen, an das aus Sklaverei und Kolonialismus herstammende Leid von Schwarzen, die ebenfalls nachhaltig wirksamen Verletzungen indigener Bevölkerungen Nordamerikas oder an das heutige Verhältnis zwischen Alevit:innen und Sunnit:innen).

7. Nicht zuletzt sind der normative Gehalt und die politische Bedeutung von Konflikten wichtige Aspekte ihrer Pragmatik und der dadurch geprägten Bedeutung des Konfliktbegriffs. Es macht einen Unterschied, ob es bei einem Konflikt um die individuellen, vielleicht sogar etwas idiosynkratischen Bedürfnisse und die persönlichen Rechte einer einzelnen Person oder kleinen Gruppe geht oder um die gewaltvolle und systematische, anhaltende Verletzung von Menschen, ihrer Würde und ihrer universalen Rechte, wie sie allen Menschen zustehen (Joas, 2025). Solche politischen Dimensionen, die weit über kleinliche Streitereien hinausgehen, gehören ebenfalls zur Pragmatik von Auseinandersetzungen, die Eingang in konflikttheoretische Konzepte finden müssen. Sobald historische Verletzungsverhältnisse (Straub, 2014, 2015; Straub & Tepeli, 2021; Tepeli, 2024), in denen exzessive Gewalt

verübt wurde, den Hintergrund von Konflikten bilden, haben sie unweigerlich eine normativ-politische Tiefendimension, von der man nicht einfach absehen und die man nicht auf die leichte Schulter nehmen sollte. Das gilt auch für imaginierte, antizipierte Verletzungen, die künftige Generationen beschädigen, ihr Leben und ihre Freiheit jedenfalls massiv beeinträchtigen werden. Deswegen erhalten Auseinandersetzungen über den von Menschen zu verantwortenden Teil globaler Klimaveränderungen eine normativ-politische Tiefendimension, die wohl nicht allein für die sich selbst so nennende »Letzte Generation« das eigentliche Skandalon im »Klimakonflikt« darstellt. Gerade dieser pragmatische, imaginative Aspekt verleiht solchen »Menschheitskonflikten« ihre ganz eigene Brisanz und Dramatik.

Halten wir fest: Die große Variabilität pragmatischer Bezugspunkte muss unbedingt im Auge behalten werden, wenn theoretische Begriffsbestimmungen entwickelt werden: Worauf genau bezieht sich der jeweilige definitorische Vorschlag, an welchem Vorbild oder Fall ist er entwickelt worden, worum geht es jeweils? Jede wissenschaftliche Bestimmung und Verwendung des Konfliktbegriffs sollte im Hinblick auf den jeweiligen Gegenstand, die zu bearbeitende Fragestellung sowie die zu erfüllenden wissenschaftlichen und praktischen Aufgaben erfolgen. Dadurch gelangt man zu einer Reihe – wie man mit Wittgenstein sagen kann – *familienähnlicher, verwandter Varianten* des Konzepts, ohne all diese Versionen in eine einzige, allgemeine Definition zwängen zu müssen.

Wissenschaftlich-epistemische Aspekte

Neben pragmatischen Gesichtspunkten modulieren im engeren Sinne wissenschaftlich-epistemische, theoretische Aspekte die Bedeutung bzw. die semantische Kontur des Konfliktbegriffs. Der definitorische Zuschnitt und die Semantik des Konfliktbegriffs hängen von folgenden Punkten ab:

1. Die gewählte Begriffsbestimmung muss zum engeren epistemischen Zweck der wissenschaftlichen Untersuchung passen, also

etwa zur angestrebten Beschreibung, zum Verstehen und Erklären bzw. zum verstehenden Erklären der Emergenz, der Entwicklung, des Verlaufs und der dabei möglichen Eskalation oder auch der Transformation, Einstellung, Lösung oder eines sonstigen Endes eines Konflikts. Das setzt möglichst geklärte wissenschaftstheoretische Konzepte z. B. der (dichten) Beschreibung oder des verstehenden Erklärens voraus (Straub, 2022a; s. a. 1999 und 2021, wo ein intentionalistisches von einem regelbezogenen und narrativen Erklärungsmodell unterschieden wird; vgl. auch Hüttermann & Ebner in diesem Buch).

2. Die jeweiligen metatheoretischen (ontologischen, anthropologischen, epistemologischen) Voraussetzungen wissenschaftlicher Ansätze, Theorien und Untersuchungen prägen den Konfliktbegriff und methodische Konfliktanalysen unweigerlich. Man denke etwa an ein kausalistisches, deterministisches, »necessaristisches« oder aber an ein Kontingenz betonendes, symboltheoretisch-hermeneutisches Wirklichkeitsverständnis. Womöglich sieht das zuletzt genannte Verständnis auch den »Zufall« als theoretische, explanative Kategorie vor (Koselleck, 1985 [1968]). Oder man denke an spezielle Aspekte der Wissenschaftsauffassung wie etwa die methodologischen Überzeugungen einer sinnverstehenden Subjekt-, Sozial- oder Kulturwissenschaft (die nahelegen, Konflikte als sinnhafte, bedeutungsvolle Phänomene oder Interaktionen zu konzeptualisieren und nicht als Ereignisse oder Prozesse z. B. im Sinne der klassischen Mechanik oder anderer Gebiete der Physik oder Ingenieurswissenschaften).

3. Der beanspruchte Konfliktbegriff muss mit den jeweils eingenommenen (formal-)theoretischen Perspektiven verträglich sein, z. B. mit handlungs-, interaktions-, hegemonie-, systemtheoretischen, mit psychoanalytischen Sichtweisen oder mit speziellen gewalt- oder affekt- und emotionstheoretischen Annahmen etc. Dabei gibt es wiederum verschiedene Spielarten jedes dieser theoretischen Ansätze zu beachten: Nicht alle Systemtheorien gleichen einander und zwischen Handlungstheorien gibt es mitunter derartig große Unterschiede, dass man die noch bleibenden Verwandtschaften erst mühsam ausfindig machen muss: Man denke bspw. an die Grundannahmen von Theorien rationaler

Wahl *(rational choice)* einerseits, an typologisch differenzierte Handlungstheorien andererseits (etwa an die von Max Weber ausgearbeitete viergliedrige Typologie, an das triadische Modell von Jürgen Habermas oder die von Straub vorgeschlagene, u. a. an Hans Joas' [1992] Überlegungen zur Kreativität des Handelns anschließenden Überlegungen; vgl. zu allen diesen Typologien Straub, 1999, zur letzteren auch Straub, 2021). Man achtet in Konfliktanalysen auf ganz verschiedene »Handlungen« der beteiligten Akteur:innen, je nachdem, ob man diese lediglich mit der Fähigkeit zum zielorientierten, zweckrationalen Handeln ausstattet oder außerdem noch mit anderen Handlungskompetenzen versieht, etwa mit der Fertigkeit, Regeln zu folgen, oder mit dem Vermögen, sinnhaftes Handeln als Geschichte zu entwerfen und zu erzählen oder als integralen Bestandteil beliebig komplexer Geschichten auszuweisen *(post festum)*. Diese Differenzierungen führen dann zur bereits erwähnten Typologie von Handlungsbegriffen und Modellen der verstehenden Handlungserklärung.

4. Außerdem ist zu bedenken, dass nicht nur der Konfliktbegriff selbst, sondern auch die erwähnten metatheoretischen Grundannahmen und theoretischen Setzungen normativ gehaltvoll sind. Diese expliziten oder impliziten Aspekte des normativen Fundaments wissenschaftlicher Forschungen ergänzen die angeführte moralisch-politische Tiefendimension von Konflikten sowie jene ganz bewusst gehegten moralisch-politischen Überzeugungen von Wissenschaftler:innen (die sie z. B. verfolgen mögen, wenn sie ihre wissenschaftlichen Projekte im Sinne der moralisch und politisch engagierten, ausdrücklich nicht-neutralen oder nicht-überparteilichen partizipativen Sozialforschung anlegen, was bedeuten kann, bestimmte Konflikte entweder zu befürworten und fortzuschreiben oder sie abzulehnen und lösen zu wollen).

5. Wir sollten zwar versuchen, lebensweltliche oder sonstige pragmatische Einflüsse von den genuin wissenschaftlich-epistemischen Anliegen und Tätigkeiten zu trennen, ohne aber zu glauben, dieses Ziel vollständig erreichen zu können. Das liegt nicht nur am unhintergehbaren lebensweltlichen Fundament wissenschaftlicher Praxis (zu dem auch implizite Überzeugungen von Wissenschaftler:innen gehören). Wissenschaftliche Perspektiven,

Methoden und Techniken der Erfahrungs- und Erkenntnisbildung entstehen ja auf dieser Grundlage, mithin als Ausdifferenzierungen aus und als Spezialisierungen von lebensweltlichen Praxen. Narrative Interviews z. B. gäbe es nicht, wenn wir nicht – ab einem bestimmten Lebensalter, durch historische und soziokulturelle Einflussgrößen moduliert – über die lebensweltliche Fähigkeit und Fertigkeit verfügen würden, Geschichten zu erzählen und zu verstehen. Analoges gilt für andere Praxen, aus denen wir methodisch kontrollierte Verfahren der Datenerhebung oder -analyse machen. Die verstehenden Methoden einer relationalen Hermeneutik (Straub, 2022a) erwachsen ebenfalls einer lebensweltlichen Praxis, in der wir Erzählungen oder Metaphern sowie beliebige andere Sinngebilde auslegen und verstehen, auf sie antworten oder an sie anschließen können. Wichtig ist nun aber – für die Konfliktanalyse und jeden anderen Forschungszweig, in dem man sich für Konflikte interessiert –, dass wir einen in der zu beobachtenden und zu analysierenden Alltagspraxis geläufigen »Vor-Begriff« des Konflikts sowie assoziierte Terme nicht kurzerhand und mitunter unbemerkt in die Wissenschaftssprache übernehmen sollten. Man sollte die alltagsweltliche Objektsprache nicht (unreflektiert) mit der wissenschaftlichen Terminologie und analytischen Perspektive vermengen, selbst wenn wir auch in der Wissenschaft auf alltagssprachliche Kommunikation angewiesen bleiben und bekanntlich nicht alle Alltagswörter aus unserem terminologisch durchdachten Vokabular verbannen können. Entscheidend ist jedoch: Die alltagsweltliche Objektsprache zählt – mit der Praxis, zu der sie gehört – selbst zum Gegenstand wissenschaftlicher Konfliktforschung, die sich deswegen stets auch einer *theoretischen* Sprache bedienen muss, wenn sie mehr über ihren Gegenstand ausfindig machen möchte, als es Personen vermögen, die lediglich die interessierende Alltagssprache beherrschen und als Sprechende in bestimmte, in ihrer epistemischen Leistungsfähigkeit begrenzte Weisen der symbolischen Welterzeugung verstrickt sind. Beispiele für die oft unbemerkte Übernahme alltagssprachlicher Denk- und Sprachformen bzw. für die unreflektierte Konfundierung von Objekt- und Wissenschaftssprache gibt es genügend, auch im hier interessierenden Feld.

6. Dazu gehört, dass Konflikte häufig als Auseinandersetzungen zwischen lediglich zwei Konfliktparteien (Individuen, Gruppen, Organisationen) betrachtet werden: A liegt im Streit mit B. Der wissenschaftliche Term »Konflikt« sollte indes als ein mindestens dreistelliger Prädikator bestimmt werden. Neben den sich widersprechenden, widerstreitenden, konfligierenden Parteien und den Positionen (Zielen, Interessen, Werten, Überzeugungen etc.) von A und B gibt es Positionen Dritter, die für die Entstehung, Artikulation oder Austragung und Bearbeitung des Konflikts womöglich eine Rolle spielen. Manchmal sind diese Dritten direkt beteiligt – dann haben Konflikte selbst eine triadische Struktur (Bühl, 1976, S. 16ff.). Das erschwert Einigungen häufig, »denn nun bedeutet die Zuwendung zur einen Seite gleichzeitig eine Vernachlässigung der anderen« (Bonacker, 2008a, S. 14). In anderen Fällen ist der Konflikt eigentlich dyadisch verfasst, jedoch mischen sich Dritte ein, entweder ungefragt oder aber bestellt, etwa als Beraterin oder Mediator. Auch dann wird aus der dyadischen eine triadische soziale Beziehung oder Figuration, wenngleich die eigentlichen Konfliktparteien zu zweit bleiben; es ist nach wie vor *ihr* Streit. Oder es gibt neben den Konfliktparteien für das Konfliktgeschehen relevante, also irgendwie einflussreiche Beobachter:innen oder sogar eine Art Publikum (leiblich präsent, im virtuellen Konfliktraum anwesend oder lediglich imaginiert), vor dem – und vielleicht auch: für das – der Streit ausgefochten wird. Dies kann in verschiedenen Medien und Formen geschehen: verbal, mit den Mitteln einer präsentativen, ikonischen Symbolsprache oder physisch. Das ist nicht nur in Parlamenten oder Talkshows der Fall, sondern kann fast überall geschehen, sodass die Artikulation und Austragung eines Konflikts leicht den Charakter einer publikumsorientierten, strategischen Inszenierung erhalten mag (die auf Beifall, Zustimmung, Unterstützung, Solidarität abzielt). Auch das ändert die Konstellation oder Figuration und muss bereits begrifflich berücksichtigt werden.

7. Weiterhin zählt dazu, dass Konflikte oftmals von vornherein als etwas (ausschließlich) Negatives betrachtet werden. Durch Konflikte werde, so heißt es dann, die normale, als konfliktfrei geltende Praxis gestört oder beschädigt, über kurz oder lang sogar

zersetzt und zerstört. Offenkundig fungiert der Konfliktbegriff hier ausschließlich als Problemanzeige, als Symptom von Negativität, Irritation und Destruktion. Das mag im Alltag noch angehen, in den hier relevanten Wissenschaften gilt diese Auffassung jedoch seit Langem als überholt. Mit besonderer Verve hat in der Psychologie Sigmund Freud, in der Soziologie Georg Simmel der Auslegung von Konflikten als etwas Anomalem und Negativem, (ausschließlich) Störendem und Zerstörerischem widersprochen. Helmut Dubiel (1997) hält Simmels Einsicht in das produktive Potenzial von Konflikten, Gruppen, Gemeinschaften und Gesellschaften integrieren zu können, für einen der raren »neuen Gedanken« in der Soziologie seiner Zeit (und überhaupt). Dasselbe wird man Freuds psychoanalytischer Theorie bescheinigen dürfen, die von einem unaufhebbaren Antagonismus zwischen dem Individuum und der allen Menschen Triebverzicht abverlangenden Kultur ausgeht (eine knappe Darstellung bietet Lohmann, 2008). Wohl noch bedeutender ist Freuds radikale, anti-rationalistische, dezentrierte Subjekttheorie, die eine Konflikt- und Krisentheorie *ist*. Beide Autoren haben nicht zuletzt einen erheblichen Anteil daran, dass Konflikte und Krisen unter modernen Lebensbedingungen, im »nervösen Zeitalter« oder wie die stets vagen, zeitdiagnostischen Etiketten lauten mögen, als *unausweichlich* anerkannt werden, im sozialen Leben so gut wie im davon geprägten Seelenleben der Einzelnen. Simmel und Freud sind freilich nur besonders herausragende Exempel für die seinerzeit innovative Auffassung, Konflikte seien ebenso normal, wie sie produktiv sein, Entwicklungen vorantreiben und Neues schaffen könnten. Karl Marx, Friedrich Nietzsche, George H. Mead, Jean Piaget, Ralf Dahrendorf und einige andere sahen das ähnlich (und zugleich in je eigener Weise, bezogen auf bestimmte Konflikte). Im 20. Jahrhundert gibt es wohl kaum eine Entwicklungstheorie in der Soziologie und Psychologie, die Konflikte und Krisen – soziale bzw. psychische – nicht für konstitutiv hielte, sobald es um Veränderungen auch der erwünschten oder zumindest im Nachhinein willkommenen Art geht. Theorien der kognitiven Entwicklung (Jean Piaget) einschließlich der Ontogenese moralischer Urteilsfähigkeit (Piaget, Lawrence Kohlberg, Carol Gilligan) oder Theorien der Identitätsentwicklung (Erik Erikson) etwa betrachten Konflikte und Krisen ganz in dieser Perspektive. Konflikte ermöglichen Entwicklungen im Sinne von Differenzierungen und Komplexitätssteigerungen, nicht nur im Feld des Denkens, sondern auch in der Welt des Fühlens, Wollens und Handelns. Darüber hinausgehend konzeptualisierten bereits Freuds Psychoanalyse oder auch Meads Pragmatismus die *Person* bzw. das *Selbst*, wie angedeutet, als ein *in sich differenziertes Ganzes*, das in heterogene, sich widersprechende und seelisch einander widerstreitende Teile gegliedert ist. In der sog. »ersten Topik«, erstmals im berühmten siebten Kapitel der 1900 erschienenen *Traumdeutung* ausgearbeitet, unterscheidet Freud »Bewusstes«, »Vorbewusstes« und »Unbewusstes«, in der »zweiten Topik«, dem »Instanzenmodell«, das 1923 in der berühmten metapsychologischen Abhandlung *Das Ich und das Es* entfaltet wurde, differenziert er zwischen dem »Es« (das nach dem Lustprinzip operiert), dem »Ich« (das als Realitäts- und Rationalitätsprinzip bezeichnet werden kann, aber auch für die Aktivierung von Abwehrmechanismen zuständig ist) und dem »Über-Ich« (das dem Moralprinzip verpflichtet ist).[3] Mead unterscheidet das *»I«* und das in sich plural verfasste *»Me«* als dynamische Bestandteile der integrativen Struktur des *»Self«*. Bekanntlich konzeptualisieren diese beiden Autoren das Psychische sehr verschieden. In einem Punkt sind sie sich jedoch völlig einig (und gleichermaßen wegweisend): Die von ihnen theoretisch entworfenen Entitäten befinden sich allesamt und andauernd in einem konflikthaften oder konfliktträchtigen Verhält-

3 Die klassische Psychoanalyse fokussiert intrapsychische Konflikte und Krisen sowie deren seelische Verarbeitung, während postfreudianische, neuere Ansätze – wie etwa die Objektbeziehungstheorie oder die intersubjektivitätstheoretische, relationale Psychoanalyse – in deutlich stärkerem Maße äußere Ereignisse und speziell die Relevanz sozialer Begegnungen und Beziehungen *in die Betrachtung intrapsychischer Vorgänge* einbeziehen. Das heißt nicht, dass Freud das Soziale und Kulturelle vernachlässigt hätte: Das Über-Ich etwa entsteht ja aus der Internalisierung kultureller Werte und sozialer Normen und repräsentiert sie fortan im Inneren des Subjekts. Gleichwohl gehört die angezeigte Änderung zu den besonders wichtigen Entwicklungen im psychoanalytischen Feld.

nis. Es gibt hier keine prästabilierte oder sonstige Harmonie, auch nicht als Ideal oder psychologische Utopie. Ähnliche Auffassungen vertreten viele weitere Autor:innen im späteren 20. und im 21. Jahrhundert (z.B. Jacques Lacan, Luce Irigaray, Judith Butler, Donna Haraway). Konflikte und Krisen bestimmen unhintergehbar die Struktur oder Form der Person. Deren Selbstverhältnis ist *grundsätzlich* ein Verhältnis innerer Differenzen und Dynamiken. Deswegen ist die Person oder das Selbst ein komplexes System, das sich nur im Übergang und dynamisch, also durch konflikt- und krisengetriebene Veränderungen stabilisieren und nur so seine permanent im Wandel befindliche Identität und Existenz sichern kann. Die Seelentätigkeit zielt demnach auf eine stets fragil bleibende Synthese oder Integration des Heterogenen.[4]

8. Mit Gemeinschaften und erst recht mit Gesellschaften verhält es sich nicht anders. Auch für sie sind Konflikte unausweichlich. Es mag zwar Pausen oder zeitweise sogar »Oasen der Ruhe« geben, Phasen, in denen Konflikte latent bleiben. Aber lange währt diese ›friedliche Idylle‹ eigentlich nie und nirgends – im Subjekt nicht, in der Gruppe, Gemeinschaft oder Gesellschaft ebenfalls nicht. Dennoch muss man an der Möglichkeit solcher konfliktarmen, sogar konfliktfreien Zonen und Momente festhalten, wenn der Begriff des Konflikts seine Unterscheidungskraft nicht völlig einbüßen soll. Er verlöre seinen Status als wissenschaftlicher Term, wenn alles, immer und überall, völlig indifferent, Konflikt wäre.

4 Das ist offenkundig ein sehr radikaler subjekttheoretischer Gedanke, der weit über die Idee hinausgeht, Konflikte und Krisen seien in bestimmten Entwicklungsphasen oder in bestimmten kritischen Momenten für die kognitive, moralische, emotionale, sexuelle oder soziale Entwicklung einer Person notwendig. Coser (2009 [1956], S. 37) übersieht diesen Punkt, wenn er Freuds Psychoanalyse und Piagets genetische Epistemologie bezüglich ihrer positiven Beurteilung von Konflikten und Krisen einfach gleichsetzt. In Freuds Subjekttheorie geht es um mehr und um anderes als nur um das entwicklungsfördernde Potenzial von Konflikten und Krisen. Natürlich thematisiert der Psychoanalytiker auch die womöglich leiderzeugenden und lähmenden Effekte dieser Phänomene; Angst- oder Zwangsstörungen und viele andere Neurosen – von Psychosen ganz zu schweigen – bringen eine Person ganz gewiss nicht immer voran, sind also weder notwendige noch hinreichende Bedingungen für Entwicklung.

9. Nicht alles in der sozialen Praxis ist konflikthaft, aber vieles, und einiges davon kommt den in Konflikte verstrickten Gruppen, Gemeinschaften und Gesellschaften sogar zugute. Lewis Coser (1956) hat das in seiner Soziologie sozialer Konflikte, die sich Punkt für Punkt an Einsichten Simmels (1908) abarbeitet, kraftvoll zur Geltung gebracht. Wo es dem Autor nötig und förderlich erscheint, revidiert, korrigiert oder ergänzt er sein Vorbild (vgl. als Beispiel Coser, 2009 [1956], S. 43, wo er ankündigt, Simmels These von der »gruppenfestigenden Funktion des Konflikts« zu präzisieren und »neu zu fassen«; das widerfährt allen möglichen Behauptungen Simmels). Coser beginnt jedes Kapitel mit einer konfliktsoziologischen These, die er in einem Zitat aus Simmels 1908 erschienener Schrift *Der Streit* fundiert. Die Thesen zeigen an, worum es jeweils geht, nämlich stets *gegen* die Unterstellung, alle Konflikte seien einfach nur schlecht, auflösend, zersetzend, schädigend, lähmend, dysfunktional für soziale Systeme dieser oder jener Art; sodann um einen *speziellen* Aspekt der produktiven Funktion sozialer Konflikte, bspw. diese: »Gruppenerhaltende Funktionen des Konflikts und die Bedeutung von Institutionen, die als Sicherheitsventil dienen« (ebd., S. 45ff.); »echter und unechter Konflikt« (ebd., S. 57ff.); »Konflikt und feindselige Impulse« (ebd., S. 66ff.); »Konflikt als Index der Stabilität sozialer Beziehungen« (ebd., S. 97ff.); »Konflikt mit Fremdgruppen stärkt den inneren Zusammenhalt« (ebd., S. 103ff.); »Konflikt mit einer anderen Gruppe bestimmt die Gruppenstruktur und die Reaktion auf den inneren Konflikt« (ebd., S. 114ff.); »die Suche nach Feinden« (ebd., S. 124ff.); »Konflikt vereinheitlicht« (ebd., S. 144ff.); »Interesse an der Einigkeit des Feindes« (ebd., S. 154ff.); »Konflikt schafft und erhält das Gleichgewicht der Macht« (ebd., S. 160ff.); »Konflikt schafft Vereinigungen und Koalitionen« (ebd., S. 166ff.).

10. Natürlich ist Cosers Buch zu einem Klassiker der Konfliktsoziologie geworden, weil es sich sehr genau mit Simmels Theorie auseinandersetzt und jede seiner soziologischen Aussagen über den Konflikt akribisch analysiert, um sie schließlich – im Anschluss an neuere, Simmel noch gar nicht verfügbare oder jedenfalls nicht bekannte Erkenntnisse der Subjekt-, Sozial- und

Kulturwissenschaften – zu korrigieren, zu verfeinern oder zu erweitern.[5] Nur wenige von Cosers Einwänden und seine damit verwobenen Überlegungen sollen hier noch vergegenwärtigt werden – und zwar deswegen, weil sie uns selbst kritik- und korrekturbedürftig erscheinen, also unsere eigenen Bemühungen um eine überzeugende Begriffsanalyse voranbringen können.

Differenzierende theoretische Begriffsbestimmungen

Coser hat Simmels begriffliches Denken nicht immer verbessert. So hat er seinem Thesenlieferanten u. a. vorgeworfen, manchmal »zwischen soziologischen und psychologischen Feststellungen hin und her« zu springen (ebd., S. 36). Er dagegen rät, sich ganz und gar an die soziologische Perspektive und an das »Verhalten von Individuen in Gruppen« zu halten, denn »individuelles, rein idiosynkratisches Verhalten [... habe] keinen Raum in der Analyse strukturierter sozialer Systeme« (ebd., S. 37). Man solle »Persönlichkeit und soziales System« klar unterscheiden, »auch wenn sie zum Teil übereinstimmen mögen und ineinander übergehen« (ebd., S. 36). Abgesehen davon, dass solche Überlappungen und

5 So berichtigt Coser (ebd.) auf den Seiten 46ff. »Simmels Fehler«, nicht genau »zwischen Konfliktverhalten und feindseligen Gefühlen« unterschieden zu haben, hält ihm dabei aber zugute, dass er die neuere Psychologie in Gestalt der Psychoanalyse nicht gekannt hatte. Sonst nämlich hätte er merken müssen, dass »angestaute feindliche oder aggressive Gefühle« keineswegs in ein Konfliktverhalten münden müssen, das die Beziehung zum Gegner oder Feind tatsächlich verändert. Solche feindseligen Affekte und Emotionen können überdies an »Ersatzobjekten« ausgelebt werden, müssen sich also überhaupt nicht unbedingt »gegen die tatsächliche Ursache der Feindseligkeit richten« (ebd., S. 47). Man ärgert sich über den Chef, lässt seine Wut aber lieber am Ehemann aus, was eine »Ersatzbefriedigung« verschafft, die ebenfalls zum »Nachlassen der Spannung« beiträgt. Solcher Ersatzobjekte gibt es, wie die Psychoanalyse lehrt, zahllose. Sie machen es möglich, die ursprüngliche, problematische Beziehung unangetastet zu lassen. Coser rühmt hier regelrecht die Psychoanalyse, an anderen Stellen dann auch andere Spielarten der modernen Psychologie (z. B. Abraham Maslow), obwohl er stets darauf bedacht ist, diese Disziplin fein säuberlich von der Soziologie und deren Zuständigkeiten abzugrenzen.

Übergänge ebenso wie Interdependenzen und Interpenetrationen logisch disjunkte Unterscheidungen erschweren, sollte man unseres Erachtens zwar an der Unterscheidung zwischen Person und Gruppe (oder sozialem System), zwischen persönlicher Autonomie und Gruppenautonomie, wie Coser auch sagt, festhalten. Zugleich sind aber neben den erwähnten Interdependenzen und Interpenetrationen die von einer historischen Soziologie und Psychologie nachweisbaren *Strukturanalogien* bei der Theoretisierung der Person oder des Selbst einerseits, der Gruppe, Gesellschaft oder des sozialen Systems andererseits zu beschreiben und hervorzuheben. Darauf zielte auch Simmel ab. Freuds oder Meads wegweisende Modelle für die in (sozialen und psychischen) Konflikten und Krisen *konstituierte*, komplexe und dynamische Person sind, wie dargelegt, in diesem wichtigen Punkt eben genauso konzipiert wie die unweigerlich konflikthaften und -trächtigen Gruppen oder sozialen Systeme bei Simmel und Coser. Sie geben damit nicht zuletzt wichtige Hinweise für die Komplementarität und die wechselseitige Abhängigkeit von Sozio- und Psychoanalysen auch in der Konfliktforschung (allgemein dazu King, 2022).

Bevor wir auf einen noch wichtigeren Irrtum Cosers eingehen, seien dessen mit und gegen Simmel errungene Verdienste gewürdigt. Wir halten uns dabei an die elementaren Einsichten. Coser bezieht mit seiner Konfliktsoziologie bekanntlich Stellung gegen Talcott Parsons' tendenziell harmonistische Gesellschaftstheorie, in der allgemein geteilte Werte für die normative Integration wesentlich sind, alle Abweichungen und Konflikte dagegen als dysfunktionale Störungen erscheinen, als »Krankheit im sozialen Körper« (Coser, 2009 [1956], S. 22ff.; dort findet sich eine instruktive Kritik an Parsons' Auffassung, danach auch an George Lundberg, Elton Mayo, Lloyd Warner u. a.). Coser bringt diese erkenntnishemmende Schlagseite der (amerikanischen) Soziologie seiner Zeit interessanterweise damit in Zusammenhang, dass auf die Gründergeneration jene Wissenschaftler folgten, die nun ein verändertes Publikum vor sich hatten. Während die ersten Soziologen ihre wissenschaftlichen Fragen selbst wählten und ihre Ergebnisse vorwiegend untereinander erörterten, wurde die spätere Soziologie schon bald zu einem Dienstleister, der Kund:innen zu bedienen und lösungsorientiertes Wissen für soziale Probleme, Spannungen und Verwerfungen, unliebsame Konflikte eben, zu liefern hatte – zugunsten der Aufrechterhaltung der sozialen und institutionellen Ordnung. Coser betont dagegen die sozialintegrative und innovative Funktion von Konflikten, die für das gesellschaftliche Leben in offenen, auf Toleranz sowie auf die Artikulation und Austragung von Streit eingestellten Gesellschaften ebenso wichtig seien wie Kooperation und Konsens. Genau diese Behauptung wird in seinem Buch an verschiedenen Phänomenen belegt.[6]

Coser behauptet aus gutem Grund: Wer die positiven Funktionen des Konflikts nicht erkenne und bei der Begriffsbestimmung nicht berücksichtige, gelange über kurz oder lang »zu äußerst mangelhaften Interpretationen« (ebd.). Wichtig ist nun, dass Coser seine Betonung der positiven sozialen und gesellschaftlichen Funktionen keineswegs verabsolutiert. Anders als manche illusionären Konfliktromantiker:innen, die im äußersten Fall zur Verklärung brachialer Gewalt und ihrer leidvollen Folgen für die Betroffenen neigen, nur um die produktive Kraft von Macht (im Sinne der lateinischen *potestas*) und sogar zerstörerischer Gewalt zelebrieren oder jedenfalls an deren Polyvalenz und Multifunktionalität festhalten zu können, warnt Coser ausdrücklich davor, einfach abzustreiten, »daß gewisse Formen des Konflikts tatsächlich auflösend auf die Gruppeneinheit wirken oder daß sie zur Desintegration spezifischer sozialer Gebilde führen« (ebd., S. 10f.). Es geht ihm um die Überwindung der Einseitigkeit eines negativisti-

6 Wie Klaus Lichtblau (2009, S. 5) in seinem Vorwort zur Neuauflage der deutschsprachigen Fassung von Cosers Werk betont, hält dieser dabei am funktionalistischen Theorierahmen fest, obwohl er ja an Simmels allgemeiner Empfehlung orientiert ist, die »Analyse sozialer Phänomene in Begriffen interaktiver Prozesse« anzulegen (ebd., S. 33). Die Übersetzung ist übrigens holprig, manchmal sogar unverständlich und sinnwidrig, etwa gleich auf Seite 10, wo von einem »Kampf um […] Anrecht auf mangelnden Status« die Rede ist. Zwei Seiten später dankt Coser dann ein paar Professoren dafür, dass sie eine frühe Fassung des Manuskriptes »überlasen« (ebd., S. 12). Wenn sie das wirklich taten, dürften sie kaum zu hilfreichen Kommentaren in der Lage gewesen sein. Dergleiche Übersetzungsfehler finden sich einige.

schen Konfliktbegriffs, nicht um die Etablierung einer neuen Einäugigkeit. Im Schlusskapitel stellt er noch einmal klar, dass »nicht *jeder* Konflikt der Gruppenstruktur nützt« und obendrein »nicht *alle* Gruppen« in den Genuss der positiven, erhaltenden und zusammenschweißenden Funktionen von Konflikten gelangen (ebd., S. 180). Das hängt von vielem ab, etwa von der Art des Streits oder »der Sozialstruktur, in der er auftritt« (ebd.). Konflikte tolerierende und ihre Austragung regelnde Institutionen sind hier entscheidend; wir würden ergänzen: Außerdem braucht es Personen, die, weil sie das gelernt haben, konflikt*fähig* und zur Konfliktbearbeitung *bereit* sind. Erst wenn eine Konfliktpartei die Legitimität des sozialen Systems oder die Existenz von Anderen infrage stellt, stehen die Zeichen auf radikaler Entzweiung und Zerstörung. Coser schreibt (ebd., S. 35) in Übereinstimmung mit Simmel: »Gesellschaften und Gruppen verlangen Disharmonie ebenso wie Harmonie, Auflösung wie Vereinigung.« Ohne erstere und deren sozialisierende Wirkung wären sie »ohne Entwicklung und Struktur« (ebd.). So haben das auch die Vertreter:innen des amerikanischen Pragmatismus und des symbolischen Interaktionismus, also auch der Chicagoer Schule der Soziologie gesehen (Coser, ebd., S. 20ff., nimmt Bezug auf Schriften z.B. von Park und Burgess oder von Cooley). Sie haben sich, wie es der heutige Neopragmatismus noch tut, genau deswegen für Phänomene wie z.B. Devianz und die produktive Verletzung von Normen interessiert, von kreativen subkulturellen Innovationen bis hin zur Kriminalität und zum Krieg. Ein positiver Konfliktbegriff ist v.a. dann begrüßenswert, wenn er nicht normativ überladen wird, *nur noch* für Gutes steht und dann obendrein gesellschafts- und wissenschaftspolitisch vereinnahmt wird, also z.B. Progressivität, Veränderungsbereitschaft oder Fortschritt signalisieren soll, gegen die konservativen Bewahrer:innen des Status quo und den kulturkritischen Lamentos über Werteverlust oder den Zerfall der Gesellschaft (Bonacker, 2008a, S. 10, 13).

Eine aus unserer Sicht eklatante Schwäche in Cosers Konzeption besteht nun allerdings darin, dass er seinen Konfliktbegriff sofort nach der skizzierten Bestimmung in anderer Hinsicht stark verengt. Kritisiert man diese Weichenstellung, lässt sich ein wirklichkeitsnäheres Bild vieler Konflikte zeichnen, als es der funktionalistischen Theorie möglich ist. Wo liegt das – unseres Erachtens sehr wichtige – Problem in Cosers Konfliktsoziologie? Als »echte Konflikte« *(realistic conflicts)* gelten ihm nur solche, die »eine rationale Lösung zwischen gegensätzlichen Interessenlagen ermöglichen« (Lichtblau, 2009, S. 6) – »im Unterschied zu rein emotional bedingten Ressentiments und Aversionen« (ebd.), die als »unechte« Konflikte *(unrealistic conflicts)* abgetan werden. Hält man sich an diese definitorische Festlegung, schließt man einen sehr weiten Bereich psychosozialer Konflikte aus dem Bereich der subjekt-, sozial- und kulturwissenschaftlichen Forschung aus, darunter die gewaltförmigen und gewalttätig ausgetragenen, die ohne ihre affektiven, emotionalen Beweggründe und Antriebsmomente kaum zu verstehen sind. Das gilt für viele, auch weniger brachiale Konflikte. Coser abstrahiert auf eigentümliche Weise vom Menschen als Gefühlswesen, wenn er sein verengtes Bild vom Konflikt zeichnet und seine Leitidee einer Konflikttransformation im Sinne eines rationalen Interessenausgleichs skizziert. Das heißt natürlich nicht, Coser wüsste nicht, dass Menschen – v. a. einander nahestehende Personen, die häufig und inniglich miteinander verkehren, etwa in Familien und Freundschaftsbeziehungen, meistens auch solche, die in kollektive, historische Verletzungsverhältnisse eingebunden sind (Stöhr et al., 2019) – im Streit oftmals heftig reagieren. In ihrer Erregung ziehen sie alle Register, ohne ihre angestaute Wut, ihren unterdrückten Ärger und ihren vielleicht aufkeimenden, gar schon lodernden Hass länger zurückzuhalten. Sie bringen ihre Affekte und Emotionen in expressiven Handlungen ungebremst zum Ausdruck und stellen sie ins Zentrum der Konfliktartikulation und -austragung. Hier sind in der Tat die ganzen Personen und Persönlichkeiten involviert: Sie fechten nicht nur, reflektierend und räsonierend, die Anlass- und Sachpunkte des Streits aus, sondern machen allerlei Nebenschauplätze auf, erklären sie unversehens zu Hauptarenen und kämpfen ums Ganze, um alles oder nichts. »Ich oder du«, »wir oder ihr« mag dann im Extremfall die verzweifelte Losung lauten (Benjamin, 2015, 2017). Derartiges Verhalten zeigt sich in der Tat in vielen Konflikten von

Gruppen, v.a. von solchen, die ständig in heftige Kämpfe mit äußeren Gegnern oder Feinden verstrickt sind, und natürlich auch Paare, die sich einst liebten und vielleicht noch zu lieben meinen, oder einfach ›temperamentvolle‹ Personen, denen es an Streitlust ebenso wenig mangelt wie an persönlichen Dispositionen, die sie dazu anhalten, ihre Mit- und Nebenmenschen stets aufs Neue zu attackieren und zu malträtieren.

Robert Montau (2023, S. 28) spricht in seinen erhellenden Analysen von Nachbarschaftskonflikten von »toxischen Persönlichkeiten« und hält damit an der keineswegs völlig überholten Auffassung fest, dass sich Konflikte »auch aus dem Charakter der Akteure speisen können« (ebd.), z.B. aus ihrer »autoritären Persönlichkeit« (Adorno et al., 1950), oder aus ihrer ebenfalls persönlichen Neigung, Nachbar:innen in individueller Weise »als Projektionsflächen« zu benutzen (Montau, 2023, S. 29). Interaktionen werden in einer gegebenen Situation von bestimmten Personen vollzogen, sie sind ein ephemeres Produkt aus dem Zusammenwirken beider Faktoren – Situation und Person – sowie den Wechselwirkungen zwischen den situierten Akteur:innen. Für viele Interaktionen spielen verkörperte Gefühle eine durchaus maßgebliche Rolle (Fuchs, 2024): Momentane oder eben auch dispositionell verankerte, affektiv-emotionale Haltungen zur Welt, gerade auch zur vertrauten Welt der fremden Nachbarn, können bisweilen »starke Gefühle wecken« (Montau, 2023, S. 30) – bis hin zu »wahnhaften Fantasien« oder auch Abjektivierungen und Abjektionen, durch welche die Nächsten zu abscheulichen, ekelerregenden Fremden werden, die es zu beseitigen gilt (zu Julia Kristevas 1980 vorgestelltem Konzept der »Abjektion« und seiner sozial- und kulturpsychologischen Verwendung s. Straub, 2017, 2018, 2022b; 2025; Straub & Salzmann, 2021; Straub & Tepeli, 2021; Tepeli, 2024).

Zurück zu den innbrünstig kämpfenden Gruppen: Die besagten Kollektive lassen wenig innere Variation und individuelle Abweichung zu. Sie binden vielmehr die Mitglieder vollständig ins Kampfgeschehen ein. Nun will sich Coser genau mit solch intensiven, leidenschaftlichen Konflikten und Phänomenen der Interaffektivität (Fuchs, 2024; Straub, 2025) nicht weiter befassen (erst recht nicht mit den Konflikten idiosynkratischer Individuen). Er grenzt sie vielmehr, anders als Simmel, als »unecht« aus seiner etwas rationalistischen Konzeption aus. Der theoretische Grund für diese Blickverengung ist, neben dem rationalistischen Bias, Cosers funktionalistische Orientierung: Er will nur solche Konflikte als echte zulassen, die sachlich ausgetragen und deswegen der Gruppe, Gemeinschaft oder Gesellschaft nützlich sein können (zumindest mittel- und langfristig). Nur solche Konflikte – und an dieser Stelle lässt dann doch auch der kritisierte Parsons grüßen – seien »funktional«, weil sie der Bewahrung der Ordnung dienen, selbst wenn sie diese Ordnung dynamisch stabilisieren, also lediglich im Zuge ihrer konflikthaften Transformation – in gewisser Hinsicht ein wenig modifiziert – erhalten können. Konflikte sind echt und akzeptabel, solange sie als praktisch »entpersönlichte« Konflikte (Stark, 2008, S. 94) zur Erhaltung der sozialen Ordnung beitragen – gegen den ersten Anschein ihrer negativen, die soziale Welt störenden, zersetzenden und auflösenden Wirkungen. Carsten Stark (ebd.) stellt ganz zurecht fest:

> »Dort, wo die psychische Motivation ›Frustration‹ eine [dominante] Rolle spielt, spricht Coser von unechten Konflikten. Diese haben in einer funktionalistischen Gesellschaftstheorie keinen Platz, und folglich muss der von Simmel hervorgehobene vergesellschaftende Charakter auch dieser Konflikte von Coser tendenziell bestritten werden.«

Die echten Konflikte sind funktional und deswegen gut, die unechten dysfunktional und schlecht (wirkliche Widersacher der sozialen Ordnung, der Sozialität schlechthin). »Diese theoretische Einordnung von Konflikten ermöglicht es, empirische Konflikte anhand ihrer ›Funktionalität‹ zu beurteilen« (ebd.) – und dabei die unechten, schlechten Konflikte aus dem Begriffs- und Untersuchungsfeld der funktionalistischen, in diesem Punkt durchaus noch strukturfunktionalistischen, Konfliktsoziologie zu verbannen. Das kann man tun, aber um welchen Preis? Das wird, erstaunlich genug, eher selten beanstandet. Uns scheint es ein gravierendes Defizit von Cosers Konzeption zu sein.

Stark sieht hierin eine »funktionalistische Uminterpretation« von Simmels Denken, die sehr weit von Simmels formaler Soziologie der Konfliktformen und seiner »empirischen Offenheit« wegführt. Am gravierendsten ist unseres Erachtens der Einwand, dass die funktionalistische Begriffsbestimmung zu einer reduktionistischen Engführung des Gegenstandsbereichs der soziologischen Konfliktforschung führt, die das Untersuchungsfeld in ebenso drastischer wie wirklichkeitsfremder Weise einschränkt. Man kann sich freilich wünschen, es nur mit solchen Konflikten zu tun zu haben, deren sachliche Behandlung moderne, offene Gesellschaften sowie einzelne Gruppen ganz in Cosers Sinne voranbringen. Sehr realistisch ist das nicht, sobald man zur Kenntnis nimmt, *wie weit* das Feld vielfältiger Konflikte auch in solch offenen und veränderungsbereiten, konfliktfähigen Gesellschaften ist. Affektiv aufgeladene, hoch emotionalisierte Konflikte gibt es dort zuhauf. Das wird sich wohl auch nicht ändern.

Gefühle in Konflikten

> »Soziologen widmen in der Regel denjenigen Aspekten zwischenmenschlicher Bindungen nicht genügend Aufmerksamkeit, die sich mit dem Arbeitsfeld des Psychoanalytikers am engsten berühren, nämlich den affektiven Valenzen, der elementaren Bereitschaft der Menschen, sich gefühlsmäßig aneinander zu binden. Ohne diese Bereitschaft wäre keine Kommunikation zwischen Menschen, wäre keine menschliche Gesellschaft möglich. Eine elementare Voraussetzung des sozialen wie des individuellen Lebens würde fehlen. Nicht Feindschaft und Konflikt, sondern das Zurückziehen der Affekte, die Unfähigkeit, Valenzen auszustrahlen und Bindungen einzugehen, führt zum totalen Zusammenbruch der sozialen Beziehungen« (Elias, 2015, S. 39f.).

Jede Konfliktanalyse, egal ob soziologischer, psychologischer oder sonstiger Provenienz, muss sich den Affekten, Emotionen, Atmosphären und Stimmungen zuwenden, die in psychosozialen Konflikten so gut wie immer eine Rolle spielen, mitunter die entscheidende. Wer das übersehen oder übergehen möchte, macht nicht nur einen theoretisch-konzeptionellen Fehler, sondern gibt auch ein wichtiges analytisch-methodisches Instrument der Konfliktforschung aus der Hand, eben die Analyse von Gefühlen und ihrer Rolle bei der Entstehung, Entwicklung oder Eskalation, aber auch bei der Transformation, Beilegung oder Lösung von Konflikten. Wer sich nur »echten« Konflikten im rationalistisch-funktionalistischen Sinne Cosers zuwenden möchte, macht einen weiten Bogen um den Kern zahlreicher psychosozialer oder soziokultureller Auseinandersetzungen, die wir allen Grund haben, ebenfalls »echt« zu nennen.

Selbstverständlich wird die Konfliktanalyse und -bearbeitung einfacher, wenn man lediglich solche Konflikte in die eigene Theorie und das eigene Forschungsprogramm einbezieht, die es von vornherein erlauben, »die Quelle der Unzufriedenheit« einer oder beider Parteien auszuschalten (Coser, 2009 [1956], S. 183). Für diese Fälle kann man auch ohne Weiteres behaupten, dass die (möglichst institutionell tolerierte und geregelte) Artikulation und Austragung von Konflikten genau zu dieser Beseitigung von Unzufriedenheit beiträgt, mithin einen echten Fortschritt mit sich bringt (einen Zuwachs an Gleichheit oder Gerechtigkeit etwa). Aber kennen die Streitenden die Quellen ihrer Unzufriedenheit denn stets so genau, wissen sie immer exakt, was der eigentliche Gegenstand ihrer Auseinandersetzung ist, was sie begehren, wünschen und wollen, was sie mit oder gegen die anderen auszufechten versuchen? Erfahrungsgemäß nicht. Das aber ist für die Konfliktanalyse wichtig. Nicht selten dreht sie sich genau um diese Fragen und hat demzufolge die Aufgabe, die vermeintlichen Anlässe, diffusen Begehren und Wünsche, unklaren Anliegen und angeblichen Ziele genauer zu klären. Coser blendet das alles aus. Bei ihm schrumpfen die in die Konfliktanalyse einzubeziehenden Gefühle auf die anfänglichen Konfliktauslöser zusammen, namentlich auf die initialen »Frustrationen bestimmter Forderungen innerhalb einer sozialen Beziehung« (ebd., S. 185), kleinere oder größere Enttäuschungen, die den Beteiligten glasklar erscheinen – denn sie wissen ja, was sie tun und worum es ihnen geht.

Vage, diffuse und verworrene Frustrationen und Unzufriedenheiten, die sich expressive Wege der Artikulation und des Ausagierens bahnen, ontologische Verunsicherungen, Gefühle radikaler Missachtung und Entwertung, diffuse Ängste und dergleichen mehr, möchte Cosers Konfliktsoziologie nicht untersuchen. Die Betroffenen wissen bei ihm genau, warum und wovon sie frustriert sind, und sie sind sich sicher, dass diese Frustrationen schwinden, sobald die eigenen Forderungen Gehör finden und sich schließlich der erhoffte Gewinn einstellt: zusätzliche materielle, soziale oder symbolische Ressourcen, ein Zuwachs an Prestige und Macht etc. Das ist ein Gewinn, der am Ende, jedenfalls in Cosers funktionalistischer, optimistischer Sicht, dem gesamten sozialen System zugutekommt (seiner Kohäsion, Integration, Entwicklung etc.). Wer sich auf einen Konflikt einlässt, tut das niemals nur, weil er oder sie heftig frustriert ist und den eigenen aversiven Affekten und Emotionen in expressiven Handlungen Ausdruck verleihen will, sondern, so Coser, weil er oder sie ein rationales Anliegen, ein sachliches Ziel verfolgt. Um das zu erreichen, wählt man den Konflikt als Mittel. Wird das Ziel erreicht, entfällt der Konfliktgegenstand.

Der Haken an diesem theoretischen Modell ist offenbar, dass diese Theorie schon im Ansatz viele Konflikte ausblendet, die eben keine so klaren Gründe besitzen und die von Coser empfohlenen, rationalen Lösungen keineswegs bereits in sich tragen, wie etwa der vorprogrammierte Interessensausgleich in den Tarifverhandlungen zwischen Gewerkschaften und Arbeitgeberverbänden. Konflikte sind keineswegs immer Mittel zu bestimmten Zwecken, jedenfalls keine rational ausgewählten und vernünftig eingesetzten Mittel für die Erlangung transparenter Ziele. Auch wenn sie dies nicht sind, so bleiben sie dennoch Konflikte, und zwar keine »unechten«, nur weil sie keinen vernünftigen Interessenausgleich zwischen den Konfliktparteien vorsehen und erlauben, sondern lediglich »der Spannungserleichterung bei einem oder beiden von ihnen« dienen (ebd.). Cosers unechte Konflikte stehen im Dienst der bloßen Aggressionsabfuhr, einer Art selbstzweckhafter Energieentladung, die den Anlass der Frustration natürlich nicht beseitigt. Und so geht es dann ohne Ergebnis weiter, erneut gegen den alten oder einen neuen Gegner – die hier ja beliebig austauschbar sind: Im »unechten Konflikt […] gibt es funktionale Alternativen nur in der Wahl der Gegner« (ebd., S. 186).

Indes sind die Ingredienzen psychosozialer Konflikte häufig nicht so klar und eindeutig, wie Coser das gern hätte. Offenkundige, objektive Anlässe und soziale oder subjektive, unbewusste Motive können sich in einem Konfliktgeschehen unbemerkt vermengen. Das geschieht in der Tat häufig, und genau wegen dieser v. a. für die Beteiligten intransparenten Melange sind sie nicht durch zweckrationales Handeln und zweckdienliche Mittelwahl zu lösen. Sie sind nicht von Anfang an auf ein – letztlich für alle, jedenfalls innerhalb des funktionierenden sozialen Systems – gutes, versöhnliches Ende hin ausgerichtet. Ihre eigenartige Verworrenheit zu analysieren und zur Sprache zu bringen, ist eine vordringliche Aufgabe der Konfliktforschung – nicht allein der psychologischen oder psychoanalytischen. Es ist nötig zu erkennen, worum es in Konflikten geht, gerade dann, wenn es um mehreres zugleich geht – und dies in einer mitunter schwer zu durchschauenden Weise. Das ist meistens der Fall, sobald feindselige, von Aurel Kolnai (2021 [1929]) in seinen phänomenologischen Studien »feindlich« genannte, meisterhaft analysierte Gefühle wie Ekel, Hochmuth oder Hass im Spiel sind (s. dazu Straub, 2025). Die von Coser so genannten »unechten« Konflikte sind wohl keine Spezialität unflexibler, starrer Systeme und Personen, die nicht genug (institutionellen, interpersonellen oder seelischen) Raum für die Artikulation und Austragung antagonistischer Kräfte schaffen. Solche Konflikte sind gar nicht unecht, es gibt sie überall zur Genüge. Und häufig sind sie mit den von Coser geschätzten echten Konflikten amalgamiert. Man sieht das v. a. dann, wenn man nicht auf einen momentanen Zustand – den reifizierten, ›verzuständlichten‹ Konflikt – blickt, sondern auf seinen Verlauf, seine Dynamik. Dann nämlich wird man häufig feststellen können (nicht nur bei der sozialpsychologischen Analyse von Nachbarschaftskonflikten, auf die sich Montau, 2023, S. 27, bezieht): »Interessenkonflikte bleiben […] nur selten Interessenkonflikte.«

Bisweilen waren sie schon von Anfang an keine reinen Interessenkonflikte, die sachlich hätten erörtert und bearbeitet werden können, so lange, bis der Gegenstand des Streits entfällt. Sie waren von Beginn an in ein psychosoziales Geflecht aus Sym- und Antipathie, Zu- und Abneigung, aus persönlichen Motiven und Dispositionen eingebettet, sodass auch heftige negative Affekte und starke Emotionen keineswegs aus dem Nichts kommen, wenn es irgendwann so weit ist, dass sich die Konfliktparteien beschimpfen, beleidigen, diskreditieren, diskriminieren, denunzieren oder auf andere Weise attackieren, verletzen und beschädigen. Das hatte zunächst niemand gedacht und ›eigentlich‹ auch nicht gewollt, ging es doch um sehr konkrete, sachliche Anlässe: »Dreck, Müll, Zeug, Lärm, Gestank« waren nicht selten der klare Ausgangspunkt eines Streits unter Nachbarn, ein Anlass, der jedoch über kurz oder lang den unvermuteten »Sprengstoff« zündete, »der in nachbarschaftlichen Beziehungen verborgen ist« (ebd., S. 36) – häufig jedenfalls.[7]

Auch im Hinblick auf solche Fälle darf und muss man sagen: Konflikte sind normal, unausweichlich und oft notwendig, sie erfüllen psychosoziale Funktionen, wenngleich nicht immer begrüßenswerte. Sie haben ihre Bedeutung, ihren Sinn auch dort, wo es zutiefst affektiv, emotional und mitunter auch irrational zugeht. (Das heißt, nebenbei gesagt, keineswegs, dass Gefühle immer nur irrational wären, der bloße Gegenpart und Widersacher der Vernunft. Wir alle kennen Gefühle, die sich früher oder später als vernünftig erwiesen haben, vernünftiger als jeder Gedanke, den wir seinerzeit angestellt haben mögen.) So gefühlsbetont und -geladen, wie Menschen nun einmal sind und manchmal handeln,

7 Ähnliches ließe sich von anderen Konflikten sagen, vom Streit in intimen Partnerschaften, in dem sich irgendwann Abscheu, Verachtung und/oder Hass breit machen, oder von Kriegen, in denen die verstrickten Kollektive keineswegs nur für rationale Interessen kämpfen. In aller Regel bekämpfen sie einen Feind, gegen den sich im Verlauf der gewalttätigen Auseinandersetzungen oder schon vor Beginn der Gefechte heftige feindliche Gefühle richten, die in Praxen der ein- oder wechselseitigen Verfeindung entstanden und meistens auch politisch mobilisiert und geschürt worden sind. Wir beziehen uns auch weiterhin v.a. auf psychosoziale Konflikte in der Lebenswelt, also nicht auf politische Makrokonflikte zwischen Staaten bzw. Nationen oder sonstigen anonymen Großgruppen.

wäre es überraschend, wenn dies gerade bei der Entstehung und dem Verlauf von Konflikten keine Rolle spielen würde. Wohl kaum jemand handelt und reagiert im Streit affekt- und emotionslos. Manche mögen Gefühlskälte oder ›Coolness‹ besser inszenieren können als andere oder tatsächlich sachorientierter, vielleicht gelassener durchs Leben gehen. Die gehäufte Aufforderung an andere, doch bitte sachlich zu bleiben – »Sei doch nicht so emotional!« –, ist indes nicht selten ein Symptom eigener Affekte und Emotionen, die vielleicht mühsam unterdrückt und zurückgehalten werden. Menschen im Konflikt sind Gefühlswesen, und als solche sind sie in Konflikte verstrickt.

Ein abschließender Blick auf affektiv-emotionale Selbst- und Weltverhältnisse

Menschen handeln aus Vernunft- und aus Gefühlsgründen. Auch ihr sich wandelndes Selbst- und Weltverhältnis kann rationaler oder aber vornehmlich affektiv-emotionaler Qualität sein. Wie wir an anderer Stelle unter Bezugnahme auf Jan Philipp Reemtsma (2015) ausgeführt haben (Straub, 2022b; Straub & Salzmann, 2021), kommt es in der Konflikttheorie und -forschung nicht nur darauf an, kognitiv-rationale Gründe von affektiv-emotionalen Beweggründen zu unterscheiden und sie anschließend in ihren möglichen Mischungen und Legierungen, in ihren entweder gegensätzlichen oder aber synergetischen Beziehungen zu untersuchen. Im uns interessierenden Feld ist es außerdem von größter Bedeutung, Affekte und Emotionen als womöglich *eigenständige* Selbst- und Weltverhältnisse aufzufassen, die keiner kognitiven Konturierungen oder Ergänzungen bedürfen. Insofern Gefühle diese Verhältnisse konstituieren und ausmachen, besitzen jene eine ganz eigene und andere Dynamik, als wenn sie ausschließlich durch kognitive Bestandsaufnahmen und ausgeklügelte Argumente begründet sind. Gefühle besitzen allerdings selbst schon eine kognitive und orientierende Funktion. Dies betonen bestimmte psychologische Emotionstheorien – etwa die auf M. B. Arnold und R. S. Lazarus zurückgehende *cognitive appraisal theory* (vgl. dazu z. B. Reisenzein, 2000) – oder die erwähnte Phänomenologie der Gefühle von Kolnai (2021 [1929]) seit Langem (vgl. Tepeli & Straub, 2024; Straub, 2025). Für die Analyse von Konflikten ist dieser Punkt oftmals entscheidend, sodass es wichtig ist, ob theoretische Konfliktbegriffe dieser nicht selten grundlegenden, maßgeblichen und zugleich komplexen Rolle von Affekten und Emotionen gerecht werden.

Den affektiv-emotionalen Voraussetzungen, Implikationen und Antriebsmomenten von Konflikten – ihrer gefühlsbestimmten Grundlegung, Genese, Entwicklung und möglichen Eskalation, ihrer ebenfalls gefühlsbetonten Bearbeitung, Beilegung oder Lösung – gilt ein besonderes Augenmerk der hier avisierten, nicht zuletzt eben affekt- bzw. emotionstheoretisch begründeten Konfliktforschung. Affekte und Emotionen sind Weisen, sich zu sich selbst und zur Welt zu verhalten. Gefühle spielen in unseren Selbst- und Weltverhältnissen nicht bloß eine begleitende Rolle, etwa indem sie dem jeweiligen Geschehen eine emotionale Intensität oder Färbung verleihen, zur Einschätzung, Evaluation und Bewertung bestimmter Ereignisse und Zustände beitragen oder Menschen motivieren, Konflikte voranzutreiben, vielleicht zu eskalieren, oder aber sie einzuhegen, zurückzubilden und aufzuheben. Gefühle sind nicht nur solche Ingredienzien oder Beiklänge einer ansonsten gefühlsfreien Praxis, sondern oft die entscheidende, konstitutive Grundlage des praktischen und pathischen Selbst- und Weltverhältnisses von Menschen. Hass und Liebe, Wut, Zorn, Ekel, Verachtung und radikale Entwertungen im Zeichen der Dehumanisierung von anderen sowie viele weitere starke Affekte *sind* Selbst- und Weltverhältnisse. Sie füllen die Beziehung zu anderen aus und definieren sie, ohne dass bspw. Kognitionen oder raffinierte Gedanken hinzutreten müssten (was natürlich nicht bedeutet, dass solchen Affekten nicht bestimmte Kognitionen, etwa in Form von Stereotypen, inhärent sein könnten). Wenn eine Freundschaft oder eine Feindschaft zu Ende geht, treten die Beteiligten in ein neues Verhältnis zu sich und dem, der oder den anderen. (Anfänglich tut dies meistens nur eine:r von beiden, eben die sich zunächst noch fast unmerklich und ohne klares Bewusstsein distanzierende oder die sich dem Gegenüber ebenso achtsam und sachte annähernde Person). Gefühlsänderungen schaffen Feind- und Freundschaften oder beenden sie.

Die herausragende Rolle, die (starke) Gefühle in Konflikten spielen, wird in manchen Konflikttheorien hervorgehoben, in anderen vernachlässigt oder unterschätzt. Wir müssen uns hier mit exemplarischen Hinweisen begnügen: Henri Tajfel und John Turner hatten ein ausgeprägtes Bewusstsein für die Bedeutung von Affekten und Emotionen in Intergruppenbeziehungen und die für Bildung sozialer Identität (bei der es ja stets auch um ein positives Selbstgefühl geht). Für Norbert Elias und John Scotson gilt das ebenso (s. z. B. Hüttermann, 2018; Tepeli, 2024). Neben der Theorie der sozialen Identität und dem figurationssoziologischen Ansatz ließen sich auch hegemonietheoretische Überlegungen zur affektiven Struktur und Dynamik von Konflikten anführen. Ernesto Laclaus und Chantal Mouffes psychoanalytisch informierte Diskurstheorie (Gatzemeier, 2016) verankert Antagonismen und agonale Auseinandersetzungen grundsätzlich in unbewussten Begehren und Wünschen, über die sich das Subjekt nicht im Klaren ist (zu den genannten und anderen Ansätzen s. a. Bonacker, 2008b). Das sind lediglich Beispiele für Theorien, mit denen sich die Konfliktforschung mit Gewinn befassen und von denen sie Gebrauch machen kann. Selbstverständlich gibt es weitere. Aber es gibt auch solche, die, wie dargelegt, die für die Konfliktanalyse und schon für die Konzeptualisierung des zentralen Konfliktbegriffs so produktiven Einsichten dieser Autor:innen nicht teilen.

Literatur

Adorno, T.W. (1973 [1966]). Negative Dialektik. In *Gesammelte Schriften, Bd. 6*. Suhrkamp.

Adorno, T.W., Frenkel-Brunswik, E., Levinson, D.J. & Sanford, N. (1950). *The Authoritarian Personality*. Harper.

Benjamin, J. (2015). *Anerkennung, Zeugenschaft und Moral. Soziale Traumata in psychoanalytischer Perspektive. Hans-Kilian-Preis 2015*. Psychosozial-Verlag.

Benjamin, J. (2017). *Beyond Doer and Done to: Recognition Theory, Intersubjectivity and the Third*. Routledge.

Bonacker, T. (2008a). Sozialwissenschaftliche Konflikttheorien. Einleitung und Überblick. In ders. (Hg.), *Sozialwissenschaftliche Konflikttheorien. Eine Einführung* (4. Aufl., S. 11–29). VS Verlag für Sozialwissenschaften.

Bonacker, T. (Hg.). (2008b). *Sozialwissenschaftliche Konflikttheorien. Eine Einführung* (4. Aufl.). VS Verlag für Sozialwissenschaften.

Bühl, W. (1976). *Konflikt und Konfliktstrategie. Ansätze zu einer soziologischen Konflikttheorie*. Nymphenburger.

Coser, L. (2009 [1956]). *Theorie sozialer Konflikte*. VS Verlag für Sozialwissenschaften.

Döring, S. A. (2009). *Philosophie der Gefühle* (5. Aufl.). Suhrkamp.

Dubiel, H. (1997). Unversöhnlichkeit und Demokratie. In W. Heitmeyer (Hg.), *Was hält die Gesellschaft zusammen? Bundesrepublik Deutschland: Auf dem Weg von der Konsens- zur Konfliktgesellschaft, Bd. 2* (S. 425–444). Suhrkamp.

Elias, N. (2015). Soziologie und Psychiatrie. *Gruppenpsychotherapie und Gruppendynamik, 51*(1), 28–45.

Elias, N. & Scotson, J. L. (1993). *Etablierte und Außenseiter*. Suhrkamp.

Fuchs, T. (2024). *Verkörperte Gefühle. Zur Phänomenologie von Affektivität und Interaffektivität*. Suhrkamp.

Gadamer, H.-G. (1986 [1960]). *Wahrheit und Methode. Grundzüge einer philosophischen Hermeneutik*. Mohr.

Gatzemeier, U. (2016). *Konflikt, Nation, Narration: Entwürfe des politisierten Selbst. Eine diskurs- und biografieanalytische Studie zum ›Sich-Ereignen der Nation‹ in Serbien 1987–1989*. Westdeutscher Universitätsverlag.

Goodman, N. (1984). *Weisen der Welterzeugung*. Suhrkamp.

Großmann, K., Budnik, M., Haase, A., Hedtke, C. & Krahmer, A. (Hg.). (2021). *An Konflikten wachsen oder scheitern? Beiträge zur Reflexion eines komplexen Phänomens*. FH Erfurt.

Grünberg, K. & Straub, J. (Hg.). (2001). *Unverlierbare Zeit. Psychosoziale Spätfolgen des Nationalsozialismus bei Nachkommen von Opfern und Tätern*. Ed. diskord.

Imbusch, P. & Zoll, R. (Hg.). (2010). *Friedens- und Konfliktforschung. Eine Einführung* (5. Aufl.). VS Verlag für Sozialwissenschaften.

Joas, H. (1992). *Die Kreativität des Handelns*. Suhrkamp.

Joas, H. (2025). *Universalismus. Weltherrschaft und Menschheitsethos*. Suhrkamp.

Hüttermann, J. (2018). *Figurationsprozesse der Einwanderungsgesellschaft: Zum Wandel der Beziehungen zwischen Alteingesessenen und Migranten in deutschen Städten*. transcript.

Kahl, A. (2019). *Analyzing affective societies. Methods and methodologies*. Routledge.

Kant, I. (1968 [1790]). *Kritik der Urteilskraft. Kants Werke* (Akademie Textausgabe, Bd. V, S. 165–486). de Gruyter.

Kelle, U. (1994). *Empirisch begründete Theoriebildung. Zur Logik und Methodologie interpretativer Sozialforschung*. Deutscher Studien Verlag.

King, V. (2022). *Sozioanalyse. Zur Psychoanalyse des Sozialen mit Pierre Bourdieu*. Psychosozial-Verlag.

König, H.-D. (2014). *Affekte*. Psychosozial-Verlag.

Kolesch, D. (Hg.). (2024). *Affektive Dynamiken der Gegenwart. Formen, Wirkungen, Erfahrungen*. Neofelis.

Kolnai, A. (2021 [1929]). *Ekel Hochmuth Haß. Zur Phänomenologie feindlicher Gefühle*. Mit einem Nachw. v. A. Honneth. Suhrkamp.

Koselleck, R. (1985 [1968]). Der Zufall als Motivationsrest der Geschichtsschreibung. In ders. (Hg.), *Vergangene Zukunft. Zur Semantik geschichtlicher Zeiten* (S. 158–175). Suhrkamp.

Krahmer, A. (2021). Alles auf Zweikampf? Oder: Konfliktbetrachtung unter dem Vorzeichen der Pluralität. In K. Großmann, M. Budnik, A. Haase, C. Hedtke & A. Krahmer (Hg.), *An Konflikten wachsen oder scheitern? Beiträge zur Reflexion eines komplexen Phänomens* (S. 77–94). FH Erfurt.

Kristeva, J. (1984 [1980]). *Powers of Horror: An Essay on Abjection*. Colombia UP.

Lichtblau, K. (2009). Vorwort zur Neuauflage. In L. Coser, *Theorie sozialer Konflikte*. VS Verlag für Sozialwissenschaften.

Lohmann, H.-M. (2008). Die Konflikttheorie der Psychoanalyse. In T. Bonacker (Hg.), *Sozialwissenschaftliche Konflikttheorien. Eine Einführung* (4. Aufl., S. 447–459). VS Verlag für Sozialwissenschaften.

Montau, R. (2023). *Nachbarschaft im Streit. Sozialpsychologische Erkenntnisse für die Konfliktberatung*. Psychosozial-Verlag.

Reemtsma, J. P. (2015). Warum Affekte? *Mittelweg, 36*(1–2), 15–26.

Reisenzein, R., Meyer, W.-U. & Schützwohl, A. (2003). *Einführung in die Emotionspsychologie, Bd. III: Kognitive Emotionstheorien*. Huber.

Senghaas, D. (1969). Konflikt und Konfliktforschung. *Kölner Zeitschrift für Soziologie und Sozialpsychologie, 21*(1), 31–59.

Schmidt, K. (2024a). Zwischen Struktur und Kultur. Konflikte im familialen Generationenverbund. *Konfliktdynamik, 13*(1), 20–28.

Schmidt, K. (2024b). *Verstehen, zu zweit zu leben. Eine subjekttheoretische Untersuchung zum Paar*. Velbrück.

Simmel, G. (1908). Der Streit. In ders. (Hg.), *Soziologie* (Kap. IV). Duncker & Humblot.

Slaby, J. & von Scheve, C. (2019). *Affective societies. Key concepts*. Routledge.

Stark, C. (2008). Die Konflikttheorie von Georg Simmel. In T. Bonacker (Hg.), *Sozialwissenschaftliche Konflikttheorien. Eine Einführung* (4. Aufl., S. 83–96). VS Verlag für Sozialwissenschaften.

Stöhr, R., Lohwasser, D., Noack Napoles, J., Burghardt, D., Dederich, M., Dziabel, N., Krebs, M. & Zirfas, J. (Hg.). (2019). *Schlüsselwerke der Vulnerabilitätsforschung*. Springer VS.

Straub, J. (1999). *Handlung, Interpretation, Kritik. Grundzüge einer textwissenschaftlichen Handlungs- und Kulturpsychologie*. de Gruyter.

Straub, J. (2014). Verletzungsverhältnisse. Erlebnisgründe, unbewusste Tradierungen und Gewalt in der sozialen Praxis. *Zeitschrift für Pädagogik, 60*(1), 74–95.

Straub, J. (2015). Erlebnisgründe in Verletzungsverhältnissen. Unerledigte Vergangenheiten in aktionalen Erinnerungen, persönlichen Selbstverhältnissen und sozialen Praxen. In E. Angehrn & J. Küchenhoff (Hg.), *Das unerledigte Vergangene. Macht und Grenzen der Erinnerung* (S. 119–149). Velbrück.

Straub, J. (2016). *Religiöser Glaube und säkulare Lebensformen im Dialog. Personale Identität und Kontingenz in pluralistischen Gesellschaften. Ernst-E.-Boesch-Preis für Kulturpsychologie 2015*. Psychosozial-Verlag.

Straub, J. (2017). Kulturelle Unterschiede und Abjekte in der sozialen Praxis. Eine kulturpsychologische und psychoanalytische Perspektive. In A. Escher & H. Spickermann (Hg.), *Perspektiven der Interkulturalität. Forschungsfelder eines umstrittenen Begriffs* (S. 35–72). Universitätsverlag Winter.

Straub, J. (2019a). *Das erzählte Selbst. Konturen einer interdisziplinären Theorie narrativer Identität. Teilbd. I: Historische und aktuelle Sondierungen autobiographischer Selbstartikulation. Ausgewählte Schriften*. Psychosozial-Verlag.

Straub, J. (2019b). *Das erzählte Selbst. Konturen einer interdisziplinären Theorie narrativer Identität. Teilbd. II: Begriffsanalysen und pragma-semantische Verortungen der Identität. Ausgewählte Schriften*. Psychosozial-Verlag.

Straub, J. (2019c). *Die Macht negativer Affekte. Identität, kulturelle Unterschiede, interkulturelle Kompetenz*. Psychosozial-Verlag.

Straub, J. (2021). *Psychologie als interpretative Sozial- und Kulturwissenschaft. Menschenbild, Wissenschaftsverständnis und theoretische Programmatik, Bd. 1*. Psychosozial-Verlag.

Straub, J. (2022a). *Verstehendes Erklären. Methodologie und Methodik einer relationalen Hermeneutik. Schriften zu einer handlungstheoretischen Kulturpsychologie*. Psychosozial-Verlag.

Straub, J. (2022b). Welterschließende Affekte und das explanative Potential eines psychoanalytischen Konzepts für die Kulturpsychologie: Abjektion. *cultura & psyche, 2,* 83–97.

Straub, J. (2025). Wenn Andere Ekel erregen (sollen). Zur Psycho-Sozio-Logik und Politik der Abjektivierung und Abjektion. *psychosozial, 48*(IV), 27–52.

Straub, J. & Salzmann, S. (2021). Affekte und das psychoanalytische Konzept der Abjektion: Eine kulturpsychologische Perspektive auf soziale Konflikte und das Leben im Dissens. *Konfliktdynamik, 10*(2), 87–98.

Straub, J. & Tepeli, D. (2021). Verletzungsverhältnisse, interreligiöse Konflikte und Abjektionen in multikulturellen Gesellschaften. Revisionen in der interdisziplinären Migrationsforschung. In K. Busch, S. Benzel, B. Salfeld & J. Schreiber (Hg.), *Figurationen spätmoderner Lebensführung. Theoretische Bezüge und Fallmaterial aus Forschung und Belletristik* (S. 143–197). Springer.

Straub, J. & Tepeli, D. A. (Hg.). (2025). Affektive Sozialität. Die Anderen als Adressat:innen eigener Gefühle. *psychosozial, 48*(IV).

Tepeli, D. (2024). *Junge Alevit*innen und Sunnit*innen in der postmigrantischen Einwanderungsgesellschaft. Affektive Bindungen und Beziehungen in tradierten Verletzungsverhältnissen*. Springer VS.

Tepeli, D. & Straub, J. (2024). Erzählte Affekte und radikale Entwertungen von Anderen. Psychosoziale Funktionen von Abjekten. *DIEGESIS, 13*(1), 79–101.

von Scheve, C. & Salmela, M. (Hg.). (2019). *Collective Emotions. Perspectives from Psychology, Philosophy, and Sociology*. Oxford UP.

Biografische Notiz

Prof. Dr. phil. *Jürgen Straub* ist Inhaber des Lehrstuhls für Sozialtheorie und Sozialpsychologie in der Fakultät für Sozialwissenschaft der Ruhr-Universität Bochum. Er leitet mit Pradeep Chakkarath und Aladin El- Mafaalani das Hans Kilian und Lotte Köhler-Centrum für sozial- und kulturwissenschaftliche Psychologie und historische Anthropologie (IPU Berlin, TU Dortmund).

Dr. rer. soc. *Dilek A. Tepeli* ist Juniorprofessorin für interkulturelle Kommunikation mit Schwerpunkt auf Migrationsforschung an der Friedrich-Schiller-Universität in Jena. Sie ist als Wissenschaftlerin im vom BMFTR geförderten Verbundvorhaben Netzwerk Lokale Konflikte und Emotionen in Urbanen Räumen: Transdisziplinäre Konfliktforschung in Wissenschaft-Praxis-Kooperationen (LoKoNet) tätig, seit April 2026 in leitender Position.

Radikalisierung und Konflikt im Lichte der Freakwellen-Kausalität

Emergenztheoretische Überlegungen und empirische Befunde[1]

Jörg Hüttermann & Johannes Ebner

Muss die Konflikt- und Gewaltforschung auf klassische Erklärungsansätze und -ansprüche verzichten, wenn ihre Forschungsgegenstände immer komplexer und daher Konflikt und Gewalt als emergente Phänomene aufgefasst werden? Im Folgenden wird diese Frage erörtert, um die Wechselwirkung von *Casing* (»Zuschneiden« des Gegenstandes) und *Causing* (Erklären des Gegenstandes) in der Konflikt- und Gewaltforschung zu überdenken. Wir rekurrieren dabei auf Norbert Elias' Emergenztheorie, die erklärt, wie aus Altem Neues, aus Einfachem Komplexeres entsteht, ohne dass es eines eruptiven Auslösers bedürfte. Dass die Soziologie eigene (emergenztheoretische) Kausalitätsvorstellungen benötigt, hängt aus Elias' Sicht wiederum mit der emergenten Entwicklung ihres Erkenntnisgegenstandes zusammen.

---

1 Der Aufsatz ist das Ergebnis der jahrelangen Zusammenarbeit beider Autoren am Institut für interdisziplinäre Konflikt- und Gewaltforschung (IKG) der Universität Bielefeld. In unserem Bestreben, mit Elias über Elias hinauszudenken, verfolgen wir den Weg der figurationssoziologischen Konfliktanalyse (Hüttermann, 2000, 2018, 2022; Ebner & Hüttermann, 2022) und beschreiten auch den Weg einer figurationssoziologischen Pronomenanalyse (Ebner, 2024a). Das hier entwickelte Argument wurde schon in einem Buchkapitel angedacht (Hüttermann, 2010b) und in einem Aufsatz teilweise ausgeführt (Hüttermann & Ebner, 2023). Die empirischen Daten entstammen dem beim Institut für Islamische Theologie (IIT) der Universität Osnabrück angesiedelten Forschungsprojekt »Soziale Umwelten und Interaktionsverläufe von Radikalisierung in einem belasteten Sozialraum« (BMFSFJ, 1.9.2015–30.9.2017).

Wie wir darlegen, reicht die Suggestionskraft herkömmlicher Metaphern nicht aus, um die Konflikt- und Gewaltforschung auch angesichts der zunehmenden Diversität potenziell relevanter – interdependenter und emergenter – Erklärungsfaktoren voranzubringen. Mit Rekurs auf Hans Blumenbergs Metaphorologie, der zufolge lebensweltliche Kausalitätsvorstellungen durch »absolute Metaphern« in die Wissenschaft hineingetragen werden, schlagen wir eine Kanonverschiebung in der Gewalt- und Konfliktforschung vor. Dazu bringen wir eine neue absolute Metapher ins Spiel: die Freakwelle. Mithilfe dieser Metapher möchten wir für eine unserem Forschungsfeld angemessene Erklärungsform plädieren, die den Horizont wissenschaftlicher Möglichkeiten nicht durch axiomatische Vorentscheidungen einengt.

Zur Transformation sozialer Konflikte und konfliktsoziologischer Erklärungen

Warum entstehen soziale Konflikte, wie verlaufen sie und was bewirken sie? Mit Blick auf diese grundlegenden Aufgaben der Konfliktforschung wurde die Frage aufgeworfen, ob und inwiefern herkömmliche Erklärungen, Konzepte, Kausalitätsvorstellungen und Metaphern noch geeignet sind, um die Konflikt- und Gewaltforschung auch angesichts der zunehmenden Diversität potenziell relevanter Erklärungsfaktoren voranzubringen. Damit ist auch die Frage verbunden, ob und, wenn ja, in welchem Maße auf Erklärungsansätze und -ansprüche verzichtet werden muss, wenn Konflikt und Gewalt als emergente Phänomene aufgefasst werden.

Um mit diesen Problemen umgehen zu können, schlagen wir eine Kanonverschiebung in der Konfliktforschung vor. Unser Vorschlag ist einerseits von Norbert Elias' Emergenztheorie und von Hans Blumenbergs Metaphorologie inspiriert. Andererseits ist er das (Zwischen-)Ergebnis unserer mehr als 20-jährigen empirischen Forschung zu migrantischen und migrantisierten Intergruppenkonflikten in hochdiversen Figurationsfeldern. Eine

Kanonverschiebung erscheint uns aus zwei – interdependenten und doch auch je für sich gültigen – Gründen nötig: 1. mit Blick auf die Genese von Konflikten und 2. auf die Genese des wissenschaftlichen Nachdenkens über Konflikte.

Erstens sind mit zunehmender Komplexität, Diversität und Volatilität sozialer Konflikte – insbesondere angesichts der Gleichzeitigkeit und zunehmenden Interdependenz unterschiedlich diverser, volatiler, symmetrischer, wandelbarer Figurationsfelder und Handlungsebenen – Erklärungsmodelle, die lineare Kausalitätsvorstellungen der klassischen Naturwissenschaften imitieren, immer weniger gegenstandsadäquat. Die Einschätzung inadäquater Erklärungsmodelle lässt sich in verschiedenen sozial- und kulturwissenschaftlichen Disziplinen nachweisen. So fragt sich die Diversitäts- und Konfliktforschung, wie der Vielgestaltigkeit und Dynamik gelebter Diversität Rechnung getragen werden kann, ohne sie entweder auf schlichte Dualitäten bzw. Essenzialismen zu reduzieren oder in theorielosen Empirismus zu verfallen (Wimmer, 2008; Vertovec, 2007). Folglich legen verschiedene neuere Ansätze (*Super Diversity*, Intersektionalität, Transnationalismus, Postmigrantische Gesellschaft) eine Kontingenzperspektive nahe. Statt essenzielle Unterschiede als gegeben anzunehmen und als Explanans heranzuziehen, werden sie als sozial konstruiert, geworden oder gemacht verstanden (vgl. Mau, 2007; Nieswand & Drotbohm, 2014).

Zweitens lässt sich in verschiedenen, sich mit Konflikten befassenden Forschungssträngen (Konflikt- und Stadtsoziologie, Migrations- und Diversitätsforschung, kulturpsychologische Konfliktforschung) die Erkenntnis beobachten, dass lineare und monokausale Erklärungsmodelle sich nicht einmal dazu eignen, einfachste alltägliche Face-to-Face-Konflikte adäquat begrifflich zu fassen, geschweige denn in ihrem Ablauf und ihrer Genese zu beschreiben und in ihren Ursachen, Verläufen und Folgen soziologisch zu erklären. Dabei lässt sich die von Elias (2003 [1987]) festgestellte doppelte Tendenz der soziologischen Begriffsbildung beobachten: die Übernahme alltagssprachlicher Denk- und Sprachformen (und damit ungeprüfter Vorannahmen) und die Abkoppelung wissenschaftlich-abstrakter Begriffsbildung vom empirischen Gegenstand.[2] Dazu zählt die begriffliche Verzuständlichung von Prozessen, die Konzeption wechselseitiger Beziehungen als einseitige Bezugnahmen, die Vergegenständlichung dynamischer (Macht-)Beziehungen oder die Binarisierung komplexer Interdependenzen durch dualistische Begriffe (Individuum-Gesellschaft, Emotion-Kognition, Natur-Kultur, Wir-Ihr). So werden Konflikte in der Regel als Auseinandersetzung zweier Konfliktparteien betrachtet, obwohl an den meisten Konflikten auch Dritte beteiligt sind – entweder weil von Anfang an mehr als zwei Parteien beteiligt sind, weil sich Dritte einmischen oder weil die Konfliktparteien (auch) ein Publikum im Sinn haben (Straub & Tepeli, 2023, S. 21, auch i. d. Bd.). Was Mead, Goffman und Elias aus konstitutionstheoretischer Sicht für notwendig hielten, gilt umso mehr, wenn die Forschung komplexere oder dynamische Figurationen in den Blick nimmt: Dann nämlich müssen Übergänge von dyadischen in triadische oder noch komplexere Figurationen (und umgekehrt) bereits begrifflich berücksichtigt werden (Hüttermann, 2018; Ebner, 2023).

Während viele Kolleg:innen mit dem Komplexitätsproblem umgehen, indem sie immer neue erklärungsrelevante Faktoren hinzufügen, ohne das Zusammenwirken der vielen Faktoren zu bedenken, das mehr und etwas anderes sein kann als das, was sich aus ihrer Addition ergibt, gehen wir einen anderen Weg. Dazu zeigen wir zunächst, dass der konventionellen empirischen Konfliktforschung mehrheitlich zwei Kausalitätsvorstellungen zugrunde liegen, die die Erklärung des Umschlags gesellschaftlicher Konflikte in kollektive Gewalt inspirieren: die Blitz-und-Donner- und die Explosions-Metapher. Wir demonstrieren, dass die Suggestionskraft dieser herkömmlichen Metaphern nicht ausreicht, um die Konflikt- und Gewaltforschung auch angesichts der zunehmenden Diversität potenziell relevanter Erklärungsfak-

2 Solche Engführungen haben immer wieder Revisionen nach sich gezogen (vgl. Simmels »Vergesellschaftung« statt »Gesellschaft«, Foucaults und Elias' Übergang vom statisch-gegenständlichen zum prozessual-relationalen Machtbegriff oder Brubakers [2002] begriffliche Dynamisierungen »Ethnisierung« und »Group Making«).

toren voranzubringen. Ihnen stellen wir Elias' Emergenztheorie gegenüber, die einen zweifachen Ausweg bietet: Sie begründet, warum die Soziologie neue, gegenstandsadäquate Kausalitätsvorstellungen benötigt, und sie gibt wissenssoziologische Anregungen zur Beantwortung der Frage, wie sich Genese, Verlauf und Auswirkungen von Konflikten aus dem Zusammenwirken von Faktoren erklären lässt. Vor diesem Hintergrund rekurrieren wir auf eine bislang wenig bedachte Metapher: die Freakwelle. Wir wollen ausloten, ob und inwieweit wir durch sie zu einem angemesseneren, aufschließenden Umgang mit den uns beschäftigenden Untersuchungsgegenständen und -prozessen angeregt werden können. Um die Erklärungskraft dieser Metapher zu ergründen, greifen wir auf Erfahrungen aus einem Forschungsprojekt zurück. In diesem Projekt ging es darum zu erklären, warum um 2015 etwa 20 junge Menschen aus Dinslaken-Lohberg (NRW) in den Nahen Osten auswanderten und sich terroristischen Organisationen anschlossen.

Kausalitätsvorstellungen in absoluten Metaphern

Das Zusammenwirken vieler für sich genommen banal erscheinender Prozesse, Ereignisse und Strukturen kann einen großen Effekt ausüben.[3] Situationen, in denen winzige Ursachen hohe,

3 So reichte in der ostwestfälischen Kleinstadt Espelkamp der Wurf einer Cola-Dose, um eine Massenschlägerei zwischen migrationsbezogenen Gruppen auszulösen (Hüttermann, 2010b). Demgegenüber zog die Tötung eines jungen Aussiedlers durch den Bierflaschenwurf eines türkeistämmigen Gastarbeiternachfahren in Salzgitter-Lebenstedt keinen gewaltförmigen Intergruppenkonflikt nach sich (Mewes, 2010). Auch im badischen Lahr blieb eine Schießerei zwischen Menschen unterschiedlichen Migrationshintergrunds fast folgenlos (Hüttermann, 2010c), weil es zwischen den betreffenden Bevölkerungsgruppen ansonsten keine nennenswerten Spannungen gab. In Bonn blieb selbst nach einem von lokalen Salafisten durchgeführten (gescheiterten) Bombenanschlag im Hauptbahnhof, dessen Gelingen viele Menschen getötet hätte, eine nachhaltige Spaltung der Stadtgesellschaft – ja sogar die Verbreitung anti-muslimischer Ressentiments – aus (Ebner & Hüttermann, 2022). Und im ehemaligen Diplomatenstadtteil Bad Godesberg führt selbst

exponentielle Hebelwirkungen bzw. verzweigte, nicht-lineare Kettenreaktionen auslösen können, werden in unterschiedlichen Disziplinen erforscht. So beschäftigt sich etwa die Chemie mit Fällungsreaktionen, die Kernphysik mit Kettenreaktionen, die Volkswirtschaftslehre (Keynes) mit Multiplikator- und die Chaostheorie mit Schmetterlingseffekten.

Dieses Erklärungsmodell ist bisher in weiten Teilen der Konfliktforschung nicht angekommen. Sowohl die Theorie relativer Deprivation (Gurr, 1979) als auch die Desintegration-Verunsicherung-Gewalt-Theorie (Heitmeyer, 1998) setzen noch lange auf konventionell-lineare oder exponentielle Ursache-Wirkungs-Modelle statt auf Modelle verzweigter Kausalität. Noch heute rekurriert die empirische Konfliktursachenforschung weitgehend auf einfache Kausalitätsaxiome, aufgrund derer sie bspw. von Vorurteilen bzw. Einstellungen auf (Konflikt-)Handlungen schließt (vgl. Zick et al., 2019; Preuß, 2020; Krott & Zick, 2022; kritisch: Hirschauer, 2017; Ebner, 2023). In der Riotforschung (Horowitz, 2001; Varshney, 2002) und in Teilen der aktuellen Gewaltforschung (Collins, 2009, 2022; Hoebel & Knöbl, 2019) wachsen aber Zweifel daran, dass die lange Zeit etablierten Kausalitätsmodelle ausreichen (Liebig, 2012).

Der konventionellen empirischen Konfliktforschung liegen mehrheitlich zwei Kausalitätsvorstellungen zugrunde, die die Erklärung des Umschlags gesellschaftlicher Konflikte in kollektive Gewalt inspirieren: die Blitz-und-Donner-Metapher und die Explosions- oder Ausbruchs-Metapher. Beide Vorstellungen sind durch »absolute Metaphern« in der Konfliktforschung wirksam. Absolute Metaphern sind als mit sprachlichen Ausdrücken (Wörtern) verbundene »Übertragungen der Reflexion über einen Ge-

die mutmaßliche Tötung eines »deutschen« Jugendlichen durch einen stadt- und gerichtsbekannten Marokkostämmigen und die gewalttätige Eskalation einer politischen Demonstration, bei der eine Polizistin durch einen Messerstich lebensgefährlich verletzt wird, zwar zu kollektiver Bestürzung und Verunsicherung, jedoch springt der Funke nie auf größere Teile der Stadtgesellschaft über (Ebner, 2024a). Stattdessen schließen sich als Reaktion auf beide Gewaltexzesse alteingesessene und »marokkanische« Godesberger zusammen, um für ein friedliches Miteinander zu werben (Ebner, 2024b).

genstand der Anschauung auf einen ganz anderen Begriff, dem vielleicht nie eine Anschauung direkt korrespondieren kann«, definiert (Blumenberg, 1998, S. 12). Das, was absolute Metaphern für die Wissenschaft im Allgemeinen und für die Konfliktforschung im Besonderen so bedeutsam macht, ist die von Hans Blumenberg herausgearbeitete Tatsache, dass sie neben Analogien auf der Phänomenebene auch solche Kausalitätsvorstellungen transportieren, die zuerst durch die im Ursprungskontext erfolgte Reflexion hervorgebracht worden sind. Solche Kausalitätsvorstellungen fließen dann gewissermaßen »unter der Hand« und meist unreflektiert in die wissenschaftliche Praxis ein, wo sie nicht zuletzt aufgrund der normativen Kraft der Routine Überzeugungskraft gewinnen.

Die Blitz-und-Donner-Metapher transportiert eine (Kausalitäts-)Vorstellung, der zufolge ein erstes Ereignisphänomen ein zeitlich folgendes Ereignisphänomen zwingend hervorbringt. Sie gibt der Konfliktforschung (wie der Wissenschaft im Allgemeinen) einen überzeitlichen Ursache-Wirkungs-Zusammenhang vor. Sie führt ein bildhaft gegebenes Modell von Kausalität ein, das die Vorstellung eines ehernen Zusammenhangs zweier (oder mehrerer) auf ewig miteinander verbundenen Naturereignisse evoziert. Demgegenüber überzeugt die Explosions-Metapher durch die Bezugnahme auf das eindrucksvolle Phänomen der plötzlichen, hochenergetischen Umwandlung von Stoffen in etwas, das diese Stoffe in einen anderen Aggregatzustand versetzt und zugleich vernichtet. Sie weckt die Vorstellung, dass soziale Konflikte sich entladen wie eine elektrische Spannung, ausbrechen wie ein Vulkan oder explodieren wie eine Bombe. Dass ein wie auch immer beschaffener sozialer Druckaufbau alle Formen und Grenzen der sozialen Einhegung sprengt und so Konflikte hervorbringt, erscheint vor diesem Hintergrund als selbstverständlich. Dass Explosionen als Naturphänomene oder als technisch herbeigeführte Ereignisse ihr Vermögen bewiesen haben, den Lauf der Geschichte zu verändern und sich z. B. als Katastrophen tief ins kollektive Gedächtnis einzuschreiben, trägt zusätzlich zum Erfolg dieser »absoluten Metaphern« (ebd.) in der Wissenschaft bei. Die Metapher verbindet die existenzielle, emotional besetzte Erfahrung natürlicher und/oder menschengemachter Gewalt (oder noch andere mit starken Emotionen besetzte Ereignisse) mit der Überzeugungsmacht einer Kausalitätsvorstellung.

Der Konfliktforschung ist nicht vorzuhalten, absolute Metaphern zu verwenden. Denn dass sozialwissenschaftliche Metaphern ihre Überzeugungskraft den Erfolgen von Naturwissenschaft und Technik sowie der Verbindung von wissenschaftlicher Urteilskraft und lebensweltlich sedimentierten Selbstverständlichkeiten verdanken, schließt nicht aus, dass sie dem jeweils adressierten Erkenntnisgegenstand angemessen sind. Ein Problem kann aber vorliegen, wenn Forscher:innen die Ambivalenz absoluter Metaphern nicht zureichend bedenken. Denn Metaphern können einen Forschungsgegenstand zwar aufschließen, sie können ihn aber auch verschließen (Blumenberg, 1998). Absolute Metaphern schließen einen Gegenstand auf, wenn Wissenschaft mit ihrer Hilfe auf die lebensweltlichen Fundamente des eigenen Erkenntnisgangs bzw. auf dessen vielfältige Verzweigungen und Irrungen zurückblickt, um darauf aufbauend weitere Ziele zu bestimmen. Der Metapherngebrauch trägt so zur Steigerung wissenschaftlicher Reflexivität bei. Metaphern entfalten denselben Effekt, wenn sie als didaktisches Hilfsmittel dienen, um komplexe Zusammenhänge in ein hinreichend prägnantes Vorverständnis zu überführen und so einer wissenschaftlichen Nachhut den Einstieg in einen hermeneutischen Zirkel des Verstehens zu erleichtern. V.a. aber kann eine absolute Metapher die kreative Vorstellungskraft auch noch der strengsten Wissenschaft anregen, neue Wege auszuprobieren, indem sie als Bild vorauseilt, das auf neue Wege und Fragen verweist. Ihr Gebrauch fungiert dann als Einladung, ausgetretene Pfade und lieb gewordene Denkgewohnheiten zu verlassen, um Neues zu wagen (ebd., S. 14–64). Auf der anderen Seite können Metaphern aber auch instrumentalisiert werden, um in fachfremden Kontexten gewachsene Reputation zu instrumentalisieren, um Unklarheiten und Inkonsistenzen der Argumentation zu überspielen oder schwierige Erkenntnisgegenstände auszuklammern (wie es unseres Erachtens etwa in Rosas 2019 vorgestellter Resonanztheorie der Fall ist).

Dass die Wissenschaft im Allgemeinen und die Konfliktforschung im Besonderen gerade dort, wo es schwierig wird, rettende Metaphern einsetzt, mag als Verlegenheitslösung, als unwissenschaftlich oder als rhetorisches Täuschungsmanöver erscheinen, das vom eigentlichen Geschäft der Wissenschaft ablenkt, nämlich dem Ringen um angemessene Begriffe und logisch-konsistente Schlüsse. Doch die Bedeutung der Metapher für die Wissenschaft hat eine lange Geschichte, die noch lange nicht abgeschlossen ist. Jedoch haben Explosions- oder Ausbruchs-Metaphern der Konflikt- und Gewaltforschung Vorstellungen unterlegt, die ihr Erkenntnispotenziale verschließen. Denn diese Metaphern evozieren die »elementare Modellvorstellung« (Blumenberg 1998, S. 16) einer überwältigenden Kraft eines Vulkanausbruchs, die – durch die Frustrations-Aggressions-Hypothese vermittelt – zu einer extrasozialen Energie wird, an welche die Beteiligten ihre *Actorship* verlieren und der sie restlos unterliegen. Hinsichtlich der Angemessenheit dieser Vorstellung für empirische soziale Konflikte sind jedoch Zweifel angebracht.

Wie die jüngere Konflikt- und Gewaltforschung gezeigt hat (Fujii, 2019), bleiben den Beteiligten und Betroffenen selbst in hochefferveszent anmutenden Konfliktverläufen (Malthaner, 2019) und gar in Foltersituationen (Nungesser, 2019) gewisse Handlungsspielräume, für deren Erfassung die Konfliktforschung offen bleiben muss, solange sie sich als empirische Wissenschaft versteht. Die Explosions- oder Ausbruchs-Metapher ist darüber hinaus auch insofern problematisch, als sie ein Bild transportiert, demzufolge der Konflikt alle relevanten Beteiligten und Unbeteiligten beschädigt oder gar vernichtet. Der soziale Konflikt wird so als etwas Destruktives vorgestellt, als etwas, das zu vermeiden ist. Auch dieses Bild ist durch empirische Konflikt- und Gewaltanalysen widerlegt worden. Neuere Forschungen bestätigen eine schon bei soziologischen und protosoziologischen Klassikern angelegte Beobachtung (vgl. Tocqueville, 1959, 1962; Simmel, 1908, S. 186–255; Coser, 1965), dass soziale Konflikte auch konstruktive, z. B. sozialintegrative und innovative Folgen zeitigen (vgl. ten Teije et al., 2013; Tolsma et al., 2012; Verkuyten, 2016; Ebner & Hüttermann, 2022).

Kausalitäten in der figurationssoziologischen Emergenztheorie

Einen Ausweg aus den erwähnten Abwegen bietet Elias' (2003 [1987]) Emergenztheorie. Sie erklärt, wie bei Evolutionssprüngen aus Altem Neues, aus Einfachem Komplexeres entsteht, ohne dass es eines eruptiven Auslösers bedürfte. Emergenzprozesse, die Emergenzphänomene hervorbringen, müssen sich nicht mit der Geschwindigkeit einer Explosion ereignen. Sie können sich über einen großen Zeitraum erstrecken und weit über den Augenblickshorizont mancher sozialwissenschaftlicher Emergenztheorien des Konflikts (z. B. Messmer, 2003) oder der Gewalt (z. B. Hoebel & Knöbl, 2019; Collins, 2009) hinausreichen.[4] In seinen Analysen von Machtkonflikten entwickelt Elias Modelle, die im Kontext von Informalisierungs- und funktionalen Demokratisierungsprozessen erklären können, wie unbewusste, historisch tradierte oder lang eingehegte Konflikte sich aufschaukeln und gleichsam eruptiv aufbrechen. In der zeitgenössischen Prozesstheorie liefert dieses Modell in der Migrations-, Arbeits- und Geschlechterforschung neue Perspektiven auf sich wandelnde Machtbeziehungen und damit verbundene Konflikte (Treibel, 2015; Ernst & Becke, 2019; Wouters, 1998).

Dass die Soziologie eigene, gegenstandsadäquate Kausalitätsvorstellungen benötigt, hängt aus Sicht von Elias' Emergenztheorie mit der emergenten Entwicklung ihres Erkenntnisgegenstandes zusammen. Denn auch die chemisch-physikalische,

4 Gleichzeitig ergibt sich aus der stärkeren Integration, Interdependenz und funktionsteiligen gegenseitigen Abhängigkeit auf höheren Ordnungsstufen eine entsprechende Offenheit für Formen der Desintegration, der Rückentwicklung. Anders als chemisch-physikalische Evolution sind soziale und kulturelle Entwicklungen stets prekär (Elias, 2003, S. 320–329). Auf Zeiten des friedlichen Zusammenlebens folgen Zeiten gewaltvoller Auseinandersetzungen; sozial stark integrierte existieren neben und in Verflechtung mit weniger integrierten Figurationen, oder solchen, die gerade einen Desintegrationsschub durchmachen; und auf Jahrhunderte oder Jahrzehnte der Formalisierung mögen solche der Informalisierung folgen; manchmal finden solch widersprüchliche Entwicklungen zeitgleich innerhalb einer Figuration statt (Elias, 2006, S. 117; Ebner, 2018, S. 142).

biologische und sozial-kulturelle Evolution ist ein emergenter Prozess. Durch Integration und Funktionsteilung relativ einfacher Einheiten entstehen komplexere Einheiten, deren Teile in größerer und komplexerer gegenseitiger Abhängigkeit von- und zueinander stehen. Je weiter man gedanklich auf der evolutionären Leiter von der chemisch-physikalischen über die biologische Welt bis zur sozialen Welt des Zusammenlebens von Menschen nach oben steige, desto stärker seien die Einzelteile funktionsteilig integriert und differenziert – und desto weniger adäquat sei es, die zusammengesetzte Einheit von ihren Einzelteilen her zu denken, und desto notwendiger werde es, die Teile von der zusammengesetzten Einheit her zu denken (Elias, 2003 [1987], S. 299–311).

Folglich verlangt jeder Erkenntnisgegenstand ein anderes Erklärungsmodell. Während etwa die anorganische Chemie das Ganze reduktionistisch aus seinen Teilen erklären könne, sei dies in der Soziologie nicht möglich. Da im menschlichen Zusammenleben die Eigenschaften der Teileinheiten (z. B. die Handlungsdispositionen der Menschen) in Abhängigkeit vom sozialen Ganzen (sich wandelnden Figurationen) auftreten, sind sie emergent und historisch variabel (Albert, 2013). Da in der sozialen Welt die einzelnen Teile miteinander und mit dem Ganzen, das sie miteinander bilden, anders zusammenhängen als etwa in der chemisch-physikalischen Welt, kann die Soziologie nicht einfach naturwissenschaftliche Begriffe, Modelle und Kausalitätsvorstellungen übernehmen. Je komplexer, integrierter, funktional differenzierter, selbstreflektierter der Erkenntnisgegenstand, desto weniger sind atomistischer Reduktionismus und lineare Kausalitäten angemessen. Umso nötiger sind Integrationsmodelle, Prozessmodelle, ja Emergenzmodelle, die auf die Struktureigentümlichkeiten des Erkenntnisgegenstandes (und den emergenten Charakter der Entwicklung von Erkenntnisgegenständen) abgestimmt sind (Elias, 2003 [1987]; Hirschauer, 2017; Ebner, 2023).

Diese Besonderheit der sozialen Welt bzw. der sozialen und kulturellen Entwicklung verlangt nach Begriffen und Modellen, Erklärungs- und Kausalitätsvorstellungen, die auf diese Struktureigentümlichkeiten abgestimmt sind. Soziale Prozesse haben, wie

Prozesse der Natur, ihre eigene Struktur und Dynamik. Sie sind weder ein »Gemenge individueller Willensakte« (Elias, 2003 [1987], S. 264), wie es aus voluntaristischer Perspektive scheinen mag, noch das »Ergebnis mechanischer Kausalverknüpfungen«, die unabhängig von den Absichten und Handlungen der Menschen nach vorbestimmten Gesetzen ablaufen. Vielmehr gehe, so Elias, aus der Verkettung der Handlungen und Pläne von Menschen eine ungeplante Ordnung hervor, die sich von der Ordnung in der außermenschlichen Natur unterscheidet. Ohne individuelle Handlungen, Pläne etc. würden Gesellschaftsordnungen weder existieren noch sich verändern. Umgekehrt würden diese individuellen Pläne, Willensakte und Handlungen nicht ohne die Gesellschaftsordnung, auf die sie bezogen sind und die sie gleichsam miteinander bilden, existieren (ebd., S. 264f.). Daher bleibt es eine von Erkenntnisgegenstand zu Erkenntnisgegenstand je neu zu beantwortende Frage, inwieweit das Einzelne (z. B. das Individuum) durch ein emergentes Ganzes (eine Gruppe, Stadtgesellschaft, Organisation oder einen Staat) und inwieweit umgekehrt ein emergentes Ganzes durch die ihm zugrundeliegenden Teile bestimmt wird.

Damit nimmt Elias die heutige wissenschaftsphilosophische Erkenntnis vorweg, dass handlungstheoretische Modelle nicht als universelle Gesetze zu verstehen sind, sondern an den jeweiligen Erkenntnisgegenstand angepasst bzw. aus dem Gegenstand selbst entwickelt werden müssen. Dies bedeutet umgekehrt nicht, dass Kausal- und Entwicklungsmodelle zugunsten eines Pointilismus unzusammenhängender Einzelbeobachtungen aufzugeben wären, dass wissenschaftliches Wissen jedem alltäglichen Alltagswissen gleichzusetzen wäre (und dass Betroffene als »eigentliche Sozialwissenschaftler« zu verstehen seien) oder dass die Möglichkeit jeglicher distanzierteren, realitätsadäquateren Erklärung aufzugeben wäre. Vielmehr zeigt Elias' Stufenmodell der wissenschaftlichen Entwicklung, das die Entwicklung des Denkens mit der Entwicklung des Zusammenlebens als interdependent begreift und die Entwicklung des Gegenstandes mit der Entwicklung des wissenschaftlichen Nachdenkens über den Gegenstand verbindet, wie und warum in bestimmten gesellschaftlichen Entwicklungsphasen das Wissen und Verständnis bestimmter Bereiche der außermenschlichen und menschlichen Umwelt von stark affekt- und fantasiegeladenen zu stärker realitätsgerechten Erklärungen entwickelt (Elias, 1987).

Aus dieser Perspektive erscheinen nicht-wissenschaftliches und wissenschaftliches Denken weder als völlig unterschiedliche, unzusammenhängende Sphären, noch als identisches Einerlei, sondern als unterschiedliche Phasen einer Entwicklung des Denkens, die sich interdependent mit der Entwicklung der »drei Grundkontrollen« (der außermenschlichen Natur, der menschlichen Natur und des menschlichen Zusammenlebens) vollzieht: je realitätsadäquater das Wissen über eine Gefahr, desto besser deren Kontrollier- und Vorhersagbarkeit, desto geringer die Affekt- und Fantasiehaltigkeit des Denkens, desto realistischer das Wissen etc. Elias' Entwicklungsmodell der Wissenschaft verdeutlicht zudem, dass auch natur- und sozialwissenschaftliches Denken weder identisch noch völlig unterschiedlich sind, sondern unterschiedliche Stufen der Entwicklung des Denkens repräsentieren. Dabei habe die Soziologie jenen mühsamen Distanzierungsprozess von unmittelbaren Involviertheiten, Ängsten und Gefahren erst zu durchlaufen, der sich etwa in der Physik seit Jahrhunderten vollzieht.

Dies verlange jedoch nach der Entwicklung gegenstandsadäquaterer Begriffe und Erklärungsmodelle. Den Prozess abzukürzen, indem man physikalische Begriffe, Modelle und Kausalitätsvorstellungen einfach kopiere, sei wegen der unterschiedlichen Beschaffenheit der Gegenstände keine Lösung, sondern entspreche ebenso einem vorwissenschaftlichen magischen Denken wie die Aufgabe des Arbeitens an vorläufigen Erklärungsformen. Vielmehr müssen die Sozialwissenschaften wie die Naturwissenschaften (bis heute) mühsam dem Gegenstand angemessene Begriffe und Modelle entwickeln, ausprobieren, testen und laufend anpassen (ebd.). Die Naturwissenschaften (z.B. die Quantenmechanik) haben diese Entwicklung längst vollzogen, sodass das sozialwissenschaftliche Festhalten an naturwissenschaftlichen Kausalmodellen des 19. Jahrhunderts auch als anachronistisch zu betrachten ist (Albert, 2013).

Die Freakwelle als absolute Metapher

Vor dem Hintergrund der dargelegten unerwünschten Nebenfolgen des Metapherngebrauchs in der Konfliktforschung und der angestellten emergenztheoretischen Überlegungen möchten wir im Folgenden auf eine bislang vergleichsweise wenig bedachte Metapher rekurrieren: die Freakwelle. Wir wollen ausloten, inwiefern sie uns dabei helfen kann, die Vielfalt relevant erscheinender Erklärungsfaktoren in ein stimmiges, fallangemessenes erklärendes Ganzes zu überführen.

Um diese Schwierigkeit zu veranschaulichen, sei zunächst eine Reihe potenziell erklärungsrelevanter Faktoren angeführt, die uns in unseren Forschungen begegnet sind. Sie zu berücksichtigen, scheint uns für unser Bestreben notwendig, Genese, Verlauf und Auswirkungen stadtgesellschaftlicher Konflikte zu erklären. Die Reihe beginnt 1. mit dem stadtgesellschaftlichen Wandel von Machtdifferenzialen und Hierarchien, der Konflikten oft vorausgeht oder sie begleitet. Sie setzt sich 2. fort mit der mehr oder weniger großen Durchschlagskraft entzündungsfähiger Ereignisse,[5] 3. mit lokalen, regionalen Kontexteffekten, 4. mit dem Wandel von homologen zu heterologen Konfliktlinien und Gegnerschaftsfigurationen *(et vice versa)*, 5. der lokalen politischen Kultur, 6. dem Generationswechsel, 7. den die jeweiligen Generationen prägenden und diese zugleich konstituierenden Kristallisationsereignissen, 8. dem vorliegenden oder fehlenden Engagement intervenierender Dritter, 9. der Rolle von Ideologien, 10. dem Beitrag von Gerüchten, Verschwörungstheorien sowie Lob- und Schimpfklatsch, 11. der Stigmatisierung, 12. dem Beitrag von aufwallenden oder abklingenden Emotionen, 13. mit der variierenden Bedeutung nationaler und transnationaler imaginierter Communities, 14. mit residenzieller, schulischer oder

5 Laut Horowitz (2001, S. 319) müssen zündfähige Ereignisse mindestens dreierlei leisten: 1. Vorausgegangene Konflikte aktualisieren und in Erinnerung führen. 2. die asymmetrischen Intergruppenbeziehungen und die Prekarität der Machtbalance schlaglichtartig deutlich machen, 3. eine kollektive Handlungsanweisung suggerieren.

beruflicher Segregation, 15. mit der Nicht-Beteiligung oder Beteiligung charismatischer und/oder charmanter Persönlichkeiten, 16. mit den unterschiedlich ausgeprägten Fähigkeiten und den Gelegenheiten, Gefolgschaft zu mobilisieren, 17. dem Bestehen oder dem Aufbau von Bündnissen, 18. mit demografischen Strukturen und ihrem Wandel, 19. mit der wachsenden Vulnerabilität ethnischer Identitäten (Hüttermann & Ebner, 2024), 20. mit der Rolle von sozialen Mechanismen (etwa Mobilitätsfalle, *Tipping-Point* oder *Extended-Contact*-Effekten), 21. mit der unübersichtlichen Vielfalt von Einstellungsmustern, 22. Bildungsniveaus, 23. Alters-, Gender und Klassenstrukturen, 24. geografische Lagen. Und sie endet (nicht) bei 25., der Rolle von Diskursen, die die (lokale) Öffentlichkeit bewegen.

Selbst wenn die Reihe der Faktoren, die für Genese, Verlauf und Auswirkungen von Konflikten potenziell eine Rolle spielen, vollständig wäre, würde dies der Konfliktforschung nicht weiterhelfen. Denn es muss ihr auch darum gehen zu zeigen, *wie* die Vielheit erklärungsrelevanter Faktoren so zusammenwirkt, dass sie den Gegenstand in seiner Genese, in seinem Verlauf und/oder in seinen Auswirkungen erklärt. Um eine Lösung des Problems anzuregen, wie mit einer unübersichtlichen Vielheit potenziell relevanter Wirkfaktoren zu plausiblen Aussagen zu kommen wäre, ziehen wir eine absolute Metapher heran, die mindestens die folgenden vier Funktionen erfüllen müsste. Sie sollte

1. den Konflikt nicht a priori als plötzliche, destruktive Interaktion aller beteiligten Faktoren darstellen; denn selbst soziale Konflikte, die sich vom unauffälligen Auf und Ab des alltäglichen Konfliktgeschehens abheben, destruieren nur in seltenen, dann allerdings spektakulären Ausnahmefällen die beteiligten oder auch unbeteiligten Akteure.
2. nicht der Vorstellung unterliegen, dass eine (z. B. durch ein auslösendes, zündendes Ereignis bedingte) radikale Trennung von Vorher- und Nachher- Situation vorliegen muss. Denn dann bliebe sowohl das Potenzial funktionaler Erklärungen als auch die Erklärungskraft von Feedback- und Wechselwirkungs-Beziehungen ungenutzt, bei denen Explanans und Explanandum zeitlich synchron verlaufen.

3. die Erklärung solcher Konflikteskalationen und Verläufe inspirieren können, die aus einer unüberschaubaren Vielfalt alltäglicher Konflikte herauswachsen, dann aber irgendwann wieder in den Wellengang der Alltagskonflikte zurückfallen. Das gesuchte Kausalitätsmodell müsste es also erlauben, die Außeralltäglichkeit der Eskalation mit der Alltäglichkeit ubiquitärer Konflikte zusammenzudenken.
4. relevante Wirkfaktoren nicht wie statische Dinge, Substanzen oder Zustände fassen, sondern als etwas begreifen, das selbst dem (sozialen) Wandel unterliegt, oszilliert, prozessiert und mit anderen Prozessen qua Wechselwirkung verbunden sein kann.

Die gesuchte, neue Kausalitätsvorstellungen transportierende Metapher könnte, so unser Vorschlag, der neueren meeresphysikalischen Forschung entlehnt sein, die sich mit dem Phänomen der »Freakwelle« (auch »rogue wave«, »killer wave« oder »giant wave«) befasst (vgl. Shukla et al., 2006). Der Begriff benennt ein Naturphänomen, zu dessen Erforschung Meeresphysiker eine Art wellen(gang)theoretisches, nicht-lineares und nicht-exponentielles Modell entwickeln. Es soll erklären, wie auf offener See außergewöhnlich hohe Wellen entstehen können.

Noch bis vor wenigen Jahrzehnten wurde die Existenz von Freakwellen von älteren linearen oder exponentiellen Modellen zur Berechnung des Seegangs ausgeschlossen. Schilderungen aus der Seefahrt, die von »Monsterwellen« handeln, wurden als Seemannsgarn abgetan. Mittlerweile gibt es aber Foto- und Filmaufnahmen sowie satellitengestützte Daten, die belegen, dass diese außerordentlich großen Freakwellen immer wieder vorkommen. Es wird vermutet, dass bislang unaufgeklärte schwere Schiffsunglücke durch solche abnormen Wellen verursacht werden (Onorato et al., 2006, S. 1). Meeresforscher haben erkannt, dass die Überlagerung unterschiedlicher Wellensysteme (etwa sturmbedingte Wellen, die auf strömungsbedingte Wellen treffen) außerordentliche Auswirkungen haben können. Im Rahmen vielschichtiger Überlagerungssituationen, die über das Zusammenwirken zweier Wellensysteme hinausgehen, kann eine Welle ihren Nachbarwellen die Energie entnehmen und diese so in sich aufnehmen, dass sie sich in außerordentlicher Weise auftürmt. Als Instrument der Berechnung bzw. Erklärung derart außerordentlicher Wellen verwenden Meeresphysiker eine nicht-lineare und nicht-exponentielle Gleichung aus der Quantenphysik.

Die metapherngestützte Übertragung dieses meeresphysikalischen Begriffs und der mit ihm verbundenen Vorstellungen in die Welt der Konfliktforschung wäre daraufhin zu überprüfen, inwiefern sie die vier genannten Funktionen erfüllt und ob sie geeignet erscheint, auch die Urteilskraft der Konfliktursachen- und Konfliktverlaufsforschung zu bereichern.

Um die kreative Fantasie von Konfliktsoziolog:innen anregen zu können, müssten einige Analogien zwischen Wellensystemen des Meeres und Konfliktprozessen der Gesellschaft deutlich werden – nicht um zu beweisen, dass das Eine dem Anderen restlos entspräche, sondern um die inspirierende Nähe dieser Naturvorstellung zur Vorstellungswelt von Konfliktforscher:innen plausibel zu machen. Voraussetzung dafür wäre zunächst, dass das Bild einer auf- und absteigenden Welle eine gewisse phänomenologische Nähe zu realen Konfliktverläufen hätte und ihnen auch in formaler Hinsicht in gewisser Weise entspräche. So wie es in einem Wellensystem Wellenberge und -täler gibt, so müssten demnach auch normale Konfliktverläufe auf den unterschiedlichsten Interaktionsfeldern der Gesellschaft (Religion, Sport, Ökonomie, Politik, Wohnen, Liebe/Flirt/Partnerschaft, Kunst- und Kulturbetrieb etc.) als etwas vorgestellt werden können, das wellengangartig prozessiert. Solche interaktionsfeldspezifischen Konfliktwellen (aber vielleicht auch gesamtgesellschaftliche Konfliktwellen) wären als wellenförmige Prozesse vorzustellen und nicht als zeitlich geschlossene Zustände. Das »Wellental« eines Konflikts wäre demnach als Ende eines Abschwungs zu imaginieren, der vielleicht schon den Schwung einer Aufwärtsbewegung eines neuen Konflikts in sich birgt.

Dies implizierte wiederum, dass sich soziale Konflikte wie Wellenbewegungen fortsetzen, indem sie einander und sich selbst anstoßen und auch diskontinuierliche »Wind- und Strömungsenergien« aufnehmen. Beides käme dem u. a. von Horowitz

(2001, S. 321, 407) herausgestellten konfliktwissenschaftlichen Befunden sehr nahe, dass Konflikte durch Konflikte hervorgebracht werden, und dass das Auf und Ab der Erregung auf unterschiedlichen sozialen Interaktionsfeldern tatsächlich etwas in Gang setzen kann, das mehr ist als die bloße Akkumulation von Erregung. So beobachtet Horowitz, dass Riot-Konflikte in bestimmten Regionen häufiger auftreten als in anderen. Er führt dies darauf zurück, dass die kollektive Erfahrung des Aufbegehrens sich im kollektiven Gedächtnis einer Region einschreibt. Diese Erfahrung trägt wiederum dazu bei, dass soziale Akteure in den betreffenden Regionen oder Städten auf spannungsgeladene Situationen mit Aufruhr reagieren, weil ihnen dies schlicht als naheliegende, bekannte Option erscheint. Wo Aufruhr vorkommt, kann er zu einer wahrscheinlicheren, auf der Hand liegenden Handlungsoption werden, die Teil der politischen Kultur ist. Dass somit Konflikte aus Konflikten hervorgehen können, wenn dieses Hervorgehen auch durch Erinnerung bzw. durch reflexive oder präreflexive Sinnauslegung vermittelt ist, ist also in dieser Hinsicht keine Tautologie, sondern kann ein plausibles konfliktsoziologisches Argument sein. Dass sich zudem verschiedene, auf unterschiedlichen sozialen Interaktionsfeldern prozessierende Efferveszenzniveaus in ihren Höhepunkten auch begegnen und verstärken können, haben wir selbst erfahren, als es um die Erklärung einer gewaltförmigen Konflikteskalation zwischen Gastarbeiternachfahren und Spätaussiedlern in Espelkamp ging: Hier traf die sich in Autokorsos manifestierende Aufregung über die Fußballweltmeisterschaft auf die sich zuspitzende wechselseitige Abneigung von Gastarbeiternachfahren und Spätaussiedlern (Hüttermann, 2010a).

Eine weitere Analogie ergibt sich in der Normalität von Konflikten: Wellen und Konflikte sind schlicht überall (Giesen, 1993, S. 87). So wie der Seegang überall dort ist, wo Wind weht, Strömungen fließen, Küstenstrukturen verlaufen und Anziehungskräfte wirken, so entwickeln sich Konflikte überall dort, wo Menschen Grenzen ziehen, Identitäten bilden oder um knappe Ressourcen und Rangpositionen streiten (Elias, 2006; Ebner & Stopfinger, 2020). Der soziale Alltag und Kanon der Konflikte ist, so betrachtet, so normal wie Wellengänge, aus denen Freakwellen hervorgehen können. Selbst dort, wo Dialoge oder runde Tische etabliert werden, dort also, wo Normalität zu dominieren scheint, ist ein außerordentlicher, Normalität sprengender Konflikt mit großer Wahrscheinlichkeit schon vorausgegangen, der eben deshalb die Gegenwart der Konfliktvermeidung oder -bewältigung mitbewegt. So betrachtet ist er auch im Heute präsent. Er bleibt der Gegenwart als »Elefant im Raum«, als Trauma, als Angst, als Ressentiment oder als herbeigesehnte Lösung unterschwelliger Spannungen erhalten. In ähnlicher Weise ist auch der Konsens nicht ohne sein (mit-)konstitutives signifikantes Anderes zu erklären. Dort, wo man ihm ausweicht, wo man einen Bogen um ihn und seine bedrohlichen Anzeichen macht, wo Kollisionen mit Eifer vermieden werden, bleibt der Konflikt eben aufgrund all diesen Vermeidungsstrebens präsent und handlungswirksam.

Eine andere Analogie, die die sich vom normalen Wellengang abhebende Freakwelle geeignet erscheinen lässt, die Konfliktforschung zu inspirieren, besteht schließlich darin, dass beide Phänomene einerseits auf etwas Gefährliches, Außerordentliches und Außeralltägliches, anderseits auf etwas Alltägliches, Ubiquitäres oder Vertrautes verweisen. Beide Extreme scheinen quasi schicksalhaft in einem Bedeutungszusammenhang miteinander verbunden zu sein, sodass die Dringlichkeit, diese Verbindung kausal zu erklären und letztendlich zu kontrollieren, existenzielle Bedeutung gewinnen kann (Elias, 2003 [1987]).

Die erwähnten Analogien zwischen Wellenverläufen und Konflikten reichen nicht hin, die Fruchtbarkeit der absoluten Metapher Freakwelle plausibel zu machen. So gilt es zu zeigen, wie diese absolute Metapher dazu beitragen kann, eine von Konfliktfall zu Konfliktfall je unterschiedlich zu bestimmende Anzahl unterschiedlicher Erklärungsfaktoren so zusammenzudenken, dass selbst die Summe unscheinbarer Faktoren Außerordentliches hervorbringen kann. Es handelt sich dabei um einen Prozess, von dem Naturwissenschaften und Philosophie als Emergenzprozess sprechen und dem die eben erwähnten Meeresforscher:innen durch Anwendung quantentheoretischer Formeln auf der Spur sind.

Konfliktsoziologie ist allerdings weder Quantenwissenschaft noch Meeresphysik. Sie wendet in der Regel keine Formeln an, weil soziale Tatsachen nur als sinnhafte Tatsachen zur Verfügung stehen, deren »exakte Messung« die Anstrengung erforderlich macht, mit einer unabschließbaren und perspektivenabhängigen Vielfalt von »Variablen« zu rechnen. Dessen ungeachtet könnte die von Meeresphysiker:innen beobachtete Tatsache, dass Wellen die Energie anderer Wellen in sich aufnehmen können, um sich zu etwas Größerem aufzutürmen, eine Antwort auf die Frage inspirieren, wie Konflikte entstehen und/oder warum sie eskalieren, obschon sich kein einzelner prägnanter Erklärungsfaktor isolieren lässt, der die von der Blitz- und Donner-Metapher suggerierte primordiale Erklärungskraft ausübte. Wenn die Freakwellen-Metapher nicht in die Irre führen soll, wäre daher die Frage zu beantworten, welche analog zu denkenden, konfliktbezogenen sozialen Prozesse das »In-Sich-Aufnehmen« darstellen, und welcher Art die Energie wäre, die aufgenommen wird.

Wir glauben, Anhaltspunkte zur Beantwortung dieser beiden Fragen gefunden zu haben. Sie entstammen zurückliegenden empirischen Forschungsprojekten, auf die wir nachstehend rekurrieren wollen. Unsere These: Analog zu meeresphysikalischen Wellenbewegungen können auch sich fortsetzende soziale Konfliktbewegungen auf einem bestimmten sozialen Feld die »Energie« der Konfliktbewegung auf einem anderen sozialen Feld in sich aufnehmen.

Um dies vor Augen zu führen, muss zunächst das wellenförmige Auf und Ab sozialer Konflikte als etwas vorgestellt werden, das auf unterschiedlichen sozialen Interaktionsfeldern der Gesellschaft (Sport, Politik, Ökonomie, Kunst und Kultur etc.) sowie auf verschiedenen Skalen gesellschaftlicher Interaktion (lokal, regional, global etc.) zu beobachten wäre. Das Auf und Ab wäre dann z. B. als feld- und skalenspezifischer Wechsel von kollektiven Aufmerksamkeits- und Aufregungsniveaus zu konzipieren. Mal sind Aufmerksamkeit und Erregungsaffekte der Beteiligten komplett mobilisiert und dann klingen sie wieder ab – und sei es bloß, weil die Beteiligten nicht unbegrenzt lange dazu in der Lage sind, ein hohes Aufmerksamkeits- und Erregungsniveau zu halten oder weil ein Gewöhnungseffekt eintritt. Das konfliktbezogene Auf und Ab kann aber auch als Wechsel von Radikalisierung und Deradikalisierung gedacht werden. Das hieße, die Beteiligten entwickeln in bestimmten Sequenzen des Konfliktverlaufs die affektgestützte Bereitschaft, deviante Mittel der Konfliktaustragung anzuwenden, während sie im weiteren Verlauf wieder auf altbekannte oder neu ausgehandelte und wechselseitig legitim erachtete Regeln, Standards bzw. Kanons der Konfliktaustragung zurückkommen.

Um die Idee der Übernahme von »Energie« soziologisch denken zu können, wäre sodann zu klären, welcher soziologischen Beschaffenheit Konfliktwellenverläufe sind, die ihre »Energie« auf andere Konfliktwellenverläufe übertragen oder die selbst die »Energie« anderer Verläufe in sich aufnehmen können. Wie wäre dies soziologisch zu konzipieren?

Dschihadismus als Freakwelle

Um eine Antwort auf diese beiden Fragen vorzubereiten, greifen wir auf Erfahrungen aus dem skizzierten Forschungsprojekt zurück. Das Projekt verfolgte das Ziel zu erklären, warum um 2015 rund 25 junge Menschen aus der kleinen Bergbausiedlung Dinslaken-Lohberg in den Nahen Osten auswanderten, um sich den terroristischen Organisationen al-Nusra-Front und IS anzuschließen. Die genannten Dschihadist:innen erregten seinerzeit besondere Aufmerksamkeit, weil die Medien von ihnen als »Mitgliedern« der sog. »Lohberger-Brigade« berichteten[6] und weil sie als Kriegsteilnehmer:innen an spektakulären, international Resonanz erzielenden Selbstmordattentaten mit hoher Opferzahl beteiligt waren. Im Projekt wurde untersucht, 1. ob, wie und inwieweit der Nachbarschaftskontext diesen von vielen lokalen Beobachter:innen unvorhergesehen Umschlag von relativer Unauffälligkeit und Normalität in außerordentliche Radika-

6 Tatsächlich hat eine solche Brigade nie existiert. Der Begriff ist nur ein journalistisches Label.

lität und Gewalt möglich gemacht hat, und 2. welche über den lokalen Kontext hinausgehenden Faktoren mitgespielt haben. In unserer erst nach dem Bekanntwerden der dschihadistischen Radikalisierung und Gewalttaten einsetzenden ethnografischen Feldforschung haben wir eine längere Reihe erklärungsrelevanter Faktoren herausgearbeitet, von denen wir nachstehend 14 Punkte anführen (Hüttermann, 2018).

1. *Ideal der Dethematisierung von Konflikten und Spannungen gegenüber Dritten:* Lohberg ist traditionell ein Zechenstadtteil und Dinslaken eine Zechenstadt. Was eine Zechenstadt ausmacht, ist nicht zu verstehen, wenn man die Zeche bloß als Arbeits- und Produktionsstätte ansieht. Sie ist auch eine historisch gewachsene männerbündische »Prägeapparatur« (Elias, 1997 [1939], S. 240), die in Quartier und Stadt hinausstrahlt und eine männerbündische Lebensform hervorbringt. Zwei der wichtigsten Regeln dieser Lebensform sind, dass man Konflikte innerhalb dieses Männerbundes nicht ausagiert, und dass, wenn dies dennoch geschieht, dies »intern«, »zeitversetzt« und nicht in Anwesenheit Dritter geschieht. Diese Form der Konfliktverdrängung innerhalb der bergmännischen Knappschaft konnte unter Tage lebensrettend sein und hat eben dadurch ihre historisch bewährte Prägekraft erlangt. Das im Bergbau ausgeprägte Ethos der Dethematisierung wird durch die gewerkschaftliche und politische Arbeiterbewegung verstärkt und lebt in der politischen Kultur der Stadtgesellschaft weiter. Dies führt dazu, dass die gesamte Stadtgesellschaft – Lokalpolitik, Schulen, Jugendarbeit – die sich mit der salafistischen Radikalisierung anbahnenden Gefahren nicht wahrnahm und auch im Nachhinein vergleichsweise wenig engagiert aufarbeitet.

2. Seit dem Ruhraufstand vom März 1920 nahm die Bergarbeitersiedlung Lohberg, die seinerzeit die militärische Führung der Roten Ruhrarmee beherbergte und eine Hochburg des revolutionären Proletariats war, in der Dinslakener Stadtgesellschaft einen *stadträumlich definierten und zugleich lebensweltlich sedimentierten Außenseiterstatus* ein. Der durch Lob- und Schimpfklatsch reproduzierte Außenseiterstatus verfestigt in Lohberg Ressentiments gegen die Gesamtstadt und in der Gesamtstadt

Ressentiments gegen Lohberg. Bis heute ist der Außenseiterstatus Bestandteil der lokalen Moral Order.

3. *Zusammenwirken von demografischer Struktur und Wir-Gruppenbildung:* Lohberg zeichnet sich (um 2010) dadurch aus, dass türkeistämmige Migrant:innen die Mehrheit der migrantischen Bevölkerung ausmachen. So lebt hier eine räumlich verdichtet siedelnde, relativ große sich ethnisch, religiös und als zugewandert definierende Bevölkerungsgruppe. Damit sind sowohl qualitative als auch quantitative (demografisch-strukturelle) Voraussetzungen dafür gegeben, dass die gesamtgesellschaftliche Spannung zwischen Nicht-Muslim:innen und Muslim:innen sowie zwischen sich als alteingesessene Deutsche und als Türken Verstehende in Lohberg für alle Seiten sicht- und vernehmbar ist.

4. *Zechenschließung:* Der wichtigste lokale Arbeitgeber, die Zeche, wird 2010 geschlossen. Damit fällt ein Arbeitgeber weg, auf den mehrere Generationen von Lohberger:innen ihre Lebensplanung aufbauten, ohne dass sie sich beruflich oder sozial nach außen hätten orientieren müssen. Mit beträchtlicher zeitlicher Verzögerung erlebt Lohberg nun eine Krise, die andernorts im Ruhgebiet schon weitgehend durchgestanden ist. Viele Lohberger:innen mit Migrationshintergrund verlieren ihre Arbeit; v. a. bei einem Teil der Männer, die sich über ihre Rolle als »Ernährer« definiert haben, schwindet der Respekt der eigenen Kinder und auch die Fähigkeit, den Kindern als Vorbild zu dienen. In diese Lücke stoßen Salafisten, die ihren Brüder- und Kriegerverband, ihre Anführer und schließlich Gott selbst als metaphysischen Übervater aufbieten.

5. *DITIB-Moscheeverein kultiviert Ressentiments:* Der lokal einflussreichste Moscheeverein pflegt zur Zeit der Formierung der späteren »Lohberger Brigade« Ressentiments gegen die Mehrheitsgesellschaft. Er fördert die Wahrnehmung der Türkeistämmigen, einen Außenseiterstatus innezuhaben. Der Verein ist auf die Politik der in der Türkei herrschenden AKP fixiert, die sich durch antiwestliche Ressentiments definiert. Durch diese Fixierung untermauert er die lokalen Ressentiments gegen die deutsche Mehrheitsgesellschaft mit dem politisch-religiösen Narrativ der AKP. Damit nicht genug: In der Anfangszeit des sog. Islami-

schen Staates wurde in der Jugendarbeit u. a. durch das Tragen von IS-Symbolen auf T-Shirts Sympathie für den IS bzw. für die Attentäter des 11. September 2001 gezeigt. Ein Mitglied des Ausländerbeirates, der die Moschee einst regelmäßig frequentierte, diese Missstände aber nun öffentlich moniert, wird vom genannten Moscheeverein als Nestbeschmutzer ausgegrenzt.

6. Dinslaken-Lohberg ist auch eine Hochburg der rechtsextremen *»Grauen Wölfe«* (Bozkurtlar). Diese Bewegung pflegt türkisch-nationalistische Ressentiments gegen die deutsche Mehrheitsgesellschaft, ein Narrativ der inneren Remigration und verbreitet Verschwörungstheorien, die von den türkeistämmigen Nachbar:innen geteilt werden. Alles in allem verstärken die Wölfe die Wahrnehmung, unerwünschte Außenseiter der deutschen Gesellschaft zu sein.

7. *Fehlende Erfahrung der Türkeistämmigen mit demokratischen Organisationsstrukturen:* Anders als in anderen Stadtteilen des oben beschrieben Typus gibt es in Dinslaken-Lohberg innerhalb der türkeistämmigen Bevölkerung weder demokratische Organisationen noch demokratisch orientierte Einzelakteure, die die kulturelle Hegemonie der beiden genannten Akteure (DITIB-Moschee und Graue Wölfe) über die migrantische Bevölkerung im Stadtteil auch nur annähernd infrage stellen könnten.

8. Im Stadtteil hat sich in der migrantischen Bevölkerung und zum Teil darüber hinaus ein *Gesellungsstil* herausgebildet, der sich im Erwachsenenalter fortsetzt. Er verbindet klassische proletarische Gesellungstraditionen (am Arbeitsplatz, im Verein, in Wohnnähe) mit der besonderen Bedeutung verwandtschaftlicher Bande unter Türkeistämmigen. Hinzu kommt der eher traditionale lebensweltliche Mechanismus der Nachbarschaft bzw. der wechselseitigen Konstitution von räumlicher und sozialer Nähe. Schon die Kinder vergesellschaften sich in den Hinterhöfen, die sich durch die typische geschlossene rechteckige Anordnung von Reihenhäusern (Karree-Bauweise) ergeben. Sie bilden dort Freundschaften aus, Kindercliquen und später Jugendcliquen, die sich zum Teil aus Sandkastenfreunden zusammensetzen. Ethnische oder religiöse Unterschiede werden dabei weitgehend suspendiert. Der Gesellungsstil bezieht daher auch Kinder und

Jugendliche ohne türkischen Migrationshintergrund ein. Auf das derart generierte akkumulierte lokale Sozialkapital greifen Heranwachsende und Erwachsene so lange wie möglich zurück. Diese lokale Gesellungsform wirkt sich auch auf die Mitgliedschaft in zivilgesellschaftlichen Organisationen aus. So erfolgt etwa der Eintritt in einen Fußball- oder Kampfsportverein (oder ein Vereinswechsel) nicht individuell, sondern meist in Form der ganzen Clique. Die Herausbildung der dschihadistischen Jugendszene Lohbergs wurde durch diesen lokalen Gesellungsstil begünstigt. Nicht Individuen, sondern Cliquen haben sich hier zusammengefunden.

9. In Lohberg hat sich schon lange vor der Herausbildung einer dschihadistisch orientierten Gruppe junger Männer eine agonale *machistische Alltagskultur* ausgebildet, die zum Teil den proletarischen Traditionen der Industriegesellschaft entspricht. Wer auf dem Gebiet des körperlichen Kampfs besonders begabt und etwa in Kampfsportarten trainiert ist, genießt hohes Ansehen. Physische Gewalt wird nach eigenem Bekunden auch im Rahmen von Selbstjustiz gegen Drogendealer ausgeübt. Zudem organisieren die Brüder und die Freunde von Brüdern gewaltförmige Attacken oder Einschüchterungshandlungen gegen männliche Jugendliche und junge Erwachsene, die aus anderen Wohngebieten oder Städten stammen und mit den »Schwestern« der Lohberger anbändeln. D. h. andererseits nicht, dass das Ausmaß der öffentlichen Gewalt in Lohberg messbar höher ist, als in anderen Stadtteilen. Zumindest im Lichte der polizeilichen Kriminalstatistik sticht Lohberg in dieser Hinsicht nicht heraus.

10. Es kursiert im Stadtteil ein *Narrativ des gerechten Kriegers*, das eine Ethik transportiert, der v. a. die männlichen Jugendlichen mit Begeisterung folgen. Der Krieger ist hier derjenige, der Konflikte mit legitimer, nicht zuletzt spirituell gerechtfertigter Gewalt löst. Dieses Narrativ wirkt auch schon durch seine bloße Existenz als Narrativ und nicht erst durch hochfrequente öffentlich sichtbare oder polizeilich registrierte Gewaltausübung. Das Spezifische dieses Narratives ist, dass es einen Lebensweg propagiert, der die spirituelle Heilskarriere eines sich fortwährend läuternden Frommen mit der Kampf-(Sport-)Karriere des Kriegers

zu einem ethisch und metaphysisch aufgeladenen Lebens- bzw. Karrieremodell verschmilzt.

11. Das *salafistische-dschihadistische Narrativ der Heilskarriere* schließt an dieses Narrativ an. Es amalgiert das Modell einer religiös basierten Heilskarriere, die sich auf einen vermeintlich reinen, ursprünglichen Islam zurückbesinnt, mit einer im Kampfsport verbreiteten Kriegerethik (z. B. dem Bushido), die viele der späteren Dschihadisten zunächst aus Kung-Fu- und Martial-Arts-Filmen sowie entsprechenden Varianten des Gangster Rap kennen.

12. Herausbildung von *Imagined Communities* (Anderson, 2006), z. B. als Umma oder als Osmanismus infolge von Globalisierung.

13. In fast allen Interviews und anderen Gesprächen mit in Lohberg lebenden Türkeistämmigen kommen *Diskriminierungserfahrungen* zur Sprache. Mitunter auch indirekt: Bspw. in einem Interview mit einem in der lokalen Zivilgesellschaft engagierten türkeistämmigen Migranten der Gastarbeitergeneration, der sich mit den Vorwürfen seines neosalafistisch radikalisierten Sohnes konfrontiert sieht, sich zu seiner Zeit nicht konsequent gegen seine eigene Diskriminierung gewehrt zu haben und allen Konflikten aus dem Weg gegangen zu sein.

14. *Der arabische Frühling:* Zur Zeit der Radikalisierung in Lohberg wurde der bewaffnete Kampf der al-Nusra-Front noch als Teil des international gefeierten »arabischen Frühlings« bzw. als Befreiungsbewegung bewertet und nicht als unethische Terrorvereinigung verstanden.

Schon anhand des letztgenannten Punkts, der *Bedeutung des arabischen Frühlings*, mag deutlich werden, in welcher Weise der Rekurs auf die Freakwellen-Metapher und die mit ihr verbundenen meeresphysikalischen Kausalitätsvorstellungen so zu inspirieren vermag, dass daraus ein soziologisches Argument werden kann. So erhält der Faktor »arabischer Frühling« hier nur deshalb Erklärungskraft, weil die Radikalisierung der angehenden Lohberger Dschihadist:innen zu einer Zeit erfolgt, als die internationale Solidarität, die sich seinerzeit v. a. in karitativen Unterstützungsinitiativen und Sympathiekundgebungen niederschlägt, auf einem Höhepunkt angelangt ist. So betrachtet verlaufen die Welle der internationalen Solidarisierung und die zunehmend auf Gewalt rekurrierende Bewegung des arabischen Frühlings wie zwei leicht zeitversetzte Wellen, deren Energien – die wir als Aufmerksamkeits- und Aufregungsniveaus konzipiert haben – durch die späteren Dschihadist:innen aufgenommen und in Richtung der Selbstradikalisierung gelenkt werden. Die objektive bzw. weltzeitliche Nähe dieser Prozesse ist nicht zwingend erforderlich, da die Beteiligten aufgrund ihrer Deutungskompetenzen und durch aktives Erinnern auch diachrones Geschehen synchronisieren können.

Wie wir aus unseren Feldforschungen in Lohberg wissen, ist der Vorgang der Übertragung von »Energien« bzw. Aufmerksamkeits- und Erregungsniveaus kein außersoziologischer Vorgang, sondern etwas, das empirisch-soziologisch zu fassen ist. So tauschen die angehenden Lohberger Dschihadisten Videos aus, in denen Muslim:innen als Opfer und Nicht-Muslim:innen als grausame menschenverachtende Täter erscheinen. Zudem lädt die Gruppe auch sog. Hassprediger nach Lohberg ein, die nicht nur die vermeintlichen Tätergruppen entmenschlichen, sondern auch das *Narrativ des gerechten Kriegers* mit dem Narrativ der spirituellen Heilskarriere verbinden. Auf diese Weise werden weitere der genannten relevant erscheinenden Einzelfaktoren zu einem größeren Wirkungsensemble verschmolzen, wodurch das Erregungs- und Aufmerksamkeitsniveau weiter mobilisiert wird. Damit nicht genug: Das Narrativ des gerechten Kriegers kann wiederum nahtlos an das Bedürfnis heranwachsender junger Männer anschließen, sowohl ihr Selbstwertgefühl als auch das Gefühl von Selbstwirksamkeit an die eigenen Erfolge auf dem Gebiet von oftmals gewaltsam ausgetragener machistischer Rangordnungskämpfe zu binden *(machistische Alltagskultur)*. Die symbolische Prägnanz der hier zusammengeführten Faktoren gewinnt dadurch hinzu, dass sie alle mit allen anderen Faktoren narrativ verknüpft sind. So werden bspw. die aus erster oder zweiter Hand erfahrenen Diskriminierungserfahrungen als Beschmutzungen empfunden, die durch spirituell-kriegerische Heilskarrieren gewissermaßen reingewaschen werden können.

Die Reihe der einander verstärkenden und – auf subjektiver Ebene – bestärkenden Wechselwirkungen einzelner »Faktoren« soll hier aus Platzgründen nicht weitergeführt werden. Da wir es, wie dargelegt, mit vielen erklärungsrelevanten Einzelfaktoren zu tun haben, muss auch darauf verzichtet werden, den empirischen Vorgang der narrativ-rekursiven Vernetzung erklärungsrelevanter Ursachen im Detail durchzudeklinieren. An dieser Stelle hat vielmehr Vorrang festzuhalten, dass sich hier einmal mehr so etwas wie ein Emergenzprozess abzeichnet. Die vielen Einzelkausalitäten verwandeln sich – zumindest in idealtypischer Zuspitzung formuliert – in etwas, das mehr ist als die ihm zugrundeliegenden Teile, und zugleich auch etwas anderes als eben diese Teile. Wahrscheinlich ist dieses emergente Ganze als ein auf den einzelnen lokalen Interaktionsfeldern aufwallender und abschwellender emotionaler Prozess zu fassen, der zumindest Teile der Stadtgesellschaft erregen kann, wenn die Effekte dieser Einzelfaktoren in eben diesem Teilbereich konvergieren und sich dann in außerordentliches Handeln übersetzen. Inwieweit sich die Beteiligten von diesem Emergenzvorgang haben mitreißen lassen, und wie viel »Actorship« bei Einzelakteuren oder Untergruppen verbleibt, ist jedoch eine empirisch zu beantwortende Frage. Für den Fall Lohberg ist in dieser Hinsicht bemerkenswert, dass jene Person, die den Radikalisierungsprozess vor Ort maßgeblich in Bewegung gebracht hat, den letzten Schritt in die Gewalt nicht mitgegangen ist und sich stattdessen als Koranheiler betätigt hat.

Die Herausbildung eines Emergenzprozesses, der die Einzelkausalitäten zu etwas Größerem und zugleich zu etwas Anderem konvergieren lässt, ist letztlich immer interaktionsbasiert, mithin durch und durch soziologisch zu fassen. Sozialpsychologische Mechanismen – etwa auf emotional positiv besetzte Vorbilder ausgerichtete Nachahmungsmotive – spielen dabei ebenso eine Rolle wie die Tatsache, dass soziale Akteure selten nur auf einem sozialen Feld präsent sind, sondern bspw. ihre in der Politik gemachten Erfahrungen auch auf dem Sportplatz oder im Kulturbetrieb kommunizieren *(et vice versa)*, oder dass soziale Akteure über personale Netzwerke mit unterschiedlichen sozialen Feldern verbunden sind, über deren Grenzen hinweg sie Informationen gewinnen und austauschen. Ob diese konvergierenden Informationen auf dem Wege der Nutzung von Informationstechnologien oder Medien transportiert werden oder ob sie als leibhaftige Erfahrung respektive durch die Bewegung des eigenen Körpers im sozialen Raum und in der sozialen Zeit aufgenommen werden, ist für das grundlegende Verständnis der hier infrage stehenden konfliktbezogenen emergenten Metakausalität zunächst unerheblich. Wichtiger ist, dass Informationen nur dann zur Emergenz einer Metakausalität beitragen können, wenn sie kognitiv verarbeitet werden und sich bspw. als Verschwörungstheorien, Bedrohungsszenarien oder andere Situationsdeutungen anbieten, die implizite Handlungsanweisungen enthalten; so etwa die Anweisung, Rache zu nehmen oder einem unmittelbar bevorstehenden Angriff des Gegenübers zuvorzukommen. Wir können die Herausbildung eines Emergenzprozesses, der die lokalen Deutungen, Narrative und Emotionen konvergiert und Handlungswirksamkeit erzeugt, nicht nachvollziehen, wenn wir das interaktionsbasierte lokale Zusammenspiel von Information, Kognition und Emotion übergehen.

Nun stellt sich die Frage, ob es nicht doch erklärungsrelevante Faktoren gibt, welche die Figuration und den sich transformierenden Kanon eines Konfliktprozesses besser erklären können als andere und daher Vorrang erhalten sollten. Welche Rolle spielen bspw. Ereignisse, die sowohl in emischer als auch etischer Perspektive als konfliktauslösend gelten? Tatsächlich hat die Riotforschung die Frage der Auswirkung von Ereignissen auf spannungsgeladene Situationen, die in Konflikteskalation umzuschlagen neigen, durch das Konzept des »precipitating events« beantwortet. Horowitz (2001, S. 4) hat diesem Begriff einen gewissen Vorrang vor anderen Erklärungsfaktoren gegeben. Gleichzeitig hat er aber auch gezeigt, dass nicht jedes Ereignis Konflikte eskalieren lassen kann. Vielmehr legt der soziale Kontext (mithin die vielen ihn auszeichnenden Strukturen und Prozesse) fest, welches Ereignis lokal anschlussfähig ist und welches keine derartige Resonanz finden kann. Im Rückblick auf eigene Forschungen über stadtgesellschaftliche Intergruppenkonflikte glauben wir daher, die eben aufgeworfene Frage, ob Ereignissen privilegierte Erklärungsrelevanz zukommt, verneinen zu müssen.

Dass in einer Stadt bereits der Wurf einer Cola-Dose hinreicht, um eine Massenschlägerei zwischen migrationsbezogenen Gruppen auszulösen (Hüttermann, 2010b), während in einer anderen Stadt nicht einmal ein gescheiterter Bombenanschlag im lokalen Bahnhof (Ebner & Hüttermann, 2022), eine lokale Schießerei zwischen Personen mit unterschiedlichem Migrationshintergrund (Hüttermann, 2010c) oder eine die bundesweite politisch-mediale Öffentlichkeit intensiv beschäftigende Gewalteskalation gegen Polizisten (Ebner, 2024a) die Eskalation eines lokalen Konflikts auslöst, ist unseres Erachtens darin begründet, dass das, was den Beteiligten als Ereignis gilt, u. a. vom Niveau der stadtgesellschaftlichen Erregung und Aufmerksamkeit bzw. von der Ausprägung entsprechender Spannungen abhängt. Liegt ein hohes Spannungsverhältnis in Form von feindseligen Gefühlen und einer mit ihnen verbundenen fokussierten Aufmerksamkeit vor, so kann schon ein Blick (»Was guckst Du!?«) diverse asynchrone und disparate Erfahrungen in eine einzige alles bewegende Handlungsanweisung übersetzen und auf eine Weise »zusammenschalten«, dass ein vermeintlich provozierender Blick als Motiv und Aufruf zum Kampf verstanden wird. Liegt dieses Spannungsniveau nicht vor, können andererseits selbst extreme Gewaltvorfälle als bloß irritierende oder zufällige singuläre Ereignisse verstanden werden, die für die stadtgesellschaftliche Interaktion ohne Anschluss bleiben.

Ereignisse sind also keine unabhängigen, außerordentlichen, vorrangigen, über dem Emergenzprozess stehenden Erklärungsfaktoren, sondern nur ein weiterer Faktor neben anderen, mit denen er eine Wechselwirkungsbeziehung unterhält. Aus der soziologischen Beobachterperspektive sind auch Ereignisse bloß relationale Größen und müssen als solche herausgearbeitet werden. Wie jeder andere erklärungsrelevante Faktor sind auch Ereignisse nur insofern wirksam, als sie ihre »Energie« (Erregungs- und Aufmerksamkeitsniveau) im Medium von Interaktion und Kommunikation in einer Weise auf die Alltagspraxis und deren Interaktionsfelder (Sport, lokale Ökonomie, lokale Geselligkeit, Liebe/Flirt/Partnerschaft, Lokalpolitik, Schule etc.) einbringen, dass sie die Effekte erklärungsrelevanter Faktoren entweder verstärken oder dämpfen. Ohne interaktionsbasierte Information, Kognition und Emotion und ohne das konvergente Zusammenspiel mit anderen lokalen Prozessen und Strukturen ist ein soziales Ereignis nicht handlungswirksam, ja nicht einmal im eigentlichen Sinne ein Ereignis (Hüttermann, 2010b).

Schlussfolgerungen

Unsere von der Freakwellen-Metapher inspirierten Überlegungen zu einem realitätsangemesseneren Umgang mit einer Vielfalt konfliktrelevanter Faktoren und unsere Analyse ihres einen Emergenzprozess konstituierenden Zusammenspiels münden in der Empfehlung, deterministische Schlüsse zu vermeiden und stattdessen allenfalls die Eintrittswahrscheinlichkeit bestimmter Konfliktformen bzw. die Wahrscheinlichkeit von bestimmten Konfliktverläufen und Auswirkungen aufzuklären. Wir nehmen an, dass Eintritts-, Verlaufsrichtungs- und Auswirkungswahrscheinlichkeiten sozialer Konflikte sich erklären lassen, wenn wir längerfristige soziale Prozesse betrachten, von denen wir in dem Moment, in denen wir sie uns anschauen, nicht sicher wissen können, ob sie die Vorgeschichte eines realen Konflikts sein werden. Anderseits können wir aber wissen, ob sie Analogien zu bereits bekannten »Vorgeschichten« bzw. konfliktgenerierenden Emergenzprozessen aufweisen.

In letzter Instanz, so hoffen wir, hat uns unsere in einigen empirischen Forschungsprojekten gewachsene Erfahrung mit der Rekonstruktion von Vorgeschichten sozialer Konflikte eine gewissermaßen »hinreichend unzureichende«[7] Urteilskraft mitgegeben, auf deren Grundlage wir potenzielle Vorgeschichten

7 Wir verwenden die Formulierung »hinreichend unzureichend«, um der Erfahrung Rechnung zu tragen, dass auch die beste Wissenschaft keine Punkt-zu-Punkt-Abbildungen der Realität generiert, sondern immer nur hinreichende begriffliche Annäherungen, mit denen wir dann wissenschaftlich umgehen können.

bzw. potenzielle Emergenzprozesse identifizieren und analysieren können und auf deren Basis wir überhaupt erst entscheiden können, welche Prozesse, Ereignisse und Strukturen für einen eingetretenen oder potenziell heraufziehenden Konflikt erklärungsrelevant sein mögen. Die Ausbildung dieser Urteilskraft beruht nicht nur darauf, dass wir als Konfliktforscher:innen Erfahrungen machen und produktive Enttäuschungen erleben,[8] sondern auch darauf, dass wir ein zentrales Problem der Konfliktforschung bewältigen müssen. Das Problem besteht darin, dass es keine verbindliche Skala und keine objektiven Koordinaten gibt, anhand derer wir die Ausprägungen und das Zusammenspiel von Erklärungsvariablen (als potenziellen Emergenzprozess) ermessen können. So bleiben wir mit unseren erklärenden Aussagen über Eintritts-, Verlaufs- und Auswirkungswahrscheinlichkeiten auf ein relational-komparatives Prozedere angewiesen. Anders ausgedrückt: Konfliktanalysen bedürfen sowohl zeitlicher Vorher-Nachher-Komparationen als auch horizontaler Nebeneinander-Vergleiche. Ohne komparativ- explorative Forschungsdesigns sind weder »hinreichend unzureichende« rekonstruierende noch prognostizierende Erklärungen zu haben.

Welchen Nutzen und welche Nachteile bringt es, in dieser Situation über implizite Kausalitätsbilder bereits etablierter (Blitz-Donner, Explosion) oder noch unberücksichtigter Metaphern (Freakwelle) zu reflektieren? Ein potenzieller Vorteil des reflexiv-spielerischen Umgangs mit absoluten Metaphern wäre es, wenn wir auf diese Weise eine gewisse Distanz zu den ausgetretenen Pfaden konfliktwissenschaftlicher Erklärungen gewännen und uns von dem Selbstzwang befreiten, dass die oben dargelegte klassische Kausalerklärung zu bevorzugen sei. Erklärung kann und sollte gerade angesichts der Weite und Diversität konfliktrelevanter »Variablen« weitergedacht werden. So hat uns die metapherngestützte Reflexion über Wellengänge, die zur »Auftürmung« von Wellen beitragen können, inspiriert, über die

8 Solche Erfahrungen können aus erster Hand stammen oder dem diskursiven Gedächtnis der Forschungscommunity entspringen.

Wechselwirkung (und Übertragung) von Erregungs- und Aufmerksamkeitsniveaus nachzudenken, die im normalen »Wellengang« einer in unterschiedliche Interaktionsfelder gegliederten Stadtgesellschaft vorkommen und Konflikte auszulösen vermögen.

Als Konfliktforscher haben wir zwar keine quantenmechanische Formel zur Hand, um diesen Wechselwirkungsprozess unterschiedlicher Prozessvariablen für den Gegenstandsbereich stadtgesellschaftlicher Konflikte präzise zu berechnen. Jedoch dürfen wir zurückliegende oder gegenwärtig ablaufende soziale Prozesse im Lichte von sich in ihren Auswirkungen verstärkenden oder auch wieder abschwächenden Erklärungsfaktoren betrachten (die für sich betrachtet selbst wieder wellenförmig verlaufende Prozesse darstellen mögen), die in ihrem Zusammenwirken einen Emergenzprozess ergeben, aus dem sich Genese, Verlauf und Auswirkungen der uns interessierenden sozialen Konflikte im Sinne von Wahrscheinlichkeitsaussagen erklären lassen. So haben wir mit Blick auf eigene empirische Forschungen, auf die wir zurückgegriffen haben, die bislang zutreffende Prognose gemacht, dass das Konfliktpotenzial zwischen Spätaussiedler:innen und Gastarbeiternachfahr:innen in Deutschland abnehmen würde (Hüttermann, 2010c, S. 298) und dass Nachbarschaftseffekte, wie wir sie am Beispiel Lohbergs herausgearbeitet hatten, hierzulande für die dschihadistische Radikalisierung eine (im Vergleich zu anderen Ländern und im Vergleich zur Online-Radikalisierung) relativ geringe Rolle spielen werden (Hüttermann, 2018).

Es bleibt die Herausforderung, der Versuchung zu widerstehen, wissenschaftliche Erklärungsnöte durch Metapherngebrauch zu überspielen oder eine Obsession für eine bestimmte Metapher zu entwickeln, in die man den Forschungsgegenstand hineinpresst (vgl. Hoebel & Knöbl 2019, S. 105). Zur Vorbeugung solcher Abwege sei gesagt: Absolute Metaphern ersetzen keine wissenschaftliche Erklärung. Aber ein zwanglos-meditativer und zugleich reflexiv-spielerischer Umgang mit absoluten Metaphern kann der Konfliktforschung dazu dienen, neue Wege des Erklärens zu finden.

Literatur

Albert, G. (2013). Figuration und Emergenz. Zur Ontologie und Methodologie des Ansatzes von Norbert Elias. *Kölner Zeitschrift für Soziologie und Sozialpsychologie, 65*(3), 193–222.

Anderson, B. (2006). *Imagined Communities: Reflections on the Origin and Spread of Nationalism*. Verso.

Blumenberg, H. (1998). *Paradigmen zu einer Metaphorologie*. Suhrkamp.

Brubaker, R. (2002). Ethnicity without groups. *European Journal of Sociology, 43*(2), 163–189.

Collins, R. (2009). *Violence: A micro-sociological theory*. Princeton UP.

Collins, R. (2022). *Explosive Conflict: Time-Dynamics of Violence*. Routledge.

Coser, L. (1965). *Theorie sozialer Konflikte*. Luchterhand.

Ebner, J. (2018). *Tradition ohne Vergangenheit. Zur sozialen Neudefinition von alpinen Maskenbräuchen*. Springer VS.

Ebner, J. (2023). Beziehung oder Bezugnahme? Potenziale, Grenzen und Fallstricke einer quantitativen Modellierung von Elias' Etablierten-Außenseiter-Modell. *Soziologische Revue, 46*(1), 63–76.

Ebner, J. (2024a). Pronomengebrauch und Konfliktdynamik. Exemplarische Analyse einer Gewalteskalation. *Zeitschrift für Soziologie, 53*(2), 201–222.

Ebner, J. (2024b). Die vielen »Zwei Welten«. Gelebte Diversität im ehemaligen Diplomatenstadtteil Bad Godesberg. *Kölner Zeitschrift für Soziologie und Sozialpsychologie, 76*(4).

Ebner, J. & Hüttermann, J. (2022). Migration nach der Migration: Muslim*innen* in konfliktförmigen Integrationsritualen der Bonner Stadtgesellschaft. *Soziale Welt,* (Sonderband 25: Islam in Europa. Institutionalisierung und Konflikt), 207–239.

Ebner, J. & Stopfinger, M. (2020). Situation, Figuration und Gewalt. Versuch eines gewaltsoziologischen Dialoges zwischen Randall Collins und Norbert Elias am Beispiel sexueller Kriegsgewalt. *Österreichische Zeitschrift für Soziologie, 45*(Sonderheft 1), 43–67.

Elias, N. (1987). On human beings and their emotions: a process-sociological essay. *Theory, Culture & Society, 4*(2–3), 339–361.

Elias, N. (1997 [1939]). *Über den Prozeß der Zivilisation, Bd. 2*. Suhrkamp.

Elias, N. (2003 [1987]). *Engagement und Distanzierung*. Suhrkamp.

Elias, N. (2006). Zivilisation und Gewalt. In ders. (Hg.), *Gesammelte Schriften, Bd. 15* (S. 72–117). Suhrkamp.

Ernst, S. & Becke, G. (Hg.). (2019). *Transformationen der Arbeitsgesellschaft. Prozess- und figurationstheoretische Beiträge*. VS Verlag für Sozialwissenschaften.

Fujii, L. A. (2019). Mehr als tödlich. Das Rätsel extraletaler Gewalt. *Mittelweg 36*, 70–98.

Giesen, B. (1993). Die Konflikttheorie. In G. Endruweit (Hg.), *Moderne Theorien der Soziologie: Strukturell-funktionale Theorie, Konflikttheorie, Verhaltenstheorie. Ein Lehrbuch* (S. 87–134). de Gruyter.

Gurr, T. R. (1979). *Why men rebel*. Princeton UP.

Heitmeyer, W. (Hg.). (1998). *Gewalt. Schattenseiten der Individualisierung bei Jugendlichen aus unterschiedlichen Milieus*. Juventa.

Hirschauer, S. (2017). Endlich vereint? Über Quantizentrismus und Assimilation an die Leitkultur der ›Befragung‹. *Soziologische Revue, 40*(3), 319–330.

Hoebel, T. & Knöbl, W. (2019). *Gewalt erklären! Plädoyer für eine entdeckende Prozesssoziologie*. Hamburger Edition.

Horowitz, D.L. (2001). *The Deadly Ethnic Riot*. Univ. of California Press.

Hüttermann, J. (2000). Der avancierende Fremde: Zur Genese von Unsicherheitserfahrungen und Konflikten in einem ethnisch polarisierten und sozialräumlich benachteiligten Stadtteil. *Zeitschrift für Soziologie, 29*(4), 275–293.

Hüttermann, J. (2010a). *Entzündungsfähige Konfliktkonstellationen: Eskalations- und Integrationspotentiale in Kleinstädten der Einwanderungsgesellschaft*. Juventa.

Hüttermann, J. (2010b). Ein zündendes Ereignis: Figurationswandel und Intergruppengewalt in Espelkamp. In ders. (Hg.), *Entzündungsfähige Konfliktkonstellationen* (S. 75–179). Juventa.

Hüttermann, J. (2010c). Weder Zündung noch Entzündung: Figurationswandel ohne Intergruppengewalt in Lahr. In ders. (Hg.), *Entzündungsfähige Konfliktkonstellationen* (S. 243–324). Juventa.

Hüttermann, J. (2018). Neighbourhood Effects on Jihadist Radicalisation in Germany? Some Case-Based Remarks. *International Journal of Conflict and Violence, 12*, 1–16.

Hüttermann, J. (2022). Erfolgskarrieren muslimischer Migrantinnennachfahren aus der Arbeiterklasse: Eine figurationssoziologische Analyseperspektive auf Wechselwirkungen zwischen sozialer Mobilität und sozialem Wandel. *Soziale Welt, 73*(1), 34–66.

Hüttermann, J. & Ebner, J. (2023). Die Kausalität der Freakwelle: Zur Erklärung urbaner Intergruppenkonflikte. *psychosozial, 46*(4), 34–50.

Hüttermann, J. & Ebner, J. (2024). *Die (Selbst-)Vulnerabilisierung der Migrationsgesellschaft: Zur Artikulation von Verletztsein in Konflikt- und Aushandlungsprozessen*. Unveröffentlichtes Manuskript.

Krott, N.R. & Zick, A. (2022). Sorgen, Konflikte und Kämpfe um gesellschaftliche Plätze. Integrationseinstellungen in Ost- und Westdeutschland. In H.H. Uslucan & H.U. Brinkmann (Hg.), *Dabeisein und Dazugehören* (S. 357–384). Springer VS.

Liebig, S. (2012). *Die Riots in England im August 2011. Ein Literaturbericht*. Working Papers: Economic Sociology Jena (WPESJ), Nr. 12. Friedrich Schiller-Univ. Jena.

Malthaner, S. (2019). Riot im Schanzenviertel. Gewaltsituationen, Gelegenheitsfenster und die »Hermeneutik der Straße«. *Mittelweg, 36*(1–2), 151–176.

Mau, S. (2007). *Transnationale Vergesellschaftung. Die Entgrenzung sozialer Lebenswelten*. Campus.

Messmer, H. (2003). *Der soziale Konflikt. Kommunikative Emergenz und systemische Reproduktion*. de Gruyter.

Mewes, A. (2010). Ein Gewaltereignis zündet nicht: Figurationswandel ohne Eskalation in Salzgitter-Lebenstedt. In J. Hüttermann (Hg.), *Entzündungsfähige Konfliktkonstellationen* (S. 180–242). Juventa.

Nieswand, B. & Drotbohm, H. (2014). Die reflexive Wende in der Migrationsforschung. In B. Nieswand & H. Drotbohm (Hg.), *Kultur, Gesellschaft, Migration. Die reflexive Wende in der Migrationsforschung* (S. 1–37). Springer VS.

Nungesser, F. (2019). Folterbarkeit. Eine soziologische Analyse menschlicher Verletzungsoffenheit. *Zeitschrift für Soziologie, 48*(5–6), 378–400.

Onorato, M., Osborne, A.R. & Serio, M. (2006). Modulational instability in crossing sea states: a possible mechanism for the formation of freak waves. *Physical Review Letters, 96*(1). 014503.

Preuß, M. (2020). *Elias' Etablierte und Außenseiter: Eine quantitativ-empirische Modellierung am Beispiel der deutschen Migrationsgesellschaft*. transcript.

Rosa, H. (2019). *Resonanz. Eine Soziologie der Weltbeziehung*. Suhrkamp.

Shukla, P.K., Kourakis, I., Eliasson, B., Marklund, M. & Stenflo, L. (2006). Instability and evolution of nonlinearly interacting water waves. *Physical Review Letters, 97*(9), 094501.

Simmel, G. (1992 [1908]). *Soziologie. Untersuchungen über die Formen der Vergesellschaftung*. Duncker & Humblot.

Straub, J. & Tepeli, D. (2023). Konflikt und Konfliktanalyse. Theoretische und terminologische Klärungen. *psychosozial, 174*(4), 14–33.

ten Teije, I., Coenders, M. & Verkuyten, M. (2013). The paradox of integration: Educational attainment and immigrants' attitudes towards the native population. *Social Psychology, 44*, 278–288.

Tocqueville, A. de (1959). *Über die Demokratie in Amerika, Bd. 1*. DVA.

Tocqueville, A. de (1962). *Über die Demokratie in Amerika, Bd. 2*. DVA.

Tolsma, J., Lubbers, M. & Gijsberts, M. (2012). Education and cultural integration among ethnic minorities and natives in the Netherlands: A test of the integration paradox. *Journal of Ethnic and Migration Studies, 38*, 793–813.

Treibel, A. (2015). *Integriert Euch! Plädoyer für ein selbstbewusstes Einwanderungsland*. Campus.

Varshney, A. (2002). *Ethnic conflict and civic life. Hindus and Muslims in India*. Yale UP.

Verkuyten, M. (2016). The Integration Paradox: Empiric Evidence from the Netherlands. *American Behavioral Scientist, 60*(5–6), 583–596.

Vertovec, S. (2007). Super-diversity and its implications. *Ethnic and Racial Studies, 29*(6), 1024–1054.

Wimmer, A. (2008). The making and unmaking of ethnic boundaries: a multilevel process theory. *The American Journal of Sociology, 113*(4), 970–1022.

Wouters, C. (1998). Balancing Sex and Love since the 1960s Sexual Revolution. *Theory, Culture & Society, 15*(3–4), 187–214.

Zick, A., Berghan, W. & Mokros, N. (2019). Gruppenbezogene Menschenfeindlichkeit in Deutschland 2002–2018/19. In A. Zick, B. Küpper & W. Berghan (Hg.), *Verlorene Mitte – Feindselige Zustände. Rechtsextreme Einstellungen in Deutschland 2018/19* (S. 53–114). J.H.W. Dietz Nachf.

Biografische Notiz

Jörg Hüttermann ist Sozialforscher am Institut für interdisziplinäre Konflikt- und Gewaltforschung (IKG) der Universität Bielefeld.

Johannes Ebner ist Sozialforscher am Institut für interdisziplinäre Konflikt- und Gewaltforschung (IKG) der Universität Bielefeld.

Konflikte erzählend verstehen und erklären

Das narrative Modell in der Konfliktforschung

Jürgen Straub

In der Wissenschaftstheorie und -philosophie des 20. Jahrhundert gab es eine fortwährende, teilweise in Schüben verlaufende Debatte über verschiedene Modelle des wissenschaftlichen Verstehens und Erklärens. In diesen zunehmend ausdifferenzierten Diskussionen standen nicht zuletzt ein paar wichtige epistemologische und methodologische Unterschiede zwischen den Naturwissenschaften auf der einen, den Geistes- und Geschichts-, Subjekt-, Sozial- und Kulturwissenschaften auf der anderen Seite im Mittelpunkt der Aufmerksamkeit. Von einer immer und überall gleichen »Logik der Forschung«, wie sie Karl Popper (1935) entfaltet und postuliert hatte, konnte schon bald keine Rede mehr sein. Insbesondere gegen die »einheitswissenschaftliche«, szientistische Idee, dass Erklärungen in allen Disziplinen identisch ausfallen müssten, weil sie ausnahmslos einer allgemeinen und formalen, deduktiv-nomologischen oder induktiv-statistischen Logik und Methodologie zu folgen hätten, bildete sich sukzessive eine kraftvolle Opposition, die im Laufe der Jahrzehnte ergänzende Modelle des verstehenden Erklärens als überzeugende Alternativen ausarbeitete und jeweils bestimmten Disziplinen empfahl (selektiv, bilanzierend und weiterführend dazu: Straub & Werbik, 1999). In diesen Zusammenhang gehört auch die erwähnenswerte Bemerkung von Jürgen Habermas (2019, S. 13), der in seinem letzten großen Buch *Auch eine Geschichte der Philosophie* kundtut, seine entschiedene Kritik an den Dogmen einer szientistischen Wissenschaftsauffassung habe den Kern und roten Faden in seinem weit verzweigten Werk gebildet. Dabei klärt er den verwendeten Prädikator wie folgt: »›Szientistisch‹ nenne ich die Auffassung, dass sich die für wissenschaftliches Denken verbindlichen Rationalitätsmaßstäbe ausschließlich am Vorbild der Theoriebildung und der Verfahren nomologischer Naturwissenschaften zu orientieren haben« (ebd., S. 13, Fn. 5). Das gilt nun ganz besonders für das Verständnis einer wissenschaftlichen Erklärung.

Die mit Rücksicht auf Eigenheiten des jeweiligen Gegenstandes, aber auch auf pragmatische Aspekte (Schurz, 1988a), wie etwa die Aufgaben, die bestimmte wissenschaftliche Bemühungen zu erfüllen haben, oder die Umstände, unter denen sie sie vorgenommen werden, entwickelten Modelle des Verstehens oder *verstehenden Erklärens* (Straub, 2022) scheren aus dem von Carl Gustav Hempel und Pauk Oppenheim (1948; s. a. Hempel, 1942, 1959) präzisierten Schema der deduktiv-nomologischen Erklärung aus. Sie verwarfen den absoluten Geltungs- und Verbindlichkeitsanspruch dieses deterministischen Modells, aber auch der in seiner Erklärungskraft abgeschwächten, induktiv-statistischen bzw. probabilistischen Variante. Sie taten das zumindest für einige der unverzichtbaren Anliegen, Ziele und Aufgaben der genannten, nicht umstandslos bzw. vollständig den Naturwissenschaften sowie ihrer Forschungslogik und Methodologie subsumierbaren Wissenschaftsgruppen (zu denen zumindest Teile z. B. der Geschichtswissenschaft, der Soziologie, Ethnologie, Psychologie und Erziehungswissenschaft, aber auch weite Bereiche der jüngeren, inter- und transdisziplinären *Gender Studies*, *Cultural* oder *Postcolonial Studies* etc. gehören). Es geht in einigen Fachwissenschaften und Forschungsfeldern eben nicht immer nur um kausale oder korrelative Beziehungen. Insbesondere deterministische Zusammenhänge zwischen bestimmten – idealerweise standardisierbaren, experimentell erzeugbaren und reproduzierbaren – Bedingungen (unabhängige Variable) und ihren beobachtbaren Folgen (abhängige Variable) seien in den Geschichts- und Gesellschaftswissenschaften, den Subjekt-, Sozial- und Kulturwissenschaften beim besten Willen nicht zu entdecken. Aber auch statistische Korrelationen lieferten nicht immer die geeignete Grundlage für das wissenschaftliche Verstehen und Erklären der jeweils interessierenden Phänomene. Verstehende Erklärungen stützen sich weder auf Gesetze noch auf Regelmäßigkeiten. Das mindert ihren Wert und Nutzen keineswegs, ganz im Gegenteil.

Die besagte Kritik hatte erheblich Konsequenzen nicht zuletzt für die Einschätzung der Möglichkeit strenger Vorhersagen in diesen Disziplinen und Forschungsgebieten. Frühzeitig legte das etwa Stephen Toulmin (1968 [1961]) in seinem Buch *Voraussicht und Verstehen* dar. Nicht in allen Wissenschaften gehe es, so der Autor, um die (quasi-)experimentelle Prüfung (hypothetisch angenommener) deterministischer Gesetze oder probabilistisch formulierter Regelmäßigkeiten. Vor allem gäbe es genügend seriöse Wissenschaften, zu deren Zielen eben keine exakten Vorhersagen gehören – und aus prinzipiellen Gründen nicht gehören können. Nomologische Erklärungen und prognostisches Wissen seien, so lautete ein sehr grundsätzliches Argument, nicht immer erforderlich und hilfreich. Das Verstehen und/oder Erklären kenne vielmehr verschiedene Wege. Das hat die in mehreren Phasen verlaufene Erklären-Verstehen-Debatte vielfach verdeutlicht (zur Übersicht z.B. Apel, 1979; Apel et al., 1978; Riedel, 1978; einen neueren, allerdings stark auf die Soziologie zugeschnittenen Überblick bieten Greeshoff et al., 2008[1]). Ich beziehe mich auch

1 In dem von ihnen herausgegebenen Sammelband geht es um klassische oder neuere Arbeiten zum »Verstehen und Erklären« in der Soziologie, im Einzelnen um die von verschiedenen Autor:innen vorgestellten Beiträge von Ferdinand Tönnies, Georg Simmel, Emile Durkheim, Max Weber, Alfred Schütz, Helmut Plessner, Karl Mannheim, George H. Mead, Talcott Parsons, Robert K. Merton, Erving Goffman, Pierre Bourdieu, Ulrich Oevermann, James S. Coleman, Hartmut Esser, Niklas Luhmann, Jürgen Habermas und Anthony Giddens; in dieser Reihe fachwissenschaftlicher Positionen – in der v.a. Jürgen Habermas auch der Philosophie zugerechnet werden kann – finden sich dann lediglich mit Claude Lévi-Strauss, Michel Foucault und Karl Popper auch Autoren aus der Ethnologie, machtanalytischen Wissens- und Wissenschaftsgeschichte und Philosophie. Damit entfällt gerade jener Diskursstrang, der in meinen eigenen Arbeiten – neben Hans-Georg Gadamers philosophischer Hermeneutik – das größte Anregungspotenzial besaß, nämlich die erwähnte Strömung der sprachanalytischen Philosophie in der zweiten Hälfte des 20. Jahrhunderts (die in verschiedenen Forschungsbereichen ein konstruktives Gespräch mit der hermeneutischen Tradition aufnahm, sodass sich schon bald deutliche Konvergenzen ausmachen ließen; vgl. Straub, 1999). Greshoff et al. kommt

in diesem Beitrag insbesondere auf jene dritte Phase dieser Debatte, in der Karl-Otto Apel (1979) die außerordentlich subtilen Beiträge aus der an die späten Schriften von Ludwig Wittgenstein anknüpfenden, sprachanalytischen Philosophie verortet. Ihnen ging es um epistemologische und methodologische Besonderheiten der verstehenden Geistes-, Geschichts-, Subjekt-, Sozial- und Kulturwissenschaften.

Für meine eigene theoretische und methodologische Grundlegung einer hermeneutischen, interpretativen Handlungs- und Kulturpsychologie waren insbesondere die Arbeiten von Peter Winch (1966 [1958]), Arthur Danto (1980 [1965]) und Georg H. von Wright (1974 [1971]) wegweisend (Straub, 1999, S. 95–162). Wie die beiden zuletzt genannten Philosophen bemühte ich mich um eine möglichst präzise, auch in formale Schemata mündende Explikation der zu unterscheidenden, gleichermaßen eigenständigen und einander ergänzenden Modelle des Verstehens bzw. verstehenden Erklärens. Deren grundlegende Beiträge ergänzte ich durch Anleihen aus der Soziologie und Psychologie (z.B. Aschenbach, 1984; dazu Straub, 1999, S. 85–96; Korthals-Beyerlein, 1979, 1981; dazu Straub, 1999, S. 128–141). Bei der Ausarbeitung der typologisch unterschiedenen Erklärungsmodelle – die systematisch auf meine handlungstheoretischen Überlegungen bezogen sind – versuchte ich, die begriffliche Ab-

das Verdienst zu, die Soziologie unserer Gegenwart daran zu erinnern, dass die »Verstehen-Erklären-Kontroverse […], neben dem Werturteilsstreit und dem Positivismusstreit, zu den großen Selbstverständigungsdebatten der Sozial- und Kulturwissenschaften [gehört]« (Verlags-Ankündigungstext). Richtig ist auch, dass viele der wichtigen Positionen längst in Vergessenheit geraten sind – nicht nur in der Soziologie. Bei aller notwendigen Selektivität halte ich den Brückenschlag zur sprachanalytischen Philosophie nach wie vor für unverzichtbar. Eine meinem Vorschlag teilweise verwandte Typologie von Modellen des Verstehens bzw. verstehenden Erklärens findet sich bei Andreas Reckwitz (2000, S. 91ff.), der den etablierten Modellen des intentionalistischen bzw. teleologischen und regel- bzw. normbezogenen Verstehens und Erklärens – er nennt diese Varianten zweck- und normorientiert – allerdings eine recht diffus bleibende, gar nicht auf derselben logisch-methodologischen Ebene angesiedelte »kulturtheoretische Erklärung« zur Seite stellt (ebd., S. 129ff.).

grenzung des »Verstehens« vom »Erklären« aus wissenschaftspolitischen Gründen zu unterlaufen, um fortan vom »verstehenden Erklären« sprechen zu können (vgl. Straub, 1999, 2022). Dadurch sollte die von szientistischer Seite stets vorgenommene Abwertung des Verstehens gegenüber dem angeblich einzig und allein »wissenschaftlichen« Erklären im Sinne der deterministisch oder probabilistisch ausgelegten Subsumptionstheorie zurückgewiesen werden. Als übergeordneten Rahmen dieser und verwandter Bemühungen kann man eine dezidiert *pluralistische* Metatheorie betrachten, in der verschiedene Wege wissenschaftlichen Verstehens und Erklärens bzw. komplementäre Modi des verstehenden Erklärens als gleichermaßen legitime Optionen gelten.

Je nach Gegenstand und Fragstellung sowie pragmatischen Aspekten bestimmter Forschungen ist das eine oder das andere Modell angemessen und produktiv, forschungsleitend und für die jeweils verfolgten Zwecke auch ausreichend. Alternative Erklärungsformen stellen nicht unbedingt direkte Konkurrenten füreinander dar. Sie können zwar mehr oder weniger angemessen, hermeneutisch produktiv und erklärungskräftig sein, sich also durchaus den Rang streitig machen. Viel wichtiger ist es jedoch, dass sie einander weder ausschließen müssen noch sich vollständig verdrängen können, sondern eben je spezifische Zuständigkeiten und Stärken besitzen. Keines kann für die hier interessierenden Wissenschaftsgruppen oder eine einzelne der erwähnten Disziplinen absolute Geltung und Verbindlichkeit beanspruchen (obwohl das manche ihrer Schöpfer durchaus dachten, eine Weile lang jedenfalls; vgl. dazu Straub, 1999, S. 122ff., wo sowohl Winch als auch von Wright diese Einseitigkeit vorgeworfen wird; von Wright hat das irgendwann eingesehen und das intentionalistische Modell im angegebenen Sinne relativiert). Bisweilen tragen die unterscheidbaren Modelle und Schemata auch in komplementärer, sich ergänzender Weise zur hermeneutisch-explanativen Analyse bestimmter Phänomene bei.

Im Folgenden wird es um einen besonderen Modus der verstehenden Erklärung gehen. Ich empfehle das *narrative* Modell des verstehenden Erklärens *temporal komplexer Phänomene* speziell der zeitgenössischen Konfliktforschung (nachdem ich mich in den späten 1980ern auf die inter- und transdisziplinäre Biografieforschung, in den 1990ern dann auf eine philosophisch und soziologisch informierte Handlungs- und Kulturpsychologie konzentrierte). Den wichtigsten, keineswegs jedoch den einzigen Grund für dieses Plädoyer liefert die wohl kaum zu widerlegende Auffassung, dass es sich bei psychischen und sozialen Konflikten just um derartige Phänomene handelt. Psychosoziale Konflikte, interindividuelle und Intergruppenkonflikte, zu denen interkulturelle, internationale oder politische gezählt werden dürfen, sind bekanntlich keine statischen Zustände, sondern mitunter höchst *dynamische Vorgänge* (zum Konfliktbegriff s. Straub & Tepeli, i. d. Bd.). Sie erstrecken sich über Minuten, Stunden, Tage, Monate und Jahre – bisweilen über Jahrzehnte oder, im Fall von gewaltvollen Intergruppenkonflikten, ihren Folgen und Nebenfolgen, sogar über Jahrhunderte. Sie besitzen einen Verlauf. Sie wandeln oder stabilisieren sich. Selbst als verhärtete Konflikte stehen sie nicht still, sondern bleiben anfällig für Veränderungen und transformieren sich meistens tatsächlich – wie langsam und beinahe unmerklich das bisweilen geschehen mag. Konflikte sind Veränderungen, jedenfalls bestehen sie im Wesentlichen aus solchen – wie alle temporal komplexen Phänomene.

Solche konflikthaften Vorgänge können von der Eigendynamik gegebener Strukturen – etwa der institutionellen Verwaltungslogik und Verfahrensrationalität einer Behörde – abhängen, ebenso (und oftmals zugleich) vom wechselseitig aufeinander bezogenen Handeln individueller und/oder kollektiver Akteur:innen. Wer von der irreführenden, jedenfalls Erkenntnisblockaden errichtenden »Verzuständlichung« psychosozialer, soziokultureller oder politischer Konflikte ablässt, hat bereits den ersten Schritt in die Richtung einer narrativen Logik, Methodologie und Grammatik des verstehenden Erklärens zeitlich ausgedehnter Phänomene getan. Arthur Danto (1980 [1965]), dessen analytische Philosophie der Geschichte *(history)* als bahnbrechende Arbeit zum narrativen Modus speziell des historischen Erklärens gelten darf, hat mit dem Präzisionsgrad eines undogmatischen sprachanalytischen Philosophen ausgeführt, was es bedeutet, dass das

Erzählen einer Geschichte (story, narrative) zum Verstehen und Erklären des dargestellten Vorgangs beiträgt, und zwar in einzigartiger und entscheidender Weise. Danto gehört – neben einer Reihe von Kolleg:innen, etwa Winch oder von Wright – zu jenen Philosoph:innen, die maßgeblich zu einer für die hier vorgestellten Überlegungen so wichtigen Annäherung zwischen sprachanalytischer Philosophie und Hermeneutik beigetragen haben (später taten das, wiederum auf je eigene Weise etwa Richard Rorty oder Hilary Putnam). Diese erfreuliche soziale Tatsache inmitten der Philosophie, Erkenntnis- und Wissenschaftstheorie war entscheidend dafür, dass der Begriff des »Verstehens« seinen nicht ganz zu Unrecht ein wenig zweifelhaften Ruf abschütteln konnte. Man musste darunter nun nicht mehr länger das in der Tat etwas dunkle und diffuse »einfühlende Verstehen« begreifen, über das sich dereinst besonders wirksam Theodore Abel (1948) mokiert hatte (ohne allerdings schon damals vorhandene Alternativen zu dieser »psychologistischen« Theorie empathischen Verstehens zu kennen).

Das Verstehen wurde in der sprachanalytischen Philosophie schon bald salonfähig und in seiner Logik, Methodologie oder Grammatik exakt expliziert, sogar in formale Schemata gekleidet, die noch heute ebenso präzise anmuten wie das berühmte Hempel-Oppenheim-Schema. Damit ersparte man sich nicht allein den vagen Begriff der »Einfühlung«, sondern zugleich den beim frühen Wilhelm Dilthey (1957 [1895/96]) noch befürworteten Akt eines *analogisierenden* Verstehens, in dem das eigene Seelenleben – bzw. das, was man jeweils selbst dafür gehalten und davon verstanden hatte – zur unabdingbaren Grundlage des Verstehens von Fremdpsychischem herhalten musste (zur Rekonstruktion und Kritik dieses Modells, von dem Dilthey später selbst abrückte, vgl. Straub, 1999, S. 337ff.). Wie vor allem jüngere Beiträge über die Figur des Fremden – etwa in der von Bernhard Waldenfels (1997, 1998, 2006) ausgearbeiteten Phänomenologie des Fremden – gezeigt haben, war und ist die Idee eines einfühlend-analogischen Verstehens eine allzu simple, ja naive Vorstellung – die dem Ego- oder Nostrozentrismus eines *Miss*-Verstehens von Anderen und Fremden den Weg ebnet. Das kann natürlich kaum als angemessenes Fremdverstehen betrachtet werden. Es beruht ja auf der besagten Analogievorstellung, mithin auf prekären Vergleichen und vorschnellen Mutmaßungen, in Wahrheit auf hochgradig projektiven Gleichsetzungen des Eigenen mit dem Fremden. Dazu gibt es längst überzeugende Alternativen.

Das narrative Modell und seine hermeneutischen Geschwister

Die hermeneutische und explanative Funktion einer Narration muss man nicht eigens anstreben und in Gang setzen: Das Erzählen einer Geschichte ist, so Danto (1980 [1965]) *auto*explanativ, und ebenso erfüllt es eine diesem sprachlichen Kommunikationsschema *implizite* hermeneutische Funktion (zum narrativen Modus verstehenden Erklärens vgl. auch die profunde Darstellung und Diskussion von Angehrn, 1985). Da das eine kaum vom anderen zu trennen ist, spreche ich in diesem und in vergleichbaren Fällen vom *verstehenden Erklären* (Straub, 2022). Was Danto speziell im Hinblick auf die Geschichtswissenschaften darlegt, trifft indes nicht allein auf sie zu. Es gilt für alle Wissenschaften bzw. wissenschaftlichen Tätigkeitsfelder, in denen es um *temporal komplexe* Phänomene geht. Solche Phänomene sind oder enthalten *Veränderungen*. Dementsprechend interessieren wir uns z. B. nicht einfach bloß für die Tatsache, dass und weswegen sich Person A in der Ökologiebewegung engagiert, sondern vielmehr wollen wir wissen, weshalb und *wie es* zu dieser politischen Partizipation *gekommen ist*, wo sich A doch zuvor nicht im Mindesten um die natürliche Umwelt bekümmerte (sondern sich, ganz im Gegenteil, recht gedankenlos den ökologisch bedenklichen Verlockungen einer exzessiven Konsumgesellschaft hingab). Ebenso fragen wir nicht bloß danach, weshalb bestimmte Nachbarn momentan einen heftigen Konflikt austragen, sondern möchten in Erfahrung bringen, *wieso und wie sie in ihn hineingeraten sind*, wie alles anfing und wie es eigentlich zur heutigen Eskalation hat kommen können, wo die beteiligten Streitparteien doch viele Jahre lang friedlich neben- und sogar freundschaftlich miteinander lebten. Solche Fragestellungen zielen auf die verstehende Erklärung eines temporal komplexen Phänomens, einer Veränderung ab. Genau dies lässt sich für zahllose Konflikte behaupten. Und solche Phänomene beschreiben, verstehen und erklären wir – unabhängig von ihrer konkreten Verlaufsgestalt und zeitlichen Dauer – durch das Erzählen einer Geschichte.

Die Konfliktforschung gehört also – unabhängig von ihrer disziplinären Zugehörigkeit oder inter-/transdisziplinären Ausrichtung – zweifellos zu jenen Forschungsgebieten, in denen zeitlich ausgedehnte Phänomene untersucht werden. Sie interessiert sich stets dafür, weshalb bestimmte Individuen oder Gruppen (ganz unterschiedlicher Größe und unabhängig von ihrem ebenso variablen Organisationsgrad) miteinander streiten, obwohl sie das keineswegs schon immer getan haben. Sie möchte also wissen, wie es zu dem zum Zeitpunkt t_3 manifesten (oder latenten, also trotz seiner Verborgenheit oder Unterschwelligkeit im Prinzip schon erkennbaren) Konflikt gekommen ist, wie er seither verlaufen ist oder mühsam unterdrückt, dann vielleicht abgemildert und gelöst wurde oder aber eskalierte, und wie es in der gegebenen Situation zum Zeitpunkt t_3 wohl weitergehen könnte. Sie interessiert sich für die kontingenten Ereignisse (die auch Handlungen sein können), die von t_1 zu t_3 geführt haben, also mitten hinein in den irgendwann virulenten Konflikt, aus dem die Beteiligten womöglich bis heute nicht wieder herausgefunden haben. Das alles muss keineswegs *notwendigerweise* geschehen sein. Ein solcher »Necessitarismus« – wie Charles Sanders Peirce (1892) diese Auffassung nannte – ließe uns den grundsätzlich *kontingenten* Charakter auch von Konflikten in der menschlichen Praxis verkennen: Es ist zwar so geschehen, wie es sich eben ereignet hat, das Resultat ist eingetreten, ohne jeden Zweifel – *es hätte aber auch anders kommen können.*

Dieser modaltheoretische Kontingenzbegriff schärft, was Robert Musil (2014 [1930–43]) in seinem Jahrhundertroman *Der Mann ohne Eigenschaften* den »Möglichkeitssinn« genannt und dem Wirklichkeitssinn zur Seite gestellt hat (vgl. dazu die im Rahmen der relationalen Hermeneutik angestellten Überlegungen von Sichler, 2026). Es hat offenbar so kommen *können* und ist nun eben einmal genau so, wie es ist – unausweichlich und alternativlos war das jedoch nicht. Konflikte sind, mitsamt ihrer Entstehungs- und Verlaufsgeschichte, kontingent. Sie *emergieren* aus bestimmten Ausgangsbedingungen und Gründen, die oftmals synergetisch zusammenwirken. Es mag eine ganze Reihe solcher Anlässe und Gründe geben, die einen konkreten Konflikt provozieren und evozieren, ihn aufrechterhalten, verschärft und gesteigert haben und vielleicht haben eskalieren lassen. Deswegen sind für die Konflikttheorie und jedes wissenschaftliche Verstehen und Erklären von Streit (der einen oder anderen Art) *kontingenz-* und *emergenztheoretische* Überlegungen so erhellend.[2]

Geschichten, die wir erzählen, bieten Raum für unser Kontingenz- und Emergenzbewusstsein und erhalten es. Sie eliminieren Kontingenz nicht, sondern machen aus dem kontingenten Verlauf eines tatsächlichen Geschehens narrative Kontingenz (wie Ricœur, 1986, diese Übertragung geschehener bzw. erlebter Kontingenz in den Kontext einer Erzählung nennt). Geschichten machen verständlich und erklären, was sie darstellen, ohne Kontingenz auszuschalten oder ›wegzuerklären‹. Sie tragen genau wegen dieser von Ricœur (1988, 1991) hervorgehebenen und profund analysierten Eigenschaft dem Gedanken der Offenheit der Zukunft Rechnung – und repräsentieren auch die Vergangenheit ganz in diesem Sinne als eine »vergangene Zukunft« (Koselleck, 1985a). Auch sie war offen, hätte also von den jeweils gegebenen Ausgangsbedingungen verschiedene Verläufe und Gestalten annehmen können. Reinhardt Koselleck (1985b [1968]) spricht in diesem Zusammenhang vom Zufall als einem »Motivationsrest der Geschichte« und empfiehlt allen Geschichtswis-

2 Vgl. dazu auch die von Hoebel & Knöbl (2019) publizierten Ausführungen zur soziologischen Erklärung von Gewalt; s. außerdem den Beitrag von Hüttermann & Ebner i.d.Bd., wo in theoretischer und empirischer Perspektive ein solcher multifaktorieller, kontingenz- und emergenztheoretischer Ansatz vorgestellt wird; diese Autoren begründen ihre Erklärungstheorie im Übrigen zunächst *metaphern*theoretisch, um zu plausibilisieren, weshalb sie das sie interessierende, hoch dynamische Konfliktgeschehen – z.B. im Kontext politischer Radikalisierung – mit dem Zustandekommen, dem Aufschaukeln und irgendwann ungemein gewaltigen Verlauf einer »Freakwelle« vergleichen.

senschaften, den Begriff des »Zufalls« just aus diesem Grund als einen zeit- und erklärungstheoretischen Grundbegriff beizubehalten. Auch diese Empfehlung dürfen wir im Hinblick auf die Konfliktforschung wiederholen. Da auch in diesem wissenschaftlichen Forschungsfeld bislang kaum Sensibilität für das epistemische Potenzial und die zu erwartende Produktivität dieses gut begründeten Plädoyers vorhanden war, muss man für die Übernahme des narrativen Modells verstehenden Erklärens bis heute werben – und zunächst einmal seine Grundzüge in Erinnerung rufen und es von anderen Modellen unterschieden, die das einheitswissenschaftliche, szientistische Dogma ebenfalls missachten und unterlaufen.

Aus Platzgründen muss ich mich hier, was solche Unterscheidungen angeht, mit wenigen Hinweisen begnügen (und auf einschlägige Literatur verweisen). Im Wesentlichen lässt sich das ans Erzählen einer Geschichte gekoppelte verstehende Erklären vom intentionalistischen Modell der Handlungserklärung sowie einem Modell abgrenzen, in dem die Bezugnahme auf handlungsleitende, entweder konstitutive oder regulative Regeln maßgeblich ist (Searle, 1971 [1969]; Straub, 1999, S. 127f., wo weitere Differenzierungen des Regelbegriffs vorgenommen werden). Konstitutiv sind Regeln, wenn ohne sie bestimmte Praxen gar nicht denkbar und möglich wären (wie etwa ein Schachspiel oder viele andere Spiele, aber auch Rituale in diversen Kontexten). Regulativ heißen Regeln, die nichts im strengen Sinne hervorbringen, aber z. B. bestimmte Handlungen, die wir auch so vollziehen können, in bestimmter Weise einhegen oder normieren (»Bitte in Wohngebieten mit allen verfügbaren Fahrzeugen nicht schneller als 30 km/h fahren!«, oder: »In Konflikt- und Mediationsgesprächen alle Beteiligten ausreden lassen!«) Häufig wird dieses Handlungs- und Erklärungsmodell – insbesondere in der Soziologie – wegen des entscheidenden Stellwerts sozialer Normen, einer besonderen Art von Regeln, auch »normativ« genannt. Im intentionalistischen Handlungsmodell stehen die Intentionen (Absichten, Ziele, Zwecke etc.) des Akteurs und seine subjektive Auffassung davon, wie diese Absicht am besten verfolgt, das eigene Ziel am besten erreicht werden könnte, im Zentrum der

Aufmerksamkeit, sobald es um die verstehende Erklärung solcher Handlungen geht. Dabei ist es nicht maßgeblich, ob die Auffassung des Handlungssubjekts, dass der Einsatz bestimmter Mittel zweckdienlich ist, wirklich zutrifft. Wir wollen Handlungen erklären, nicht ihren Erfolg (für den wir uns natürlich ebenfalls interessieren können, aber das ist eine andere Fragestellung). Im zweiten Fall sind es die Regeln bzw. sozialen Normen, die Handelnde befolgen, auf die wir unsere rekonstruktiven Bemühungen richten müssen. Deren Explikation liefert die gesuchte verstehende Erklärung. Wer die Abseitsregel eines Fußballspiels kennt, weiß, wieso der Schiedsrichter das Spiel durch einen Pfiff unterbricht und auf einen Ort für den auszuführenden Freistoß zeigt. Dieses Beispiel verdeutlicht auch die Differenz zwischen einer Regel und einer statistisch erfassbaren Regelmäßigkeit. Die Regel gilt unabhängig von der Häufigkeit, mit der sie befolgt oder verletzt wird.

Offenkundig wurden die bisherigen Ausführungen vom Gedanken geleitet, dass die begriffliche Bestimmung von Handlungstypen und die Frage nach dem verstehenden Erklären von Handlungen (und anderen Phänomen, Gefühlen etwa, die dann als eine Art Handlungsanaloga in den betreffenden hermeneutischen Erklärungsschemata aufgefasst werden können), aufs engste miteinander verflochten sind. Handlungsbegriffe legen je spezifische Modelle der Handlungserklärung nahe, und umgekehrt präsupponieren Erklärungsmodelle besondere Handlungsbegriffe und schließen andere aus. Allerdings sind es bisweilen – speziell, wenn vom narrativen Modell der verstehenden Erklärung die Rede ist – gar keine einzelnen Handlungen, sondern Handlungs- und Ereignisketten bzw. beliebig komplexe Verläufe, Veränderungen und Zusammenhänge in der Praxis, für die wir uns interessieren. Im Hinblick auf dieses der Konfliktforschung besonders nahegelegte Modell lässt sich resümieren: Psychosoziale Konflikte lassen sich *als temporal komplexe Phänomene*, mit anderen Worten: *in ihrem kontingenten und emergenten, dynamischen Charakter eines beliebig komplexen und zeitlich ausgedehnten Vorgangs* nur narrativ erklären, also durch das Erzählen einer Geschichte, das man bezüglich der anstehenden Verstehens- und Erklärungsaufgaben im gelingenden Fall als *best account* bezeichnen kann. Das verträgt sich gut mit der hermeneutischen Einsicht, dass es nicht einen einzigen Weg des Verstehens und Erklärens und erst recht nicht ein einziges Ergebnis dieser Bemühungen geben muss.

Welcher Erzählung von mehreren möglichen diese Auszeichnung gebührt, mag in jedem konkreten Fall strittig sein. Willkürlich oder gar völlig beliebig ist diese Entscheidung nicht. Wir können uns dabei auf belastbare Kriterien stützen. Dazu gehört etwa die intersubjektive Überprüfbarkeit der in einer Erzählung als Tatsachen ausgegebenen Sachverhalte. Dazu zählt aber auch die Überzeugungskraft der in eine narrative Erklärung jeweils integrierten anderen Modi des Verstehens und/oder Erklärens, egal, ob sie dem Hempel-Oppenheim-Schema oder dem korrelationsstatistischen Modell, dem intentionalistischen oder dem Modell der regelbezogenen Handlungserklärung folgen. Der Witz am narrativen Modell verstehenden Erklärens ist also u. a., dass es alle anderen Schemata überwölbt und sie in die jeweils erzählten, autoexplanativen Geschichten einzubeziehen vermag. Die Grundstruktur der verstehenden Erklärung temporal komplexer Phänomene bleibt indes immer dieselbe: Sie bildet eben eine erzählte oder erzählbare Geschichte mit einem Anfang, einem Mittelteil – der eine Komplikation, eine Krise, einen Bruch mit gehegten Erwartungen, ein Widerfahrnis etc. – sowie ein Ende der Geschichte enthält (von dem wir nie mit Sicherheit sagen können, ob wir es nicht als *vorläufigen* Schlusspunkt bezeichnen sollten, weil sich die erlebte und erzählte Geschichte ja noch fortsetzen kann). Diese Grundstruktur kann fast beliebig komplex werden, in ihren jeweiligen internen Bezügen und Verweisungszusammenhängen kaum mehr durchschaubar; komplexer wird eine Geschichte auch dadurch, dass sie ohne klares Ende erzählt werden kann (Kermode, 1967), oder dass die Ausgangsbedingungen allenfalls fragmentarisch geklärt wurden und über sonstige Details Unklarheit herrscht.

Zumindest kurz nachzutragen ist nun noch, dass das narrative Modell nicht nur auf temporal komplexe Phänomene zugeschnitten ist, sondern auch auf Handlungen, die unter dem Aspekt ihrer Kreativität betrachtet und verstehend erklärt werden sollen, ja müssen (Joas, 1992; Waldenfels, 1990, 1999; Straub, 1992; 1999,

S. 150ff.). Der Begriff der »Kreativität« steht in der Handlungstheorie von Hans Joas für alle Handlungen, die sich nicht als Verfolgen von vorab gegebenen Absichten, Zielen oder Zwecken oder aber als Befolgen von vorab in Geltung befindlichen Regeln bzw. sozialen Normen begreifen lassen. Die Kreativität des Handelns zeichnet, was Menschen tun und unterlassen, als etwas Neues, Spontanes, also zumindest vom Akteur nicht Geplantes, Planbares und Vorhergesehenes aus. Bisweilen handeln Individuen und Kollektive in origineller, innovativer Weise, gerade weil sie keine bestehenden Absichten, Ziele und Zwecke verfolgen oder geltende Normen befolgen, sondern im Vollzug ihres Handelns von ehemaligen Intentionen und etablierten Regeln abrücken, bestehende Ordnungen verletzen und den Anfang neuer Ordnungen schaffen. Heinrich von Kleists Rede von der »allmählichen Verfertigung des Gedankens beim Reden« bringt die besagte Kreativität sehr schön zum Ausdruck. Es geht hier übrigens nicht immer um besonders spektakuläre Handlungen, die bislang Unvorstellbares schaffen (z. B. in der Kunst oder Wissenschaft). Nicht bloß erfinderische Geniestreiche, die die Menschheit verblüffen, sondern auch kleine Abweichungen vom Etablierten und Gewohnten gehören ins Feld der Kreativität des Handelns, das auch als alltägliche Praxis – wie Bernhard Waldenfels sagt – nicht immer nur *reproduktiv*, sondern auch *produktiv* sein kann, also innerhalb einer gegebenen Ordnung als subtile Abweichung transgressiv sein und den Anfang einer neuen Ordnung bilden kann – ohne dass es zunächst jemandem auffallen mag. Selbst den Handelnden muss der im erläuterten Sinn kreative Aspekt ihres Tuns und Lassens nicht gleich bewusst sein (oder überhaupt auffallen).

Auch für das unter dem Aspekt seiner möglichen Kreativität und Spontaneität betrachtete Handeln gilt prinzipiell: Es ist kontingent, eigentlich nicht vorgesehen und nicht vorhersehbar. Seine Identifikation, Beschreibung und verstehende Erklärung sind deswegen immer nur im Nachhinein möglich. Diese Rekonstruktion *post festum* erfolgt im Rückblick und mündet in das Erzählen einer Geschichte, in der Platz ist für die Thematisierung von Kontingenz und die Entstehung von Neuem. Im Folgenden beschränke ich mich – obwohl auch in Konfliktgeschichten die Kreativität des

Handelns der Beteiligten sehr wichtig sein kann, sowohl für die Entstehung und Austragung, also auch für die Bearbeitung und Beilegung von Konflikten – auf jene temporale Komplexität von Konflikten, die uns zwingt, eine Geschichte zu erzählen, wenn wir ihre jeweilige Genese, ihren Verlauf und ihr vorläufiges Ende verstehend erklären wollen. Nur diese sprachliche Form erlaubt es, der zeitlichen Extension und Dynamik von Konflikten Rechnung zu tragen, das interessierende Geschehen angemessen zum Ausdruck zu bringen, ihr die passende sprachliche Gestalt zu verleihen. Ricœur begründete diese Notwendigkeit des Geschichtenerzählens durch eine profunde Analyse des »inneren Zusammenhangs« zwischen »Zeit und Erzählung«, wobei er »Zeit« nicht physikalisch versteht, sondern als genuin »menschliche« Zeit begreift, als eine kulturelle, soziale und psychische Zeit, die eng an die Fähigkeiten des *Homo narrator* gebunden ist. Ohne das Vermögen, Geschichten erzählen und verstehen zu können, müsste ein guter Teil unserer Erfahrungen und Erwartungen stumm bleiben. Sobald es um zeitliche Zusammenhänge, um Veränderungen, um Beziehungen in der Zeit geht, denken und sprechen wir im narrativen Modus (Bruner, 1986, 1998, 2002; Straub, 1998a).[3]

Aber wie lässt sich das hier im Mittelpunkt stehende narrative Modell des verstehenden Erklärens nun genauer beschreiben? Was soll es besagen, dass das Erzählen einer Geschichte eine implizite hermeneutische und autoexplanative Funktion erfüllt?

Verstehen und Erklären durch das Erzählen einer Geschichte

Das narrative Modell wurde in einschlägigen Debatten und in der empirischen Forschungspraxis verschiedener Disziplinen,

3 Es gibt nur wenige Autor:innen, die den hier interessierenden Phänomenen auf derartig differenzierte und tiefgründige Weise nachgegangen sind wie etwa Ricœur und Jerome Bruner. In der zeitgenössischen Soziologie zählt Andrew Abbott (2020) dazu, dessen originelle Beiträge – zumal im deutschsprachigen Raum – allerdings kaum die gebührende Wirkung zeitigten.

die sich mit temporal komplexen Phänomenen und menschlichem Handeln unter dem Aspekt seiner Kreativität befassen, bis heute so gut wie gar nicht beachtet – trotz des Aufschwungs der »narrativen Soziologie« oder »narrativen Psychologie«, die sich des Geschichtenerzählens in vielfältiger Weise angenommen haben – nicht nur dort, wo es um narrative Interviews geht (einen Einblick bieten meine Darlegungen zum »Menschen als erzählendem Tier« und der Rolle dieses *Homo narrans* in den Subjekt-, Sozial- und Kulturwissenschaften; vgl. Straub, 2022, S. 187–244, wo ich auch auf Fritz Schützes innovative Arbeiten eingehe, die keinesfalls auf die Entwicklung einer Interviewmethode reduziert werden dürfen).

Nach den bahnbrechenden, geschichts-, zeit- und erzähltheoretischen Analysen von Arthur Danto (1980) lässt sich feststellen, dass die Konstitutionsfunktion, die Beschreibungs- und die Erklärungsfunktion einer Erzählung zwar analytisch unterschieden werden können, praktisch aber in ein und demselben narrativen Akt erfüllt werden. Dantos Überlegungen lassen sich für die empirische Konfliktforschung also fruchtbar machen, sobald ein Streit als temporal komplexes Phänomen aufgefasst wird, was der Fall ist, wenn er als Endpunkt einer erzählten oder erzählbaren Geschichte oder aber als selbst schon geschichtenförmiges Phänomen aufgefasst und präsentiert wird. Wenn wir so verfahren, setzen wir einen Anfang und Verlauf dieser Geschichte voraus, die gemeinsam plausibilisieren, wie es zum betreffenden Konflikt hat kommen können, mit anderen Worten: wie er als kontingentes Geschehen möglich geworden war.

Das narrative Modell sieht also mindestens eine, manchmal mehrere erklärungskräftige Geschichten vor, die *als solche* – und zwar in einzigartiger Weise – intelligibel machen, mithin verstehend erklären, was auf welche Weise vor sich ging bei der Anbahnung, Manifestation, Entwicklung, Eskalation, Abschwächung oder Ausräumung eines Konflikts. Jedes narrativ verstandene und erklärte Phänomen wird als Veränderung thematisch als etwas beschrieben, was zwar zum Zeitpunkt t_3 der Fall ist, zum Zeitpunkt t_1 aber noch nicht der Fall war. In narrativer Perspektive wird ein Konflikt in seiner eigenen Temporalstruktur, in seiner

Genese und Entwicklung plausibilisiert. Seine Sinn- und Bedeutungsstruktur ist fortan an diese temporale Tiefenstruktur gekoppelt, ohne deren Berücksichtigung der fragliche Konflikt weder angemessen identifiziert und beschrieben noch verstehend erklärt werden könnte.

Das Explanandum der narrativen Erklärung lässt sich mit Danto (1980, S. 375) nun folgendermaßen wiedergeben: *E: x ist F in* t_1 *und x ist G in* t_3. Weiterhin gilt: »F und G sind Prädikatsvariable, die jeweils ersetzt werden müssen durch entgegengesetzte Prädikate; und x ist eine individuelle Variable, die durch einen Eigennamen zu ersetzen ist, der das Subjekt der Veränderung bezeichnet« (ebd., S. 156). Dieses Subjekt kann, muss aber keine Person sein. Es kann auch eine Gruppe oder soziale Konstellation sein, der man in t_1 noch jene Konfliktfreiheit *F* bescheinigt, die in t_3 nicht mehr existiert: *G* ist der (genauer zu bestimmende) manifeste oder latente Konflikt, für den sich die Konfliktforschung jeweils interessiert. Verstehend zu erklären ist also die im Explanandum angezeigte Veränderung.

Wie die intentionalistische oder die regelbezogene Handlungserklärung lässt sich auch die narrative schematisieren und dadurch präzisieren. Wie das folgende Schema zeigt, bilden die Sätze, mit denen das Explanandum formuliert wird, bereits Bestandteile einer Geschichte, nämlich deren Anfang und vorläufiges Ende. Ganz ausgeschrieben liefert just diese Geschichte die geforderte erzählende Erklärung. Das einfache Grundmuster einer narrativen Erklärung gibt Danto (ebd. S. 376) folgendermaßen an:

> »Der Wandel von F–G ist die Veränderung in x, die Erklärung verlangt. Doch um den Wandel zu erklären, bedarf es der Beziehung auf *etwas, das in* t_2 *mit x geschieht*, ein Ereignis (von beliebigem Komplexitätsgrad), das die Veränderung in x verursachte. Ich biete daher folgendes Modell, das die Struktur einer erzählenden Erklärung wiedergeben soll:
>
> (1) x ist *F* in t_1
>
> (2) *H* ereignet sich mit x in t_2
>
> (3) x ist *G* in t_3

> (1) und (3) bilden zusammen das Explanandum, (2) ist das Explanans. Die Hinzuziehung von (2) ergibt die Erklärung für (1)–(3). Ohne mich im Augenblick mit der Frage nach allgemeinen Gesetzen belasten zu wollen, möchte ich hervorheben, dass es jetzt eigentlich vollkommen klar sein müsste, in welchem Sinne eine historische Erklärung die Form einer Erzählung annimmt. Einfach in dem Sinne nämlich, dass (1), (2) und (3) bereits die Struktur der Erzählung eigentümlich ist. Sie hat einen Anfang (1), einen Mittelteil (2) und ein Ende (3).«

Sobald sich das Explanandum in der angegebenen Weise formulieren lässt, sind narrative Erklärungen am Platz. Wie gesagt trägt das verstehende Erklären durch das Erzählen von Geschichten der Kontingenz menschlicher Handlungs- und Lebenserfahrungen in besonderer Weise Rechnung (vgl. Ricœur, 1986; Straub, 1998b). In Erzählungen mag von allem Möglichen die Rede sein, natürlich auch von Absichten und Wünschen, Zielen und zielgerichteten Handlungen oder aber von Regeln, die Akteure befolgen, nicht zuletzt von (vermeintlichen) Ursachen und Wirkungen dieser oder jener Ereignisse. Das narrative Modell vermag all dies und einiges mehr – Beschreibungen, Argumentationen etwa – zu integrieren. Erzählungen sind mehr oder weniger komplexe Synthesen sehr verschiedener Elemente unserer sprachlich artikulierten Handlungs- und Lebenspraxis, einschließlich unvorhergesehener und unvorhersagbarer Widerfahrnisse sowie anderer kontingenter Momente, einschließlich jener, die sich im Vollzug unseres Handelns als Bestandteil just dieses Handelns selbst einstellen mögen (Straub, 1999, S. 150ff.). Narrative Verknüpfungen heterogener Elemente zeigen im Übrigen, dass vieles von dem, was geschieht, nicht gänzlich in der Verfügungsgewalt der in die erzählte Geschichte verwickelten Personen steht. Selbst als etwas Eigenes, von den Akteur:innen Gewolltes erscheint das in den Horizont einer im Ganzen unverfügbaren Geschichte gestellte Handeln doch auch als etwas Unverfügbares und partiell Zufälliges, Kontingentes.

Was die Erklärung von Handlungen angeht, können nicht nur Vorschläge miteinander konkurrieren, die unterschiedlichen Erklärungsmodellen verhaftet sind. Auch innerhalb eines Modells stehen nicht selten verschiedene konkrete Verstehens- und Erklärungsmöglichkeiten offen. Wissenschaftliche Handlungserklärungen sind von zahlreichen pragmatischen und epistemischen Voraussetzungen abhängig, die allemal in das hineinspielen, was im konkreten Fall als verstehende Erklärung angestrebt wird und akzeptabel erscheint. Das gilt auch im Hinblick auf das narrative Modell und die konkreten erzählenden Erklärungen, die wir als hermeneutisch produktiv, als abwegig oder aufschlussreich, als unplausibel oder rational empfinden mögen.

Abschließende Notizen zur Pragmatik des (verstehenden) Erklärens[4]

Die Frage, was denn als angemessene verstehende Erklärung gelten kann, ist nicht allein von terminologischen, logischen und methodologischen Überlegungen abhängig. Pragmatische und epistemische Aspekte jeder (verstehenden) Erklärung spielen nach der hier vertretenen Auffassung eine ebenso wichtige Rolle. Verstehende Erklärungen sind selbst kontextabhängige, situierte Handlungen epistemischer Subjekte. Diese bringen persönliche Voraussetzungen mit, die ebenso von Bedeutung sein können wie die jeweiligen Adressaten, an die sie ihre verstehenden Erklärungen richten. Es ist nicht einerlei, wer seine wissenschaftlichen Erkenntnisse in welchen Situationen wem vermittelt und zur Verfügung stellt. Es macht einen Unterschied, ob sich Wissenschaftler:innen an eine mehr oder minder anonyme *scientific community* wenden oder sich ein Konfliktmediator, der Nachbarschaftskonflikte zu analysieren und zu bearbeiten trachtet, an seine Klient:innen wendet oder an das Team einer kommunalen Konfliktberatung, die lokale Intergruppenkonflikte verstehen und im allparteiischen Gespräch

4 Die folgenden Ausführungen wurden stark gekürzt und leicht modifiziert aus dem Kapitel »Handlungsbegriff und narrative Erklärung. Eine pragmatisch-epistemische Perspektive« (Straub, 2021, S. 321–347, hier S. 323ff.) übernommen und auf das Feld der Konfliktforschung zugeschnitten.

mit den Beteiligten eindämmen oder lösen möchte etc. Die jeweiligen pragmatischen Voraussetzungen, Umstände und Ziele haben, neben den beteiligten Personen und Institutionen, einen Einfluss darauf, nach welchen verstehenden Erklärungen gesucht und wie diese formuliert und kommuniziert werden können und sollten.

Im Licht der pragmatisch-epistemischen Wende in der Erklärungstheorie rückt die Erklärung *als Handlung* ins Blickfeld. Dies heißt, dass das (verstehende) Erklären eben nicht mehr allein unter formalen, logischen, methodologischen, syntaktischen und semantischen Gesichtspunkten analysiert werden kann und sollte. In der Perspektive der wissenschaftstheoretischen Pragmatik jeder Erklärung spielt das Modell des *Dialogs* eine zentrale Rolle. Die Erklärung wird nun nämlich prinzipiell als Antwort auf eine Frage aufgefasst, die jemand in einem bestimmten Kontext an ein Gegenüber richtet. Fragende und Antwortende müssen, soll dieses Sprachspiel gelingen, ein bestimmtes Hintergrundwissen miteinander teilen; sie müssen zumindest virtuell an einer bestimmten kulturellen Lebensform partizipieren und die Dinge auf Basis eines bestimmten Weltbildes sehen können. Was den am Dialog Beteiligten sodann *als Erklärung gilt* bzw. was sie als zufriedenstellende Erklärung oder *best account* anerkennen, hängt just von ihrem Hintergrundwissen, ihren Interessen und Orientierungen sowie von vielerlei Aspekten der – von den Akteuren »definierten« – Situation ab, in der für bestimmte Sachverhalte (verstehende) Erklärungen verlangt und gegeben werden. Hebt man die Rolle der Personen hervor, die Erklärungen wünschen und/oder geben, könnte auch von einer handlungs- und erklärungstheoretischen Orientierung am *epistemischen Subjekt* gesprochen werden.

Erklärungen, die jemandem einleuchten, *verändern sein oder ihr Hintergrundwissen*. Dies ist der Punkt, an dem die sog. »wissensdynamischen« Erklärungstheorien ansetzen. Die Antwort *A*, die eine Erklärung *E* verkörpert, überführt, sobald sie vom Fragenden als aufschlussreiche Antwort akzeptiert wird, dessen vor der Fragestellung vorhandenes Hintergrundwissen *W* in ein erweitertes Hintergrundwissen W^*. Das transformierte W^* geht also gleichsam »aus *W* und *A* hervor«, im einfachsten Fall, also dann, wenn »*A* mit *W* vereinbar ist, einfach als Vereinigung; andernfalls wird die Sache komplizierter«, wie Gerhard Schurz (1988b, S. 235) zeigt. All dies klingt simpel und ist doch höchst folgenreich, was die damit verbundene Auffassung des Erklärungsbegriffs betrifft. Eine Erklärung wird ja offensichtlich nicht mehr als Aufgabe betrachtet, die mit rein logischen und methodologischen Mitteln geklärt und erfasst werden könnte. Jede Erklärung erscheint nun vielmehr als *wissensdynamische Relation*, d.h. als etwas, was unmittelbar abhängt von »der Menge jener Aussagen (resp. Propositionen), die von einem idealisierten epistemischen Subjekt – etwa einer Gemeinschaft von Wissenschaftlern [...] oder auch nur einer einzelnen Person – in einem bestimmten (wissensstabilen) Zeitintervall aus (rationalen) Gründen als wahr angenommen werden, oder kurz: *rational akzeptiert* werden« (ebd., S. 237).[5]

Mit der letzten Bestimmung ist dann auch klar, dass das erwähnte Hintergrundwissen nicht »wahres« Wissen in einem »realistischen« Sinne ist, sondern jenes Wissen, das das epistemische Subjekt aus Gründen, die selbst noch diesem Wissenskorpus angehören, für gültig und verbindlich hält. Der Ausdruck »Hintergrundwissen« trifft die Sache nicht zuletzt deswegen sehr gut, weil dem betreffenden Subjekt das Hintergrundwissen, das »neue« Erklärungen auf dem Wege der Assimilation und Akkommodation vorhandener kognitiver Schemata (im Sinne von Jean Piaget) zu integrieren vermag, nicht lückenlos bewusst, ja von ihm (oder anderen in vergleichbaren Positionen und Rollen) prinzipiell niemals vollständig explizierbar ist. Es ist Hintergrundwissen auch im Sinne eines *fraglosen Horizonts*, der wichtige Strukturierungs- und Orientierungsfunktionen für das Denken, Fühlen, Wollen und Handeln erfüllt.[6]

5 Dort findet sich auch eine Explikation minimaler »Rationalitätsbedingungen« von Systemen möglichen Hintergrundwissens. Diese Bedingungen können sicherlich noch liberalisiert werden, wenn alltagsweltliche Erklärungen stärker in Betracht gezogen werden.

6 Die dynamische Wissenstheorie der Erklärung und ggf. des wissenschaftlichen Verstehens erinnert *streckenweise* an ›traditionelle‹ Bemühungen, insbesondere an Hans-Georg Gadamers (1960) philosophische Hermeneutik.

Insgesamt gesehen ist es der praktische Kontext, sind es die *in ihm* sich stellenden Fragen und Probleme sowie die Wissensbestände und Relevanzsetzungen der in diesem Kontext handelnden, als *epistemische Systeme* aufgefassten Subjekte, die mitbestimmen, was überhaupt als geforderte Erklärung in Betracht kommt und welche Erklärung von mehreren möglichen schließlich als gute oder aufschlussreiche Erklärung, als *best account*, gelten soll. Die Angemessenheit von (verstehenden) Erklärungsformen ist gewiss von der Struktur und qualitativen Beschaffenheit des Explanandums abhängig. Dieses aber wird durch die Vorstellung desselben, kurz: durch den Begriff, den sich bestimmte Personen in besonderen (praktischen) Zusammenhängen und Lagen von ihm machen, festgelegt, also von der Weise, in der das nominalisierte Explanandum von den Fragenden *propositional ausformuliert* (Angehrn, 1985, S. 135) und damit erst als *etwas Bestimmtes* qualifiziert wird (als etwas, dessen Bedeutung unklar ist; von dem fraglich ist, wie es möglich war; weshalb oder warum es eingetreten ist usw.). Mit anderen Worten: Das Konzept der »Erklärung« ist ein dreistelliger Prädikator. Erklärungen werden nicht bloß im Bezugsfeld zwischen Theorien und Tatsachen gegeben. Sie bringen vielmehr Theorien, Tatsachen und pragmatisch-epistemische Kontexte und Perspektiven der Erklärung ins Verhältnis zueinander, und zwar so, dass schließlich im skizzierten Sinn eine Transformation des Hintergrundwissens des oder der Fragenden vollzogen wird.[7]

Wer Erklärungen als Handlungen betrachtet, sieht sogleich, dass man es hier mit einem Sprechakt zu tun hat, an dem sich

Gadamers Begriff der »Horizontverschmelzung« ist offenkundig ein wissensdynamisches Konzept, und in seiner Hermeneutik steht bekanntlich die »Frage-Antwort-Logik« im Zentrum. Zur Kritik des damit verbundenen Anspruchs auf ein dialogisches Verstehen in der philosophischen Hermeneutik vgl. u.a. Straub (1999, S. 250ff.), Straub & Shimada (1999).

7 Opponenten dieser pragmatisch-epistemischen Konzeption sind die objektivistischen bzw. realistischen Ansätze, die, etwa wenn sie die Rolle der Kausalität beim Erklären betonen, nichtpragmatische, kontextfreie und in diesem Sinne objektive Komponenten oder Elemente hervorheben (vgl. etwa Arbeiten von Salmon, z.B. 1984).

vielerlei Aspekte voneinander abheben lassen.[8] Jedenfalls ist es so gut wie niemals so, dass jemand, der eine Erklärung für einen bestimmten Sachverhalt liefert, *nur dies* tut. Vielleicht steht er dabei in einem Gespräch, das er fortsetzt, indem er die geforderte Erklärung liefert; womöglich eröffnet er dadurch weitere kooperative Handlungsmöglichkeiten, die die Interaktionspartner nun ergreifen können; es kann auch sein, dass der oder die Erklärende eine anderen Person oder eine Gruppe berichtigt oder belehrt, beschämt oder beleidigt, zu etwas auffordert oder vor etwas warnt, oder dass er oder sie zugleich mit der gelieferten (verstehenden) Erklärung Empfehlungen ausspricht, Rechtfertigungen und Bewertungen abgibt, ein bestimmtes Menschenbild und vieles andere mehr zur Geltung bringt.

Wer eine pragmatisch-epistemische Perspektive einnimmt und erprobt, wird dazu neigen, die darin sich zeigende Seite einer jeden Erklärung nicht als einen der Erklärung bloß »äußerlichen« Aspekt abzutun, um sich sodann der »reinen Logik« und Methodologie explanativen Handelns widmen zu können. Der pragmatisch-epistemische Kontext der Erklärung ist kein externer Gesichtspunkt der explanativen Handlung. Er gehört vielmehr als konstitutiver Bestandteil zu ihr. Damit führt, so Angehrn (ebd., S. 112), »die Diskussion des Erklärungsbegriffs über eine rein logische Auseinandersetzung« hinaus. Dies scheint mir vor allem dann unumgänglich zu sein, wenn zwischen verschiedenen Modellen wissenschaftlichen Erklärens weder auf willkürliche noch auf dogmatische Weise entschieden werden soll. Zwischen angeblich konkurrierenden Erklärungsmodellen kann oft nur dann rational entschieden werden, wenn Aspekte, die den Rahmen der Logik, Methodologie, Syntax und Semantik übersteigen, mit in Betracht gezogen werden. Diese Entscheidung ist nicht rein logischer und methodologischer Natur, da in sie unweigerlich »das intuitive Verständnis dessen, was eine Erklärung leisten soll, [...] die faktische Wissenschaftspraxis einer Disziplin, [...] die Beschaffenheit des Gegenstandsbereiches« (ebd., S. 112f.), schließ-

8 Vgl. Tuomela (1988), von dessen kausalistischer Auffassung der Handlungserklärung ich allerdings abweiche.

lich auch eine Art »Entwurf eines ontologischen Grundgerüsts« (ebd.) und die damit verwobenen praktischen Interessen und Zielsetzungen wissenschaftlicher Erfahrungs- und Erkenntnisbildung hineinspielen.

Schon die Frage, was eine Erklärung leisten soll und aufgrund dieser Leistung ›ist‹, lässt vielerlei Antworten zu. Schurz zählt in einer knappen Systematik (seines Erachtens) alle Typen des wissenschaftlichen bzw. rational-kognitiven Erklärens und Verstehens auf. Ich verzichte hier auf eine Wiedergabe seiner Liste, die ich an anderer Stelle referiert und kritisch kommentiert habe (Straub, 2021, S. 327ff.). Ich will jedoch noch einmal festhalten, dass wir aus den angegebenen Gründen auch verschiedene *verstehende* Erklärungen unterscheiden und dabei die Pragmatik von Erklärungen *in ihrem Zusammenhang* mit deren logischer Struktur, die eben der gegebenen Situation und Aufgabe angemessen sein soll, im Auge behalten sollten: »Es gibt zahlreiche Situationen,« schreibt Angehrn (1985, S. 121)[9] zurecht, »in denen die Beantwortung einer Wie-möglich-Frage als zureichende, keiner Ergänzung bedürftige Erklärung empfunden wird«. Dies gilt auch für die wissenschaftliche Erfahrungs- und Erkenntnisbildung, für alle Situationen und Fragen eben, die gewisse (verstehende) Erklärungs*formen* oder *-modi* nahelegen (im Sinne des intentionalistischen, regel- bzw. normbezogenen oder narrativen Modells). Auch die von Angehrn so genannten Wie-möglich-Erklärungen sind offenbar nicht bloß vom subjektiven Interesse und der zufälligen Haltung der Handelnden bzw. epistemischen Subjekte

9 Angehrn begreift Wie-möglich-Erklärungen auch als integrative Teil/Ganzes-Erklärung. Dabei geht es um eine Art »Zusammenhangsverstehen«, nicht um »Ausdrucksverstehen«, »einfühlendes Verstehen« oder gar »introspektives Verstehen«. Dieses Modell der Teil/Ganzes-Erklärung führt er durch eine Rekonstruktion einschlägiger Arbeiten von Wilhelm Dilthey ein, ordnet ihm aber auch die partielle, quasi-teleologische, funktionale und die narrative Erklärung zu. All diese Erklärungen seien dabei »theoretische« Erklärungen und als solche von »praktischen« oder »rationalen« Erklärungen, die auf »›praktische‹ Verhältnisse, auf Beziehungen zwischen Motiven, Gründen, Entscheidungen und Handlungen zurückgreifen«, abzugrenzen (ebd., S. 133). Diese Grenzziehung wird hier nicht übernommen.

abhängig. Sie folgen vielmehr transindividuellen, intersubjektiv nachvollziehbaren Ansprüchen und verkörpern eine besondere »Einstellung zur Wirklichkeit«, die bspw. dann eingenommen werden »muss«, wenn der spezifischen Logik und Struktur des Handelns, nicht zuletzt seiner Kontingenz und Kreativität, oder aber temporal komplexen Phänomenen in (bisweilen unweigerlich retrodiktiven) verstehenden Handlungserklärungen Rechnung getragen werden soll.

Ergänzt sei noch, dass man Wie-möglich-Erklärungen, sobald man nicht ihre logische Form, sondern ihre intentionale Ausrichtung betrachtet, häufig auch als »Was-Erklärungen« bezeichnen könnte. Indem wir Wie-möglich-Erklärungen bilden, verstehen wir zugleich auch, »was es ist, das uns zunächst unverständlich war, *worum* es sich bei der unverständlichen Erscheinung in Wahrheit handelt« (ebd., S. 137). Diese Charakterisierung macht nicht nur deutlich, dass solche Erklärungen eine Affinität zu dem unterhalten, was gemeinhin vage als Verstehen (der einen oder anderen Art) bezeichnet wird, sondern auch, dass Aussagen oder Aussagensysteme bisweilen nur mit den Mitteln akzentuierender Unterscheidungen *entweder* als Erklärungen *oder* Verstehensleistungen *oder* auch als Beschreibungen begriffen werden können. Mitunter fallen diese analytisch unterscheidbaren Aspekte zusammen, was speziell am Beispiel des narrativen Modells gezeigt werden kann und hier auch kurz dargelegt wurde.

Nicht immer sucht man nach Erklärungen im Sinne des Warum-notwendig-Modells, nicht immer sind Prognosen gefragt. Auch Wahrscheinlichkeitsaussagen sind nicht immer nützlich und hilfreich. Zu erklären, wie eine Handlung oder eine beliebig komplexe Veränderung möglich war, mag diejenigen, die den notwendigen oder wahrscheinlichen Eintritt von Handlungen erklären oder prognostizieren wollen, nicht zufriedenstellen, gewiss. Umgekehrt mögen diejenigen, die an Wie-möglich- und Was-Erklärungen bestimmter Handlungen interessiert sind, von einer mit Gesetzeswissen oder mit Wissen über statistische Regelmäßigkeiten operierenden, subsumtionslogischen Erklärung enttäuscht sein und in praktischen Kooperationen – etwa im Hinblick auf psychologische Beratungssituationen oder die

Arbeit einer Konfliktmediatorin in unterschiedlichen Kontexten – wenig damit anfangen können. Für die Konfliktforschung ist das eine durchaus beruhigende und zugleich überaus anregende Antwort auf die Frage, welche verstehenden Erklärungen für sie in Betracht kommen – und eine meines Erachtens vielversprechende Aussicht obendrein.

Literatur

Abbott, A. (2020). *Zeit zählt. Grundzüge einer prozessualen Soziologie.* Mit einer Einf. v. T. Hoebel, W. Knöbl & A. Sahr. Hamburger Edition.

Abel, T. (1948). »The Operation Called ›Verstehen‹«. *American Journal of Sociology, 54*, 211–218 [reprinted in: Albert, H. (Hg.), (1964), *Theorie und Realität* (S. 177–188). Mohr].

Angehrn, E (1985). *Geschichte und Identität.* De Gruyter.

Apel, K.-O. (1979). *Die Erklären-Verstehen-Kontroverse in transzendentalpragmatischer Sicht.* Suhrkamp.

Apel, K.-O., Manninen, J. & Tuomela, R. (Hg.). (1978). *Neue Versuche über Erklären und Verstehen.* Suhrkamp.

Aschenbach, G. (1984). *Erklären und Verstehen in der Psychologie: zur methodischen Grundlegung einer humanistischen Psychologie.* Bock + Herchen.

Bruner, J. S. (1986). *Actual minds, possible worlds.* Harvard UP.

Bruner, J. S. (1998). Vergangenheit und Gegenwart als narrative Konstruktionen. In J. Straub (Hg.), *Erzählung, Identität und historisches Bewusstsein. Die psychologische Konstruktion von Zeit und Geschichte* (S. 46–80). Suhrkamp.

Bruner, J. S. (2002). *Making Stories. Law, Literature, Life.* Harvard UP.

Danto, A. C. (1980 [1965]). *Analytische Philosophie der Geschichte.* Suhrkamp.

Dilthey, W. (1957 [1895/96]). [Über vergleichende Psychologie.] Beiträge zum Studium der Individualität. In ders., *Gesammelte Schriften V: Die geistige Welt. Einleitung in die Philosophie des Lebens. Erste Hälfte. Abhandlungen zur Grundlegung der Geisteswissenschaften. Hg. v. G. Misch* (S. 241–316). Teubner/V&R [Erstausg. teilw. publ. 1895/96].

Gadamer, H.-G. (1986 [1960]). *Wahrheit und Methode. Grundzüge einer philosophischen Hermeneutik. Gesammelte Werke, Bd. 1.* Mohr.

Greshoff, R., Kneer, G. & Schneider, W. L. (Hg.). (2008). *Verstehen und Erklären. Sozial- und kulturwissenschaftliche Perspektiven.* Fink.

Habermas, J. (2019). *Auch eine Geschichte der Philosophie, Bd. 1: Die okzidentale Konstellation von Glauben und Wissen.* Suhrkamp.

Hempel, C. G. (1942). The Function of General Laws in History. *The Journal of Philosophy, 39*, 35–48.

Hempel, C. G. (1959). The Logic of Functional Analysis. In L. Gross (Hg.), *Symposium on Sociological Theory* (S. 271–307). Harper.

Hempel, C. G. & Oppenheim, P. (1948). Studies in the Logic of Explanation. *Philosophy of Science, 15*, 135–175.

Hoebel, T. & Knöbl, W. (2019). *Gewalt erklären! Plädoyer für eine entdeckende Prozesssoziologie.* Hamburger Edition.

Joas, H. (1992). *Die Kreativität des Handelns.* Suhrkamp.

Kermode, F. (1967). *The Sense of an Ending: Studies in the Theory of Fiction.* Oxford UP.

Korthals-Beyerlein, G. (1979). *Soziale Normen. Begriffliche Explikation und Grundlagen empirischer Erfassung.* Fink.

Korthals-Beyerlein, G. (1981). Soziale Normen. In H. Werbik & H.-J. Kaiser (Hg.), *Kritische Stichwörter zur Sozialpsychologie* (S. 323–339). Fink.

Koselleck, R. (1985a). *Vergangene Zukunft. Zur Semantik geschichtlicher Zeiten.* Suhrkamp.

Koselleck, R. (1985b [1968]). Der Zufall als Motivationsrest der Geschichtsschreibung. In ders., *Vergangene Zukunft. Zur Semantik geschichtlicher Zeiten* (S. 158–175). Suhrkamp.

Musil, R. (2014 [1930–43]. *Der Mann ohne Eigenschaften, Bd. I & II.* Rowohlt.

Peirce, C. S. (1892). The Doctrine of Necessity Examined. *The Monist, II*(3), 321–337.

Popper, K. R. (1935). *Logik der Forschung. Zur Erkenntnistheorie der modernen Naturwissenschaft.* Julius Springer [Neuausg. in 11. Aufl. als Bd. 3 der Werkausg., 2005. Mohr Siebeck].

Reckwitz, A. (2000). *Die Transformation der Kulturtheorie. Zur Entwicklung eines Theorieprogramms.* Velbrück.

Ricœur, P. (1986). *Zufall und Vernunft in der Geschichte.* Konkursbuchverlag.

Ricœur, P. (1988 [1933]). *Zeit und Erzählung, Bd. I: Zeit und historische Erzählung.* Fink.

Ricœur, P. (1991 [1985]). *Zeit und Erzählung, Bd. III: Die erzählte Zeit.* Fink.

Riedel, M. (1978). *Verstehen oder Erklären? Zur Theorie u. Geschichte der hermeneutischen Wissenschaften.* Klett-Cotta.

Salmon, W. C. (1984). *Scientific Explanation and the Causal Structure of the World.* Princeton UP.

Schurz, G. (Hg.). (1988a). *Erklären und Verstehen in der Wissenschaft.* Oldenbourg.

Schurz, G. (1988b). Was ist wissenschaftliches Verstehen? Eine Theorie verstehensbewirkender Erklärungsepisoden. In ders. (Hg.), *Erklären und Verstehen in der Wissenschaft* (S. 235–298). Oldenbourg.

Searle, J. (1971 [1969]). *Sprechakte. Ein sprachphilosophischer Essay.* Suhrkamp.

Sichler, R. (2026 i. D.). Kritik und Utopie aus fiktionalen Welten: Relationale Hermeneutik im Kontext des Möglichkeitssinns. In P. Chakkarath & J. Straub (Hg.), *Kritik (in) der Psychologie.* Springer VS.

Straub, J. (1992). Das Handeln denken. Kreativität als Grundbegriff einer revidierten Handlungstheorie in Soziologie und Nachbardisziplinen. Handlung Kultur Interpretation. *Bulletin für Psychologie und Nachbardisziplinen, 3,* 113–129.

Straub, J. (Hg.). (1998a). *Erzählung, Identität und historischen Bewusstsein. Zur psychologischen Konstruktion von Zeit und Geschichte.* Suhrkamp.

Straub, J. (1998b). Geschichten erzählen, Geschichte bilden. Grundzüge einer

narrativen Psychologie historischer Sinnbildung. In ders. (Hg.), *Erzählung, Identität und historisches Bewußtsein. Zu psychologischen Konstruktion von Zeit und Geschichte* (S. 81–169). Suhrkamp.
Straub, J. (1999). *Handlung, Interpretation, Kritik. Grundzüge einer textwissenschaftlichen Handlungs- und Kulturpsychologie.* De Gruyter.
Straub, J. (2021). *Psychologie als interpretative Wissenschaft. Menschenbild, Wissenschaftsverständnis, Programmatik, Bd. 2.* Psychosozial-Verlag.
Straub, J. (2022). *Verstehendes Erklären. Sprache, Bilder und Personen in der Methodologie einer relationalen Hermeneutik. Schriften zu einer handlungstheoretischen Kulturpsychologie.* Psychosozial-Verlag.
Straub, J. & Shimada, S. (1999). Relationale Hermeneutik im Kontext interkulturellen Verstehens. *Deutsche Zeitschrift für Philosophie, 47*(3), 449–477.
Straub, J. & Werbik, H. (Hg.). (1999). *Handlungstheorie. Begriff und Erklärung des Handelns im interdisziplinären Diskurs.* Campus.
Toulmin, S. (1968 [1961]). *Voraussicht und Verstehen. Ein Versucht über die Ziele der Wissenschaft.* Suhrkamp.
Tuomela, R. (1988). Eine pragmatisch-nomologische Theorie des wissenschaftlichen Erklärens und Verstehens. In G. Schurz (Hg.), *Erklären und Verstehen in der Wissenschaft* (S. 125–170). Oldenbourg.
Waldenfels, B. (1990). Der Logos der praktischen Welt. In ders., *Der Stachel des Fremden* (S. 83–102). Suhrkamp.
Waldenfels, B. (1997). *Topographie des Fremden. Studien zur Phänomenologie des Fremden.* Suhrkamp.
Waldenfels, B. (1998). *Grenzen der Normalisierung. Studien zur Phänomenologie des Fremden, Bd. 2.* Suhrkamp.
Waldenfels, B. (1999). Symbolik, Kreativität und Responsivität. Grundzüge und Phänomenologie des Handelns. In J. Straub & H. Werbik (Hg.), *Handlungstheorie. Begriff und Erklärung des Handelns im interdisziplinären Diskurs* (S. 243–260). Campus.
Waldenfels, B. (2006). *Grundmotive einer Phänomenologie des Fremden.* Suhrkamp.
Winch, P. (1966 [1958]). *Die Idee der Sozialwissenschaft und ihr Verhältnis zur Philosophie.* Suhrkamp.
Wright, G.H. von (1974 [1971]). *Erklären und Verstehen.* Athenäum.

Biografische Notiz

Prof. Dr. phil. *Jürgen Straub* ist Inhaber des Lehrstuhls für Sozialtheorie und Sozialpsychologie in der Fakultät für Sozialwissenschaft der Ruhr-Universität Bochum. Er leitet mit Pradeep Chakkarath und Aladin El- Mafaalani das Hans Kilian und Lotte Köhler-Centrum für sozial- und kulturwissenschaftliche Psychologie und historische Anthropologie (IPU Berlin, TU Dortmund).

Reise in ein wohlbekanntes und doch fremdes Land

Konflikte und Konflikteskalation

Arist von Schlippe

Der folgende Text besteht in der Einladung zu einer Reise nach »Dämonistan«[1]. Es ist eine Reise in ein Land, das uns allen wohlbekannt und zugleich fremd ist. Hier gelten andere Regeln, als wir sie normalerweise kennen. Die eine gelangt langsam und ohne es zu merken hinein, der andere befindet sich plötzlich und unversehens dort. Es gibt keine Grenzstationen, keine festgelegte Reiseroute. Vermutlich wird jeder und jede schon einmal in diesem Land gewesen sein, sei es kurz nur in den Grenzregionen, sei es ganz tief im Inneren. Und gerade sie oder er wird wissen, wie schwierig es ist, aus Dämonistan wieder herauszukommen. Es gibt dort Sümpfe, affektgeladene Eigenwelten, in denen man hoffnungslos steckenbleiben kann. Irgendwo in diesen Sümpfen verläuft dann – ebenfalls kaum merklich – eine weitere Grenze. Es ist die Grenze nach Fundamentalien, dem Land, aus dem es kein Zurück mehr gibt, weil sich die Kognitionen und Affekte dort so eindimensional verhärtet haben, dass das eigene Weltbild unverrückbar feststeht: Es ist ›ganz klar‹, wo die Grenze zwischen Gut und Böse verläuft, Lösungen können nur noch in der totalen Unterwerfung der anderen Partei bestehen – ein Blick in die Nachrichten zeigt genügend erschreckende Beispiele.

---

1 Die Metapher der »Reise« bietet sich für Konfliktdynamiken an. Dieses Bild habe ich vor einiger Zeit bereits in einem Aufsatz verwendet (2019). Der nun vorliegende Beitrag setzt andere Schwerpunkte, bezieht sich aber in Teilen immer wieder auf den angegebenen Text. Eine Bezugnahme darauf wird nur dann angegeben, wenn längere Passagen zitiert werden.

Dieser Text soll für die gefährliche Unsichtbarkeit dieses Landes sensibilisieren, gerade wenn es um hocheskalierte Konflikte geht. Tatsächlich ist der Konflikt selbst, das eigentliche »Konfliktsystem«, unsichtbar. Man kann hören, wie Menschen sich anschreien, man sieht blau geschlagene Augen, eingeschlagene Fensterscheiben und Schlimmeres, aber das sind die Begleiterscheinungen und Konsequenzen des Konflikts. Der Konflikt selbst besteht aus einer bestimmten Art von Kommunikation, die sich verselbstständigt hat – da gibt es unterschiedliche Interessen, Ansichten und nicht selten stehen Missverständnisse am Anfang. Zunehmend zwingt das dann entstehende Sozialsystem den Akteurinnen und Akteuren die eigenen Bedingungen auf, ohne dass es diesen selbst bewusst wird. Mit jeder Interaktion, in der eine Kommunikation konflikthaft, also verneinend, abwehrend an die andere anschließt, setzt sich das Konfliktsystem fort. Und wie es sich fortsetzt, hat viel damit zu tun, wie die jeweilige Kommunikation von den Konfliktparteien wahrgenommen und verarbeitet wird: »Ihre Wahrnehmungsmaschinerie, die Art, wie Sie wahrnehmen, wird von einem System von Voraussetzungen regiert, das ich Ihre Epistemologie nenne: eine ganze Philosophie tief drinnen in Ihrem Geist, aber jenseits Ihres Bewusstseins« (Bateson & Bateson, 2005, S. 136).

Dieser ›Reisebericht‹ ist in Etappen gegliedert. Die ersten Etappen ähneln einer Geisterbahn; sie sollen zeigen, wie man nach Dämonistan gelangt und wie es dort zugeht. Die letzte Etappe ist der Frage gewidmet, welche möglichen ›Rückfahrkarten‹ aus diesem Land heraus denkbar sind. Doch zunächst beginnt die Reise – lösen wir die Fahrkarten!

Sich festfahrende Symmetrie

Wie bereits deutlich wurde, kommen wir gleich zu Beginn der Reise direkt zu der Frage, was ein Konflikt eigentlich ist. Schauen wir einmal kommunikationstheoretisch darauf: Seit Gregory Bateson (1981, S. 107) wissen wir, dass auf eine Kommunikation symmetrisch oder komplementär reagiert werden kann. Einer

Aussage oder einer Aufforderung kann widersprochen (symmetrisch) oder zugestimmt (komplementär) werden. Der Einstieg in den Konflikt beginnt mit einer symmetrischen Kommunikation, einem Widerspruch: Der eine sagt »ja«, die andere »nein«. Zugegeben, das allein ist noch kein Konflikt, es muss etwas dazukommen: Auf die Symmetrie, auf den kommunizierten Widerspruch muss wiederum symmetrisch geantwortet werden (Luhmann, 1984, 1996; Simon, 2012). Der eine möchte mit der anderen ins Kino gehen, diese will mit ihm ins Theater. Diese Interessendifferenz allein ist noch kein Konflikt. Erst wenn er sagt: »Ich will aber, dass du mit mir ins Kino gehst!«, und sie antwortet darauf: »Und ich will mit dir ins Theater!«, könnte die Reise beginnen, könnte die Symmetrie sich festfahren. Der kommunizierte Widerspruch allein genügt nicht. Erst wenn der kommunizierte Widerspruch seinerseits auf Widerspruch trifft, kommt der Fahrkartenautomat in Sicht, beginnt sich ein neues Sozialsystem zu bilden: das Konfliktsystem.

Langsam verhärten sich die Standpunkte (Glasl, 2013), und je mehr dies geschieht, desto mehr kommt es zur »operativen Verselbstständigung« der konflikthaften Kommunikation (Luhmann, 1996, S. 477). Ohne dass sie es merken, arbeiten beide Seiten intensiv daran, immer tiefer in das merkwürdige Land Dämonistan hineinzugelangen. Je tiefer sie hineingehen, desto mehr folgt die Kommunikation den Regeln dieses merkwürdigen Landes. Die Parteien wähnen sich im Vollbesitz ihrer Handlungsfreiheit, doch die geht ihnen schrittweise verloren. Das Konfliktsystem gewinnt eine neue Qualität, der Spielraum der Akteurinnen und Akteure wird eingeengt: Auf eine symmetrische Kommunikation der einen kann durch die andere Seite nur noch symmetrisch mit einer Negation, einer Entwertung reagiert werden. Das abwechslungsreiche Spiel mit Symmetrie und Komplementarität, das im Alltag auf der Welt täglich milliardenfach erfolgreich gespielt wird, wann immer es um den Ausgleich von Interessen geht, fährt sich fest. Es gibt eben kein: »Na gut, ich komme mit, aber das nächste Mal gehen wir ins Theater!«, kein: »Stimmt, ich habe da ziemlich überreagiert, sorry!« oder Ähnliches. Stattdessen bildet sich ein immer stärker werdender Sog, symmetrisch zu reagieren, dabei die Themenfelder auszuweiten und in den beginnenden Streit alles Mögliche hineinzuziehen: »Wenn du jetzt nicht mit mir ins Kino gehst, werde ich am Wochenende auch nicht mit zu deinen Eltern fahren!« – »Na und, dann bleibst du eben zu Hause, du Kulturbanause! Ich hätte damals sowieso auf meine Mutter hören sollen, ehe ich dich geheiratet habe!« – »Oh Gott, jetzt kommt die Leier wieder, ich halt's nicht aus!« Es geht schnell um alles andere als um Kino oder Theater, ein Wort gibt das andere. Schrittweise entsteht ein »hochintegriertes Sozialsystem«, in dem »die Tendenz besteht, alles Handeln im Kontext einer Gegnerschaft unter den Gesichtspunkt der Gegnerschaft zu bringen« (ebd., S. 479). Immer weniger geht es um die Sache selbst, das Selbstwertgefühl der Akteurinnen und Akteure wird dagegen immer stärker angegriffen: Das Ich ist »im Belagerungszustand« (Pfab, 2020, S. 2f.).

Die Kommunikation wird zwar kontinuierlich fortgesetzt – wie in jedem anderen Kommunikationssystem auch –, aber es gehen Spielräume verloren. Der Möglichkeitsraum der Parteien, sich zu verhalten, wird immer enger. Es gibt nur noch einige wenige Varianten, deren gemeinsamer Nenner darin besteht, dem anderen ein »Nein« zu kommunizieren, also seine Kommunikationsangebote zu verwerfen, bis dahin, dass sogar ein positives Angebot des anderen als Falle verstanden und entwertet wird. Dieser sog. »feindselige Wahrnehmungsfehler« wird uns noch beschäftigen. Zunächst halten wir fest, dass eine Dynamik entsteht, die sich verselbstständigt:

> »Als Konflikt soll ein Kommunikationsprozess (= sozialer Prozess) oder Denk- und Fühlprozess (= psychischer Prozess) definiert werden, bei dem eine Position (z.B. ein Wunsch, eine Handlungsanweisung, -option oder -wirkung, eine Sichtweise, eine Bewertung etc.) *verneint* wird und diese Negation ihrerseits *verneint* wird. […] Dieser Typus von Sinnsystem, der durch einen Prozess fortgesetzter *Negation der Negation* gekennzeichnet ist, soll Konflikt genannt werden. Sein Resultat ist ein Zustand der Unentschiedenheit. Er währt, solange der Konflikt dauert« (Simon, 2012, S. 11, Herv. i.O.).

Kausalität und personenbezogene Zurechnung

Aus Sicht der Systemtheorie besteht der erste ›Sündenfall‹ im Konflikt in der Zurechnung der Konfliktursache *auf eine* Person und der damit verbundenen Unterstellung von entsprechenden Motiven (von Schlippe, 2014). Es ist ein Versuch, Komplexität zu reduzieren, indem eine einfache Kausalbeziehung hergestellt wird: Da ist der Konflikt, dort ist die andere Konfliktpartei und die hängen, ganz klar, zusammen: »Es ist deine/eure Schuld!« Der Biologe Rupert Riedl (1981, S. 74) betont, dass wir es dabei mit angeborenen Erkenntnisstrukturen zu tun haben, mit »erblichen Anschauungsformen«, die die uns möglichen Vorstellungen und Erwartungen gegenüber unserer Welt bestimmen. Sie legen uns als »unbelehrbare Lehrmeister« bestimmte Formen der Erkenntnis nahe, ohne dass wir uns ihrer bewusst sind. Ein solcher Lehrmeister ist für Riedl die Kausalität. Sie spiegelt uns vor, wir würden eine Welt ›da draußen‹ beschreiben; stattdessen nehmen wir nur unsere angeborenen Erkenntnisstrukturen wahr. Und die sind natürlich stark eingefärbt von unserer seelischen Empfindungslage: Wir suchen nach kausalen Erklärungen für das Verhalten des anderen und neigen dazu, seinen Einfluss auf den Verlauf der Dinge zu über- und den eigenen Einfluss zu unterschätzen.

Wir verwechseln dabei sozusagen Landkarte und Gebiet: Auf unserer Landkarte ist der oder die andere der »wahrgenommene Verursacher« (Kalisch, 2007), es liegt an ihm oder ihr. »Er hat doch den Schlüssel!«, rief mir in einer Konfliktmoderation einer der beiden Kontrahenten verzweifelt zu. Der andere fragte nicht minder verzweifelt: »Was meinst du? Alles wäre doch gut, wenn du nur einlenken würdest!« Über Jahrmillionen sind in uns Menschen derartige Erkenntnisschemata evolviert, auf die wir v. a. in Situationen von Unsicherheit zurückgreifen und die uns immer wieder dazu bringen, eine Sachlage auf spezifische Weise zu beschreiben. Unsere Sprache unterstützt genau diese Art der Wahrnehmung, sie legt genau das immer schon nahe, indem sie uns anbietet, Sätze nach dem Schema »Subjekt, Prädikat, Objekt« zu bilden. Wenn etwas passiert, dann muss es auch jemand verursacht haben. Im Zweifelsfall ist die naheliegende Erklärung, dass es an der Person liegt, die uns unmittelbar vor Augen steht.

Doch Kausalität ist eine Hypothese, eine Brille, mit der wir auf die Welt schauen. Wittgenstein sagt sehr drastisch: »Der Glaube an den Kausalnexus ist der Aberglaube« (1968, S. 63), und gerade im Konfliktfall können Kausalkonstruktionen verhängnisvoll sein. Einer setzt eine »Interpunktion« in einen komplexen, zirkulär organisierten Prozess (Watzlawick et al., 1969): »Alles fing damit an, dass …« Der andere setzt den Anfangspunkt völlig anders: »Was für ein Blödsinn, da habe ich doch nur darauf reagiert, dass du …« – »Ach ja, und was war davor?« Im Regelfall sind sich die Konfliktpartner nicht zuletzt darüber uneinig, wie die Frage nach dem Konfliktbeginn zu beantworten sei. Die Konzentration auf den ›wahrgenommenen Verursacher‹ und die Vermutungen über seine ›wahren Absichten‹, also Motivunterstellungen und Gedankenlesen, versorgen das Konfliktsystem mit Nahrung. In Verbindung mit der erwähnten Verselbstständigung der Kommunikation nimmt nun das Konfliktgeschehen Fahrt auf. Allerdings braucht es dazu noch einen weiteren Reisebeschleuniger, der die Konfliktparteien mit der nötigen Energie versorgt, sodass sie immer tiefer hineingezogen werden, vielleicht sogar schon nah an die Sümpfe Dämonistans geraten. Es ist die Empfindung der Empörung.

Empörung

Empörung ist eine Qualität des Erlebens, die wohl jedem und jeder vertraut ist: »Was für eine Unverschämtheit!« Empörung ist eng verbunden mit der eigenen Haltung zu Gerechtigkeit; sie ist »jener besondere Zorn, den man empfindet, wenn man glaubt, jemand bekomme etwas, was ihm nicht zusteht. Empörung dieser Art ist Zorn über Ungerechtigkeit« (Sandel, 2009, S. 14). Jeder und jede weiß, wie leicht es ist, diese Empörung zu nähren, sich schrittweise immer mehr in einen »gerechten Zorn« hineinzusteigern (Kalisch, 2007). Das macht sie zugleich so gefährlich. Sie versorgt den oder die Empörte mit der Überzeugung, im Recht zu sein. Entsprechend erlebt man sich zu allen möglichen – auch destruktiven – Gegenmaßnahmen berechtigt, um einen Ausgleich wiederherzustellen.

Empörung ist die Leitemotion, die für den Psychologen Leo Montada (2014) in jedem Konflikt zu finden ist, weil praktisch jedem Konflikt eine Verletzung des Gerechtigkeitsempfindens zugrunde liegt. Menschen reagieren affektiv schnell und hochgradig erregt, wenn ihre normative Erwartung daran, wie der oder die andere sein oder sich verhalten sollte, verletzt wird. Die Intensität der Verletzung des Gerechtigkeitsempfindens ist erkennbar an der Stärke der Empörung, die affektive Energie ist sehr hoch, es ist kaum auszuhalten. Empörung ist als Empfindung besonders problematisch, denn sie wirkt als »Schalter und Filter« (Ciompi & Endert, 2011) auf Aufmerksamkeit, Gedächtnis und Denken, lädt zu vereinfachenden »Entweder-oder«-Unterscheidungen ein (Glasl, 2013), drängt zur unmittelbaren, eskalierenden Antwort (Omer et al., 2007), versorgt uns mit der vermeintlich ungetrübten Gewissheit, im Recht und auf der Seite der Guten zu sein, sodass wir, ohne zu zögern, auch destruktiv handeln können; wir waren ja dazu ›gezwungen‹.

Gerechtigkeit ist ein zentrales Thema in Konflikten, und dies gilt umso mehr, je näher sich die beteiligten Personen stehen. Familienmitglieder etwa beobachten einander sehr genau und vergleichen sich miteinander. Nun ist aber das Problem, dass der Begriff »Gerechtigkeit« ein Abstraktum bezeichnet, das sich einer scharfen Definition entzieht (Taschner, 2011). So werden an das, was jeweils als Gerechtigkeit zu verstehen ist, sehr unterschiedliche und oft sehr subjektive Maßstäbe angelegt. Gerechtigkeit ist, so gesehen, eine gefährliche und potenziell eskalationsfördernde Illusion; die Überzeugung, dass die Welt gerecht zu sein habe (natürlich immer nach der eigenen Definition), kann höchst destruktive Konsequenzen nach sich ziehen (Lerner, 1980). Empörung wird als Gefühl erlebt, doch da sie eng an unsere Konzepte von Gerechtigkeit und unsere Überzeugungen gekoppelt ist, lässt sie sich auch zu den »Sekundärgefühlen« zählen (Greenberg, 2006): Unsere Empörung hält uns sozusagen den Spiegel unserer Allmachtsideen vor: »Die Welt soll gerecht sein, und zwar nach meinen Maßstäben!« Wenn sie das nicht ist, ist jedes Mittel recht, das zu erreichen.

Wie gesagt, Gerechtigkeitsvorstellungen können sehr verschiedenen Logiken entstammen. Was das bedeutet, lässt sich am Beispiel von Unternehmerfamilien gut erläutern (von Schlippe, 2014). Denn diese Familien sind ständig herausgefordert, (mindestens) zwei sehr verschiedene Systemrationalitäten auszubalancieren, die der Familie und die des Unternehmens. Was als »gerecht« bezeichnet wird, wird in diesen Logiken jeweils sehr unterschiedlich verstanden. Die Familie sieht Gerechtigkeit im Kontext der Logik von Gleichheit: Man hat alle Kinder »gleich lieb« (wenn das nicht so sein sollte, wird es meist als »Problem« bezeichnet, was unterstreicht, dass die Geltung der Gleichheitsforderung eigentlich bewusst ist); alle sollten beim Thema Erbe gleichermaßen bedacht werden usw. Viele der innerfamiliären Auseinandersetzungen drehen sich um genau dieses Thema. Man kann das bei kleinen Kindern sehr gut sehen; minimale Differenzen bieten Anlass zu heftiger Empörung: »Der hat mehr bekommen!«, und anschließend zu komplizierten Aushandlungsprozessen: »Ja, der hat mehr bekommen, weil er neulich weniger bekommen hatte!« – »Trotzdem, das ist ungerecht, immer kriegt der mehr!« usw. Wie man sieht, können sich schon innerhalb der Logik der Familie die Gerechtigkeitsvorstellungen unterscheiden (Stierlin, 2005). Denn die Familienmitglieder führen eigene ›Kontoauszüge‹ über ihre jeweiligen Verdienste und darüber, was ihnen jeweils zusteht (Boszormenyi-Nagy & Spark, 1981). Im Unterschied zu Bankauszügen liegen diese aber nicht gedruckt und überprüfbar vor. Sie werden innerlich und subjektiv geführt, und hinsichtlich der Berechnung eigener Verdienste und Versäumnisse unterscheiden sich die Mitglieder doch sehr. Verständlicherweise rechnet man bei den eigenen Vorzügen etwas großzügiger als bei den eigenen Versäumnissen: Wenn es um uns selbst geht, gehen wir mit Gerechtigkeitslogiken in der Regel oft relativ locker um, bei anderen hingegen sehr restriktiv. Kritisch wird es dann, wenn die ›Auszüge‹ präsentiert werden. Oft geschieht dies im Erbfall: »Wer hat schon vor Jahren welches Bild geschenkt bekommen?« – »Wer hat dafür aber doch schon damals Geld von den Eltern für den eigenen Hausbau bekommen?« – »Moment mal, wie viel war das wert, gleicht das das Bild aus? Natürlich nicht!« – »Aber wer hat sich dann noch intensiv um die Eltern gekümmert?« Aus all diesen Ereignissen werden Erwartungen abgeleitet, deren Enttäuschung die Empörung befördert (Hülsbeck & von Schlippe, 2018).

Diese Dynamik, mit der Familien vielfach überfordert sind, wird in Unternehmerfamilien noch verschärft. Denn im Unternehmen gilt eine ganz andere Gerechtigkeitslogik als in Familien. Der- oder diejenige, die die operative Führung des Unternehmens übernimmt – und das sollte der oder die Qualifizierteste und Engagierteste sein –, sollte im Idealfall die gesamten Unternehmensanteile halten, um entscheidungsfähig zu sein. Das aber wird in der Familienlogik als zutiefst ungerecht empfunden. Gerade in den ersten Generationen einer Unternehmerfamilie bringt die Diskrepanz der beiden Gerechtigkeitslogiken die Familienmitglieder in heftige Konflikte. Ein Gründer oder eine Gründerin muss nach langen erfolgreichen Aufbaujahren nun entscheiden, wie es weitergehen soll. Er oder sie ist aber nicht nur Gründer oder Gründerin, sondern auch Eltern- oder Großelternteil. Was ist nun richtig, was ist falsch? Hier zeigt sich das Gerechtigkeitsparadox (Sarholz & Lorz, 2015) in aller Schärfe: Eine gleichmäßige Verteilung an alle Abkömmlinge verletzt das unternehmerische Gerechtigkeitsprinzip, eine Bevorzugung des operativ Tätigen die Familienlogik. Viele Konflikte in Unternehmerfamilien lassen sich auf diese Paradoxie zurückführen (von Schlippe, 2014; Wegner, 2021).

So werden wir mit Empörungsenergie aufgeladen und mit Landkarten ›ausgestattet‹, die uns das Konfliktgeschehen nur sehr unvollkommen wiedergeben, die uns einladen, ›den anderen‹ oder ›die andere‹ als ›die Ursache‹ zu sehen, ihm (immer natürlich auch: ihr) Motive zu unterstellen (meist keine guten), sprich: seine Gedanken zu ›lesen‹ (Schulz von Thun, 2014; Pfab, 2020). Nun sind wir bestens aufgestellt, in dem Land Dämonistan herumzureisen, denn »wir wissen Bescheid«: Die Ursache ist klar, die düsteren Motive des Opponenten oder der Opponentin liegen offen zutage und wir wissen, was seine oder ihre wahren Gedanken und Absichten sind: »Er oder sie ist nichts als …«. So lassen wir den anderen oder die andere mehr und mehr zu einem ›Monster‹ werden (von Schlippe, 2019).

Dämonisierung: Dumm, krank, böse

Wenn sich mein Gegenüber in einer Logik bewegt, die ich nicht nachvollziehen kann, und ich davon ausgehe, selbst über die richtige Situationsbeschreibung zu verfügen, stehen eigentlich nur drei Möglichkeiten der Erklärung zur Verfügung: Der oder die andere ist dumm, krank oder böse. Auch diese Erkenntnis dürfte durch die Alltagserfahrung gedeckt sein; wohl jeder hat dem anderen einmal »Spinnst du?« zugerufen oder das zumindest einmal gedacht. Prägnant zeigt dies das folgende Beispiel (von Schlippe, 2014, S. 128). Zwei Brüder besaßen 50 Prozent am gemeinsamen Familienunternehmen, beide standen in einem höchst eskalierten Konflikt. Im Einzelgespräch sagte mir der eine: »Sie sind ja Psychologe. Sie werden das schon erkannt haben: Mein Bruder ist schwer psychisch krank. Ich weiß sogar die Diagnose. Aber ich will Ihnen da gar nicht die Arbeit abnehmen. Das werden Sie ja schon selbst herausfinden.« Im anschließenden Einzelgespräch mit dem anderen fällt folgende Äußerung: »Mein Bruder ist ein Verbrecher, nicht ›wie‹ ein Verbrecher, nein, er ist einer! Das müssen Sie wissen und das ist sehr wichtig. Denn wie jeder gute Verbrecher hat er sich eine Geschichte zurechtgelegt, es könnte sogar sein, dass er selbst an diese Geschichte glaubt. Aber Sie müssen aufpassen, dass Sie der nicht auf den Leim gehen.«

Da wurde es explizit so benannt: »dumm«, »krank« oder »böse«. In diesem Fall standen nur »krank« und »böse« zur Verfügung, denn beide Brüder waren promoviert, die Kategorie »dumm« fiel damit weg, obwohl es auch unter studierten Erwachsenen diesen Vorwurf gibt. Wenn Menschen einander mit einem Etikett belegen, geschieht etwas Merkwürdiges – und das ist eines der Geheimnisse der sozialen Verfasstheit von uns Menschen: In der Art und Weise, in der wir einen anderen beschreiben, *wird* der andere eben auch zu demjenigen, als den wir ihn beschreiben. Diese Vorgänge sind wohl besser literarisch zu beschreiben als mit psychologischen Theorien. Einer der Literaten, die sich am meisten mit genau diesem Thema beschäftigt haben, ist Max Frisch. Immer wieder taucht in seinen Romanen dieses Moment auf: Ein Mensch wird durch die Art und Weise, wie er von anderen beschrieben wird, zu dem, als der er beschrieben wird. In seinen Tagebüchern schreibt er dazu:

> »In gewissem Grad sind wir wirklich das Wesen, das die anderen in uns hineinsehen. Freunde wie Feinde. Und umgekehrt. Auch wir sind die Verfasser der anderen. Wir sind auf eine heimliche und unentrinnbare Weise verantwortlich für das Gesicht, das sie uns zeigen. Wir halten uns für den Spiegel und ahnen nur selten, wie sehr der andere seinerseits eben Spiegel unseres erstarrten Menschenbildes ist. Unser Erzeugnis, unser Opfer« (Frisch, 1964, S. 33f.).

Wir sind jetzt bereits gut in Dämonistan unterwegs. Die Konfliktparteien belegen einander zunehmend mit dämonischen Beschreibungen, mit dämonischen Narrativen. Der eigene Anteil wird ausgeblendet, der oder die andere ist das absolute Böse. In einer Trennungsberatung sagte ich im Einzelgespräch einmal zu der Ehefrau: »Sie beschreiben Ihren Mann ja, als wäre er der Teufel!« – »Er *ist* der Teufel!«, war die Antwort. Es ist ein Prozess der wechselseitigen Zuschreibung, das Kommunikationsmuster richtet sich seine Akteurinnen und Akteure zu. So, wie Frisch es beschreibt, wird nun der oder die andere zunehmend zu der monströsen Figur, als die er oder sie beschrieben wird (Omer & von Schlippe, 2007). Es entstehen, typisch für Dämonistan, »dämonisierte Zonen« (Glasl, 2013) zwischen den Handelnden. Hier können schlimme Dinge passieren, ohne dass man Verantwortung für das eigene Handeln übernimmt: »Das hat er sich jetzt selbst zuzuschreiben!«

Psychologische Kontrakte

Es lohnt sich hier ein genauerer Blick auf das Konzept der »psychologischen Kontrakte«. Es entstammt der Organisationspsychologie (Rousseau, 1995; George, 2009; Hülsbeck & von

Schlippe, 2018). Gemeint sind implizite, vage gegebene Versprechungen, die bei beiden Seiten unterschiedliche Erwartungen hervorrufen, aber sehr anders erinnert werden. Oft geraten beide Seiten unwissentlich hinein, manchmal werden absichtlich vage Versprechungen gemacht (»Darüber werden wir uns sicher noch einig …« o.Ä.).

Das Problem ist die Selbstverständlichkeit, mit der beide Seiten davon ausgehen, dass ihre Sicht auf das Versprechen die richtige ist. Über Jahrzehnte hinweg können Paare und Familien (aber auch andere kleinere Gruppen) mit »Konsensfiktionen« leben (Hahn, 1983), also mit der gefühlten Gewissheit, dass man sich einig ist und es irgendwann zu einer Erfüllung der vage gegebenen Zusage kommen wird. Daher sind es oft Übergänge (z. B. Nachfolge, Erbfall, insbesondere die Testamentseröffnung, Studienabschluss, Heirat), an denen sich die psychologischen Kontrakte als brüchig erweisen: »Du hast doch immer gesagt, wenn ich einen BWL-Abschluss habe, komme ich in die Firma!« – »Nein, das habe ich nie gesagt. Ich habe gesagt, wenn du Musik studierst, kannst du dir die Nachfolge gleich aus dem Kopf schlagen!« Die Nichterfüllung eines psychologischen Kontrakts wird als starke Verletzung des Gerechtigkeitsempfindens erlebt, die Konsequenzen werden von den Beteiligten entsprechend recht einhellig beschrieben: Ärger und emotionale Belastung, Gefühle des Verratenseins und die Erfahrung ungerechtfertigter Beschädigung. Vielfach sind die Versprechungen zumindest für die eine Seite mit einer sehr emotionalen Situation verbunden, während die andere diese vielleicht nicht einmal erinnert. In Familien ist es gar nicht selten, dass ein solches Versprechen von der einen Seite vielleicht sogar nur aus dem Moment heraus gesagt und unverbindlich gemeint ist (»Eines Tages, liebes Kind, wirst du einmal diesen Ring besitzen …« – das mitschwingende und mitgemeinte »vielleicht« fehlt), von der anderen Seite aber als feste Tatsache verstanden wird (»Aha, das ist jetzt also mein Ring!«). Was auch immer versprochen wird (Geld, Erbe, Nachfolge, wahre Freundschaft oder echte Liebe), Kern ist die Vagheit der Aussage, die es der einen Seite leicht möglich macht, sich aus der Verpflichtung zurückzuziehen: »Das hast Du falsch verstanden …«

Interessanterweise gibt es nur wenige Erkenntnisse über die Bedeutung psychologischer Kontrakte für Konflikte und ihre Eskalation (Hülsbeck & von Schlippe, 2018). Aus der konkreten praktischen Erfahrung heraus lässt sich sagen, dass der Bezug auf das Konzept etwa in der Arbeit mit Familien in hocheskalierten Konflikten den Beteiligten helfen kann, ihre Situation besser zu verstehen: Konkrete Momente mögen erinnert werden, die von dem einen so, von der anderen so verstanden werden. Und da in Familien selten ›Bösewichte‹ sitzen, die bewusst solche Instrumente einsetzen, kann ein Gespräch vielfach helfen nachzuvollziehen, warum die oder der andere jeweils dermaßen empört ist: »Es war mir nicht klar, dass du das so verstanden hast!«

Das Denken verändert sich

Ein Thema, das die Reise in Dämonistan mit zusätzlicher Energie versorgt, ist auf der kognitiven Ebene verortet. Unter den affektlogischen Bedingungen, die beschrieben wurden, verändern sich mit den Gefühlen auch die Gedanken. Kognition und Emotion befeuern sich gegenseitig (Ciompi & Endert, 2011). Mit den intensiven Gefühlen gehen sog. »gefährliche Gedanken« einher (Eidelson & Eidelson, 2003; s. a. Omer et al., 2007), die immer tiefer in die affektiv-kognitiven Eigenwelten hineinführen. Manche Autorinnen und Autoren greifen zu drastischen Metaphern, um derartige Veränderungen des Denkens zu beschreiben. Luc Ciompi etwa spricht hier vom »psychischen Krebs« (2005, S. 214f.), ähnlich drastisch spricht der polnische Journalist Ryszard Kapuscinski (2015, S. 283) im Zusammenhang mit fundamentalistischem Denken von einer »Seuche«:

> »Ein Denken, das von dieser Seuche befallen wurde, ist in sich geschlossen, eindimensional, monothematisch, ein Denken, das sich stets nur um eines dreht – um den Feind. Der Gedanke an den Feind nährt uns, erlaubt uns zu existieren. Daher ist der Feind immer anwesend, immer dabei.«

Fünf dieser gefährlichen Gedanken sollen hier kurz skizziert werden:

1. *Totales Denken:* Wir steigen hier in eine Denkwelt ein, die der eines Duells ähnelt. Die Rituale zeigen, wie Konfliktparteien, Kontrahentinnen und Kontrahenten auf eine perverse Weise miteinander kooperieren können. Beide sind sich paradoxerweise trotz ihres Konflikts in einer Sache einig: Die Kränkung ist nur durch eine totale Lösung, den Tod, aus der Welt zu schaffen. In dieser Art der Kooperation drückt sich diese Logik so aus: »Du oder ich«. Beide wissen, dass sie sich in derselben Logik bewegen und können so ganz ruhig, aber in tödlichem Hass ›kooperieren‹: »Bitte sehr, ich überlasse Ihnen die Wahl der Waffen!« – »Sehr wohl, mein Herr!« Was passiert hier? Die Vielfalt der inneren Stimmen, die ganz unterschiedliche Ansichten vertreten (Schulz von Thun, 2014), also eventuell von dem Duell abraten, werden auf Einheitlichkeit eingeschworen. Man kann sie nicht mehr zulassen, wenn man in einem affektlogischen Zustand ist, in dem man sich nur noch die totale Niederlage oder den totalen Sieg vorstellen kann.

2. *Essenzielle Asymmetrie:* Ganz ähnlich verhält es sich mit den Bildern, die sich die Kontrahentinnen oder Kontrahenten voneinander machen. Beide gehen davon aus, dass der oder die andere ganz und gar anders ist als man selbst. Der oder die andere ist kein wirklicher Mensch, eher ein Dämon oder Roboter. Folgendes Beispiel zeigt, wie derartige Annahmen korrigiert werden können, nämlich durch Kontaktaufnahme: In einem Bericht über eine Aktion »Ferien vom Krieg«, wo Jugendliche aus verfeindeten Völkern unter professioneller Moderation gemeinsam Urlaubszeit verbringen,[2] wurde ein palästinensischer Jugendlicher mit der Bemerkung über einen Gesprächskreis zitiert: »Als das israelische Mädchen begann zu weinen, war ich ganz erstaunt. Ich dachte immer, Israelis haben keine Gefühle!« (zit. aus dem Gedächtnis). Wer von essenzieller Asymmetrie ausgeht, hat es leichter, sich in den bereits angesprochenen dämonisierten Zonen

2 Zum Projekt »Ferien vom Krieg. Dialoge über Grenzen hinweg« s. https://ferien-vom-krieg.de

destruktiv zu verhalten, ohne die Verantwortung für das eigene Handeln übernehmen zu müssen. Diese Rhetorik ist nicht an eine bestimmte Kultur gebunden. Fundamentalistische Gruppen bedienen sich ihrer, aber wenn es bspw. um den Kampf gegen den Terrorismus geht, finden sich derartige Töne auch bei demokratischen Politikerinnen und Politikern oder in den Medien.

3. *Der Glaube an den »Mythos der Macht«:* Gregory Bateson hat sich besonders mit problematischen, eskalationsfördernden Denkgewohnheiten befasst (Nagel, 2021). Er bezeichnet den »Glauben an den Mythos der Macht« als die zentrale »Krankheit der Erkenntnistheorie«. Bateson vermutet, dass dieser »mächtige Mythos« möglicherweise irgendwann mal die Menschheit an ihr Ende bringen werde, denn »die Idee der Macht« korrumpiere, auch wenn es sich dabei um »erkenntnistheoretischen Schwachsinn« handle (Bateson, 1981, S. 624f.). Dieses Zitat kann schnell missverstanden werden. Bateson behauptet nicht, dass es Macht nicht gäbe, dass sie also eine bloße Fiktion sei. Sie ist zwar eine soziale Konstruktion, eine Übereinkunft, darin sind sich Machttheoretiker weitgehend einig (Anter, 2012), d.h., Macht kann nicht einem der Partner »als Eigenschaft oder als Fähigkeit« zugeschrieben werden (Luhmann, 2012, S. 23). Aber die Phänomene, die mit dem Begriff bezeichnet werden, lassen sich nicht einfach semantisch entsorgen. Das Entscheidende ist, dass der Glaube an den Mythos der Macht die Idee mit sich bringt, es wäre möglich, mit Mitteln der Kontrolle, der Unterwerfung und der Unterdrückung irgendwann in einen befriedigenden Zustand zwischenmenschlichen Miteinanders zu gelangen. Um diese Illusion geht es Bateson. Dass das nicht funktioniert, erleben Menschen in allen gesellschaftlichen Feldern, Paare etwa, die sich in Machtkämpfe verwickeln, Familien, Lehrpersonen usw. Es ist beinahe wie in einer Formel: In dem Maße, in dem man Macht in der Beziehung einsetzt, gehen die positiven Qualitäten verloren und werden durch den Kampf um die Macht ersetzt – der besonders dann verzweifelt ist, wenn man mehr darum kämpft, nicht zu verlieren, als darum, zu gewinnen.

4. *Der Zwang zur Heimlichkeit:* An vierter Stelle stehen Verschwörung und Heimlichkeit. Alles, was der Gegner oder die

Gegnerin tut, erlebt man als potenziell gegen sich gerichtet. Das bedeutet zugleich, dass man selbst dafür sorgen muss, sich zu verschwören und heimlich eigene Pläne zu verfolgen. Die Grundannahme lautet dabei, dass nichts so ist, wie es scheint. Auch das positive Verhalten des Gegenübers ist unter dieser gedanklichen Brille nichts als ein Trick. Entsprechend muss man selbst ebenfalls heimlich aktiv werden, verschwiegen sein, um den Gegner oder die Gegnerin zu isolieren, und potenzielle Kritik im eigenen Lager unterbinden. Insbesondere in Gruppenkonflikten kann diese Art des Denkens dazu führen, dass innerhalb der Gruppe ein strenges Prinzip des Gruppendenkens entsteht, soziale Konformität wird gefordert. Die jeweilige Gruppe schottet sich gegen externe Information weitestgehend ab. So können gefährliche Eigenwelten entstehen, denn die ›Wirklichkeit‹, auf die reagiert wird, ist mitunter sehr eigensinnig und wird aus externer Sicht keineswegs geteilt (Janis, 1991).

5. *Der Zwang zur unmittelbaren Reaktion:* Bei der Idee, sofort zurückschlagen zu müssen, handelt es sich um einen gefährlichen Gedanken, der unmittelbare Konsequenzen hat. Denn zum einen nimmt die Eskalationsgeschwindigkeit zu, zum anderen auch die Heftigkeit der Reaktion. Beide Seiten reagieren »voll unter Adrenalin«, beide glauben, wichtiges Terrain zu verlieren, wenn nicht sofort reagiert wird: Dann könnte der oder die andere doch denken, er oder sie hätte gewonnen! Es ist genau dieser Gedanke, der die Eskalationsschleife weiter nach oben treibt. Hier ist gut erkennbar, wie das Konfliktsystem die Akteurinnen oder Akteure vereinnahmen kann. Man empfindet sozusagen eine Verpflichtung zur Eskalation: »Ich kann nicht anders, ich muss das tun!« Doch ähnlich wie der Begriff der »Alternativlosigkeit« ist auch das »Muss« ein Produkt unserer Beschreibungen. Der Philosoph Ludwig Wittgenstein spricht davon, dass das »Muss« einem »Gleis gleicht, das in der Sprache gelegt ist« (2015, S. 166).

Ein Aspekt, auf den hier zumindest kurz hingewiesen werden soll, ist, wie sich unter den Bedingungen der zunehmend häufig genutzten digitalen Kommunikationsmedien die konflikthafte Kommunikation verändert. Die Eskalationsgeschwindigkeit nimmt hier exponentiell zu und der Adressatenkreis kann mit einem Klick durch offenes oder verdecktes Weiterleiten und Teilen (z. B. durch cc und bcc) potenziell grenzenlos vergrößert werden. Hier entstehen ganz neue Dynamiken der Eskalation, die bislang noch wenig untersucht wurden (Then-Bergh & von Schlippe, 2020). Derart gut mit ›Treibstoff‹ versorgt, fährt unser Gefährt in Dämonistan nun mit wachsender Geschwindigkeit wie von selbst weiter.

Teilweise blind

Dass es weitergeht, hat auch damit zu tun, dass die Wahrnehmung der Situation des oder der anderen und der eigenen Seite (sei es eine Person, eine Gruppe oder eine Nation) sich verändert und immer stärker durch bestimmte Filter beeinträchtigt wird. Zwei Aspekte sollen hier herausgehoben werden: der fundamentale und der feindselige Wahrnehmungsfehler (auch Attributionsfehler genannt).

Der fundamentale Fehler besteht darin, dass das Verhalten der Konfliktparteien sehr unterschiedlich wahrgenommen wird. Das eigene eskalierende Verhalten wird situational attribuiert, d. h., man erlebt und beschreibt sich so, als hätte man in der gegebenen Situation keine andere Wahl gehabt, als eine weitere Eskalationsstufe zu betreten, denn die oder der andere habe einen mit seinem Verhalten dazu gezwungen. Dessen oder deren Tun beschreibt man dagegen als dispositional: »Wie er sich verhalten hat, zeigt seinen schlechten Charakter, ich habe mich ja nur gewehrt!« Die Beschreibungen der Konfliktparteien greifen dabei spiegelverkehrt ineinander, und so werden wir über diese einseitigen Wahrnehmungen immer tiefer in den Konflikt hineingeführt (von Schlippe, 2014, S. 144ff.).

Der zweite, der feindselige Wahrnehmungsfehler erschwert den Ausweg aus dem Konflikt (Dodge, 2006). Mit zunehmender Anspannung und zunehmendem Misstrauen wird es immer schwieriger und schließlich nahezu unmöglich, die Intentionen des oder der anderen angemessen zu entschlüsseln: »Wer misstrauisch ist, strukturiert seine Wahrnehmungssituation so, dass er Akte, die einen Handelnden als vertrauenswürdig erscheinen lassen könnten, gar nicht diesem selbst, sondern anderen Gründen (z. B. seinen eigenen misstrauischen Vorkehrungen) zurechnet« (Luhmann, 1989, S. 49). Die Grundannahme ist, dass der oder die andere einen schädigen will – und zwar auch dann, wenn er oder sie sich konstruktiv verhält. Das macht es in hocheskalierten Konflikten schwer, zu einer Entspannung der Situation zu kommen. In jedem Konfliktprozess gibt es Momente, in denen es auf einer Seite vorsichtige Ansätze der Versöhnungsbereitschaft gibt, man sieht die Dinge ein wenig weicher und macht vielleicht ein Angebot zur Schlichtung. Der oder die andere versteht das Angebot, im Bann des feindseligen Wahrnehmungsfehlers, jedoch als Taktik oder Trick – »Ach, jetzt versuchst du es so, weil es anders nicht geht? Denkst du, ich bin so blöd, darauf hereinzufallen?« Dann schwindet natürlich die Versöhnungsbereitschaft des oder der Betreffenden, und wenn dann er oder sie wieder in die Konfrontation einsteigt, ist das Resultat klar: »Ich wusste ja, dass das nur gespielt war!« So verhindert der feindselige Wahrnehmungsfehler jeden Ausweg.

Greifen wir das Beispiel der Arbeit mit den beiden Brüdern, die ich bereits erwähnt habe, noch einmal auf. Hier hatte der eine dem anderen unterstellt, ein Verbrecher zu sein. In einem späteren Einzelgespräch erzählte er nun: »Der Gipfel der Frechheit, stellen Sie sich das mal vor: Der hat die Unverschämtheit, mich zu seinem 60. Geburtstag einzuladen!« Auf die Frage, ob es nicht sein könne, dass er das positiv meinte, kam die Antwort: »Ha! Positiv? Sie kennen ihn nicht. Der will mich verhöhnen. Der will, dass ich komme und alle sagen: ›Oh, ist es wieder gut mit deinem Bruder?‹, und ich muss das überall erklären. Nein, nein, der will mich vorführen!« Erst die Frage, ob sein Bruder, falls er die Einladung doch ernst meinen würde, überhaupt eine Chance hätte, dass er ihm glauben würde, machte ihn nachdenklich.

Der Konflikt als Parasit

Nun sind wir tief in den Sümpfen von Dämonistan. Das Konfliktsystem ist voll entwickelt, die Abfolge der Interaktionen folgt ganz seiner Logik. Es ist in der Sicht der Systemtheorie ein besonderes, ein parasitäres Sozialsystem entstanden, das sich daran macht, das soziale System, in dem es sich ›eingenistet‹ hat, zu zerstören. Als parasitär wird es bezeichnet, weil es immer ein zunächst bestehendes Sozialsystem braucht, das der Konflikt dann mehr oder weniger schnell zerstört. Konflikte entstehen nicht aus dem Nichts. Sie brauchen die Verwerfung einer bereits gebildeten Erwartungsstruktur – einfacher gesagt: Sie brauchen etwas, wozu man »nein« sagen kann. Wenn zwei Leute sich treffen, haben sie nicht sofort einen Konflikt, es sei denn, sie kommen schon mit vorab gebildeten Erwartungsstrukturen zusammen (»Ah, du gehörst zu der verfeindeten Volksgruppe, also bist auch du mein Feind!«). Ohne Erwartungen, die enttäuscht werden (denken wir an den eingangs erwähnten doppelten Widerspruch), gibt es keinen Konflikt. Wenn ein solcher aber einmal in Gang gekommen ist und sich verselbstständigt, übernimmt er das bestehende Kommunikationssystem und »tendiert zur Absorption des gastgebenden Systems [...] in dem Maße, als alle Aufmerksamkeit und alle Ressourcen für den Konflikt beansprucht werden« (Luhmann, 1984, S. 533).

In Konflikten besteht daher grundsätzlich die Gefahr, dass die Kultur des alltäglichen Umgangs erodiert. Auch Interaktionen, die im Allgemeinen unhinterfragt sind und unter »Latenzschutz« stehen (ebd., S. 458ff.), werden durch den Konflikt erfasst. Dies sind Handlungen, die als selbstverständlich gelten: Man grüßt einen anderen Spaziergänger, reicht dem Fremden am Nebentisch, der darum bittet, das Salz, hält einem anderen die Tür auf oder Ähnliches. Im eskalierten Konflikt dagegen wird die Bitte um das Salzfass mit einem »Hol's dir doch selbst!« beschieden und die Tür fällt dem anderen vor der Nase zu, Briefe beginnen ohne »Sehr geehrte/r ...« oder enden ohne Grußformel usw.

Das so entstandene Sozialsystem ist »hochintegriert« (Luhmann, 1996), d. h., die Freiheitsgrade der Beteiligten sind extrem eng: Das Kommunikationssystem, das die Akteure und Akteurinnen durch ihre eigenen Interaktionen geschaffen haben und das sich konflikthaft entwickelt hat, übernimmt nun die Macht über die Interaktionen. Auf einer etwas allgemeineren Ebene beschreibt der Psychologe Jürgen Kriz (2017, S. 167) die Prozesse der Musterbildung sehr prägnant so: Zwischen der Mikro- (den einzelnen Kommunikationen) und der Makroebene (dem entstehenden Muster bzw. Konfliktsystem) lässt sich ein zirkulärer Prozess beobachten. Die Abfolge der einzelnen Interaktionsakte lässt langsam ein Muster entstehen, das dann seinerseits die Interaktionen zu ›beherrschen‹ beginnt. Ein besonders eindrückliches Beispiel hierfür ist der selbstorganisiert entstehende Klatschrhythmus, den man vom Theater oder von Konzerten kennt: Plötzlich entsteht aus dem ungeordneten Klatschen der Zuschauerinnen und Zuschauer ein rhythmisches Muster, das dann für einige Zeit die einzelnen Klatschbewegungen ›steuert‹, ohne dass es jemanden gibt, der den Takt dafür bestimmt.

Der große Vorteil eines systemtheoretischen Blicks auf Konflikte ist, dass dieser Blick uns hilft, uns von der Idee zu lösen, der Konflikt würde irgendwo ›in‹ der Person und ihren Fehlern liegen und es stünde in ›ihrer‹ Macht, ihn zu beenden (meist liegen ja ohnehin die Ideen, wer der- oder diejenige wäre, die oder der sich ändern müsste, wie erwähnt, weit auseinander). In der Theorie sozialer Systeme wird davon ausgegangen, dass ein Kommunikationssystem aus der Art und Weise besteht, wie eine Kommunikation an die andere anschließt. Das gilt für jedes Kommunikationssystem, nicht nur für Konflikte. Es entstehen Muster, die aber in der Regel genügend Spielräume für vielfältige, unterschiedliche Anschlüsse erlauben. Im Fall eines hochintegrierten Konfliktsystems wird dagegen die Möglichkeit der Anschlüsse drastisch verringert: Man kann eigentlich immer nur weiter eskalieren. Als Beraterin oder Berater erlebt man manchmal unmittelbar mit, wie verzweifelt die Akteurinnen und Akteure das entstandene System versuchen zu steuern – und immer wieder erfahren, dass sich Kommunikation nicht steuern lässt, ja, dass auch die Klärungs-, Vermittlungs- oder Versöhnungsversuche oft scheitern (etwa am beschriebenen »feindseligen Wahrnehmungsfehler«). Eskalationen können eben auch aus den Versuchen entstehen, einen Konflikt zu lösen (Glasl, 2013). Man versucht, durch Einnahme der Metaebene das Geschehen zu korrigieren und das Kommunikationssystem positiv zu beeinflussen, und merkt, wie schwer das ist, wenn der Partner die Aussage wiederum als Teil der konflikthaften Interaktion versteht.

Mögliche Tickets für eine Rückfahrt

Eine Reise wäre unvollständig, wenn es nicht zumindest einen Hinweis gäbe, wie man denn an Rückfahrkarten kommen kann (ausführlich hierzu: von Schlippe, 2014, S. 154ff.). Wer selbst merkt, dass er oder sie in Dämonistan feststeckt, hat bereits einen wichtigen ersten Schritt in Richtung Rückfahrkarte gemacht: Es ist das Kommunikationssystem, das die Optionen der Akteurinnen und Akteure begrenzt und es schwierig bis unmöglich macht, es allein zu beenden. Allerdings gibt es durchaus Möglichkeiten zu handeln und damit die Chance konstruktiver Anschlüsse zu vergrößern. Wenn man selbst merkt, dass der Lehm an den eigenen Schuhen klebt und man nicht aus dem Sumpf herauskommt, kann es hilfreich sein, als übergreifende Metastrategie den Hinweis der lösungsorientierten Therapie zu verfolgen: »Mach etwas anderes!« Die Logik der Eskalation treibt in Richtung Steigerung bis hin zum Krieg, bis hin zum erwarteten ›Sieg‹ – wir alle wissen, in welche Tragödien es führen kann, wenn man nicht rechtzeitig »etwas anderes macht«!

Die im Folgenden vorgestellten ›Tickets‹ beziehen sich auf Möglichkeiten, die man aus der Betroffenenposition heraus wahrnehmen kann. Zur professionellen Beratung liegen schon viele ausgezeichnete Texte vor, deren Lösungsansätze sollen hier nicht wiederholt werden (s. u. a. Ballreich & Glasl, 2011; Fisher et al., 2019; Glasl, 2013; von Hertel, 2013; Montada & Kals, 2007; von Schlippe, 2014, 2022).

1. *Selbstarbeit:* Ein in der Konfliktarbeit meines Erachtens zentraler Begriff ist der des »Consciousness raising« (Harvey & Evans, 1994). Solange man sich dem Prozess der Konfliktdynamik unbewusst überlässt, zugleich aber meint, noch den Überblick zu haben und dem oder der anderen vielleicht bald den entscheidenden Schlag versetzen zu können, treibt man die Eskalation weiter voran. Selbstarbeit besteht darin, sich mit sich

selbst auseinanderzusetzen und zu lernen, der eigene Beobachter, die eigene Beobachterin zu werden: »Was passiert hier gerade? Was passiert gerade mit mir? Was passiert hier gerade mit uns? Ist das eigentlich ein guter Weg?« So kann man beginnen, die eigene Empörung zu reflektieren bzw. diese überhaupt erst einmal wahrzunehmen. Je genauer man sich ihrer bewusst wird, desto eher lernt man, nicht aus der Empörung heraus zu agieren. Adrenalin ist nie ein guter Ratgeber. In einer akuten Situation kann eine »Erste-Hilfe-Taktik« darin bestehen, einen eskalierenden Prozess zu unterbrechen und eine Pause einzufordern, anstatt weiter zu eskalieren. Wenn es etwas mehr Zeit gibt, kann man die hier beschriebenen Konfliktmechanismen befragen und dann etwa den angefangenen Brief etwas höflicher formulieren oder einen anderen der nachfolgend vorgestellten Schritte gehen. In Gruppen kann diese Beobachtungsposition auch institutionalisiert werden, indem entweder ein Moderator hinzugezogen oder ein Ort eingeführt wird, wo die Beteiligten sich verpflichten, aus der »Balkonperspektive« (Fisher et al., 2019) zu sprechen, also einen Ortswechsel (anderer Raum, andere Stühle) vorzunehmen und explizit Metakommunikation zu betreiben (von Schlippe, 2009).

2. *Entschleunigung:* Fast ergeben sich die folgenden Punkte aus dem ersten. Wie gesagt, es ist wenig sinnvoll, aus der unmittelbaren Empörung heraus zu agieren und unmittelbar zurückzuschlagen. Zunächst nichts zu tun, kann oft die bessere Alternative sein, wenn man ›dranbleibt‹, d. h. später auf das Thema zurückkommt, wenn die Erregung abgeklungen ist: »Schmiede das Eisen, wenn es kalt ist« (Omer & von Schlippe, 2023). Ein ›soziales Eisen‹ wird anders ›geschmiedet‹ als ein Pferdehufeisen, eben besser, wenn es abgekühlt ist.

3. *Wer fängt an …:* Wenn Erwachsene kleine streitende Kinder zur Rede stellen, werden sie regelmäßig die Antwort bekommen, dass der oder die jeweils andere angefangen habe. Wie wir gesehen haben, ist dies bereits ein Eskalationsschritt: Die Suche nach der richtigen Interpunktion. Vielfach verfangen sich die Beteiligten dann in Disputen über entsprechende Vorwürfe, was gesagt oder getan wurde. Eine gute Möglichkeit bei Kindern ist es, so zu kontern: »Ich will gar nicht genau wissen, wer angefangen hat,

mich interessiert mehr, wer als Erstes aufhört!« Sich von dem Disput über die Tatsachen zu lösen und sich (und vielleicht den anderen oder die andere) zu fragen, wie man nun herauskommt, kann helfen, die Eskalation zu reduzieren. Glasl (2013; s.a. von Schlippe, 2018) schlägt in diesem Zusammenhang vor, sich über zeitlich befristete »kleine Kreditangebote« zu unterhalten: Was wäre ein erster (kleiner!) Schritt, der zumindest ein wenig aus dem Desaster herausführt?

4. *Überraschung:* Wer sich mit einem parasitären Kommunikationssystem anlegt, muss einem ziemlichen Sog standhalten. Wenn Option 1 und 2 möglich werden, ist schon viel gewonnen. Nun kann man beginnen, die Veränderung ein wenig zu steuern, indem man sich fragt, was im jeweiligen Kontext eigentlich die erwartete Reaktion wäre. Konflikte sind durch negative Erwartungsstrukturen gekennzeichnet. Diesen nicht zu entsprechen, vielleicht sogar das Gegenteil zu tun, dürfte das Gegenüber zunächst überraschen. Der Bibelspruch »Wenn dir jemand auf die eine Wange schlägt, halte die andere hin!« sollte nicht als Einladung zum Masochismus verstanden werden, sondern als Aufforderung: Finde die unerwartete Alternative. So gibt man dem »Schmetterlingseffekt« eine Chance, dass sich aus einer kleinen positiven Veränderung etwas Neues ergeben kann. Das Wörtchen »teilweise« kann so etwas sein. Es ist ein wunderbares Wort, weil es die Erwartung einer Eskalation nicht erfüllt, zugleich aber keine Niederlage bedeutet. Es gibt eben zwischen Schwarz und Weiß viele Nuancen: »Ich kann dir teilweise recht geben.« »Ich kann teilweise nachvollziehen, was du meinst.«

5. *Kleine Gesten des Respekts:* Ein kleiner Schritt auf den oder die andere zu kann für die Dynamik einen großen Unterschied machen. Eine Aussage wie »Wie auch immer wir derzeit zueinander stehen, ich habe ein Interesse an einer guten Beziehung zu dir!« ist eine solche Geste, mit der man weder eine Niederlage einräumt, noch einen Eskalationsschritt weiter geht. Das braucht manchmal Erfindungsreichtum, aber in jeder Lage kann man dem oder der anderen eine Geste des Respekts oder auch der Wertschätzung zukommen lassen, die an keine Bedingung gebunden ist. Sie kann das Klima positiv beeinflussen, denn es wird dem

oder der anderen schwerfallen, den feindseligen Wahrnehmungsfehler aufrechtzuerhalten, der ja im Kern darin besteht, zu vermuten, dass das Gegenüber einem nichts als übelwill. Eine solche Geste kann dabei Versöhnungsbereitschaft ausdrücken oder auch nur die Souveränität, dass man nicht bereit ist, sich vom Konflikt vollständig beherrschen zu lassen. Wichtig ist dabei: Man sollte damit rechnen, dass die Geste zunächst zurückgewiesen wird, denn der Wahrnehmungsfehler beim anderen verschwindet nicht einfach (Omer & von Schlippe, 2023). Man sollte freundlich und entspannt bleiben und sich nicht von der Reaktion des anderen leiten lassen: »Ich habe nicht in der Hand, ob du mir glaubst, aber ich meine es wirklich so!« Deeskalation kann einen ›langen Atem‹ erfordern, entsprechend sollten derartige Gesten mindestens zweimal gezeigt werden, vielleicht auch öfter, bis der feindselige Wahrnehmungsfehler bei Gegenüber nicht mehr greift. Alle Aktivitäten, durch die man signalisiert, dass man an einer Verbesserung der Beziehung interessiert ist, können potenziell helfen, Teufelskreise der Eskalation zu durchbrechen.

6. *Entdämonisierung:* Wer bereit ist, den anderen oder die andere zu entdämonisieren, erbringt eine »riskante Vorleistung«: Man geht immer ein Risiko ein, wenn man seinem Gegenüber eine gute Absicht unterstellt (Luhmann, 1989, S. 23). Trotzdem bleibt Vertrauen die Strategie mit der größeren Reichweite (ebd.). Das heißt nicht, dass man blind vertrauen und naiv in jede soziale Situation gehen sollte. Die Bereitschaft, der oder dem anderen eine positive Absicht zu unterstellen, kann in der Bereitschaft liegen, seine Position zumindest nachzuvollziehen und zu verstehen. Verstehen heißt schließlich nicht, sie auch richtig zu finden.

Schluss

Wo immer zwei Menschen oder mehr zusammenkommen, sind Konflikte unvermeidbar. Eine Welt ohne Konflikte wäre auch nicht anzustreben, denn natürlich braucht es die Auseinandersetzung um Differenzen. Ohne diese gäbe es keine Entwicklung, nur »Friedhöflichkeit« (Schulz von Thun, 2014). Das Paar, das am Beginn dieses Aufsatzes darüber stritt, ob man ins Theater oder ins Kino gehen wollte, würde stagnieren, beide würden zu Hause bleiben, weil sie nicht gelernt hätten, konstruktiv und auf ein Ergebnis hin zu streiten. Daher sollte dieser Text nicht als Plädoyer für die Abschaffung aller Konflikte verstanden werden. Es geht vielmehr darum, sinnvolle Wege zu finden, sich über Unterschiede auseinanderzusetzen, ohne in die Falle der Eskalation zu geraten. Denn die Eskalationsspirale geht immer weiter, wenn sie erst einmal in Gang gekommen ist. Statt den anderen oder die andere als »Feind« anzusehen, sollte daher immer die Eskalation als der eigentliche Gegner gelten. Denn es ist gerade die Eskalation, die die konstruktiven Effekte von Konflikten verhindert.

Literatur

Anter, A. (2012). *Theorien der Macht. Zur Einführung*. Junius.

Ballreich, R. & Glasl, F. (2011). *Konfliktmanagement und Mediation in Organisationen*. Concadora.

Bateson, G. (1981). *Ökologie des Geistes*. Suhrkamp.

Bateson, G. & Bateson, M. C. (2005). *Wo Engel zögern. Unterwegs zu einer Epistemologie des Heiligen*. Suhrkamp.

Boszormenyi-Nagy, I. & Spark, G. (1981). *Unsichtbare Bindungen. Die Dynamik familiärer Systeme*. Klett-Cotta.

Ciompi, L. (2005). *Die emotionalen Grundlagen des Denkens. Entwurf einer fraktalen Affektlogik*. V&R.

Ciompi, L. & Endert, E. (2011). *Gefühle machen Geschichte*. V&R.

Dodge, K. A. (2006). Translational science in action. Hostile attributional style and the development of aggressive behavior problems. *Development and Psychopathology, 18*(3), 791–814.

Eidelson, R. J. & Eidelson, J. I. (2003). Dangerous ideas. Five beliefs that propel groups toward conflict. *American Psychologist, 58*(3), 182–192.

Fisher, R., Ury, W. & Patton, B. (2019). *Das Harvard-Konzept* (2. Aufl.). DVA.

Frisch, M. (1964). *Tagebuch 1946–49*. Suhrkamp.

George, C. (2009). *The psychological contract*. McGraw Hill.

Glasl, F. (2013). *Konfliktmanagement* (13. Aufl.). Haupt.

Greenberg, L. (2006). Emotion-focused therapy: A synopsis. *Journal of Contemporary Psychotherapy, 36*, 87–93.

Hahn, A. (1983). Konsensfiktionen in Kleingruppen. Dargestellt am Beispiel von jungen Ehen. In F. Neidhart (Hg.), *Gruppensoziologie. Perspektiven und Materialien* (S. 210–232). Westdeutscher Verlag.

Harvey, M. & Evans, R. E. (1994). Family business and multiple levels of conflict. *Family Business Review, 7*(4), 331–348.

Hertel, A.v. (2013). *Professionelle Konfliktlösung. Führen mit Mediationskompetenz* (2. Aufl.). Campus.

Hülsbeck, M. & Schlippe, A.v. (2018). Die Rolle psychologischer Kontrakte für die Entstehung von Konflikten. *Konfliktdynamik, 7*(2), 92–101.

Janis, I. (1991). Groupthink. In E. Griffin (Hg.), *A first look at communication theory* (S. 235–246). McGraw Hill.

Kalisch, D.E. (2007). *Empörung. Psychologische Grundlagen ihrer gezielten Veränderung*. Dr. Kovac.

Kapuscinski, R. (2015 [1993]). *Imperium. Sowjetische Streifzüge*. Die andere Bibliothek.

Kriz, J. (2017). *Subjekt und Lebenswelt. Personzentrierte Systemtheorie für Psychotherapie, Beratung und Coaching*. V&R.

Lerner, M.J. (1980). *The belief in a just world. A fundamental delusion*. Plenum.

Luhmann, N. (1984). *Soziale Systeme*. Suhrkamp.

Luhmann, N. (1989). *Vertrauen. Ein Mechanismus der Reduktion sozialer Komplexität*. Lucius & Lucius.

Luhmann, N. (1996). Widerspruch und Konflikt. In T. Bonacker (Hg.), *Konflikttheorien* (S. 477–494). Leske + Budrich.

Luhmann, N. (2012). *Macht* (4. Aufl.). UVK.

Montada, K. (2014). Gerechtigkeit – ein Kernproblem in Konflikten. *Konfliktdynamik, 3*(1), 26–34.

Montada, L. & Kals, E. (2007). *Mediation* (2. Aufl.). Beltz.

Nagel, L. (2021). *Kybernetik, Kommunikation und Konflikt. Gregory Bateson und seine kybernetische Konflikttheorie*. Carl-Auer.

Omer, H., Alon, N. & Schlippe, A.v. (2007). *Feindbilder. Psychologie der Dämonisierung*. V&R.

Omer, H. & Schlippe, A.v. (2023). *Autorität durch Beziehung. Gewaltloser Widerstand in Beratung, Therapie, Erziehung und Gemeinde* (10., vollst. überarb. u.erw. Aufl.). V&R.

Pfab, W. (2020). *Konfliktkommunikation am Arbeitsplatz. Grundlagen und Anregungen zur Konfliktbewältigung*. Springer.

Riedl, R. (1981). Die Folgen des Ursachendenkens. In P. Watzlawick (Hg.), *Die erfundene Wirklichkeit* (S. 67–90). Piper.

Rousseau, D. (1995). *Psychological Contracts in Organizations. Understanding written and unwritten agreements*. Sage.

Sandel, M. (2009). *Gerechtigkeit. Wie wir das Richtige tun*. Ullstein.

Sarholz, O. & Lorz, R. (2015). Konfliktsituationen und Konfliktdynamik in der Unternehmensnachfolge. *Konfliktdynamik, 4*(3), 192–203.

Schlippe, A.v. (2009). Der Blick aus dem Adlerhorst. Reflektierende Positionen in der Teamentwicklung. In H. Neumann-Wirsig (Hg.), *Supervisions-Tools* (S. 181–187). managerSeminare.

Schlippe, A.v. (2014). *Das kommt in den besten Familien vor. Systemische Konfliktberatung in Familien und Familienunternehmen*. Concadora.

Schlippe, A.v. (2018). Übung zur Musterunterbrechung bei Konflikten. Kleine Kreditangebote. *Systhema, 32*(1), 67–68.

Schlippe, A.v. (2019). Die Selbstorganisation eskalierender Konflikte. Reiseberichte aus Dämonistan. In C. Fischer (Hg.), *Kommunikation im Konflikt* (S. 43–59). Beck.

Schlippe, A. v. (2022). *Das Karussell der Empörung. Konflikteskalation verstehen und begrenzen*. V&R.

Schulz von Thun, F. (2014). *Miteinander reden: 3. Das »Innere Team« und situationsgerechte Kommunikation*. Rowohlt.

Simon, F. B. (2012). *Systemtheorie des Konflikts*. Carl-Auer.

Stierlin, H. (2005). *Gerechtigkeit in nahen Beziehungen. Systemisch-therapeutische Perspektiven*. Carl-Auer.

Taschner, R. (2011). *Gerechtigkeit siegt – aber nur im Film*. Ecowin.

Then-Bergh, C. & Schlippe, A. v. (2020). Neue Medien und die Eskalation von Konflikten. *Konfliktdynamik, 9*(4), 277–285.

Watzlawick, P., Beavin, J. & Jackson, D. (1969). *Menschliche Kommunikation*. Huber.

Wegner, J. (2021). *Der unausweichliche Konflikt einer Unternehmerfamilie. Entstehung und Verlauf von Konflikten in einem besonderen Familientypus*. V&R.

Wittgenstein, L. (1968). *Tractatus logico-philosophicus*. Suhrkamp.

Wittgenstein, L. (2015). *Bemerkungen über die Grundlagen der Mathematik. Werkausgabe, Bd. 6*. Suhrkamp.

Biografische Notiz

Univ.-Prof. Dr. phil. habil. *Arist von Schlippe*, Dipl.-Psych., war bis 2025 als Inhaber des Lehrstuhls »Führung und Dynamik von Familienunternehmen« am Wittener Institut für Familienunternehmen an der Universität Witten/Herdecke tätig. Er ist Lehrtherapeut, lehrender Coach und Supervisor für systemische Therapie/Familientherapie und Beratung.

Im Konflikt verbunden

Intimität und singularisierte Paare

Klaus Schmidt

Typischerweise werden Spannungen im Paar im Verständnis einer Gefährdungsproblematik und der Konflikt als Zerfallserscheinung behandelt. Wird der Fokus auf den »Konflikt« und auf das »Paar« kultursoziologisch gesetzt, erscheint das, was sonst als Störung erscheint, als Ausgangspunkt und Weg, Nähe herzustellen: Paare können das Auftreten von Dissens routiniert nutzen, um solche Verbindungen zu stärken, die ihre Gesellungsform erlaubt. Die Grundlage dafür bildet Intimität. Die Stärkung der (Ver-)Bindung gelingt nicht in jedem Fall – was an der Konfliktqualität und am kulturtypischen, mehr oder weniger virtuosen und spieladäquaten Umgang mit Dissenssituationen liegt. Konflikte zu bearbeiten, setzt die Fähigkeit bzw. Fertigkeit der Artikulation und Expression voraus. Der vorliegende Beitrag will in der aufeinander bezogenen Erhellung von *Paar – Intimität – Konflikt* eine Antwort auf die Frage liefern, wie Verbundensein im Konflikt möglich ist.

Erste Annäherung: Liebe und Konflikt?

> »Wer träumt nicht – wer hat nie von Liebe geträumt? Wer würde es wagen, dieses Gefühl, dem kein anderes gleicht, zu kritisieren oder zu verjagen? – In einer Gesellschaft, die uns keine Orientierung gibt, in der jeder selbst den Sinn seines Lebens bestimmen muss, ist die Liebe

> mehr als jemals zu einem Ideal geworden, ein Ideal für alle – oder zumindest das am ehesten geteilte. Sanft oder brennend, beruhigend oder agitierend: Liebe ist zugleich Schutzhülle aus Emotionen und Durchbruch zum Anderen, das, was uns retten kann vor der egoistischen Dürre der Moderne.«
>
> *Kaufmann (2015a, S. 9, Übers. K. S.)*

Die Liebe ist ein Gegenstand individueller *Sehnsucht* und zugleich Inhalt eines seltenen gesamtgesellschaftlichen *Konsenses*. Die Liebe scheint ein *Ideal*, das in einer pluralen Welt am ehesten geteilt werden kann, auch wenn ansonsten die Ziele und Wünsche auseinandergehen. Ihr Stellenwert spiegelt sich zum einen darin, dass Liebe für die meisten Menschen heute in Westeuropa die einzige plausible Begründung darstellt, um eine Paarbeziehung einzugehen; und zum anderen darin, dass die Paare die Geschichte ihres Zusammenseins als *Liebes*geschichte erzählen. Paar und Liebe, das scheint zusammenzugehören. Zugleich aber ist das Paar eine Einrichtung, in der auch *Konflikte* nicht nur vorkommen, sondern eine besondere Rolle spielen. Konflikte können (heute) kaum noch als schädigend *an sich* bezeichnet werden. Das gilt auch für das Paar und die Familie. Konflikte haben, wenn sie »konstruktiv« gelöst werden, so liest man, sogar beziehungsfördernde Effekte (Tyrell, 2001). Aber was heißt das?

Die Alltagsformulierung vom konstruktiven Umgang mit Konflikten, die sich auch bei Tyrell findet, kann zweifellos auf etwas Wichtiges aufmerksam machen. Es mag an Voraussetzungen gedacht werden, die im Bereich »individueller« Kompetenzen liegen. Leicht übersehen werden können jedoch überpersönliche Aspekte konjugaler Konflikte. Sie stehen in Verbindung mit einem kulturellen (Handlungs-)Wissen der in intimen Beziehungen Beteiligten, einem Wissen, das Wandlungen unterworfen ist und nicht nur in der Zeit, sondern auch je nach Milieu variiert.

Drei Gesichtspunkte sind hier für eine Betrachtung wesentlich:

1. wird das Paar als eine Einrichtung verstanden, die in *Formen* vorliegt, auch wenn das im Alltag ausgeblendet werden muss (und

das Paar auch wissenschaftlich bislang als eine einzige, einheitliche Institution erfasst wird). Ein Paar ist für jeden und jede von uns nur in einer kontingenten Form erlebbar, wobei uns manche Formen des Paares fremd und teilweise unverständlich erscheinen. 2. soll das Verhalten der Beteiligten im Paar als Versuch gedeutet werden, Intimität in der eigenen Form zu realisieren. Dabei kann unter dem Stichwort »Intimität« etwas am Paar sichtbar werden, das in der Fokussierung auf andere Stichwörter wie »Ungleichheit« oder »Macht«, aber auch »Individuum« und selbst »Identität« unsichtbar bliebe. Dazu muss der Begriff »Paar« eingeengt und zugleich erweitert werden. Und 3. werden in zumindest einer Form des Paares – nämlich dort, wo Intimität gelebt wird – Dissens und Konflikt nicht zu einer Bedrohung, die sich durch die Verschiedenheit individueller Wünsche ergibt, sondern als Mittel oder Medium des Zusammenlebens aufgefasst.

Intimität in kultureller Form

Intimität stellt ein Set von Verhaltens-, Denk- und Fühlweisen dar, das geschichtlich geworden ist und sich dynamisch entwickelt. Was sich heute als »intim« beschreiben lässt, muss nicht als Ergebnis von Ausdifferenzierungen oder Ausfaltungen verstanden, sondern kann als Ansammlung kontingenter Bestandteile begriffen werden, die von den Subjekten immer wieder neu gedeutet werden (Schmidt, 2024b). Im Einzelnen handelt es sich insbesondere um die im Folgenden im Zusammenhang mit Intimität vorgebrachten Überlegungen, die sich in einschlägigen Diskursen niederschlagen.

Umstrittene Bekenntnisse über das verborgene Innere in Seele und Körper

Wünsche nach Nähe erscheinen als das, was Menschen verbindet. Doch kann die Herstellung von Nähe, wenn sie mit Selbstkundgaben verknüpft wird, auch lächerlich oder ärgerlich wirken und einen Widerstand erzeugen, der sich sogar feindselig äußern kann. Besonders eindringlich wird der Wunsch nach Liebe und Nähe durch Jean-Jacques Rousseau (2002) zur Sprache gebracht. Während jedoch seine autobiografischen Mitteilungen von den Leser:innen seiner Zeit enthusiastisch aufgenommen werden, führen die gleichen Äußerungen des »göttlichen Jean-Jacques« (Trousson, 1988, S. xi) 150 Jahre später zu ganz anderen Reaktionen.[1] Rousseaus *Bekenntnisse* werden jetzt als eine Mischung aus »Empfindsamkeit und Blasenkatarrh« beschrieben, sie sind »Selbstentblößung« und ihr Autor Jean-Jacques ist nicht mehr der Göttliche, sondern »ein Elender«, der mit seinem ästhetisch problematischen Erzählen »eine Woge […] von Sentimentalität« (Mann, 1923, S. 16f.) über die Welt bringe. Thomas Mann formuliert damit nicht nur seinen subjektiven, affektiven Widerstand, den die Bekenntnisse in ihm auslösen. Er legt durch seine Wortwahl auch Wert darauf, seinen Lesern die Bekenntnisse als Obszönität zu präsentieren.

Noch einmal 99 Jahre später scheint sich ein solcher Vorgang auf verblüffende Weise zu wiederholen. Ein Altphilologe hatte sich auf eine Rousseau gewissermaßen noch überbietende Weise wegen seiner autobiografischen Darlegungen einer vergleichbaren Kritik ausgesetzt. In seinem Buch *Mein Jahr mit Achill* (Grethlein, 2022) verbindet der Autor seine Passion für Philosophie und Wissenschaft mit Reflexionen zu Vorgängen, die ihn in seinem Innersten berühren. Auch er verknüpft dies, wie Rousseau, mit dem Bericht über erlittene urologische Eingriffe und den daraus folgenden Kalamitäten. Diesmal kommt – wen wundert es? – der ätzende Hohn sofort (Rönsch, 2022). Doch bemerkenswert ist: Lustig macht sich nicht ein Mitglied der Avantgarde oder des kulturellen Establishments, wie in der Rousseau-Kritik von 1923. Es ist ein schon deutlich Älterer, der dem Autor »gute Besserung« wünscht und der, anders als Grethlein (aber genau wie Thomas Mann), einen Großteil seiner Erfahrungen im 20. Jahrhundert macht.

1 *Les Confessions* entstanden im franz. Original 1764–70, publiziert wurden sie posthum erstmals 1782–89.

Die Vorgänge scheinen beispielhaft zu sein und lassen daran denken, wie heikel individuelle Selbstmitteilungen sind. Sie mögen auch Anlass bieten zu Überlegungen zu Subjektkulturen und einem je nach Subjektkultur verschiedenen Umgang mit Selbstreflexion und Affekten (Reckwitz, 2015) sowie zu Überlegungen zur affektiven Abwehr des Anderen (Straub, 2021).

Die schriftliche (und mündliche) Artikulation von sonst verborgenen Emotionen und physiologischen Erscheinungen hat vom Beginn der Moderne an bis heute ihren Stellenwert behalten. Allerdings geraten die in früheren Zeiten willkommenen Selbstkundgaben im 20. Jahrhundert mehr und mehr ins Visier heftiger Kritik: So werden auch Thomas Manns Bücher von jüngeren als zu individualistisch abgetan, Marcel Proust erhält für seine deutlichen Selbstkundgaben von prominenter Stelle den Titel »Waschweib« (Beckett, 2023, S. 9), während Clemens Brentano posthum für etwas getadelt wird, das spätere Leser für »religiöse Erpressung« und »peinlichen Schwulst« (Kurzke, 2003) halten. Der Selbstkundgabe steht ein mit ihr nicht vertrautes Milieu fremd und angewidert gegenüber.

Mitteilungen zu Emotionen und Krankengeschichten können, außerhalb ihres eigenen kulturellen Kontextes vernommen, offenbar zur Zumutung werden. Selbstkundgaben können, am falschen Ort zur falschen Zeit mitgeteilt, die Adressat:innen zum Angriff reizen. Dennoch sind sie ein etabliertes Medium, um (intime) Nähe zu schaffen.

Intimität – Was genau und wie viel davon?

Thomas Mann wäre nicht Thomas Mann, hätte er seine harte Kritik an intimen Mitteilungen und Sentimentalitäten nicht selbst relativiert: »Selbstentblößung« erhebe und enthalte einen »absoluten Liebesanspruch« (Mann, 1923, S. 12, S. 16). »Denn jeder Mensch ist wundervoll; mit Geist und Empfindung läßt sich jedes Menschenleben als interessant und liebenswert erweisen, auch das elende« (ebd.). Mann verweist insofern auf eine Paradoxie, »als es bei der Selbstentblößung gleich viel gilt, ob Vorzüge oder Laster entblößt werden: man will gekannt und geliebt sein – geliebt, weil gekannt, oder geliebt, obwohl gekannt [...]. Das Merkwürdige ist, das die Welt diesen Anspruch bestätigt und erfüllt« (ebd., S. 12, Herv. i. O.).

Wir haben gesehen, wie ein solcher Anspruch jedoch auch, bisweilen seltsam heftig, zurückgewiesen wird. *Wo* aber soll dieser Anspruch zwischenmenschlich *wohlwollend* bestätigt und erfüllt werden? Leser:innen des Beitrags werden vielleicht zögern, nun mit einem Verweis auf die Familie, das Paar oder die Freundschaft zu antworten, weil sie Familien, Paare und Freundschaften kennen, wo das nicht zutrifft. Andere Leser:innen werden, ganz im Gegenteil, auch an Familien, Paare und einige Freundschaften denken, in denen genau dies möglich ist: »weil« und zugleich »obwohl gekannt«, geliebt zu sein und dauerhaft geliebt zu werden. Für diese Fälle, in denen das zutrifft, gibt es Bezeichnungen – abseits von Liebe – für die der Ausdruck *intim* steht.

Was aber sollen »intime Beziehungen« sein und was genau »Intimität«? Luhmann (1983, S. 200) klagt im Hinblick auf beides: »Es gibt keinen theoretisch hinreichenden Begriff dafür.« Intimität scheint zudem keine universelle Erscheinung zu sein. Die Rede ist von ihr in Westeuropa seit der frühen Neuzeit (Streisand, 2001a). Eine Ära der »Intimität« beginnt etwa zu der Zeit, in der philosophisch über intersubjektive Anerkennungsverhältnisse reflektiert wird. Es steht schon in der Philosophie Hegels im Raum, dass die Gewährung von Anerkennung nur zwischen zwei als gleichwertig gedachten Subjekten möglich ist (Honneth, 2018; 2011, wo dies auch im Hinblick auf Liebe ausführlich erörtert wird). Verschiedene Bezeichnungen kursieren. Wo wörtlich von *intim* oder *Intimität* gesprochen wird, fällt von Anfang an eine doppelte Bedeutung des Wortes auf. So heißt *intim* »le caractère étroit d'un lien et spécialement [...] une liason, des relations étroites entre des personnes« und zugleich »ce qui est intérieur et secret« (Blaise Pascal, zit. n. Streisand, 2001b, S. 68): Es geht also sowohl um eine enge Beziehung oder Verbindung zwischen Menschen als auch um das, was sich im Einzelnen, in seinem Inneren befindet bzw. finden lässt (obwohl es üblicherweise verborgen wird). Von intersubjektiven Praktiken ist hierbei noch nicht die

Rede, sie werden aber in der westeuropäischen »Bekenntnisliteratur« (Meixner, 2017) schon bald ausformuliert. Es folgt eine Pause im 20. Jahrhundert, bis dieser Strang wieder aufgenommen wird (Völz, 2022).

Giddens (1992, S. 61) hatte am Ende des 20. Jahrhunderts von einem »Wandel der Intimität« im Zug der Demokratisierung enger Beziehungen gesprochen. Seither wird von Praktiken des »opening oneself to the other« gesprochen. Giddens begrüßt diesen Wandel angesichts der zu seiner Zeit noch dominanten Alternative, wenngleich er im Hinblick auf die Auswirkungen auch skeptisch ist. Andere wissenschaftliche Bücher zum Thema folgen in verschiedenen Kontexten, vielfach mit vergleichbaren Befunden (wie etwa im Zusammenhang der Individualisierungsthese bei Beck & Beck-Gernsheim, 1990).

Im Bemühen, dem Nachdenken über Intimität (neben dem und sogar gegen das Konzept Liebe) einen theoretischen Stellenwert zu verschaffen, hat der Philosoph François Jullien die zwei Aspekte von »eng« und »innerlich« in seinen Überlegungen zum »Intimen« miteinander verbunden. Demgemäß gilt: Wenn das Innerste und sonst am meisten Verborgene zu dem wird, »was [...] am tiefsten mit dem Anderen verbindet« (Jullien, 2019a, S. 20), dann ist ein Verhältnis erreicht, das als *intim* bezeichnet werden kann.

In Deutschland scheint – anders als in Frankreich – die Diskussion um Themen und Aspekte von Intimität *normativ* aufgeladen, was eine hinreichende analytische Durchdringung dieses Themas zu behindern scheint. V. a. die kurz vor und um die Mitte des 20. Jahrhunderts geborenen Familientherapeut:innen und Soziolog:innen, darunter solche, deren Wirken mit dem Beginn des 21. Jahrhunderts endete, haben größte Zweifel daran, dass der zunehmend häufiger formulierte Anspruch auf Intimität den persönlichen Beziehungen tatsächlich zuträglich ist. Es wird von Grenzen gesprochen, die innerhalb privater Beziehungen eingehalten werden müssen, um den Einzelnen vor dem oder den Anderen schützen zu können (Burkart, 2018; 2002, S. 402). Andernfalls werde die ersehnte Nähe zerstört. Versuche der »schrankenlosen Selbstenthüllung« erscheinen als eine riskante Herausforderung im Feld der Intimität, die ohne Einhegung, ohne jeglichen Konjunktiv »unweigerlich zur Zerstörung der persönlichen Beziehungen führt« (Winter, zit. n. Funcke & Hildenbrand, 2018, S. 189).

Ob Selbstenthüllung hingegen im Alltag als erlaubt empfunden wird, variiert stark. Beides hängt nicht nur vom Ort, sondern auch von kulturellen Variablen ab, denen Menschen als Subjekte – und somit auch Therapeut:innen oder Soziolog:innen – unterworfen sind, nach denen sie sich unterscheiden und denen sie selbst Rechnung tragen müssen. Vermutlich führt Selbstenthüllung in einigen Paarbeziehungen und Familien durchaus unweigerlich zur Zerstörung der persönlichen Beziehungen, während sie in anderen ein Bestandteil der familialen und konjugalen, also beziehungsmäßigen, Praktiken sein kann.

In den Beziehungen, in denen das Selbst (wechselseitig) »enthüllt« werden darf, wird möglicherweise auch anders gestritten. Und vielleicht könnte in einem Milieu, in dem die Selbstenthüllung einen nicht unwesentlichen Teil des Zusammenseins ausmacht, ein Streit nicht nur besser ausgehalten werden. Ein Streit könnte dort in gewisser Weise sogar gebraucht werden, um solche tieferen Verbindungen herzustellen, an die manche gar nicht denken, nicht denken können oder zu denken wagen.

Intimität, das Feld persönlicher Beziehungen und seine Gesellungen

Andreas Reckwitz (2020) verweist im Bemühen, die drei wichtigsten Orte der Subjektbildung zu bezeichnen, neben dem Feld der Arbeit, dem Feld der Selbsttechniken auch auf ein *Feld der persönlichen oder intimen Beziehungen*, in denen Aspekte der ganzen Person zur Geltung kommen. Sie lassen sich durch Wohlwollen, Vertrautheit und Verbundenheit im Hinblick auf diese ganze Person charakterisieren. Dieses Feld zeigt sich als sozialer Ort von sehr verschiedenen Beziehungen und Praktiken. In der Gegenwart werden hier neben der Familie und dem Paar sowohl die langjährige Freundschaft, manche studentische Wohngemeinschaft und auch solche Beziehungen zu finden sein, die Menschen auf einer Pilgerreise zu knüpfen pflegen. In all diesen Beziehungen können intime Erfahrungen gemacht werden.

Beziehungen dieser Art können im Rückgriff auf einen auch von Reinhard Koselleck (2006) verwendeten Ausdruck als informelle *Gesellungen* bezeichnet werden. Im Sprachgebrauch von Soziologen aus dem ersten Drittel des 20. Jahrhunderts wird der überindividuelle Aspekt solcher »inter-individuellen« Beziehungen betont. Theodor Geiger, der den Begriff neben dem der »sozialen Schicht« entwickelt hat, schreibt in diesem Zusammenhang: Redet man vom »wirklichen Menschen, so muß man notwendig das *Verbundensein* jedes Exemplars Mensch mit irgendandern seinesgleichen in diesem Begriff mitdenken« (Geiger, 1928, S. 3, Herv. K. S.). Geiger fährt fort: »Spreche ich aber vom einzelnen ›Menschen‹, so schaffe ich einen Kunstbegriff, dem selbstständige Realität im gleichen Sinne nicht zukommt. Das wird bei der Behandlung der Formel Mensch und Gesellschaft gern vergessen.« Was Geiger neben der Betonung einer Interdependenz mit diesem Begriff verbindet, ist das Vorhandensein verschiedener historischer und zeitgleicher dyadischer Formen (ebd., S. 86), wobei die unterschiedliche Gestaltung von Nähe, so wie dies auch bei Theodor Litt und Georg Simmel der Fall ist, z. B. durch Liebe und »Streit« (Simmel, 1908), einen besonderen Stellenwert bekommt. *Verbundensein* ist dann eine Folge der Geselligkeit in Gesellungen. Die Form des Sich-Verbindens variiert allerdings.

Bei den Gesellungen lassen sich Unterschiede im Umgang mit dem, wodurch die Einzelnen sich verbinden, feststellen: im Grad des Engagements oder der Involviertheit einerseits, in verschiedenen Schwerpunktsetzungen und Ausprägungen der Bezugnahme andererseits. Für unsere Zwecke ist es nach dieser Öffnung des Aktionsfeldes der Subjekte hin zum Feld der Intimität sinnvoll, jenen Kernbereich zu identifizieren, auf den sich die von Jean-Claude Kaufmann erwähnten »Träume von Liebe« richten und in dem verschiedene intime Verhaltensanforderungen besonders zur Geltung kommen (s. dazu Schmidt, 2024b, S. 79–94). Diesen Kernbereich intimer Träume bildet das Paar (Kaufmann, 2015a). Es zeichnet besondere Gesellungsaktivitäten aus, die hinsichtlich Zeit und Kontext Formen annehmen, die die Einzelnen fast immer herausfordern, aber auch in besonderer Weise erfüllen können. Es zeigt sich nun, dass der Versuch, Inneres, das sonst verborgen ist, zu artikulieren und dadurch Vertrautheit herzustellen – wie im Fall von Rousseau oder Grethlein – nicht nur deswegen *heikel* ist, weil Versuche, den eigenen Liebesanspruch zu formulieren, also zumindest einem Subjekt gegenüber zu artikulieren, nicht zu *oft* wiederholt werden können. Es zeigt sich zudem, dass das Intime, wo es seinen Raum bekommt, *zerbrechlich* ist: Hat das Intime sich schließlich etablieren können, garantiert das noch keineswegs seine Dauer. Denn Intimität kann durch verschiedene Bedingungen *verkümmern* (Jullien, 2019a). Wenn Paare sich »als Intimbeziehungen intrinsisch forschungsaversiv« (Hirschauer et al., 2014, S. 2) zeigen, könnte das darin seinen Grund haben. Wer Intimes öffentlich macht, gefährdet es.

Formen der Intimität

Die Formen der Gesellungen, die als mehr oder weniger intim charakterisiert werden können, verändern über die Zeit und innerhalb einer Gesellschaft ihre Merkmale (Reckwitz, 2020). Wie aus dem vielbändigen Briefkorpus von Karl-Viktor von Bonstetten (1996–2012) deutlich hervorgeht, kann die Freundschaft in der bürgerlichen Elite um 1800 genauso und vielleicht noch mehr als Ort der Intimität erscheinen, als es seinerzeit anderen Varianten zugestanden wird. So entwickeln von Bonstetten und Johannes von Müller über Jahrzehnte mit- und aneinander eine Virtuosität des Intimen, die sie auf andere Beziehungen anwenden und diese »intimisieren«, während in Deutschland sich im Umfeld von Clemens Brentano – und schließlich in seinem später als peinlich empfundenen Briefwerk – etwas Vergleichbares ereignet.[2] Auffällig ist dabei eine von heutigen Leser:innen

2 Dass Bonstettens Zirkel und Brentanos Netzwerk bislang in einer an Intimität interessierten Forschung nur wenig berücksichtigt wurden, mag an kognitiven und affektiven Herausforderungen liegen: im einen Fall an der Mehrsprachigkeit

wahrgenommene erotische Komponente, durch die Grenzen zur Paarbeziehung wiederum verwischt scheinen (Lacher, 2021). Im 20. Jahrhundert ergibt sich dann ein anderes Bild. Hier versuchen die meisten Freundschaften, Intimität eher zu vermeiden und tendieren zu Konstellationen »side-by-side« (Wright, zit. n. Adams & Ueno, 2006, S. 103). Dafür wird Intimität im Paar vorzugsweise als Sexualität gedeutet und in diesem Sinn therapeutisch unterstützt.

François Jullien verlegt das, was er »intim« nennt, ganz und gar in den Kernbereich des intimen Feldes, das Paar, im Unterschied zu Freundschaft oder Familie. Er gibt dem Paar damit ein Gewicht, wie das innerhalb Deutschlands kaum zu finden ist, jedoch z.B. bei Otto Kernberg. »L'intime« zeigt sich Jullien als eine lokal-zeitliche Erscheinung. Ein bei Augustinus formuliertes, besonderes und vorher nicht dagewesenes Selbstverhältnis und ebenso die Beziehung zu einem Gegenüber wird zum Modell zunächst einer Gottesbeziehung, später zu einer Form der gegenseitigen Zuwendung der Einzelnen in Paaren (Jullien, 2019a; Kaufmann, 2009).

Für Jullien erfolgt im Begriff der Intimität nicht nur eine Trennung von Liebe, sondern auch eine Unterscheidung im Verhältnis der Einzelnen zu ihrer eigenen Individualität und Einzigartigkeit. Hier zeigen sich Formen der Intimität, 1. eine Form, die *dem Individuellen interessiert begegnet*, sich ihm vielleicht sogar enthusiastisch zuwendet und hier eine auf Deutung und Verstehen orientierte Suche beginnt. Und dies gilt dann sowohl für das eigene Einzigartige, als auch für die Unverwechselbarkeit des Gegenübers, dessen Innerstes zu dem wird, was am meisten verbindet; und 2. Eine Form, die das Individuelle zwar voraussetzt oder als gegeben akzeptiert, es aber *nicht zu ergründen versucht*.

Beides kann mit Situationen in Zusammenhang gebracht werden, in denen Menschen – mit Hegel und Honneth (1992,

in Bonstettens Kreis, dem neben Müller u.a. auch »Madame« de Staël (1766–1817) und Friedrich von Matthisson (1761–1831) angehörten. Im Falle Brentanos könnte neben dem angeblichen »Schwulst« seine reichlich unkonventionelle, poetisch überformte Religiosität einen nüchternen Zugang erschweren.

S. 33) formuliert – *sich selbst im Anderen* erfahren. Sie sind bei sich, während sie beim Anderen und mit ihm sind. Das Selbst erlebt Intimität im ungestörten Selbstbezug in der wechselseitigen Anerkennung. Während es bei der ersten Form jedoch um die Anerkennung von Individualität geht, ist das bei der zweiten gerade nicht der Fall. Diese zweite Form, die Jullien »das Intime« im Unterschied zu »Intimität« nennt, zielt – vielleicht überraschend – nicht auf Individuierung, sondern geradezu auf das Verschwinden des Individuellen. Man mag bei diesen intimen Erscheinungen z. B. an Daniel Stern (2007, S. 191) und das Erleben geteilter Emotionen denken, an das sog. Affekttuning und die »Entwicklung einer wachsenden Bezogenheit« (ebd., IIIf.). Das sind Vorgänge, die zwar *Autonomie* ermöglichen, aber zunächst *verbinden*. Etwas missverständlich wird dieses Modell mit einer Art Symbiose in Zusammenhang gebracht (und selbst als »symbiotisch« bezeichnet), da hier das Individuum leer auszugehen scheint: Das Subjekt öffnet seine Grenze gegenüber einem anderen, so wie umgekehrt auch. Die Subjekte schließen nun die gemeinsame Grenze um sich und den anderen, sie schließen sich darin ein (Jullien, 2019a, S. 26).

Bei Simmel (1923, S. 23) wird ein ähnliches Bild im Hinblick auf Liebe entwickelt, wenn er einen nach außen abgegrenzten ovalen Raum mit zwei Zentren zeichnet. Die dabei entstehende Nähe muss selbst so wenig thematisiert werden, wie jedes einzelne Subjekt – auch wenn und gerade weil sich die Beteiligten hier schrankenlos füreinander öffnen. Solche Beziehungen, die ihr Element dann nicht in der Tiefe des Selbst oder des Anderen finden, werden z. B. von Connie Palmen (1999 u. a.) dargestellt. Die Subjekte nehmen zweifellos auch hier deutlich zu an Kenntnis über sich und über den Anderen, wie Palmens Bericht lehrt. Doch dies geschieht eher nebenbei – eben auch – wie zwangsläufig. Im Zentrum steht die Nähe. Und darin werden sonst verborgene, physiologische – nicht sexuelle – Vorgänge rücksichtslos sichtbar, bei denen wir vermutlich (wie bei Palmen, 1999) nur deshalb Zeugen werden, weil die Erschütterung über den Verlust des Gegenübers dann individuierend verarbeitet wurde.

Geläufiger ist freilich die andere, erste Form der Intimität, die sich auf eine bemerkenswert intensive Weise der Individualität oder Singularität (Einzigartigkeit, Unverwechselbarkeit) zuwendet und die deutlich *verbal* organisiert ist. Sie setzt jene Tiefe der eigenen Person und des Gegenübers voraus, die das andere Modell nicht braucht. Sie knüpft an Praktiken an, die sich im 18. Jahrhundert schon zeigen, und sie tut dies mehr und mehr mit jenem »Enthusiasmus, der sich intentional auf Einzelheiten des Anderen richtet und die imaginative Fähigkeit ausbildet, diese mit neuen, für Dritte unzugänglichen Bedeutungen aufzuladen« (Reckwitz, 2006, S. 222). Hier empfängt der Einzelne die Möglichkeit zur Entwicklung eines potenziell unendlich ausdifferenzierbaren Verständnisses von sich. In der intimen Situation findet ein »Zu-sich-selbst-Kommen« statt: eine Selbst-Verwirklichung durch die Spiegelung des anderen, die ihm ebenfalls erlaubt, sich zu erkennen, zu deuten und auszulegen.

Je nach Subjektform anders intim und anders im Konflikt?

Für konfliktive Fragen dürften solche Merkmale intimer Beziehungen entscheidend sein. Für an Singularität orientierte Subjekte ist wesentlich, dass im fortgesetzten Gespräch ein wichtiges Training stattfindet, durch das eine zunehmende »Vertiefung« des Subjekts zu erwarten ist. Um die Spiegelung der eigenen Person durch das Gegenüber nutzen zu können, wendet das empfangende Paar-Subjekt selbstreflexive Praktiken an, die keineswegs still verlaufen. Intimität in diesem Modus, den auch George H. Mead für sein Verständnis der Entwicklung des Selbst bzw. von personaler Identität heranzieht, benötigt ein hohes Maß von einschlägigen Fähigkeiten, darunter einerseits Fähigkeiten zur bewussten und absichtlichen Artikulation (von Wünschen, Begehren, Motiven, Emotionen, Intentionen etc.), andererseits Fertigkeiten der (auch unwillkürlichen) Selbst-Expression (Schlette, 2005).

In welchem Umfang und zu welchen Themen sich Personen artikulieren, welche Emotion gezeigt oder exprimiert und welcher Wunsch geäußert werden kann, variiert kulturell sehr stark. In den postmodernen, aber auch in einigen bürgerlichen Milieus des 18. und 19. Jahrhunderts hat in diesem Kontext das »self-disclosure« im »opening oneself to the other« (Giddens, 1992, S. 61) seinen Ort. Die in deutschen Publikationen verwendeten Formulierungen – »Selbstenthüllung«, »Selbstoffenbarung« oder »Selbstentblößung« – haben eine weniger neutrale Konnotation: Sie sind maßgeblich durch Intimitätsskeptiker geprägt.

Zwei Extreme der Zuwendung

Auf eine Besonderheit ist an dieser Stelle aufmerksam zu machen: Es gibt verschiedene *Richtungen* der Zuwendung in der Intimität zwischen zwei als gleichwertig gedachten Subjekten (vgl. Schmidt, 2024b, S. 85f.). Wenn ich »von Liebe träume«, erträume ich mir dann, *geliebt zu werden* oder *selbst zu lieben*? Ganz real existiert die Position von ausschließlichem Zuwenden und ausschließlichem Empfangen gleichermaßen, wenngleich beide Pole auch kein modernes Ideal bilden. Dieses zielt auf Balance und Gegenseitigkeit. Gleichwohl lassen sich die Pole für typisierende Unterscheidungen heranziehen, die nicht ausschließlich historisierend betrachtet werden müssen:[3]

Von alters her bekannt ist die gebende Variante (Simmel, 1908, S. 408). Die Position eines oder einer in diesem Sinne fast ausschließlich *Agierenden* ist in der Literatur zwischen 600 v. Chr. bis 1900 oft beschrieben worden. Sie kann in der Gegenwart von einer Geschichtswissenschaft, die ein kultursoziologisches Paradigma nutzt, rekonstruiert werden (Hölscher, 2021). Damit zeigt sie sich zeitweilig als eine institutionell stabilisierte Variante. Sie mag als eine heroische Position gelten, wenn sie aus der Sicht

3 Es scheint mir wichtig, darauf hinzuweisen, dass es leicht möglich ist, hier in das Fahrwasser eines »new normal« (Link, 2018) zu geraten, wie es den Leser:innen in der Mann-Biografie von Lahme (2025) angeboten wird, in der Intimität pathologisiert erscheint. Welche Möglichkeiten des Intimen denkbar sind, darauf macht z. B. Foucault verschiedentlich aufmerksam, nicht zuletzt in den Aufsätzen, die unter dem Titel *Ästhetik der Existenz* erschienen sind (2007).

desjenigen gesehen wird, der sich als Ausdruck intimer Gesellung diese hingebungsvolle Zuwendung wünscht, denn der Empfang einer erotischen Zuwendung ist hier weniger intendiert – teils so wenig, dass sie als asketisch bezeichnet werden könnte (s. Foucault, 2005, S. 202f.).[4] In Formen der Trauer ist sie zu finden, wie sie Freud in einem Brief an Rudolf Binswanger beschreibt, nämlich als die Fortsetzung einer »Liebe, die man ja nicht aufgeben will« (Fichtner, 1992, S. 222). Die bei Augustinus zu findende Frühversion des Intimen in der Gottesbeziehung würde hierhergehören. Radikal drückt sich dieses asketische Verhältnis in der Figur der Philine im *Wilhelm Meister* aus: »Wenn ich dich liebe, was geht's dich an?«

Die Variante, in der es darum geht, *Zuwendung zu erhalten*, verschwindet leicht hinter dem aktiven Sich-Zuwenden. Sie steht im Fokus des wissenschaftlichen Interesses. Zuwendung zu erhalten, kann in einer anthropologischen Perspektive mit dem Bedürfnis nach Schutz in Zusammenhang gebracht werden. Dieses Bedürfnis kann »das Subjekt als Verlangen nach einer besonderen Verbundenheit mit einem alter ego« bestimmen (Dux, 2019, S. 49). Es lässt sich hierin ein subjektiver Grund für die »robuste affektive Bindung [von Beziehungspartnern aneinander sehen], die vergleichsweise krisenfest ist« (Oevermann, 2014, S. 44). Es gibt Beziehungen, in denen eine(r) sich (einseitig) vom anderen (oder von der anderen) umsorgt sieht oder nur »*einem* der Spiegel vom anderen gehalten wird« (de Singly, 1996, S. 11, Übers. u. Herv. K. S.).

Wichtig erscheint, dass die beiden zuvor beschriebenen Formen unabhängig von den zuletzt beschriebenen, alternativen Richtungen der Zuwendung im Hinblick auf Nähe etwas geradezu Superlativisches anstreben und erreichen. Luhmann (1983, S. 200) nutzt dafür den Ausdruck »Interpenetration«. Die absolute, hingebungsvolle Zuwendung und das ebenso absolute

---

4 Foucault (2005, S. 203) beschreibt dies auf paradoxe Weise: Diese Askese zielt weder auf eine »Befreiung des Begehrens« noch auf dessen Unterdrückung. Vielmehr bringt sich das Subjekt bewusst in eine Position, die keine Gegenliebe sucht, um sich »empfänglicher für Lust zu machen«.

Empfangen von Zuwendung stellen in der Selbst- und Anderen-Bezogenheit entgegengesetzte *Extreme* dar. Damit würden zwei verschiedene Möglichkeiten vorliegen, Dispositionen moderner Subjekthaftigkeit auszubilden, die eng mit Verbindung und Beziehung verwoben sind.

Paarbeziehungen mit und ohne Intimität

Wenn aus der Außenperspektive gegenüber Formen intimer Verhaltensweisen Skepsis gezeigt wird, so scheint dies nichts weniger als verständlich zu sein: Die Vorgänge verlangen eine besondere und ungewöhnlich starke Involvierung der Subjekte und zugleich umfassende Zugriffsmöglichkeiten. Beides kann mehr als unbequem sein.

Es lässt sich vermuten, dass Intimität nicht nur Abscheu, sondern auch Angst erzeugt, bspw. wenn sie als Bedrohung gelesen wird. Der direkte, sekundenlange Blickkontakt ist sowohl Ausdruck der Intimität als auch der Vorbereitung eines Angriffs (Stern, 2007). Eine Hand eines anderen an unserem Kopf kann sowohl als Ausdruck von Intimität verstanden werden als auch als Ausdruck einer äußersten Bedrohung, wie der Kunsthistoriker Warburg deutlich macht. Intime Verhaltensweisen spielen mit Grenzen, die in einigen Kulturen besser weiträumig umgangen und in anderen dringend aufgesucht werden sollen (Liebau & Zirfas, 2013). Ob, wie viel und welche Art von Intimität zulässig erscheint, hängt von Individualität sicherlich, doch noch mehr von kulturellen Variablen ab.

Bei Intimität kann von einer individuellen und einer kulturellen Bedingung gesprochen werden. François Jullien (1999) zieht sich bei verschiedenen Gelegenheiten auf den Ausdruck »Ressource« zurück, die – nicht zuletzt individuell – erschlossen, ausgebeutet und geteilt werden kann (Jullien, 2019b). Es gibt zweifellos Paare – auch aus dem singularisierten Spektrum – ohne entwickelte Intimität, so wie es genügend persönliche Beziehungen gibt, die nicht im Entferntesten an eine der Formen der Intimität heranreichen: Paarbeziehungen können zwar, müssen aber keine Intimbeziehungen sein.

Es lässt sich in jedem Fall leicht denken, dass die Herstellung von Intimität, die mit kommunikativer Selbst-Deutung verbunden ist, erst in solchen Paaren ermöglicht wird, wo eine Artikulation von Individualität positiv rückgemeldet werden kann und wo die Expression von Emotionen gefördert wird. Im Rahmen der Kultursoziologie werden diese Ressourcen als Ausdruck von Subjektformen und ihren -kulturen beschrieben, die die kulturelle Bedingung benötigen. Reckwitz (2021, S. 191) schreibt:

> »Subjektformen sind kulturelle Typisierungen, Anforderungskataloge und zugleich Muster des Erstrebenswerten – der Einzelne subjektiviert sich in ihnen und wird subjektiviert. Das sozial- und kulturwissenschaftliche Interesse richtet sich konsequenterweise auf die kollektiv geltenden Subjektformen, welche in den sozialen Praktiken und Diskursen enthalten sind.«

Kultursoziologisch betont wird die Sozialisation als die von René König und Dieter Claessens (1978) so bezeichnete *zweite, soziokulturelle* Geburt des Menschen. Doch im Unterschied zur Vorstellung des Hineinwachsens in eine phänomenologisch beschriebene einheitliche Lebenswelt muss der Mensch als Subjekt, um selbst autonom handeln zu können, sich hier milieutypischen Formen *unterwerfen*. Diese Formen werden manchmal – in der Tradition Foucaults – sehr kontrastiv entwickelt. So wird empfohlen, »die Analyse der historischen oder sozialen Formationen [so weit] voranzutreiben, bis ihre singuläre Merkwürdigkeit offen zu Tage tritt« (Veyne, 2009, S. 19). Dadurch werde auch die »trügerische Allgemeinheit« egal welcher sozialen Kategorie entlarvt (ebd.). Das kann für das Paar (und seine konfliktive Struktur) hilfreich erscheinen.

Das »Spiel« der Intimität und des Konflikts im Paar

Subjekte beherrschen »ihre« soziokulturellen Praktiken im besten Fall mit routinierter Virtuosität, also im Sinne eines unbewussten Könnens, nicht im Sinne eines bewussten Wissens und seiner reflektierten Anwendung. Im Paar würde in dieser Perspektive kaum nach Überlegung gehandelt: Man muss, um beieinander zu sein und miteinander zu leben, womöglich in intimer Vertrautheit, nicht viel nachdenken und planen. Das Risiko der Überforderung in einem reflexiven Dauerdiskurs besteht hier also nicht. Stattdessen wird ein »Spiel« gespielt, in dem die Beteiligten ein Verständnis des Feldes haben, aber ihr Können automatisiert zeigen müssen, damit das Spiel wirklich läuft. Bis es zu einem gelingenden Spiel kommt, also von den Beteiligten ein basaler »Sinn für das Spiel« (Bourdieu, 1987, S. 122) entwickelt wird, bedarf es unzähliger »Trainings« (Wacquant, 1995). Man muss mitspielen, bevor man es richtig kann. So lernt man, ein (bestimmtes) Spiel zu spielen. Verschiedene Typen von Paaren spielen unterschiedliche Spiele, die den Beteiligten ein schwer vergleichbares Maß an Anstrengung auferlegen und Lust versprechen. Ließe man sich auf die Subjekttheorie ein, müsste hinzugefügt werden: Welches Spiel möglich ist, hängt von historischer Zeit und Milieu ab.

Ein Spiel, das in verschiedenen Formen virtuos, schlecht oder mittelmäßig gespielt werden kann, ist das Spiel der Intimität und des Konflikts im Paar. In singularisierten Milieus sind entsprechende Trainings besonders ausführlich: Wie in anderen Milieus auch, können Subjekte verschiedene Stufen der Verbindlichkeit der Beziehung erreichen, ältere deutsche Soziolog:innen würden von »Institutionalisierungsgraden« (Burkart, 2018, S. 103) sprechen, vom ersten gemeinsamen Morgen über die Integration in einem gemeinsamen Haushalt bis hin zur Entwicklung des »couple parental« (vgl. Kaufmann, 2020). Viele Stufen werden in der Regel mehrmals durchlaufen. Die Biografie wird zu einer »Geschichte aufeinanderfolgender Beziehungen, die oft schon sehr früh im Leben beginnt« (Burkart, 2018, S. 99). Die Geschichte aufeinanderfolgender Beziehungen, kann dabei mit Blick auf das einzelne Subjekt als eine Serie von – durch Wiederholungen und Steigerungen geprägten – Einübungen gesehen werden.

Ist Intimität also gar nicht jene schwere Hypothek für das Paar, wie die Systemtheorie unterstellt? Begründen muss die Systemtheorie diese theoretische Annahme damit, dass »für Meinungsverschiedenheiten […] nur die Ebene personaler Kommunikation als Ebene der Konfliktlösung zur Verfügung steht, auf der man Übereinstimmung in der wechselseitigen Liebe wahren möchte« (Luhmann, 1983, S. 198). Wenn nun jedoch Übereinstimmung anders als im von Luhmann angedachten Verständnis aufgefasst werden könnte? »Konflikte« könnten – nicht in jedem, doch in vielen Fällen – auf besondere Weise zum Spiel des Paares passen, dieses also gar nicht (zer-)stören, sondern untrennbar zu ihm gehören. Intimität könnte singularisierende (und damit die bei Giddens nachzulesenden) Züge oder normalisierende Züge ausfalten, die im 20. Jahrhundert häufiger beschrieben worden sind. Und auch im Einzelfall gilt: Ein Paar kann eine »harmonie-süchtige« Beziehung aufbauen, in der Konflikte Probleme bereiten, eigentlich der Liebe schaden und besser in der Sexualität besiegt und vergessen werden. Oder aber das Paar kann sich auf *Nicht-Übereinstimmung* im Namen der Singularität routiniert festlegen.

Konflikte im Paar: Ein Spiel nach den Regeln der Intimität

Mindestens drei Zugänge zum Konflikt, die für das Paar relevant sein können, lassen sich unterscheiden:

1. Konflikte werden als *Blockierung von Bestrebungen* eines oder mehrerer Individuen aufgefasst. Das geschieht häufig im Zusammenhang der Optimierung von organisationalen, aber auch persönlichen Beziehungen. Die Blockierung betrifft individuelles und gemeinsames Handeln. Zentral ist die *wahrgenommene* Be- oder Verhinderung einer angestrebten Zielerreichung (in Deutschland sehr populär dazu: Glasl, 2024). Diese Wahrnehmung kann einseitig sein. Das wird manchmal ergänzt durch die Annahme, dass die Blockierung – wiederum von einer Seite – als *unrechtmäßig* erlebt werden muss (Kals et al., 2024).

2. Konflikte werden in ihrer *antagonistischen Dimension* (meist von einer Gruppe) problematisiert (z.B. Messmer, 2003; Picard & Marc, 2024). Vor etwa 20. Jahren interessierte sich auch die deutsche Forschung für die schwer beherrschbare Dynamik,

die sich bei Trennungen und Scheidungen von Paaren wahrnehmen ließ, wobei sich viele für eine mandatorische Zwangs- oder Pflichtmediation ausgesprochen haben (Kriegel, 2006). Grundsätzlich wird davon ausgegangen, dass eine Gruppe sich neu »um den Antagonismus strukturiert« (Picard & Marc, 2024, S. 7), den sie im Konflikt entwickelt.

3. Konflikte können auch in ihrer Dimension des persönlichen *Leides* thematisiert werden. Ein – wenn auch selten thematisiertes – Leid sehr alltäglicher Art entsteht in Familien und Paarbeziehungen durch das Erleben *unterbrochener Intimität*: zum einen in Form der kurzzeitigen, lebensweltlich jederzeit erwartbaren Unterbrechungen, zum anderen in Form längerer oder endgültiger Trennungen. Solche psychoanalytisch beschriebenen »Diskontinuitäten« (Braunschweig & Fain, 2013) besitzen in Sozialisationsprozessen innerhalb der Familie eine Schlüsselrolle (Funcke & Hildenbrand, 2018). Therapeut:innen machen in diesem Zusammenhang auch auf etwas aufmerksam, was sie alltägliche Verrücktheit, »private madness« (Green, 2005) nennen. Unter dem Aspekt der Identität ist das Paar in Frankreich ausführlich in der Entwicklung eines »moi conjugal« betrachtet worden. Der Extremfall der Trennung stellt eine Gefährdung der Autonomie dar. Dieser Verlust macht für die Einzelnen eine Rekonstruktion und Neuausrichtung ihrer Identität erforderlich (de Singly, 2011).

Jeder Zugang macht auf ein Risikopotenzial aufmerksam und bietet zugleich den Ausgangspunkt für gemeinsames, auf Verbindung zielendes Handeln.

Als Konflikt arrangiertes Zusammensein – Wir müssen reden! Und zwar über vieles

Menschen lassen sich als Subjekte beschreiben, die eine stetige, oft stille »Transformation des Sozialen« betreiben (Reckwitz & Rosa, 2021, S. 85): Die Subjekte beobachten Situationen, Vorgänge, eigene und fremde Verhaltensweisen, aber auch Objekte und Räume auf eine spezifische Weise, machen sie sich zu eigen und »arrangieren« das Vorgefundene auf eine sinnvolle Art und Weise. Sie versehen das Beobachtete mit Relevanz und verwandeln es in etwas, das begehrenswert oder verabscheuenswürdig bzw. bedeutungslos erscheint. Dies geschieht überall. Subjekte in singularisierten Paarbeziehungen beobachten Situationen jedoch gerade im Hinblick auf Nicht-Übereinstimmung. Sie *lesen* Konfliktivität in Situationen *hinein*. Wie Jean-Claude Kaufmann (2015b) im Rahmen seiner kulturellen Handlungserklärung zeigen kann, sind singularisierte Paare im Alltag mit einer irritierenden Fülle unterschiedlicher Intentionen, Wünsche, Pläne, Haltungen und Gefühle konfrontiert, die Routinen erschwert. Sie ärgern sich nicht selten permanent.

In der geläufigen »Formulierung, die in keinem Beziehungsfilm fehlen darf: ›*Wir müssen reden!*‹« (Funcke & Hildenbrand, 2018, S. 220, Herv. K. S.), drückt sich das alltägliche, subjektivierende und Soziales arrangierende Konfliktverständnis vieler heutiger Paare aus. Dass in diesem Satz das Objekt fehlt, kann für symptomatisch gehalten werden. Das Sprachgefühl singularisierter Subjekte lässt diese zu einer treffenden Formel greifen. Zunächst einmal geht es ihnen nur um das *Reden*. Meistens wissen sie natürlich, worüber sie sprechen mögen. Das Entscheidende wird jedoch sichtbar, sobald man die Art ihrer routinierten Thematisierung und die damit bereits eingeleiteten »Bearbeitung von Konflikten« fokussiert, das Reden selbst.

Die Kultursoziologie zeigt, dass singularisierte Subjekte genau das verinnerlicht zu haben scheinen: nicht die Orientierung am Normalen, der Norm, sondern am Besonderen, der Einzigartigkeit, dem Eigenwert, der Unterscheidbarkeit, der kreativen, selbstverantworteten Lebensgestaltung. Alles Mögliche ist erlaubt (und wird als wichtig wahrgenommen). Im Widerspruch zu den Warnungen von Hildenbrand und Funcke erscheinen in diesen Milieus die kommunikativen Aspirationen nicht als Pathologie, sondern als kulturelle Neuerung, die keineswegs einen reflexiven Dauerdiskurs verlangt. Sie zeigen eine routinierte Praxis. Dafür sorgen die Techniken, die einen automatischen Einsatz ermöglichen und Übung verlangen. Subjekte sind zunehmend darin trainiert, ihren Alltag als Aneinanderreihung von kontingenten Entscheidungen zu verstehen – die meist auch rückgängig gemacht werden können.

Auch wenn sich Paare als Einheit wahrnehmen, werden sie immer wieder durch verschiedene individuelle Prägungen und gepflegte Vorlieben aus dieser Einheit herauskatapultiert, sodass die Beziehungspartner sich in manchen Situationen plötzlich als »unbegreiflich unterschiedlich« (ebd., S. 8), als geradezu befremdlich fremd wahrnehmen. Tatsächlich scheint die Einheit des Paares eher dort zu existieren, wo sich die Beteiligten nicht zu vergleichen können glauben, wie Kaufmann (2007) in seiner Untersuchung zu den alltäglichen kleinen Konflikten darlegt. Eine Unmenge von Erscheinungen führt zu Irritationen, die Einzelne zu verkraften haben. Das widersprüchlich aus Agape und Passion zusammengesetzte »Imaginär der Liebe« (Kaufmann, 2009) vermindert die Herausforderungen kaum. Was dabei an Dissens produziert wird, ist beachtlich. Ein singularisierter Alltag des Paares produziert Mechanismen, in denen die sich ohnehin schon unterscheidenden Subjekte weiter diversifizieren. Der Versuch, einen Dissens – z. B. im Hinblick auf den Umgang mit Kindern – aufzulösen, mag am Ende zwar scheitern. Tatsächlich mögen die meisten Dissense durch Aussitzen, Nachgeben oder Vergessen geklärt werden (Heck, 2022). Aufgelöst werden sie oftmals nicht. Doch zunächst einmal stößt der Dissens immer wieder eine *Redesituation* an, für die sich die Paare im Verlauf ihrer im Durchschnitt dreimal ansetzenden, singularisierten Paarlaufbahn zunehmend qualifizieren.

Überdies gibt es in vielen Milieus keine klar und verbindlich erscheinenden Rollenbilder mehr. Dennoch reproduzieren sich alte Rollenbilder auch in singularisierten Verbindungen. Das ist in vielen Fällen weiterhin zu beobachten (Abramowski, 2020): Die Zuneigung und Bindung von Vätern zu ihren Kindern sind stark, auch in den Paaren, in denen sich die Mütter hauptsächlich um den Nachwuchs kümmern. In diesem Zusammenhang entstehen sog. »Gatekeeping«-Effekte und zwar, wenn eine Seite – meist, aber nicht notwendigerweise die Mütter – »sich selbst die Hauptverantwortung für die Betreuung und die Versorgung des Kindes zuschreiben sowie die Übernahme von direkter Verantwortung durch den Vater z. B. in der Versorgung des Kindes mit einer Einschränkung von und übermäßigen Kritik an väterlichen Aktivitäten einhergeht« (Scholtes, 2016, S. 39). Diese Gatekeeping-Effekte müssen bewältigt werden.

Das Paar in der Elternposition – Ein Beispiel für das Training im Spiel der Intimität

Der »Elternschaft« muss für das Erhellen von Konfliktkommunikation in Paaren ein entscheidender Stellenwert zuerkannt werden (Schmidt, 2024b, S. 236–240). In der parentalen Position erlebt das Paar des singularisierten Milieus eine wichtige Etappe möglichen Arrangierens des Sozialen. Im »intensive parenting« (Faircloth, 2023) wird eine – verglichen mit durchschnittlichen Gepflogenheiten des 20. Jahrhunderts – sehr aufwendige, möglichst ›gewaltarme‹ und ›bedürfnisbetonte‹ Form der Eltern-Kind-Beziehung angestrebt, bei der die Verletzlichkeit von Kindern betont und der Stellenwert der elterlichen Rolle, wie Faircloth meint, überhöht wird. Tatsächlich zeigen sich nicht wenige Paare in dieser harten Schule der Singularität mitunter äußerst gefordert, evtl. überfordert, behalten aber dennoch den Maßstab der Intimität bei.

Es ist ein vergleichsweise hartes und effektives Training, bei dem die Subjekte routiniert ihr familiales Gegenüber unter dem Gesichtspunkt seiner Eigenwilligkeit und Eigenwertigkeit betrachten. Die Subjekte schulen sich dabei in der Beobachtung des Kindes als Kommunikationspartner. Im Unterschied zu vor 30 Jahren können Eltern bspw. verschiedene Arten des Schreiens ausmachen (Wermke et al., 2021) und darauf reagieren. Zugleich haben sie von der Vorstellung Abschied genommen, das Schreien des Kindes sei lediglich eine evolutionäre Erscheinung, die nichts mit Emotionen, sondern mit dem Training der Lunge zu tun habe. Damit interpretieren Eltern das Babygeschrei nun als kommunikative Akte: Geschrei kann »verstanden«, »gelesen« werden. Die Forschung interpretiert inzwischen – im Unterschied zu den 1980er Jahren – das Geschrei als *Babygesänge*, Titel eines Sachbuchs des Jahres (Wermke, 2024). Wo die »Gesänge« als solche aufgefasst werden können, dort erhöhen sich auch die Ansprüche an die Eltern. Mit der Zeit mögen diese darauf umso leichter die »pressure points« (Wacquant, 1995, S. 75) ausmachen, um dann durch eigene gezielte kommunikative Aktionen spezifische Wirkungen auszulösen. Sie reagieren damit auf die gleichen Ereignisse, auf die ihre Eltern noch ganz anders reagierten. Den älteren Generationen wäre es nicht eingefallen, auf das Schreien von Kindern außerhalb der strikt geregelten Fütter-, Windel- und Schreizeiten einzugehen; sie haben es mehrheitlich konsequent ignoriert (Gebhardt, 2007, 2015).

Die Transformation des »Nein«

Das Reden des singularisierten Paares ohne Objekt, das auch als »Management möglicher Nein-Stellungnahmen« (Nassehi, 2020, S. 15) betrachtet werden kann, mag aus der Perspektive anderer kultureller Paarformen überflüssig, riskant oder als »zu angestrengt« erscheinen (Schmidt, 2024a). Bei der Fülle sachlicher Dissense, z.B. in Fragen zum Umgang mit dem Nachwuchs, bei dem die Differenzen sehr verwickelt sein können, mag bei diesen Gesprächen nur selten ein Ergebnis erzielt werden, das »Konfliktlösung« genannt werden darf. Paare stellen ggf. dann eben dadurch Übereinstimmung her, als die Beteiligten sich kommunikativ über ihre Uneinigkeit einig werden und sie sich daran gewöhnen, »Formen des Anschlusses, also das ›Ja‹, ein[zu]bauen« (Nassehi, 2020, S. 22). Diese Logik ist dann gegeben, wenn das Nein nicht mehr als »Du oder ich« verstanden werden muss, sondern wenn das Nein als »So nicht« operationalisiert wird (Kreuser et al., 2012, S. 66–76, im Anschluss an Jokisch, 1996). Das Nein wird nach seiner Umkodierung bzw. »Formatierung« (Reckwitz & Rosa, 2021, S. 81f.) zum Ausgangspunkt für eine Suche, eine weitere Entwicklung. Es wird eine neue Lesart des Konflikts entwickelt: Als Spielende ihrer singularisierenden Spiele habitualisieren sie eine selektive Ignoranz gegenüber Bedrohungsszenarien und üben die routinisierte Anzeige von Dissens. Sie trainieren sich in automatisierter und interessierter Reflexion eigener und fremder Einzigartigkeit, ja selbst der Einzigartigkeit eigener und fremder »bad moods«. Sie machen bei sich wie dem Gegenüber Entdeckungen – die Verbindungen stärken mag, auch wenn sie notwendig immer wieder aus der singularisierten Fassung geraten werden.

Unter ausdrücklicher Wertschätzung von Besonderheit und Eigenart könnte damit jedem und jeder zu seinem und ihrem Recht als einzigartigem (singulärem) Individuum verholfen sein. Und damit würden die Subjekte des singularisierten Paares solchen Interessen dienen, die jedem individuellen Streitgegenstand übergeordnet sind. Mit anderen Worten: Sie dienen sich selbst, ihrem *Selbst*. Das Paar ist im Konflikt verbunden und trainiert seinen spezifisch kulturellen Modus der Intimität.

In der Identifikation einer Spannung als Dissens und in der Bearbeitung dieses Dissens in der Form des »Miteinanderredens« handeln sie – angesichts der oft schmerzhaften Konfliktproblematiken wie den erörterten Blockierungen und Antagonismen oder dem in Konflikten erlittenen Leid – am Ende vielleicht viel seltener im Sinne des Streitobjekts. Sie konzentrieren sich vielmehr darauf, durch die Artikulation von inneren Befindlichkeiten und die Expression von Gefühlen Intimität herzustellen und haben damit im Konflikt Verbundensein und Bindung geschaffen.

Literatur

Abramowski, R. (2020). *Das bisschen Haushalt. Zur Kontinuität traditioneller Arbeitsteilung in Paarbeziehungen – ein europäischer Vergleich*. Barbara Budrich.

Adams, R.G. & Ueno, K. (2006). Mens Relationships in Middle and Older Age. In V. Bedford & B. Turner (Hg.), *Men in Relationships: A New Look From a Life Course Perspective* (S. 105–126). Springer.

Beck, U. & Beck-Gernsheim, E. (1990). *Das ganz normale Chaos der Liebe*. Suhrkamp.

Beckett, S. (2023). *Proust*. Suhrkamp.

Bonstetten, K.V. von (1996–2012). *Briefkorrespondenzen Karl Viktor von Bonstettens und seines Kreises: 1753–1832*. Wallstein.

Bourdieu, P. (1987). *Sozialer Sinn*. Suhrkamp.

Braunschweig, D. & Fain, M. (2013). *Eros et Anteros: Réflexions psychanalytiques sur la sexualité*. Éditions In Press.

Burkart, G. (2002). Stufen der Privatheit und die diskursive Ordnung der Familie. *Soziale Welt, 53*(4), 397–413.

Burkart, G. (2018). *Soziologie der Paarbeziehung. Eine Einführung*. Springer VS.

Claessens, D. (1978). *Familie und Wertsystem. Eine Studie zur zweiten soziokulturellen Geburt des Menschen* (4. Aufl.). Duncker & Humblot.

Dux, G. (2019). *Geschlecht und Gesellschaft – Warum wir lieben. Die romantische Liebe nach dem Verlust der Welt* (2. Aufl.) Springer VS.

Faircloth, C. (2023). Intensive Parenting and the Expansion of Parenting. In E. Lee, J. Bristow, C. Faircloth & J. Macvarish (Hg.), *Parenting Culture Studies* (S. 25–50). Palgrave Macmillan.

Fichtner, G. (Hg.). (1992). *Sigmund Freud, Ludwig Binswanger: Briefwechsel 1908–1938*. Fischer.

Foucault, M. (2005). Freundschaft als Lebensform. In D. Defert, F. Ewald & J. Lagrange (Hg.), *Schriften in vier Bänden. Dits et Ecrits, Bd. 4: 1980–1988* (S. 200–206). Suhrkamp.

Foucault, M. (2007). *Ästhetik der Existenz. Schriften zur Lebenskunst*. Suhrkamp.

Funcke, D. & Hildenbrand, B. (2018). *Ursprünge und Kontinuität der Kernfamilie. Einführung in die Familiensoziologie*. Springer VS.

Gebhardt, M. (2007). »Ganz genau nach Tabelle«. Frühkindliche Sozialisation in Deutschland zwischen Normerfüllung und Dissonanzerfahrungen der Eltern, 1915–1965. In Sektion Historische Bildungsforschung der DGfE in Verbindung mit der Bibliothek für Bildungsgeschichtliche Forschung des Deutschen Instituts für Internationale Pädagogische Forschung (Hg.), *Jahrbuch für historische Bildungsforschung, Bd. 13* (S. 239–266).

Gebhardt, M. (2015). Mit Waage und Papier – die Erfindung des modernen Elterntagebuchs. In J. Steuwer & R. Graf (Hg.), *Selbstreflexionen und Weltdeutungen. Tagebücher in der Geschichte und der Geschichtsschreibung des 20. Jahrhunderts* (S. 47–62). Wallstein.

Geiger, T. (1928). *Die Gestalten der Gesellung*. Verlag G. Braun.

Giddens, A. (1992). *The Transformation of Intimacy. Sexuality, Love, and Eroticism in Modern Societies*. Stanford UP.

Glasl, F. (2024). *Konfliktmanagement. Ein Handbuch für Führungskräfte, Beraterinnen und Berater* (13. Aufl.). Haupt.

Green, A. (2005). *On private madness*. Routledge.

Grethlein, J. (2022). *Mein Jahr mit Achill. Die Ilias, der Tod und das Leben*. C. H. Beck.

Heck, J. (2022). *Das Mediationsparadox: eine soziologische Studie zur Vermittlung im Streit*. Beltz Juventa.

Hirschauer, S., Heimerl, B., Hoffmann, A. & Hofmann, P. (2014). *Soziologie der Schwangerschaft: Explorationen pränataler Sozialität, Bd. 19*. de Gruyter.

Hirschauer, S., Hoffmann, A. & Stange, A. (2015). Paarinterviews als teilnehmende Beobachtung: Präsente Abwesende und zuschauende Darsteller/innen im Forschungsgespräch. *Forum Qualitative Sozialforschung, 16*(3), Art. 30.

Hölscher, T. (2021). *Der Taucher von Paestum. Jugend, Eros und das Meer im antiken Griechenland*. Klett-Cotta.

Honneth, A. (1992). *Kampf um Anerkennung. Zur moralischen Grammatik sozialer Konflikte*. Suhrkamp.
Honneth, A. (2011). *Das Recht der Freiheit. Grundriß einer demokratischen Sittlichkeit*. Suhrkamp.
Honneth, A. (2018). *Anerkennung. Eine europäische Ideengeschichte*. Suhrkamp.
Jokisch, R. (1996). *Logik der Distinktionen. Zur Protologik einer Theorie der Gesellschaft*. Springer.
Jullien, F. (1999). *De l'universel, de l'uniforme, du commun, et du dialogue entre les cultures*. Fayard.
Jullien, F. (2019a). *Vom Intimen. Fern der lärmenden Liebe*. Turia + Kant.
Jullien, F. (2019b). *Ressourcen des Christentums. Zugänglich auch ohne Glaubensbekenntnis*. Gütersloher Verlagshaus.
Kals, E., Strubel, I.T. & Maes, J. (2024). Gerechtigkeitserleben. In P. Genkova (Hg.), *Handbuch Globale Kompetenz* (S. 1031–1044). Springer.
Kaufmann, J.-C. (2007). *Agacements. Les petites guerres du couple*. Armand Colin.
Kaufmann, J.-C. (2009). *L'étrange histoire de l'amour heureux*. Armand Colin.
Kaufmann, J.-C. (2015a). *La femme seule et le Prince charmant. Enquête sur la vie en solo* (3., überarb. Aufl.). Armand Colin.
Kaufmann, J.-C. (2015b). *Le cœur à l'ouvrage. Théorie de l'action ménagère* (2. Aufl.). Armand Colin.
Kaufmann, J.-C. (2020). Solidarité et confiance dans le couple. *Fabrica Societatis*, (3), 28–34.
Koselleck, R. (2006). *Begriffsgeschichten. Studien zur Semantik und Pragmatik der politischen und sozialen Sprache*. Suhrkamp.
Kreuser, K., Robrecht, T. & Erpenbeck, J. (2012). *Konfliktkompetenz. Eine strukturtheoretische Betrachtung*. Springer.
Kriegel, K. (2006). *Mediationspflicht. Über die Notwendigkeit einer Begleitung von Eltern bei Trennung und Scheidung*. Garamond.
Kurzke, H. (2003, 7.2.). Die Briefe des dämonischen Kinds. https://www.faz.net/aktuell/feuilleton/buecher/sachbuch/die-briefe-des-daemonischen-kinds-193899.html
Lacher, R.F. (2021). Straightwashing oder Rosafärbung – War Gleim schwul? *Deutsche Vierteljahrsschrift für Literaturwissenschaft und Geistesgeschichte, 95*, 313–325.
Lahme, T. (2025). *Thomas Mann. Ein Leben*. dtv.
Liebau, E. & Zirfas, J. (Hg.). (2013). *Lust, Rausch und Ekstase. Grenzgänge der Ästhetischen Bildung*. transcript.
Link, J. (2018). *Normalismus und Antagonismus in der Postmoderne. Krise, New Normal, Populismus*. V&R.
Luhmann, N. (1983). *Liebe als Passion*. Suhrkamp.
Mann, T. (1923). Goethe und Tolstoi. Vortrag, zum erstenmal gehalten September 1921 anläßlich der Nordischen Woche zu Lübeck. https://archive.org/details/goetheundtolstoi00mannuoft/page/16/mode/1up?ref=ol&view=theater

Meixner, S. (2017). Bekenntnisliteratur. In F. Berndt & E. Goebel (Hg.), *Handbuch Literatur und Psychoanalyse* (S. 424–444). de Gruyter.

Messmer, H. (2003). *Der soziale Konflikt. Kommunikative Emergenz und systemische Reproduktion*. Lucius & Lucius.

Nassehi, A. (2020). *Das große nein. Eigendynamik und Tragik des gesellschaftlichen Protests*. kursbuch.edition.

Oevermann, U. (2014). Sozialisationsprozesse als Dynamik der Strukturgesetzlichkeit der ödipalen Triade und als Prozesse der Erzeugung des Neuen durch Krisenbewältigung. In D. Garz & B. Zizek (Hg.), *Wie wir zu dem werden, was wir sind. Sozialisations-, Biographie- und bildungstheoretische Aspekte* (S. 15–69). Springer VS.

Palmen, C. (1999). *IM. Ischa Meijer, In margine, in memoriam*. Diogenes.

Picard, D. & Marc, E. (2024). *Les conflits relationnels* (5., akt. Aufl.). PUF.

Reckwitz, A. (2006). *Das hybride Subjekt. Eine Theorie der Subjektkulturen von der bürgerlichen Moderne zur Postmoderne*. Velbrück.

Reckwitz, A. (2015). Praktiken und ihre Affekte. *Mittelweg, 36*(1–2), 27–45.

Reckwitz, A. (2020). *Das hybride Subjekt. Eine Theorie der Subjektkulturen von der bürgerlichen Moderne zur Postmoderne* (überarb. Neuaufl.). Suhrkamp.

Reckwitz, A. (2021). *Subjekt* (4., aktual. u. erg. Aufl.). UTB.

Reckwitz, A. & Rosa, H. (2021). *Spätmoderne in der Krise. Was leistet die Gesellschaftstheorie?* Suhrkamp.

Rönsch, R. (2022). Heldentum und Blasenkrebs. Während eines »Jahres mit Achill« findet Jonas Grethlein in der Ilias des Homer gültige Aussagen über Leben und Tod. https://literaturkritik.de/grethlein-mein-jahr-mit-achill,29175.html

Rousseau, J.-J. (2002). *Les Confessions*. Hg. v. A. Grosrichard. Flammarion.

Schlette, M. (2005). Selbstverwirklichung durch Artikulation. In M. Schlette & M. Jung (Hg.), *Anthropologie der Artikulation. Begriffliche Grundlagen und transdisziplinäre Perspektiven* (S. 160–205). Königshausen & Neumann.

Scholtes, K. (2016). Vom Glück zu dritt. Auswirkungen der Elternschaft auf die Partnerschaft. *Psychotherapeut, 61*(1), 37–42.

Simmel, G. (1908). *Soziologie. Untersuchungen über die Formen der Vergesellschaftung*. Duncker & Humblot.

Simmel, G. (1923). Über die Liebe (Fragment). In G. Kantorowicz (Hg.), *Fragmente und Aufsätze aus dem Nachlass und Veröffentlichungen der letzten Jahre* (S. 47–125). Drei Masken.

Schmidt, K. (2024a). Zwischen Struktur und Kultur. Konflikte im familialen Generationenverbund. *Konfliktdynamik, 13*(1), 20–28.

Schmidt, K. (2024b). *Verstehen, zu zweit zu leben. Eine subjekttheoretische Untersuchung zum Paar*. Velbrück.

Singly, F. de (1996). *Le soi, le couple et la famille*. Nathan.

Singly, F. de (2011). *Séparée. Vivre l'expérience de la rupture*. Armand Colin.

Stern, D. N. (2007). *Die Lebenserfahrung des Säuglings* (9., um ein Vorw. erweit. Aufl.). Klett-Cotta.

Straub, J. (2021). Welterschließende Affekte und das explanative Potenzial

eines psychoanalytischen Konzepts für die Kulturpsychologie: Abjektion. *cultura & psyché, 2*(1–2), 83–97.
Streisand, M. (2001a). Intimität/intim. In K. Barck, M. Fontius, D. Schlenstedt, B. Steinwachs & F. Wolfzettel (Hg.), *Ästhetische Grundbegriffe. Historisches Wörterbuch in 7 Bde, Bd. III* (S. 175–195). Metzler.
Streisand, M. (2001b). *Intimität. Begriffsgeschichte und Entdeckung der »Intimität« auf dem Theater um 1900*. Fink.
Trousson, R. (1988). *Jean-Jacques Rousseau, Vol. 1: La marche à la gloire*. Tallandier.
Tyrell, H. (2001). Das konflikttheoretische Defizit der Familiensoziologie. Überlegungen im Anschluß an Georg Simmel. In J. Huinink, K. P. Strohmeier & M. Wagner (Hg.), *Solidarität in Partnerschaft und Familie. Zum Stand familiensoziologischer Theoriebildung* (S. 43–63). Ergon.
Veyne, P. (2009). *Foucault. Der Philosoph als Samurai*. Reclam.
Völz, J. (Hg.). (2022). Stichwort: Autofiktion und die Poetik der Singularisierung. *WestEnd. Neue Zeitschrift für Sozialforschung, 19*(1).
Wacquant, L. J. (1995). Pugs at Work: Bodily Capital and Bodily Labour among Professional Boxers. *Body & Society, 1*(1), 65–93.
Wermke, K. (2024). *Babygesänge: wie aus Weinen Sprache wird*. Styria.
Wermke, K. & Robb, M. P. & Schluter, P. J. (2021). Melody complexity of infants' cry and non-cry vocalisations increases across the first six months. *Scientific Reports, 11*(1), Nr. 4137.

Biografische Notiz

Dr. phil. *Klaus Schmidt* hat nach seiner Tätigkeit als Bergmann Geschichte und Germanistik, Erziehungswissenschaften, Soziologie und Psychologie in Jena, Clermont-Ferrand und Strasbourg studiert. Er arbeitet als freiberuflicher Dozent an unterschiedlichen Hochschulen und ist im Leitungsteam der Forschungsgruppe Mediation (ForMed).

Gesellschaft und Gemeinschaft: Empirische Studien und Einsichten

Zusammenleben in Deutschland: Konfliktlinien und deren Überwindung

Empirische Analysen von Deutschlandbildern von Menschen mit und ohne Fluchterfahrung

Astrid Utler

Rechtspopulistische Akteure setzen alles daran, Konflikte in der Einwanderungsgesellschaft heraufzubeschwören und zu schüren. Damit wird Stimmung gemacht gegen Migrant:innen und Geflüchtete, auch wenn sich die Ablehnung im Grunde gegen alle richtet, die vermeintlich ›anders‹ sind, also: nicht deutsch, weiß, männlich, heterosexuell etc. (Foroutan, 2019). Die von Populisten heraufbeschworenen Konflikte sind oft nach einem ähnlichen Muster konstruiert: Migrant:innen und Geflüchtete werden als Konkurrent:innen und Aggressoren inszeniert, die Deutschland und seine Bürger:innen bedrohen. Auf diese Weise soll der Eindruck entstehen, die »Vielfaltsgesellschaft« sei gescheitert. Wie so oft wird damit suggeriert, es gebe ein einziges Problem mit einer simplen Lösung. Solche vereinfachenden Darstellungen blenden jedoch die Komplexität und Vielschichtigkeit gesellschaftlicher Realität aus. So sind Konflikte zwischen Menschen nicht nur allgegenwärtig, sie müssen auch nicht zwangsläufig negativ verlaufen und destruktiv sein. Das gilt auch für Konflikte in der Migrationsgesellschaft. Aladin El-Mafaalani (2020) erörtert bspw., wie gesellschaftliche Konflikte mit dem Projekt sozialer Integration zusammenhängen. Dabei zeigt er, dass zunehmende Konflikte gerade nicht auf eine mangelnde, sondern auf eine gelingende Integration hindeuten. Er bezeichnet das als »Integrationsparadox«: Denn je mehr die Integration von Migrant:innen voranschreite, desto höher sei der Bedarf an Neuaushandlungen, die sich in Form von Konflikten manifestieren können (ebd., u. a.

S. 78f.). Wer integriert ist und am gesellschaftlichen Leben partizipiert, kann Ansprüche anmelden und oftmals auch durchsetzen.

Der vorliegende Artikel soll zu einer differenzierteren Sicht auf Konflikte in der Einwanderungsgesellschaft beitragen. Grundlage hierfür bildet ein von mir durchgeführtes Forschungsprojekt, dessen Ergebnisse unter dem Titel *Wie siehst Du Deutschland?* publiziert wurden (Utler, 2024). An der Untersuchung nahmen zwei Jahre lang Menschen mit und ohne Fluchterfahrung teil. Sie beantworteten mittels selbst aufgenommener Fotos und darauffolgender Interviews die Frage, wie sie Deutschland sehen und was sie mit Deutschland verbinden. In den Antworten lassen sich verschiedene Konfliktlinien erkennen, aber auch mögliche Ansatzpunkte zur Konfliktbearbeitung ableiten. Darauf wird im Folgenden näher eingegangen. Dabei orientiere ich mich an den vier Kernthemen: *Fürsorge*, *Freiheit*, *Diversität* und *Integration*. Für jeden dieser Bereiche zeige ich auf, welche Konflikte in diesem Kontext auftreten, aber auch, wie diese überwunden werden können. Dabei lehne ich mich an Johan Galtungs (2007) Konfliktverständnis an: Er begreift einen Konflikt als triadisches Konstrukt, das sich aus den Komponenten Einstellung, Widerspruch und Verhalten zusammensetzt. Wenn sich Konflikte nicht auf Verhaltensebene – also in sichtbaren Handlungen – zeigen, dann handelt es sich um latente Konflikte, andernfalls sind sie manifest. Anders als im Alltagsverständnis, das Konflikte meist als negativ erachtet, können Konflikte laut Galtung auch positive Effekte haben, sofern mit ihnen adäquat umgegangen wird. Gelingt dies nicht, können Konflikte aber auch zu Gewalt führen. Im vorliegenden Artikel wird – Galtungs Auffassung ergänzend – noch jenen Gefühlen Rechnung getragen, denen in Konflikten oft eine tragende Rolle zukommt (Straub & Tepeli, 2023). Abgesehen von diesem Fokus lässt sich sagen, dass die in meiner Studie rekonstruierten Konflikte sehr vielfältig sind. Sie decken die ganze Bandbreite der von Jürgen Straub und Dilek A. Tepeli als neuralgisch bezeichneten Punkte des Begriffs ab: Es finden sich vielfältige Akteurskonstellationen von intra- über interpersonalen Konflikten bis hin zu Gruppenkonflikten, die sowohl in informellen als auch in institutionellen Kontexten auftreten.

Zudem manifestieren sich Ziel- und Interessenskonflikte sowie Identitäts-, Wert- und Anerkennungskonflikte; bei manchen handelt es sich um aktuelle Konflikte, während andere schon länger zu schwelen scheinen.

Fürsorge

Unter den untersuchten Themenbereichen weist die »Fürsorge« als Kern des Deutschlandbildes vieler Untersuchungsteilnehmer die geringsten Anknüpfungspunkte für Konflikte auf, was sich schon allein mit dem grundlegenden Charakter der Fürsorge erklären lässt: Diese zielt darauf ab, die Welt, in der wir leben, zu pflegen, aufrechtzuerhalten, fortzuführen, zu reparieren oder zu verbessern, damit alle Lebewesen und auch künftige Generationen so gut wie möglich in ihr leben können (Utler, 2024, S. 188). Weil nun viele Teilnehmer:innen meiner Studie eine fürsorgliche Grundorientierung in Deutschland erleben, scheint es einmal mehr folgerichtig, dass sich in diesem Themenfeld kaum Konflikte abzeichnen. Zwei Phänomene können jedoch auch hier Anlass zu Konflikten geben: wenn relative Deprivationsgefühle entstehen oder wenn die Art der Fürsorge ihr Ziel verfehlt.

Relative Deprivationsgefühle: Relative Deprivation bezeichnet gemeinhin das Gefühl einer Gruppe oder eines Individuums, im Vergleich zu anderen Gruppen bzw. Individuen benachteiligt zu sein (Spears & Tausch, 2014). Dieses Gefühl kann die Grundlage für einen Konflikt bilden. In meiner Untersuchung manifestiert sich das Gefühl der Deprivation fast ausschließlich im Hinblick auf monetäre Fürsorge. So äußert *Jonny Rakete*[1] die Befürchtung, Hartz IV-Empfänger:innen könnten sich durch den Erhalt von Sozialleistungen in ihrer Situation einrichten und die Bereitschaft zu arbeiten verlieren (Utler, 2024, S. 170). Er scheint darin eine potenzielle Benachteiligung zu sehen, da diese Sozialleistungen ja von der Allgemeinheit (und somit künftig auch von ihm als ange-

1 Bei allen hier verwendeten Namen handelt es sich um Pseudonyme, die von den Teilnehmer:innen selbst gewählt wurden.

hendem Lehrer) mitgetragen werden müssen. Ähnliche Deprivationsgefühle werden auch bei *Patrick* erkennbar. Er stellt jedoch Vergleiche zu geflüchteten Menschen an:

> »[...] dass Deutschland dann sagt, ja okay, wir nehmen die alle auf, wir fördern die alle und andere bleiben auf der Strecke, finde ich nicht gut, deswegen habe ich das Bild jetzt nicht mit gewählt, weil ich das Thema jetzt eigentlich nicht direkt mit auffassen wollte« (Patrick 2017, Z. 115–117).

In der Aussage »wir fördern die alle und andere bleiben auf der Strecke« (Z. 115) wird ein Benachteiligungsgefühl deutlich, das auf einer Nullsummenüberzeugung (vgl. Wilkins et al., 2015) zu basieren scheint. Demzufolge gibt es nur eine begrenzte Zahl an Geld zu verteilen. Je mehr eine Gruppe erhält, desto weniger bekommt die andere. Die hier anklingende Befürchtung, selbst hintanzustehen, wird – wie später deutlich wird – durch *Patricks* aktuelle Lebenssituation verstärkt: Er hat eine Umschulungsmaßnahme beantragt und wartet auf deren Genehmigung, ist also selbst in einer Situation, in der er auf Fürsorge angewiesen ist. In der Phase des Fotografierens hat *Patrick* bewusst darauf verzichtet, ein Foto zu dem Thema zu machen.[2] Im Interview äußert er sich erst auf Nachfrage dazu. Die gefühlte Benachteiligung scheint ihn zwar stark zu beschäftigen, wird von ihm jedoch nicht weiter thematisiert, vielleicht verdrängt, was auf einen latenten Konflikt hindeutet. Genau solche verdeckten intrapsychischen Konflikte nutzen populistische Kräfte gezielt aus, auch wenn sie einer objektiven Grundlage entbehren: Umschulungen werden gemeinhin aus Versicherungsbeiträgen bezahlt (§ 5 SGB, IX. Buch oder vgl.

2 Alle Untersuchungsteilnehmer:innen waren mit einer Fotokamera ausgestattet worden, mit der sie völlig selbstständig Bilder schießen konnten. Diese wurden als ikonische Repräsentation zumindest eines Aspekts ihres Deutschlandbildes aufgefasst und analysiert. Auf der Grundlage einer ausführlichen theoretischen Klärung des Bildbegriffs wurden Deutschlandbilder als multimediale Konstrukte bestimmt: ikonisch-visuelle und sprachliche (wobei metaphorische Redeweisen bekanntlich mit der Bildhaftigkeit eines großen Teils unserer sprachlichen Kommunikation operieren).

§§ 6, 49 SGB, IX. Buch), während die Leistungen für Geflüchtete, z. B. das Bürgergeld, überwiegend aus Mitteln des Bundeshaushalts finanziert werden (vgl. § 46 SGB, II. Buch).

Fürsorgeverfehlungen: Monetäre Unterstützung nimmt in den Äußerungen, die sich mit dem Bereich der Fürsorge in Verbindung bringen lassen, nur eine untergeordnete Rolle ein. Umso auffallender ist, dass Geldleistungen auch im zweiten Beispiel den Ausgangspunkt für einen Konflikt bilden. Das Beispiel stammt von *Statistik*, der 2015 aus Syrien geflohen ist. Er hat zahlreiche Fotos aufgenommen, die sich um das Thema Fürsorge in Deutschland drehen, und äußert sich im Interview wiederholt sehr positiv zum fürsorglichen Klima, das er in Deutschland wahrnimmt, speziell was die Instandhaltung und Pflege der räumlichen und natürlichen Umwelt angeht. Zur Fürsorge um Geflüchtete äußert sich *Statistik* jedoch sehr kritisch, und zwar nicht etwa – wie gängige Vorurteile vermuten ließen – über ein mangelhaftes Ausmaß, sondern über die Fürsorgeinstrumente. Folgender Interviewausschnitt verdeutlicht seinen Kritikpunkt:

> »Regierung mache das (.) falsch//ja//ja, sie gebe uns Geld, aber (.) wir weiß nichts, wir brauchen eine gute Weg. Wir m=mochte lernen hier//ja, ja, ja//. Der deutsche Weg äh lerne deutsche Sprache oder Arbeit//mhm//, wenn immer bleibe in Heim//mhm// (.) und wir in eine stranger Land//mhm//wir kennen nicht Deutschland//ja, ja, ja« (Statistik 2016, Z. 410–413).

Statistiks primäres Ziel ist es, in Deutschland zu lernen und zu arbeiten, sich also zu integrieren (s. u.). Die Bereitschaft zu lernen, die *Statistik* nicht nur bei sich, sondern bei der gesamten Gruppe der Geflüchteten verortet (»wir«), läuft aber seiner Meinung nach ins Leere, weil sie durch die Unterbringung in der Asylunterkunft nicht die Möglichkeit hätten, mit Deutschen in Kontakt zu kommen und deshalb weder die Sprache noch das Land kennenlernen könnten. Die monetäre Unterstützung, die Geflüchtete stattdessen erhalten, erachtet *Statistik* als »falsch« (Z. 410) und nicht als den »guten Weg« (Z. 411), den er sich wünsche.

Aber nicht nur als falsch erlebte Instrumente der Fürsorge

bergen Konfliktpotenzial, sondern auch die Realisierung des Kümmerns kann potenziell konflikthaft sein. So erfahren manche Geflüchtete an Orten, die eigentlich Fürsorgeaufgaben erfüllen sollten (z. B. Jobcenter), Geringschätzung oder Abwertung (vgl. Utler, 2024, S. 164f.).

Fürsorge als Wegbereiterin positiven Friedens: Wie bereits festgestellt, handelt es sich bei den hier diskutierten, (potenziell) konflikthaften Fürsorgebeispielen um Ausnahmen. Insgesamt zeigen meine Analysen, dass Fürsorge in Deutschland als positiv erlebt wird. Gerade aus Sicht der Neuangekommenen zeichnet sich die Fürsorge durch eine gesamtgesellschaftlich getragene, solidarische Grundhaltung gegenüber Menschen, Tieren und der Umwelt aus. Fürsorge zeigt sich in ihren Deutschlandbildern darüber hinaus in einem wertschätzenden Umgang miteinander, trägt also zum Wohlbefinden und zur persönlichen Entfaltung der Menschen bei. Somit kann gelungene und gelingende Fürsorge als Wegbereiter eines positiven Friedens im Sinne Galtungs gesehen werden.

Freiheit

Für die Herausarbeitung der Konfliktlinien im Kontext der Freiheit soll die folgende Definition als Bezugsrahmen dienen:

> »Als Freiheit wird die Möglichkeit erlebt, gemäß der eigenen Bedürfnisse, Interessen und Überzeugungen zu handeln, ohne dafür sanktioniert zu werden. Diese Freiheit umfasst einzelne (spontane) Handlungen bis hin zum gesamten Lebensentwurf und schließt die Verantwortungsübernahme für diese Handlungen mit ein. Die Freiheit(en) wirkt/en sich positiv auf das Wohlbefinden derer aus, die sie für sich in Anspruch nehmen. Und dennoch haben die Freiheiten auch Grenzen, die kulturell ausgehandelt werden und zum Teil auch gesetzlich verankert sind oder werden. Werden die ausgehandelten Grenzen überschritten, kann dies Bedrohungsgefühle sowie Sanktionierungen hervorrufen« (Utler, 2024, S. 248).

Dieses Freiheitsverständnis geht auf Westcott (1992, S. 85) zurück, wurde aber in der besagten Studie auf Basis der Ergebnisauswertungen angepasst und beschreibt nun die in Deutschland erlebte Freiheit. – Konflikte können sich an diversen Stellen manifestieren: Wenn Freiheiten keine erkennbaren Grenzen haben, wenn die ausgehandelten Grenzen überschritten oder wenn deren Überschreitung sanktioniert wird, aber auch im Aushandlungsprozess der Grenzen selbst, oder wenn Freiheiten bedroht erscheinen.

Konflikte bei Überschreitungen ausgehandelter Freiheiten sowie bei Sanktionierungen: Die Ausübung der Freiheit der einen kann auf Kosten der anderen gehen, und zwar insbesondere dann, wenn Freiheiten nicht begrenzt werden. Dies birgt Konfliktpotenzial, wie an einem Beispiel von *Mona* veranschaulicht werden kann. Sie spricht davon, dass die Jungen im Jugendzentrum »rumspinnen« und »sich aufführn« (Mona 2016, Z. 171) würden und gibt zu erkennen, dass sie dieses Verhalten auf fehlende Grenzziehungen zurückführt. Sie fühlt sich von dem Verhalten der Jungen bedroht und hat Angst. Damit handelt es sich hier zwar noch nicht um einen Konflikt, aber je nach Dynamik und Reaktion wäre die Entstehung eines Konflikts denkbar, bspw., wenn es zu Spannungen oder einer direkten Konfrontation kommt. So gesehen kommt Grenzen eine wichtige Bedeutung für die Konfliktprävention zu. Allerdings lassen sich aus meinen Daten auch mehrere Beispiele anführen, bei denen es trotz ausgehandelter Grenzen zu Konflikten kommt oder sich zumindest Konfliktpotenzial abzeichnet; bspw., wenn Grenzen überschritten werden, wenn diese nicht bekannt sind, oder wenn sie nicht auf Zustimmung treffen.

Sunny, die aus der Ukraine stammt und mit einem syrischen Mann verheiratet ist, liefert ein Beispiel, das gut veranschaulicht, wie die Nichtkenntnis von Grenzen zu Konflikten führen kann. Sie erzählt von einem jungen Paar, das sich intensiv in einem öffentlichen Bus geküsst habe. Die von den beiden jungen Menschen beanspruchte Freiheit ist für *Sunny* jedoch ungewohnt und kommt einer Grenzüberschreitung gleich. Sie empfindet die Szenerie als »Sex machen« (Sunny 2017, Z. 310f.), wobei sich in dieser Formulierung das von ihr empfundene Ausmaß der

Grenzüberschreitung andeutet. Als Reaktion nähert sich *Sunny* dem jungen Paar und tut so, als würde sie die beiden fotografieren, was bei dem Paar eine heftige emotionale Reaktion auslöst (Utler, 2024, S. 234). Der sich hier eröffnende manifeste Konflikt resultiert daraus, dass das Zeigen von Intimitäten im öffentlichen Raum für *Sunny* unangemessen ist, offenbar gerade bei Jugendlichen. *Sunnys* Reaktion ist als Sanktionierung intendiert, stellt aber für das junge Paar ebenfalls eine Grenzüberschreitung dar. Der Konflikt hat also zwei Kristallisationspunkte: Einmal, dass *Sunny* eine Grenzüberschreitung erlebt, die aus Sicht des Paares und anderer Leute gar keine ist. Das lässt sich an der Verwunderung ablesen, mit der sich *Sunny* über die anderen Fahrgäste äußert, die auf das Verhalten der jungen Menschen nicht reagiert hätten (ebd., S. 234). Sodann kristallisiert sich der Konflikt darin, dass *Sunny* ihrerseits mit ihrem Verhalten eine Grenze überschreitet, da es in Deutschland eher unüblich ist, sich in die Angelegenheiten unbekannter Anderer einzumischen (Schroll-Machl, 2016), zumal, wenn diese nichts ›Verbotenes‹ tun.

Vor diesem Hintergrund könnte gezielte Information bei der Überwindung oder Vermeidung von Konflikten helfen. Denn in Fällen, in denen *Sunny* um eine Freiheit weiß, akzeptiert sie diese. Wenn eine Freiheit rechtlich verankert ist, toleriert sie diese sogar dann, wenn sie diese nicht gutheißt oder sogar ablehnt (wie die gleichgeschlechtliche Ehe). Die Akzeptanz der Freiheit könnte wiederum gefördert werden, wenn es gelingt, deren Mehrwert zu vermitteln. So hebt *Sunny* Freiheiten hervor, die sie so vorher nicht kannte, denen sie aber etwas Positives abgewinnen kann; bspw., wenn Rollenzuschreibungen aufgebrochen werden und auch erwachsene Menschen Spielgeräte auf einem Spielplatz nutzen dürfen (vgl. Utler, 2024, S. 222).

Konflikte bei der Aushandlung von Freiheiten und deren Grenzen: Wie deutlich wurde, werden Konflikte vermieden, indem die Grenzen der Freiheit nicht überschritten werden. Diese Grenzen scheinen aber nicht starr und für immer feststehend, sondern können (erneut) zum Gegenstand von Aushandlungen werden. Denkbar wären hier gesellschaftliche Veränderungen und/oder eine zunehmende Unzufriedenheit mit bestehenden, einst ausgehandelten Grenzen, was deren Neuverhandlung erforderlich macht. Es scheint aber auch Themen zu geben, die mit länger andauernden Aushandlungsprozessen einhergehen. *Jonny Raketes* Ausführungen zur Religionsfreiheit am Beispiel des Kopftuchs verweisen auf einen derartigen Prozess: Er greift in seinen Reflexionen zentrale Themen auf, um die die Debatte auch im öffentlichen Diskurs kreist. Dabei werden die mitschwingenden Gefühle sowie das bestehende Konfliktpotenzial deutlich.

Einer dieser Punkte ist die Frage, in welchen Kontexten das Kopftuch getragen werden »darf«. Für *Jonny Rakete* ist eine Grenze erreicht, wenn Frauen eine Tätigkeit in staatlichen Einrichtungen wie Schulen ausüben. Dabei scheint die Befürchtung zu bestehen, die Schüler:innen könnten ›negativ‹ beeinflusst werden, ja vielleicht sogar zum Islam ›bekehrt‹ werden, wenn eine Lehrerin ein Kopftuch trägt (für Details s. ebd., S. 228f.). Aber auch die Art der Verschleierung wird von *Jonny Rakete* thematisiert. Hier scheint das Konfliktpotenzial mit dem Ausmaß der Verschleierung zuzunehmen. Dabei spielen neben Bedrohungsgefühlen einmal mehr relative Deprivationsgefühle eine Rolle, d. h.: Vertreter:innen der Mehrheitsgesellschaft sehen eine potenzielle Benachteiligung darin, wenn Frauen ihr Gesicht voll verschleiern ›dürfen‹, weil damit ihre »Identität auch verschleiert« würde (Jonny Rakete 2016, Z. 429f.). Der letzte Punkt ist die oft nur latent anklingende Befürchtung, das Tragen des Kopftuchs sei (von Männern) erzwungen. Muslimas würden also das Kopftuch nicht freiwillig tragen, weshalb es kein Symbol der Freiheit, sondern eines der Unterdrückung sei.

Die von *Jonny Rakete* angesprochenen Themen sind im öffentlichen Diskurs in Deutschland stark präsent und angesichts sehr unterschiedlicher Positionen konfliktträchtig. Die Art, wie *Jonny Rakete* über das Tragen des Kopftuchs spricht, lässt jedoch auch einen inneren Konflikt vermuten: Er steht dem Kopftuch skeptisch gegenüber, wohl auch, weil er eine latente Bedrohung wahrnimmt, gleichzeitig aber den Anspruch hat, die Religionsfreiheit zu akzeptieren. Diesem Konflikt versucht er, mit differenzierten Abwägungen beizukommen. Auffallend an diesem Beispiel ist, dass diese Reflexionen und Aushandlungen von *Jonny Rakete*, also von einem Vertreter der Mehrheitsgesellschaft angestellt werden. Vertreter:innen der betroffenen Gruppe (z. B. Muslima) äußern sich nicht vergleichbar, sie scheinen sich selbst nicht in der Position dazu sehen. Die Überlegungen zu Grenzziehungen erfolgen also aus einer machtvollen Position heraus, und die Aushandlungen scheinen weniger *mit* denjenigen geführt werden, um die es eigentlich geht, als *über* sie. Deshalb überrascht es nicht, wenn die Betreffenden, wie *Rachida*, es nicht so erleben, als hätten sie die Freiheit, das Kopftuch zu tragen und somit ihre Religion ohne Einschränkung zu praktizieren:

> »[...] und ich versteh nicht warum hier zum Beispiel wenn ein Frau, äh, mit äh zum Beispiel ungefähr keine Kleidung tragen, okay ich respektiere (.) sie, das ist Freiheit. Aber wenn ich ein Kopftuch trage, das ist nicht Freiheit. Das ist Terrorism. Warum glei-, sie sind doch gleich, sie hat nicht, ungefähr nichts ge-, äh, Kleidung getragt und okay, alles okay, du kannst Universität gehen und was in die Stadt, äh, alles normal, aber wenn du ein Kopftuch, äh, aber auch die beide sind Freiheit. Wenn du respektier sie, du musst mir auch respektieren. Ich, ich versteh das nicht« (Rachida 2016, Z. 752–758).

Aus *Rachidas* Sicht wird in Deutschland mit zweierlei Maß gemessen: Während Frauen die Freiheit hätten, »ungefähr keine Kleidung« (Z. 752f.) zu tragen, gälte dieselbe Freiheit nicht für das Tragen des Kopftuchs. Die Begründung hierfür liefert sie auch gleich mit: Das Kopftuch werde nicht mit Freiheit, sondern mit Terrorismus assoziiert. *Rachida* fordert hingegen eine Gleichbehandlung ein, sie möchte dieselbe Freiheit genießen, wie sie auch den Frauen eingeräumt wird, die sich nur leicht bekleiden. Diese erlebte Ungleichbehandlung birgt ein Konfliktpotenzial, das für *Rachida* vermutlich noch dadurch verstärkt wird, dass es ihr – wie sich in den Wiederholungen und Betonungen andeutet – eine gewisse Anstrengung abverlangt, zu respektieren, wenn Frauen nur leicht bekleidet auf die Straße gehen, da diese Form der Bekleidungsfreiheit für sie neu ist.

Konflikte bei drohender Wegnahme ausgehandelter Freiheiten:

Die letzte mögliche Konfliktlinie, die hier noch Erwähnung finden soll, ist der drohende Verlust von bislang ausgehandelten Freiheiten. Diese Befürchtung äußert u. a. *Sophie*, die mit dem Erstarken rechtspopulistischer Kräfte in Deutschland, aber auch europaweit, Freiheiten gefährdet sieht, die sie persönlich sehr schätzt. Dazu gehören für sie nicht zuletzt die Meinungsfreiheit, die Mitbestimmung, die Freizügigkeit, aber auch die Demokratie ganz allgemein. Diese Konfliktlinie zeichnet sich 2016, als die zweite Datenerhebung meines Forschungsprojekts stattfand, erst ab, ist aber heute, fast zehn Jahre später, umso präsenter und greifbarer.

Vor dem Hintergrund dieser Ausführungen lässt sich schlussfolgern, dass es zur Erreichung eines positiven Friedens im Kontext der Freiheit gelingender Aushandlungsprozesse bedarf. Alle, die in wie auch immer definierten Räumen zusammenleben, sollten – unabhängig von ihrer Position – die Gelegenheit erhalten, Freiheiten und deren Grenzen gemeinschaftlich und auf Augenhöhe auszuhandeln. Werden Freiheiten über die Köpfe der Betroffenen hinweg verhandelt, entstehen unnötige Konfliktfelder. Darüber hinaus sollten Menschen, die neu dazukommen, über bestehende Freiheiten und deren Funktion informiert werden. Dieses Mitgenommenwerden trägt zur Akzeptanz der Freiheiten und ihrer Grenzen bei.

Diversität

Neben Äußerungen zu Fürsorge und Freiheit thematisiert eine Vielzahl der Forschungspartner:innen die in Deutschland erlebte Diversität und den Umgang mit Vielfalt und Verschiedenheit. Beides wird als überwiegend positiv empfunden, wobei Diversität nicht vornehmlich im Sinne von Unterschiedlichkeit thematisiert wird, sondern vielmehr als Vielfalt und Mannigfaltigkeit (Utler, 2024, S. 308ff.). Darüber hinaus wird neben menschlicher Diversität auch auf die Vielfalt anderer Lebewesen, schließlich auch auf Diversität von Dingen eingegangen (ebd., S. 308). Was nun die Emergenz von Konflikten angeht, so scheinen diese insbesondere beim *Umgang* mit Diversität zu entstehen. Allerdings heben die Befragten – ähnlich wie schon beim Thema Fürsorge – hauptsächlich den überwiegend als positiv erlebten Umgang mit Diversität hervor, wobei konflikthafte Erfahrungen aus den Herkunftsländern als negativer Gegenhorizont fungieren. So gesehen liefert meine Untersuchung Auskunft darüber, wie ein positiver Frieden etabliert werden kann. In Einzelfällen geben die Daten jedoch auch Einblick in schwierige Konfliktdynamiken. Diese skizziere ich hier zunächst exemplarisch, bevor ich im Anschluss die von den Teilnehmenden als gewinnbringend erlebten Aspekte im Umgang mit Diversität herausarbeite.

Das konflikthafte Beispiel wird von *Mona* eingebracht und ist eingebettet in eine Vielzahl anderer Exempel, in denen sie auf die Vielfalt von Interessen und Charakteren in dem Jugendzentrum eingeht, das sie besucht und über das der Kontakt zu ihr zustande gekommen war. Aus diesen positiv gerahmten Vielfaltsthematisierungen sticht nun die Art heraus, in der sie über eine Gruppe junger, bulgarischstämmiger Mädchen spricht: »[E]s gibt ja massenweise von denen hier und so und egal wo man eigentlich hinschaut oder so« (Mona 2016, Z. 86). Die Gruppe bulgarischstämmiger Jugendlicher[3] scheint für sie eine große, omnipräsente Gruppe zu bilden, die nicht nur im Jugendzentrum, sondern überall in L-Stadt anzutreffen ist. Die vermeintliche Größe und Präsenz der Gruppe scheint bei *Mona* Bedrohungsgefühle auszulösen, wie gerade die Wortwahl »massenweise«, aber auch die generelle Deindividuation (»von denen«) nahelegt. Durch diese Art der Darstellung entsteht der Eindruck einer homogenen Gruppe, ohne jegliche individuelle Differenzierung. Dieser Eindruck wird durch das Foto unterstützt, das *Mona* gemacht hat. Auf diesem stehen die Mädchen pulkartig beisammen und verschwimmen aufgrund der schlechten Belichtung fast schon ineinander (Utler, 2024, S. 302). Bei genauerer Betrachtung des Fotos wird ein weiterer, wichtiger Aspekt deutlich: Die Mädchen scheinen auf das Fotografiertwerden ablehnend, ja sogar aggressiv zu

3 Ich spreche hier allgemeiner von Jugendlichen, da an anderer Stelle deutlich wird, dass hier nicht nur Mädchen gemeint sind (Utler, 2024, S. 367).

reagieren (ebd., S. 302), was nicht nur auf einen latenten, sondern manifesten Konflikt hindeutet. Worin dieser Konflikt gründet, bleibt unklar, allerdings scheinen die jungen Mädchen nur über mangelnde Deutschkenntnisse zu verfügen (ebd., S. 367), sodass ihnen vermutlich nicht klar ist, warum *Mona* sie fotografiert, und sie sich ihrerseits bedroht fühlen. Die geringen Deutschkenntnisse und die vermeintlich bestehenden Bedrohungsgefühle könnten wiederum dazu beitragen, dass die jungen Mädchen lieber unter sich bleiben und eben keinen Kontakt zu *Mona* oder anderen Jugendlichen aus dem Jugendzentrum suchen. Auf diese Art entsteht eine Polarisierung zwischen den bulgarischstämmigen Jugendlichen einerseits und anderen Besucher:innen des Jugendzentrums andererseits, die offenbar nur schwer aufgebrochen werden kann und die auch die ansonsten von *Mona* wahrgenommene Vielfalt konterkariert.

Demgegenüber erweisen sich andere, von den Teilnehmenden dokumentierte Umgangsformen mit Diversität als erfolgreicher im Hinblick auf einen positiven Frieden. Dies soll nun anhand verschiedener Beispiele aufgezeigt werden, wobei ein Foto, das *Sunny* im Jahr 2017 aufgenommen hat, den Ausgangspunkt für die folgenden Ausführungen bildet.

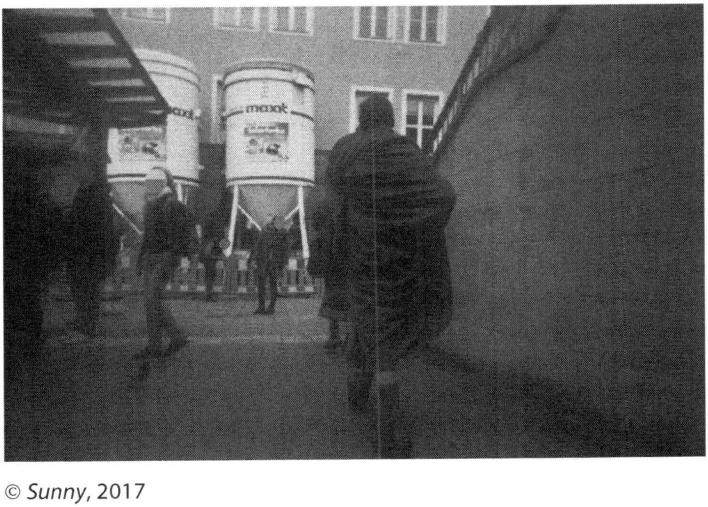

© *Sunny*, 2017

Das (im Original farbige) Bild zeigt mehrere Menschen, die sich zu Fuß zwischen einer Überdachung und einer nach hinten abfallenden, mannshohen Mauer bewegen bzw. dort stehen. Im Hintergrund ist eine gelbe Hauswand zu sehen, vor der sich eine Baustelle mit Absperrgittern befindet. Es handelt sich also um eine städtische Szenerie. Im Fokus des Bildes stehen zwei Personen, die von hinten fotografiert wurden: Sie tragen wadenlange orangefarbene Kniestrümpfe und einen gleichfarbigen wadenlangen Umhang. Mit dieser Bekleidung, die an buddhistische Mönche erinnert, heben sich die Personen deutlich von der Umgebung, aber auch den anderen Passant:innen ab, die in überwiegend dunklen Farben mit (Strumpf-)Hosen und Jacken gekleidet sind. Und obwohl die vermeintlichen Mönche herauszustechen scheinen, nimmt offenbar niemand von ihnen Notiz. Die Menschen blicken alle in eine andere Richtung, nicht auf die Mönche. Für *Sunny* stellt dieses Nicht-zur-Kenntnis-Nehmen ein Sinnbild des positiven Umgangs mit Diversität dar (ebd., S. 297–300). *Leo*, der aus dem Irak geflohen ist, erlebt dieses Nicht-Thematisieren von Unterschieden auch im Privaten: Er hat sich mit einem älteren Herrn angefreundet und erst nach Längerem – und dann auch nur durch Zufall – erfahren, dass sein Freund Priester ist (ebd., S. 299). Für einen gelingenden Umgang mit Diversität erachtet er es deshalb als sinnvoll, wenn die Gruppenzugehörigkeit des Gegenübers nicht ausschlaggebend für das Zustandekommen zwischenmenschlichen Kontakts ist und das Gegenüber nicht anders behandelt wird, nur weil es einer bestimmten (anderen) Gruppe angehört. Den negativen Gegenhorizont bilden hier Erfahrungen, die *Leo* und weitere Geflüchtete in ihren Herkunftsländern gemacht haben: So schildert *Yavur*, dass die Glaubensrichtung im Irak einen großen Einfluss auf das Miteinander hatte, was aus seiner Sicht zu großen Problemen geführt habe (Yavur 2016, Z. 17). Aber nicht nur die Behandlung von Unterschieden als Privatsache wird von den Teilnehmenden mit einem erfolgreichen Umgang mit Diversität in Verbindung gebracht. Darüber hinaus erscheinen auch das Finden und Pflegen einer alle verbindenden Gemeinsamkeit wichtig. Diese kann auf vielfältige Weise hergestellt werden und entsteht im weitesten Sinne durch gemeinsames

Tun, eine gemeinsame Begeisterung für oder Identifikation mit etwas, bspw. mit der Pflege von Traditionen.

Ergänzend zu diesen Faktoren, die sich beim Umgang mit Diversität als wichtig erweisen, arbeiten einige Teilnehmende ein Vielfaltsverständnis heraus, dem sie in ihren Deutschlandbildern einen großen Stellenwert für ein gelingendes Miteinander beimessen: Sie betonen, dass es ungeachtet jeglicher individuellen Variation stets eine gemeinsame Basis gibt, das Menschsein. Davon ausgehend sollte wiederum ein Spielraum für individuelle Ausdifferenzierung existieren, mit dem Diversität auch eine Dynamik und Veränderbarkeit eingeräumt wird.

Integration

Der letzte Themenbereich nimmt v. a. in den Ausführungen der neu in Deutschland angekommenen Teilnehmenden einen großen Raum ein und offenbart zahlreiche potenzielle Konfliktlinien. Den Ausgangspunkt der folgenden Ausführungen bildet das Integrationsverständnis von Naika Foroutan (2019, S. 104), das ich in meiner Arbeit – theorie- und empiriebasiert – um den Aspekt der Wechsel- und Gegenseitigkeit sowie um die von mehreren thematisierte Lernbereitschaft ergänzt habe. Die Definition lautet somit wie folgt: »Integration zeigt sich […] in wechsel- und gegenseitiger Anerkennung, Gleichheit und Teilhabe sowie in der Bereitschaft, voneinander zu lernen« (Utler, 2024, S. 377). Für Neuangekommene scheint der Integrationsprozess gerade zu Beginn stark mit Fragen rund um die Teilhabe verknüpft, wobei zunächst der Kontaktaufbau im Fokus steht, dem aus wissenschaftlicher Sicht oft wenig Aufmerksamkeit geschenkt wird (ebd., S. 337f.). Im weiteren Verlauf gewinnt dann die Ausgestaltung des Kontakts an Bedeutung. Der gesamte Prozess birgt an verschiedenen Stellen Konfliktpotenzial, auf das im Folgenden eingegangen wird.

Kontaktaufbau: In den Ausführungen vieler neu angekommener Teilnehmender, insbesondere wenn sie nicht mit Kindern oder Familie nach Deutschland eingereist sind, zeichnet sich ein hohes Kontaktbedürfnis ab. Gerade im ersten Erhebungsdurchgang und somit kurz nachdem sie in Deutschland angekommen sind, fühlen sie sich sehr einsam. Sie möchten zwar mit Deutschen in Kontakt kommen, haben aber oft nicht die Gelegenheit dazu oder wissen schlicht nicht, wo und wie sie in Kontakt kommen können (s. u.). *Leo* illustriert sein ins Leere laufendes Kontaktbedürfnis mit folgendem imaginären Bild (ebd., S. 332): Er sieht sich zusammen mit vielen anderen Menschen auf einer Wiese stehen. Die Menschen sind sichtlich vergnügt, sie unterhalten sich miteinander, lachen, spielen. Er möchte gerne teilhaben, aber es nimmt niemand von ihm Notiz, weil ihn ein Vorhang von den Menschen trennt, durch den er nicht gesehen werden kann. Vergleichbare Kontaktbedürfnisse nimmt *Samira*, die mit zwei Töchtern aus Syrien nach Deutschland geflohen ist, auch bei älteren Menschen wahr: »[I]ch bin auf die Straße manchmal und ich treffe die alten Damen und so. Und, und ich weiß, dass sie, sie brauchen einfach etwas äh zu reden« (Samira 2016, Z. 111f.). Dieses Kontaktbedürfnis scheint also v. a. bei den Menschen ausgeprägt, die noch nicht oder aus verschiedenen Gründen nicht mehr an Gemeinschaft(en) teilhaben.

Das konfliktäre Moment ergibt sich nun daraus, dass bezüglich des Kontaktbedürfnisses ein Missverhältnis zu bestehen scheint: Während diejenigen, die noch nicht bzw. nicht mehr integriert sind, einen stark ausgeprägten Wunsch nach Sozialkontakten haben, äußern diejenigen, die an Gemeinschaften teilhaben und somit über ausreichend Kontakt(-möglichkeiten) verfügen, kein vergleichbares Bedürfnis. Es scheint also, um in *Leos* Bild zu bleiben, nicht nur ein »Nicht-sehen-Können«, sondern auch ein »Nicht-sehen-Wollen« zu sein, das die Betroffenen belastet und bedrückt. Zwar finden sich vereinzelt Interessensbekundungen, bspw. von *Flora*, die sich darüber Gedanken macht, wie es den geflüchteten Menschen, die in einer Asylunterkunft in der Nähe ihres Wohnhauses untergebracht sind, wohl geht (Flora 2016, Z. 128–132). Sie selbst unternimmt aber keine Kontaktversuche. Dieses Ausbleiben von Kontaktversuchen mag einerseits mit der Wohnsituation (s. u.) zu tun haben, andererseits lässt sich erkennen, dass es eine kulturell verankerte ›Bringschuld‹ zu geben scheint, die bei denen verortet wird, die noch nicht oder nicht mehr integriert sind (Utler, 2024, S. 335–337).

Wohnsituation und -ort: Wie angeklungen ist, trägt die Tatsache, dass viele Geflüchtete in Gemeinschaftsunterkünften untergebracht sind, nicht zum Kontaktaufbau bei. Die Unterkünfte erscheinen für Menschen, die vor Ort leben, unnahbar (man denke auch an die Einlasskontrollen und Stacheldrahtzäune, die viele Einrichtungen umgeben). Gleichzeitig haben die Bewohner:innen dieser Unterkünfte nicht den Eindruck, als sei es gewünscht, dass sie die Asylheime verlassen und mit Deutschen in Kontakt treten, wie nicht zuletzt *Statistiks* Aussage suggeriert: »[W]enn immer bleibe in Heim//mhm//(.) und wir in eine stranger Land//mhm//wir kennen nicht Deutschland« (Statistik 2016, Z. 412f.). Darüber hinaus werden viele neu ankommende Menschen in eher ländlichen Gebieten untergebracht, wo schon allein aufgrund der oft dünnen Besiedelung nur eine reduzierte Anzahl an potenziellen Kontaktmöglichkeiten zur Verfügung steht. Auch wenn es Untersuchungen gibt, die ländlichen Gebieten eine größere soziale Nähe und somit unmittelbarere Kontaktmöglichkeiten attestieren (Rösch et al., 2020, S. 15), so deuten meine Ergebnisse darauf hin, dass kein ›Automatismus‹ herrscht. Vielmehr besteht gerade in der frühen Ankommensphase bei geflüchteten Menschen ein hohes Kontaktbedürfnis, während bei den vor Ort Lebenden nicht selten Unbehagen und Ängste vorherrschen, wenn nicht sogar Vorurteile und rassistische Einstellungen (ebd., S. 51ff.). Das damit einhergehende Konfliktpotenzial lässt sich nicht allein durch informelle Kontakte auffangen, sondern erfordert Maßnahmen auf struktureller und institutioneller Ebene.

Mangel an Kontakträumen: Unabhängig von der genannten Besiedelungsdichte offenbart sich in den Interviews ein Mangel an Kontakträumen. D. h., es fehlt an Orten, wo Menschen anderen Menschen begegnen, einander kennenlernen, sich miteinander austauschen und wieder treffen können. Folgendes Beispiel von *Leo* gibt einen Einblick in dessen Versuche, Menschen kennenzulernen (Utler, 2024, S. 338): *Leo* und seine Freunde beschlossen, eine Messe in einer Kirche zu besuchen. Nach der Messe sprachen sie eine ältere Dame an, gaben ihr ihre Telefonnummer und boten an, bei Bedarf im Haushalt oder im Garten zu helfen. Dieser Kontaktversuch blieb jedoch erfolglos, die Frau meldete sich nie. Mit entsprechendem kulturellem Wissen (s. u.) wäre *Leo* und seinen Freunden vielleicht klar gewesen, dass Kirchen in Deutschland nicht als Begegnungs- und Kontakträume fungieren, zumindest nicht bei einmaligen Besuchen. Allerdings wird an diesem Beispiel eben auch das generellere, strukturelle Problem deutlich, nämlich, dass es an institutionalisierten Begegnungsorten fehlt, die kostenlos und regelmäßig aufgesucht werden können.

Dieses Problem ist – wie *Samiras* Beispiel der älteren Menschen mit Redebedarf verdeutlicht – durchaus umfassender und betrifft eben nicht nur neu angekommene Menschen, die noch keine Kontakte etablieren konnten, sondern auch andere Personengruppen, etwa Menschen, die einstige Kontakte verloren haben. Das Fehlen von institutionalisierten Begegnungsorten, die kostenlos und regelmäßig aufgesucht werden können, führt zu einer schleichenden Desintegration, die Konfliktpotenzial birgt. Deshalb bedarf es staatlicher Bemühungen, aber auch weiterführender Untersuchungen, um zu sondieren, wie diese Räume konkret ausgestaltet werden müssten, um den wechselseitigen individuellen Bedürfnissen zu entsprechen. In diesem Zusammenhang gilt es zu klären, ob bestehende Strukturen wie Vereine (die allerdings nicht kostenlos sind) gestärkt, oder auch gänzlich neue Räume etabliert werden müssten.

Kulturelle und Intergruppenfaktoren: Im Beispiel der Kontaktaufnahme mit der älteren Dame deutet sich nicht nur mangelndes kulturelles Wissen über geeignete Begegnungsräume, sondern auch allgemein fehlendes Wissen darüber an, wie ein Beziehungsaufbau in Deutschland üblicherweise abläuft. Da hieraus auch Konflikte resultieren können, greife ich das Beispiel nochmals auf und erörtere das sich abzeichnende interkulturelle Missverständnis. Wie *Leo* mir im Gespräch erzählt, hat sich die ältere Dame nie bei ihm und seinen Freunden gemeldet. Er zeigt sich darüber enttäuscht, mich wiederum überrascht die ausbleibende Reaktion nicht, weshalb ich ihn frage, wie sich diese Situation im Irak abgespielt hätte. Er antwortet, dass die Frau sich dort sofort gemeldet und dankbar die Dienste in Anspruch genommen hätte. Hier zeichnet sich nun insofern ein interkulturelles Phänomen ab, als es in Deutschland angesichts einer weitgehend etablierten Distanzregulierung (Schroll-Machl, 2016, S. 154ff.) unüblich ist, Menschen, die einem unbekannt sind, in einer frühen Phase des Kennenlernens Zutritt zu privaten Räumen zu geben. Wenn, dann wird ein derartiger Zutritt nur Menschen gewährt, die eine bestimmte fachliche Expertise mitbringen und eine entsprechende Rolle zugewiesen bekommen, bspw. ein Hausmeister (dieses Prinzip wird auch als Sachorientierung bezeichnet). Vor diesem Hintergrund stimmt ein derartiges Angebot die Frau vermutlich misstrauisch, sie nimmt es als ›unseriös‹ wahr, und zwar ganz unabhängig davon, von wem es unterbreitet wird.

Darüber hinaus könnten Intergruppenfaktoren den Effekt verstärken. So ist es denkbar, dass die Frau Vorurteile oder rassistische Einstellungen gegenüber Geflüchteten hat, insbesondere gegenüber einer Gruppe muslimischer junger Männer, was ihre Entscheidung, sich nicht zu melden, zusätzlich beeinflusst.

Kontaktausgestaltung

Im letzten Teilkapitel wurde deutlich, mit welchen Herausforderungen die Kontakt*aufnahme* für die Teilnehmenden verbunden ist. Dennoch gelang es vielen im Laufe eines Jahres, Kontakte in Deutschland aufzubauen. Bei der Beziehungsausgestaltung eröffnen sich weitere potenzielle Konfliktlinien, die nun erörtert werden.

Integrationsparadigma: Bei manchen Kontakten, gerade wenn sie im Rahmen von institutionalisierten Programmen zustande kommen, erlebt *Wrong* eine Diskrepanz zwischen den Erwartungen der Beteiligten (s. Utler, 2024, S. 349f.). Aus seiner Sicht haben viele Deutsche, die mit geflüchteten Menschen in Kontakt treten, das Ziel vor Augen, diese zu »integrieren«. Sie sehen sich dabei wohl – wie die Analyse eines von *Wrong* als Beispiel angeführten Mentoringprogramms vermuten lässt (ebd.) – eher in der Rolle von Helfer:innen, die geflüchtete Menschen bei der

Integration in die deutsche Gesellschaft unterstützen. Dabei gerät aus dem Blick, dass der Kontakt als solcher eigentlich schon eine Form der Integration ist bzw. sein könnte. Diese Erwartung und Hoffnung haben wiederum Geflüchtete beim Kontakt zu Deutschen. Sie sind auf der Suche nach Freund:innen und nicht nach Helfer:innen. Wenn nun aber institutionalisierten Begegnungsprogrammen diese – sicherlich oft unbewusste – Hierarchisierung innewohnt, dann erschwert oder verunmöglicht dies einen freundschaftlichen Kontakt auf Augenhöhe und könnte einmal mehr die Entstehung von Konflikten begünstigen.

Erlebte Differenz – Überzeugte und verwunderte Anpassung, Vermeidung: Wenn geflüchtete Menschen und (autochthone) ›Deutsche‹ interagieren oder wenn erstere mit (kulturellen) Praktiken in Kontakt kommen, die in Deutschland üblich sind, dann kommen immer auch kulturelle Unterschiede zum Tragen. Diese Begegnung mit kultureller Differenz ist in seltenen Fällen konfliktträchtig, stattdessen zeichnet sich eine große Bandbreite an Reaktionen auf diese Erlebnisse ab. Entscheidend scheint dabei, ob die jeweils wirksam werdenden Motive und Werte erkannt, verstanden und gutgeheißen werden. Darüber hinaus spielen auch situative Faktoren eine wichtige Rolle.

Die in Deutschland übliche Mülltrennung wird bspw. von den neu angekommenen Teilnehmenden meist als sehr positiv erlebt. Sie sehen das dahinterstehende Motiv des Umweltschutzes und übernehmen diese weithin etablierte Praktik (ebd., S. 354). Sie passen sich also aus Überzeugung an und sind fast schon stolz darauf, sich nun ebenfalls daran zu beteiligen. Andere Praktiken, wie eine Wohngemeinschaft, die *Leo* mit einer älteren Frau etabliert, sorgen bei ihm eher für Verwunderung. Trotzdem lässt er sich darauf ein, weil er sich von diesem Modell tiefere Einblicke in deutsche Lebensweisen verspricht, was für ihn gewinnbringend ist (ebd., S. 355). Er macht aber auch deutlich, dass er sich eine Wohngemeinschaft bspw. zwischen seiner Mutter und einem jungen Mann, überhaupt nicht vorstellen könnte. Darin zeichnet sich nun ein schmaler Grat zwischen Anpassung und Ablehnung und damit einhergehendem Konfliktpotenzial ab, bei dem auch die jeweiligen Konstellationen der Beteiligten eine wichtige Rolle spielen.

Die Konfliktlinien müssen gar nicht zwangsläufig interindividuell verlaufen, sondern können sich auch intraindividuell manifestieren, bspw. wenn an sich selbst gestellte Anpassungs*erwartungen* und die eigenen Anpassungs*möglichkeiten* divergieren, wie sich an folgendem Beispiel verdeutlichen lässt:

> »[D]ie Leute schämen äh nicht so viel//mhm//. Zum Beispiel ich (.) in ich gehe in die Fitnessstudio (.) und die Leute wenn die: sich duschen, die so, die sie, die duschen sich ohne Kleidung und die kommen ohne Kleidung und ich hab sowas nie gesehen und ich kann sowas nicht machen//mhm//. Ich kann ma, ich gehe nicht in die, in die Sauna, weil die Leute ohne Kleidung sind//mhm//. Es ist normal und (.) ich finde es (2), ich finde es nicht normal ist, weil, weil ichs mh so nicht gewohnt habe//mhm//aber (.) es ist normal hier in diese ähm, ähm: moderne äh, äh, moderne ähm, äh:m (.) Gesellschaft ode:r von früher auch war so, aber (.) for mich (.) es ist, (.) es ist ganz anders, äh, es ist (.) nicht normal und ich kann sowas nicht machen, (.) weil äh, äh, ich schüchter, äh:, äh, bä, ja. Ich kann sowas nicht machen und die Leute hier (2) jo« (Leo 2017, Z. 729–737).

Leo bringt öffentliche Nacktheit[4] – er macht auch ein Foto von einer nackten Statue in einem Park – mit einer modernen Gesellschaft (Z. 734) in Verbindung, in der das Nacktsein als etwas Fortschrittliches erscheint und letztlich als erstrebenswert erachtet wird. Gleichzeitig verdeutlicht er, dass das Nacktsein für ihn so ungewohnt und nicht normal ist, dass er es nicht schafft, sich selbst so zu verhalten (Z. 731, 736, 737). In diesen mehrfachen Wiederholungen, »sowas« nicht machen zu können, wird einerseits der innere Konflikt deutlich, aber auch die Erwartung, die *Leo* offenbar an sich hat, nämlich, sich an die kulturellen Praktiken anzupassen und sich so zu verhalten, wie dies in Deutschland üblich ist. Weil ihm das in diesem speziellen Bereich nicht gelingt, vermeidet er entsprechende Situationen nun komplett.

4 Auf die Einschränkungen, die Nacktsein auch in Deutschland hat, geht *Leo* nicht ein.

Zugeschriebene Differenz – Rassistische Ausgrenzungen, Anpassungserwartungen, Othering: Die neu angekommenen Teilnehmenden erleben nicht nur kulturelle Differenzen, sondern werden auch mit der Zuschreibung von Differenz konfrontiert: Das heißt, sie machen die Erfahrung, dass allein ihre (vermeintliche) Zugehörigkeit zu einer bestimmten Gruppe ausreicht, um ausgegrenzt, diskriminiert oder anders als üblich behandelt zu werden. Um diese Erfahrung zu machen, bedarf es nicht immer eines intensiveren Kontakts, oftmals reichen oberflächliche, sporadische Begegnungen. So erzählt *Amina*, die ein Kopftuch trägt, von einer Frau, die auf sie zugekommen sei und sie gefragt habe, wie sie nun noch nach Paris fahren könne. Die Passantin bezieht sich in ihrer vorwurfsvollen, aggressiven Anfrage auf die islamistischen Anschläge in Paris am 5. November 2015, die zum Erhebungszeitpunkt (Frühjahr 2016) noch sehr präsent waren. *Amina* wird als Stellvertreterin der Gruppe der Muslime adressiert, die pauschal mit islamistischen Terrorist:innen gleichgesetzt wird. Neben der zutage tretenden rassistischen Grundhaltung und der vorgenommenen Objektifizierung (Utler, 2024, S. 360), werden auch Ängste und Bedrohungsgefühle sichtbar: Die Passantin würde zwar gern in Städte wie Paris reisen, hat aber zugleich Angst, dort Opfer terroristischer Anschläge zu werden. Hier manifestiert sich ein Konflikt, der auf *Amina* projiziert wird. Für die Passantin scheint dabei ihre eigene emotionale Entlastung im Vordergrund zu stehen. Dass sie mit ihrem Verhalten alle Regeln des zwischenmenschlichen Umgangs missachtet, ist ihr ebenso gleichgültig wie die Frage, wie es *Amina* damit wohl geht. Das verdeutlicht einmal mehr den Bedarf an Räumen, in denen sich Menschen begegnen und auf Augenhöhe austauschen können, ggf. auch in einem begleiteten Rahmen.

Viele neu angekommene Menschen erzählen gerade im ersten Jahr der Befragung Erlebnisse, die in ihren verschiedensten Schattierungen auf Vorurteile, Rassismus, Diskriminierung und Othering verweisen. Diese Erlebnisse erschweren es den Betroffenen, in Deutschland gleichberechtigt am öffentlichen, sozialen Leben teilzuhaben. Die meisten Erfahrungen können dabei auf interpersonaler Ebene verortet werden. *Wrong* macht hier aber ein umfassenderes Problem aus und verweist auf Diskriminierungen auf struktureller Ebene, für die er folgendes Sinnbild wählt (ebd., S. 361): Er fotografiert die Glastür eines Amts, auf der ein Schild mit der Aufschrift »Asyl« angebracht ist, mit einem nach links weisenden Pfeil. Für ihn steht das Bild symbolisch für die Andersbehandlung, die er als geflüchteter Mensch in Deutschland erfährt: Während alle anderen durch die Glastür eintreten dürfen, hier also richtig sind, wird Asylsuchenden der direkte Zutritt verwehrt, sie müssen ›woanders hin‹. *Wrongs* Empfinden nach wird hier also Ungleichheit (re-)produziert. Es werden Menschen ausgegrenzt, zwar nicht durch offene Ablehnung, aber durch administrative und symbolische ›Umleitungen‹.

Neben den strukturellen Diskriminierungen und der Konfrontation mit rassistischen Grundhaltungen und Vorurteilen in (flüchtigen) interpersonalen Begegnungen liefern meine Daten auch einzelne Hinweise darauf, dass die Intergruppendynamiken beachtet und genau analysiert werden müssen, um Konflikten gezielter entgegenwirken zu können. Die Daten aus dem Jugendzentrum (s. o.) liefern dafür wertvolle Einblicke: *Malik* und *Enes* schildern, dass sich die bulgarischstämmigen Jugendlichen häufig in ihrer Muttersprache unterhalten würden. Dabei entsteht bei den beiden offenbar der Eindruck, die Jugendlichen würden sich über sie lustig machen. Auf die vermutete Beleidigung reagieren sie, indem sie »was dagegen sag[en]« (Malik 2016, Z. 100). Was *Malik* und *Enes* genau sagen, bleibt unklar, aber offenbar erleben die bulgarischstämmigen Jugendlichen die Reaktion auch als Provokation oder Aggression, sodass, wie *Malik* es formuliert, »dann die ganze Gruppe […] auf einen zu[kommt] und dann hast du da halt so 'ne zwanzig-Mann-Gruppe« (Z. 101). Die kurze Sequenz verdeutlicht, wie sich – ausgehend von einem mutmaßlichen Missverständnis – wechselseitige Provokationen so weit aufschaukeln können, dass sie schließlich in einen Konflikt münden.

Verstärkt wird die Dynamik dadurch, dass die rechtmäßige Zugehörigkeit zu Deutschland latent mitverhandelt zu werden scheint (Utler, 2024, S. 366f.). So hat *Malik* den Eindruck, die Jugendlichen würden sich ihm gegenüber anders verhalten, als sie dies Deutschen gegenüber tun, weil seine Eltern nicht in

Deutschland geboren sind. *Malik* beansprucht aber für sich ein größeres Recht auf Zugehörigkeit, weil er in Deutschland geboren ist, wohingegen die bulgarischstämmigen Jugendlichen erst zugewandert seien. Neben den sich aufschaukelnden Provokationen und Aggressionen scheint also die Frage danach, wer für sich und in welchem Ausmaß Zugehörigkeit zu Deutschland beanspruchen darf, gerade in plurikulturellen Gemeinschaften wie dieser ein wichtiges Distinktionskriterium. Das wiederum deutet darauf hin, dass Menschen mit Migrationsgeschichte oder Fluchterfahrung in Deutschland eben nicht den Eindruck bekommen, gleichberechtigt an der Gesellschaft und ihren Gemeinschaften teilhaben zu können.

Fazit

Im Fokus dieses Beitrags standen die Konflikte, die sich aus den Deutschlandbildern von Menschen mit und ohne Fluchterfahrung herausarbeiten lassen. Im Material manifestieren sich verschiedenste Konflikte und Konfliktlinien, die sich in meiner Studie aber in einen größeren Rahmen deutlich positiv konnotierterer Sichtweisen einbetten lassen. Daher liefert die Arbeit an vielen Stellen schon die Antworten auf die Frage, wie den erwähnten Konflikten begegnet werden könnte. Die folgenden Anregungen können – je nach Diagnose der aktuellen gesellschaftlichen Lage – als Mahnung, Aufforderung zur Rückbesinnung oder Ermunterung gelesen werden.

Die zentrale Basis für ein gelingendes Miteinander scheint eine fürsorgliche und solidarische Grundhaltung zu sein, wie sie viele Teilnehmende zu den Erhebungszeitpunkten in den Jahren 2016 und 2017 in Deutschland wahrgenommen haben. Diese zeichnet sich durch eine respektvolle Haltung gegenüber den Mitmenschen, aber auch der Umwelt und anderen Lebewesen aus. Dementsprechend wird auch gehandelt, d.h., die Menschen gehen wertschätzend miteinander und mit ihrer Umwelt um und achten – mit institutioneller Unterstützung – die wechselseitigen Bedürfnisse. Dies zeigt sich schon in kleinen Gesten (z.B. in Kleiderspenden) oder Maßnahmen wie stetig gepflegten Innenstädten und Parks. Fürsorge kommt allen zugute, die dieser bedürfen, ohne hierarchie- oder anderweitig basierte Unterscheidung. Derart gestaltete Fürsorge trägt dazu bei, dass sich Menschen wohlfühlen und frei entfalten können.

Die Möglichkeit zur freien Entfaltung begünstigt wiederum vielseitige Ausdifferenzierungsprozesse, deren Resultat menschliche Diversität ist. Diese wird von den Teilnehmenden als grundsätzlich sehr positiv erlebt, sofern damit in bestimmter Weise umgegangen wird. Für ein gelingendes Zusammenleben erachten die Teilnehmenden eine Haltung als hilfreich, die Unterschiede und Gruppenzugehörigkeiten nicht zum Ausgangspunkt oder zur Bedingung für das Miteinander macht. Gleichzeitig erscheint es wichtig, dass Individuen gemeinsame Verbindungen finden und pflegen.

Selbst wenn das Zusammenleben in Diversität grundsätzlich funktioniert, so wird es – auch das zeigen meine Ergebnisse – immer Menschen geben, die, aus welchen Gründen auch immer, nicht mehr oder noch nicht in bestehende Gruppen und Gemeinschaften integriert sind. Hier gilt es, sich wechselseitig teilhaben zu lassen, einander anzuerkennen und dabei allen die gleichen Chancen einzuräumen. Außerdem sollten Individuen die Bereitschaft aufbringen, voneinander lernen zu wollen.

Aber auch in fürsorglichen, teilhabeorientierten Gesellschaften entstehen Konflikte, da diese ein integraler Bestandteil sozialen Miteinanders sind. Wie die Ergebnisse meiner Arbeit zeigen, sind sowohl die Konfliktvarianten als auch deren Kristallisationsmomente vielfältig: Sie können bei der Aushandlung oder Überschreitung von Grenzen auftreten, oder weil einem Individuum die Teilhabe verwehrt wird, um nur zwei Beispiele zu nennen. Um diesen Konflikten zu begegnen, sollten Räume geschaffen werden, in denen sich Menschen kennenlernen, begegnen und austauschen können und in denen Freiheiten und deren Grenzen, aber auch andere Themen, die die Menschen bewegen, (neu) ausgehandelt werden, und zwar unter gleichberechtigtem Einbezug aller, die diese Aushandlungen betreffen und interessieren.

Literatur

El-Mafaalani, A. (2020). *Das Integrationsparadox: Warum gelungene Integration zu mehr Konflikten führt* (vollst. überarb. u. erw. Neuausg.). Kiepenheuer & Witsch.

Foroutan, N. (2019). *Die post-migrantische Gesellschaft: Ein Versprechen der pluralen Demokratie*. transcript.

Galtung, J. (2007). *Frieden mit friedlichen Mitteln: Friede und Konflikt, Entwicklung und Kultur* (2. Aufl.). Agenda.

Rösch, T., Schneider, H., Weber, J. & Worbs, S. (2020). *Integration von Geflüchteten in ländlichen Räumen*. https://www.bamf.de/SharedDocs/Anlagen/DE/Forschung/Forschungsberichte/fb36-integration-laendlicher-raum.pdf?__blob=publicationFile&

Schroll-Machl, S. (2016). *Die Deutschen – Wir Deutsche: Fremdwahrnehmung und Selbstsicht im Berufsleben* (5. Aufl.). V&R.

Spears, R. & Tausch, N. (2014). Vorurteile und Intergruppenbeziehungen. In K. Jonas, W. Stroebe & M. Hewstone (Hg.), *Sozialpsychologie* (6. Aufl., S. 507–564). Springer.

Straub, J. & Tepeli, D. (2023). Konflikt und Konfliktanalyse: Theoretische und terminologische Klärungen. *psychosozial, 46*(IV), 14–33.

Utler, A. (2024). *»Wie siehst Du Deutschland?«: Die Vielfalt der Deutschlandbilder von Menschen mit und ohne Fluchterfahrung*. transcript.

Westcott, M. R. (1992). The Discursive Expression of Human Freedom. *American Behavioral Scientist, 36*, 73–87.

Wilkins, C. L., Wellman, J. D., Babbitt, L. G., Toosi, N. R. & Schad, K. D. (2015). You can win but I can't lose: Bias against high-status groups increases their zero-sum beliefs about discrimination. *Journal of Experimental Social Psychology, 57*, 1–14.

Biografische Notiz

PD Dr. phil. *Astrid Utler* ist Akademische Oberrätin a. Z. an der Universität Bayreuth. Neben ihrer wissenschaftlichen Arbeit ist sie seit vielen Jahren als Trainerin und Beraterin tätig.

Konfliktlinien in der postmigrantischen Gesellschaft

Eine Untersuchung des Musikfestivals *Kemnade International*

Lilly Wirth

> »Weil […] viele Menschen eigentlich von innen immer alle einsam waren. Da haben sie losgelassen. […] die haben einfach frei gelassen […] und da hatten sie die Freude also und das ist auch zu uns gekommen. Also diese Freude hat uns auch irgendwie getroffen. Also, das ist mein größter Gedanke darüber« (Berkin, Z. 974–981).

Die Ruhrgebietsgesellschaft ist von Superdiversität (El-Mafaalani, 2022) geprägt und kann als postmigrantische Gesellschaft (Foroutan, 2018) verstanden werden. Sowohl heute als auch aus historischer Perspektive ist diese Entwicklung für die Individuen und die Gesamtgesellschaft nicht reibungslos verlaufen. Dieser Beitrag beschäftigt sich mit zentralen Spannungen und Konflikten in pluralen, von Migration und kulturellen Differenzen geprägten Gesellschaften. Bedeutsam sind in diesem Zusammenhang das Bedürfnis nach Zugehörigkeit, Teilhabe sowie die öffentliche Artikulation und Repräsentation von Einsamkeits-, Ausgrenzungs- und Differenzerfahrungen. Den empirischen Horizont der vorgestellten Studie bildet die 50-jährige Geschichte des inter- bzw. transkulturellen Festivals *Kemnade International (KemInt)* im Ruhrgebiet. Das Festival entstand in Reaktion auf eine neue soziokulturelle Komplexität, die die Ruhrgebietsbevölkerung seit Beginn der Anwerbeabkommen 1955 und der darauffolgenden Arbeitsmigration in das Ruhrgebiet prägte.

Anlässlich des 50-jährigen Jubiläums des Festivals habe ich eine empirische Studie (Wirth, 2024) durchgeführt, die anhand von vier themenzentrierten Interviews und einem Gruppeninterview mit Besucher:innen sowie weiteren mit dem Festival verbundenen Personen beleuchtet, inwiefern das Festival als partizipativ gestalteter Artikulationsraum, Konfliktrahmen und Ort gesellschaftlichen Zusammenwachsens verstanden werden kann. Im Zentrum steht im Folgenden eine extensive Einzelfallanalyse, die aufzeigt, welche Aushandlungskonflikte das Leben und Aufwachsen in einer zunehmend diverser werdenden Gesellschaft geprägt haben und wie diese Konflikte bei *KemInt* verhandelt wurden – mit nachhaltigen Folgen.

KemInt wurde von Anfang an ein Ort produktiver Konfliktaustragung. Das Festival wirkte gegen die Einsamkeit und soziale Ausgrenzung marginalisierter Menschen und Gruppen. Die nachfolgende Analyse macht deutlich, dass das Streben nach Zugehörigkeit und Gemeinschaft den zentralen Orientierungsrahmen bei der konstruktiven Verhandlung sozialer Konflikte darstellt. Aufgezeigt wird diese Erkenntnis anhand der Konfliktlinie *Repräsentation und Differenz*. *KemInt* bot viele Jahre lang die Möglichkeit zur emotionalen Verankerung und öffentlichen Repräsentation jener Gruppen, die im gesellschaftlichen Alltag unsichtbar gemacht wurden. Wie dargelegt wird, war *KemInt* ein Ort, der es erlaubte, das gesellschaftliche Zusammenleben unter Beteiligung aller interessierten Gruppen und Personen neu zu verhandeln. Dies gilt auch für verwandte Festivals und ähnliche (Groß-)Veranstaltungen damals und heute.

Historische und gegenwartsdiagnostische Einbettung

Während Deutschland bis in die 1950er Jahre noch ein Auswanderungsland war, zogen im darauffolgenden Jahrzehnt immer mehr Menschen nach Westdeutschland, ließen sich dauerhaft nieder, gründeten eine Familie bzw. holten ihre Familien nach. In diesen Jahren war die westdeutsche Einwanderungspolitik von wirtschaftlichen Erfordernissen bestimmt. So wurden Anwerbeprogramme[1] ins Leben gerufen, um zahlreiche Arbeitskräfte nach Deutschland zu holen (Franzke, 2022, S. 114). 1974 wurde schließlich ein Anwerbestopp verfügt, Deutschland befand sich im wirtschaftlichen Abschwung (ebd.). Es wurde immer deutlicher, dass die Personen, die in den Jahren zuvor nach Deutschland kamen und als sog. »Gastarbeiter« bezeichnet wurden, größtenteils keine Gäste auf Zeit waren, sondern geblieben sind. Von politischer Seite wurde diese Realität weitgehend ignoriert und keinerlei Integrationspolitik betrieben (ebd.). Auf gesellschaftlicher Ebene wurde dieser Gastarbeiter-Begriff jedoch zunehmend kritisch diskutiert. Themen wie Familiennachzug, kulturelle Identität und Integration wurden immer stärker in den Fokus öffentlicher Diskurse gerückt. Angesichts dieser viel diskutierten Themen und der größtenteils problematischen Lebenssituation der Arbeitsmigrant:innen ergriffen das Museums Bochum sowie das Sozialamt der Stadt Bochum die Initiative, ein kulturelles Angebot zu schaffen, das sich mit den Veränderungen in der Stadtgesellschaft befasst. So wurde 1974 das Festival *KemInt* ins Leben gerufen.

Die Ziele der Festival-Initiatoren gingen dabei jedoch weit über ein schlichtes kulturelles Angebot hinaus. In einer Festival-Dokumentation (Fehr et al., 1977) wurden die Ziele des anfänglichen *KemInt* aufgelistet und können zu den folgenden Punkten zusammengefasst werden:

1. Abbau von Vorurteilen und Verbesserung der Kommunikation zwischen Migrant:innen und Mehrheitsgesellschaft[2]
2. Verbesserung der Kommunikation zwischen unterschiedlichen Migrant:innencommunitys, Überwindung von Differenzen und Vorurteilen, die sich in Bezug auf unterschiedliche Geburtsländer ergeben, durch das Teilen von Informationen

1 Zwischen 1955 und 1968 unterzeichnete die westdeutsche Regierung Anwerbeabkommen mit Italien, Spanien, Griechenland, der Türkei, Marokko, Portugal, Tunesien und Jugoslawien (Franzke, 2022, S. 114).

2 Die Definition der in der Festival-Dokumentation genutzten Begriffe »Migrant« bzw. »Migrantin« kann nicht eindeutig rekonstruiert werden. Sie werden an dieser Stelle als »Migrant:innen« zusammengefasst. Für die weitere Verwendung des Begriffs in diesem Beitrag s. nachfolgend.

3. Ansprache von unterschiedlichen Institutionen zur Unterstützung der Migrant:innen
4. Erschaffen einer »sinnvolle[n], nicht-kommerziellen Veranstaltung, die unterhält und Spaß macht« (ebd., S. 4)

KemInt kann damit als ein politisch positioniertes und agierendes Festival verstanden werden, das durch aktive Einflussnahme auf öffentliche Meinung und Politik die Verbesserung der Lebenssituationen der Arbeitsmigrant:innen erwirken möchte (Fehr & Kondziolka, 1974, S. 8f.). Schritte auf diesem Weg bilden gemeinsame Annäherung, Kommunikation, Information, Selbstartikulation der Betroffenen und gemeinsamer Spaß zum Abbau von Vorurteilen und Problemen sowohl zwischen unterschiedlichen Minderheitencommunitys als auch in Bezug auf die Mehrheitsgesellschaft (ebd.). Hier zeigt sich ein für diesen Zeitpunkt fortschrittliches Integrationsverständnis, indem Integration als eine gemeinsame Aufgabe verstanden wird mit dem Ziel, sich einander anzunähern, auszutauschen und zur Verbesserung der gemeinsamen Lebenssituation beizutragen. Es wird außerdem deutlich, dass *KemInt* auf diesem Weg einen partizipativen Ansatz vertritt, indem Entscheidungs- und Gestaltungsmacht an eben jene betroffenen Menschen abgegeben und die eigene Position lediglich als Unterstützung verstanden wird. Die Initiatoren wollen politische Einflussnahme erwirken und als Modell zur Verbesserung der Lebenssituation der Arbeitsmigrant:innen fungieren, über regionale Grenzen hinaus.

Die erste Festival-Ausgabe fand unter dem Motto »Wir sind Menschen – Sie auch?« statt. Das dreitägige Festivalprogramm beinhaltete neben einem Kinderprogramm ein internationales Kulturprogramm mit rund 30 musikalischen Acts und Theatergruppen aus unterschiedlichen Nationen sowie diversen Essensständen, die Spezialitäten aus verschiedenen Ländern anboten. Parallel dazu gab es ein politisch-informatives Programm mit Filmvorführungen, Informationsständen, Diskussionsrunden, politischen Expert:innengesprächen und politischen Ausstellungen. Politische Diskussionsthemen waren u.a. die Bildungschancen der Kinder der Arbeitsmigrant:innen sowie die Bildungs- und

Arbeitschancen der Jugendlichen. In diesem Rahmen wurden »die politischen Entwicklungen in den Herkunftsländern ebenso [...] [thematisiert] wie die migrationspolitische und ausländerrechtliche Entwicklung in Deutschland« (Stadt Hattingen – Der Bürgermeister, 2021, S. 3). Die Ergebnisse dieser Diskussionen wurden dokumentiert und der Öffentlichkeit zur Verfügung gestellt.

Zu Beginn bildete die partizipative Arbeitsweise noch eine Herausforderung, da sie nur wenig in Anspruch genommen wurde und einige Vorbehalte seitens der Migrant:innen bestanden. Auch die Museumsbeschäftigten mussten die partizipative Arbeitsweise noch erlernen (Museum Bochum, 1976). 1977 dokumentierte das Museum Bochum dann erstmalig die organisatorische und gestalterische Beteiligung von Migrant:innenselbst organisationen (MSO) (Stadt Bochum, 1977, S. 141) mit schon 1.000 Mitwirkenden im Folgejahr (Stadt Bochum, 1978, S. 153).

Aufgrund steigender Besucher:innenzahlen und organisatorischem Mehraufwand wurde 1979 beschlossen, das Festival nur noch alle zwei Jahre stattfinden zu lassen. Ergänzend wurde eine Fachtagung eingeführt, die politische Themen im Zusammenhang mit dem Thema Migration beleuchtete und breite gesellschaftliche Teilhabe ermöglichte. Auch die künstlerische Ausrichtung entwickelte sich weiter: International bekannte Musiker:innen wie Cem Karaca traten auf; thematisch ging es um die Lebenssituation der Kinder von Arbeitsmigrant:innen, Integration, kulturelle Identität, Rechtspopulismus, Rassismus in der Sprache sowie globale Konflikte. Höhepunkt bildete das Festival 1987 mit ca. 100.000 Besucher:innen. Es stand unter dem Motto »Zusammen leben – gemeinsam entscheiden. Politische und soziale Gleichstellung in einer multikulturellen Gesellschaft« (Stadt Bochum, 1987, S. 267). Am Programm waren in diesem Jahr 61 Gruppen und 12 Künstler:innen aus 30 Nationen beteiligt, es gab 40 verschiedene Essensstände und 49 Informationsstände. Teile des Festivals wurden im WDR übertragen (ebd.). Auch die Edition des Jahres 1989 wurde von der ARD gezeigt (Stadt Bochum, 1989, S. 290). In den folgenden Festivalausgaben sanken die Besucher:innenzahlen dann stetig ab.

Etwa zehn Jahre später brach eine Zeit großer Veränderung für *KemInt* an. Ein erstes Anzeichen bildete die Einführung des »Tag[es] der jungen Szene«. Dieser Tag war ganz der zweiten Generation gewidmet, ihrer Musik, ihren Tänzen und den Herausforderungen, denen sie sich gegenübersahen. Die Einführung dieses Tages resultierte nicht zuletzt aus den stark gesunkenen Besucher:innenzahlen. Mit dem Festivaljahr 1998 wechselte die Organisationsverantwortung vom Museum Bochum zum Kulturbüro der Stadt Bochum. Veranstaltet wurde das Festival nun durch das Kulturbüro, die Stadt Hattingen und den Ennepe-Ruhr-Kreis. Fortan standen die Nachkommen der Arbeitsmigrant:innen in zweiter und dritter Generation im Fokus des Festivals. Thematisch wurde das musikalische Zusammenwachsen unterschiedlicher Kulturen in den Mittelpunkt gerückt. Die partizipative Arbeitsweise wurde beibehalten. Die Fachtagung hingegen wurde nicht weitergeführt, an ihre Stelle trat, ganz im Sinne der Neuorientierung, ein Jugendforum. Das Jugendforum gab jungen Menschen, deren Vorfahren nach Deutschland migriert waren, eine Bühne, um Wünsche für das künftige Zusammenleben der Stadtgesellschaft zu teilen. Auch im weiteren Programm traten regionale und internationale Künstler:innen in einen Dialog. Interreligiöse Dialoge wurden in einem gemeinsamen Gottesdienst angeregt. 2009 fand letztmals das Festival am ursprünglichen Ort »Haus Kemnade« statt – neue bauordnungsrechtliche Vorgaben machten einen Ortswechsel notwendig. Seitdem wird das Festival unter dem Namen *Ruhr International* alle zwei Jahre in Bochum veranstaltet; zentrales Merkmal des Festivals bleibt der partizipatorische Ansatz.

Dabei wurde das Festival im Laufe der Jahre immer mehr an eine gesellschaftliche Wirklichkeit angepasst, die in der Migrations- und Konfliktforschung z. B. als postmigrantische Gesellschaft (Foroutan, 2018, 2021; Yildiz, 2015, 2022) oder aber als superdiverse (Vertovec, 2007), offene Gesellschaft begriffen wird, für die das sog. »Integrationsparadox« charakteristisch sei, das besagt: Je besser Integration gelingt, desto mehr häufen und verschärfen sich soziale Konflikte (El-Mafaalani, 2022). Die (post-) migrantischen Bevölkerungsanteile, die trotz aller Hürden und gebliebener sozialer Ungleichheiten in zunehmendem Maße Partizipationschancen ergreifen, beteiligen sich eben nicht nur am Kampf um Anerkennung, sondern, immer erfolgreicher, auch am Wettbewerb um materielle, soziale und kulturelle Ressourcen (worauf zumindest Teile der Mehrheitsgesellschaft mit Schließungs- und Abwehrreaktionen antworten). Klar ist, dass es dabei keineswegs nur um migrationsbedingte Ungleichheiten geht.

Lange Zeit wurden Debatten um die Frage geführt, ob Deutschland ein Einwanderungsland sei, was im öffentlichen Diskurs mehrheitlich mit Nein beantwortet wurde. Dies änderte sich erst mit einer Reihe von Reformen Ende der 1990er Jahre im Integrations- und Staatsangehörigkeitsrecht. Heute polarisiert vielmehr die Frage, wie diese Einwanderungsgesellschaft gestaltet werden soll. Migrationsbezogene Konflikte stellen dabei lediglich die sichtbare Spitze eines Eisbergs dar. Unter der Wasseroberfläche geht es eigentlich um die *»Aushandlung und Anerkennung von Gleichheit als zentralem Versprechen der modernen Demokratie«* (Foroutan, 2021, S. 13; Herv. i. O.).

Neben Migrant:innen[3] und ihren Nachkommen fordern auch andere marginalisierte Gruppen die ihnen versprochene Anerkennung, Chancengerechtigkeit und Teilhabe offensiver ein (ebd., S. 14). Man richtet sich etwa gegen Homo- und Transphobie, Antifeminismus, Antisemitismus, Islamfeindlichkeit oder Rassismus jeder Art (ebd.). Man vertritt ein Politik- und Gesellschaftsverständnis, das gegenüber Migration offen ist, jedoch nicht nur eine antirassistische Politik, sondern auch eine allgemeine »Anti-

3 Mit der Bezeichnung Migrant:innen sind in diesem Beitrag alle Menschen mit eigener Migrationserfahrung gemeint. Dabei sieht sich diese Arbeit einem Dilemma gegenüber, dem sich auch die Migrationsforschung nicht entziehen kann, wenn sie eine kritische postmigrantische Perspektive einnehmen möchte: Einerseits soll Migration als gesellschaftliche Normalität anerkannt werden; andererseits muss sie zu diesem Zweck eigens bezeichnet und thematisiert werden, was sie zu einer Art Sonderforschung macht (Römhild 2015, S. 38f.). Darüber hinaus bergen Begriffe und Kategorien die Herausforderung, Stereotype zu reproduzieren und Zugehörigkeiten zu- oder abzusprechen. In diesem Beitrag werden in Anlehnung an Wonneberger et al. (2023, S. 6) nur dann Kategorisierungen und Begriffe genutzt, wenn sie notwendig erscheinen und sich keinen Stereotypen anschließen.

Ungleichheitspolitik« (ebd., S. 15) befürwortet. Dabei wird anerkannt, dass viele aktuelle Konflikte auch ohne jede Migration bestehen würden. Die postmigrantische Perspektive blickt also ›hinter‹ die Migrationsfrage, um wichtige Konflikte und Aushandlungen zu benennen und zu erforschen. Sie stellt die normative Hierarchisierung in Etablierte und Außenseiter:innen infrage und macht Anerkennungspolitiken zu ihrem zentralen Ausgangspunkt (ebd., S. 18). Auch Aladin El-Mafaalani (2022, S. 143f.) hält mehrere, nämlich die folgenden drei Konfliktfelder für zentral: »(a) Migration als Konfliktfeld, (b) soziale Mobilität und damit zusammenhängende Konflikte um Ressourcen und Positionen, sowie (c) symbolische Anerkennungs- und Zugehörigkeitskonflikte«. Bislang privilegierte Mehrheiten reagieren auf solche Konflikte aus Sorge vor Veränderungen und Verlustängsten häufig mit Schließungs-, Ausgrenzungs- und Abwehrtendenzen. Das alles führt zu fortwährender »Dissonanz und Neuaushandlungen« (ebd., S. 79), zu mehr Konflikten, die jedoch für etwas Positives stehen und produktiv sein können: Das Leben in demokratischen offenen Gesellschaften zehrt von anhaltenden Auseinandersetzungen. Es verlangt nicht zuletzt Toleranz gegenüber Streit und Dissens (Straub & Tepeli, i. d. Band). Auch davon zeugen das Festival *Kemnade* und verwandte Aktivitäten. Sie spiegeln die zunehmende Diversität und Komplexität einer Gesellschaft, in der permanente Diskurse über vielfältige und variable Ungleichheiten allgegenwärtig sind. Im Folgenden sollen drei zentrale Konfliktlinien, die auch auf dem Festival *Kemnade International* und *Ruhr International* in Bochum von Bedeutung waren (und weiterhin sein werden), näher beleuchtet werden.

Konfliktlinie soziale Ausgrenzung, Armut und Einsamkeit

Soziale Ausgrenzung stellt eine große Herausforderung für den Einzelnen und die Gesellschaft dar. Ein relevanter Faktor, der soziale Ausgrenzung erzeugt, ist Armut. 2023 waren in Deutschland 21,2 % der Bevölkerung von Armut und sozialer Ausgrenzung betroffen, das sind 17,7 Mio. Menschen.[4] Kinder und junge Erwachsene sind im Vergleich mit anderen Altersgruppen besonders von Armut betroffen. So war 2021 mehr als jedes fünfte Kind und jede:r vierte junge Erwachsene von Armut bedroht (Funcke & Menne, 2023, S. 1). Deutlich höhere Anteile gefährdeter Kinder als im gesamtdeutschen Vergleich zeigen sich bspw. in der Ruhrgebietsstadt Gelsenkirchen, wo 2022 über 40 % der Kinder in Haushalten, die Sozialleistungen beziehen, lebten (Bertelsmann Stiftung, 2023). Die Folgen von Armut für die Lebenssituation und Zukunftsperspektive betroffener Kinder und junger Erwachsener können verheerend sein: »Ihr Leben wird durch finanzielle Engpässe, Mangel und Verzicht bestimmt und ihre Handlungsspielräume sind deutlich begrenzt« (Funcke & Menne, 2023, S. 10). Häufig erleben sie Stigmatisierung und spüren Scham. Folgen von Armut können neben einer Benachteiligung im Bildungssystem und gesundheitlichen Beeinträchtigungen auch sein, dass Kinder seltener einen Rückzugsort in ihrem Zuhause haben, weniger mobil und seltener Mitglied in einem Verein sind. Sie werden häufiger sozial ausgegrenzt, ihnen fehlen Erfahrungsräume, um sich selbst auszuprobieren, sie fühlen sich der Gesellschaft weniger zugehörig und verfügen über weniger gesellschaftliche Teilhabechancen (ebd., S. 10f.).

Eine Folge sozialer Ausgrenzung ist Einsamkeit, die zugleich stark mit Armut zusammenhängen kann. So hängt die Einsamkeitsbelastung[5] nachweislich mit Erwerbslosigkeit und Armut zusammen (BMBFSFJ, 2024, S. 9). Ebenso ist die Einsamkeits-

4 https://www.destatis.de/DE/Presse/Pressemitteilun-gen/2024/04/PD24_147_63.html

5 Einsamkeit wird durch das *Einsamkeitsbarometer* als »unangenehme Erfahrung, bei der die eigenen sozialen Beziehungen entweder quantitativ oder qualitativ als unzureichend empfunden werden«, definiert (BMBFSFJ, 2024, S. 13). Dabei kann Einsamkeit von sozialer Isolation insofern unterschieden werden, als Einsamkeit eine subjektive Empfindung ist und nicht zwangsläufig mit objektiver sozialer Isolation verbunden sein muss. Andersherum kann eine Person objektiv gesehen die meiste Zeit allein sein und ohne bzw. mit nur wenigen nahen Beziehungen leben, sich aber trotzdem nicht einsam fühlen (ebd.)

belastung von Personen, die Care-Arbeit leisten, sowie von Menschen mit Migrations- oder Fluchterfahrung oder von Personen mit geringerem Bildungsniveau besonders hoch (ebd.). Als Risikogruppen gelten auch ältere Menschen, Frauen, Kinder und junge Erwachsene, insbesondere aus einkommensschwachen Haushalten, Menschen mit chronischen Erkrankungen und/oder Behinderung sowie queere Menschen (ebd., S. 13f.). Für Einsamkeit in der Kindheit, v. a. für Kinder unter zwölf Jahren, liegen in Deutschland nur wenige Daten vor und weisen teils unterschiedliche Ergebnisse auf. Für Nordrhein-Westfalen stellt eine aktuelle Studie fest, dass sich von allen befragten Kindern und Jugendlichen 27 % der jungen Jugendlichen (13 bis 16 Jahre) und 78 % der älteren Jugendlichen (16 bis 18 Jahre) zumindest moderat einsam fühlen (Luhmann et al., 2023, S. 59). Dabei können die Auswirkungen von Einsamkeit drastisch sein. Vor Einsamkeit schützen und Resilienz erhöhen können bspw. qualitativ hochwertige Primärbeziehungen und gesellschaftliche Teilhabe (BMBFSFJ, 2024, S. 39). Bei Ersteren kommt es auf interpersonelles Vertrauen und emotionale Nähe an. Durch solche Beziehungen kann emotionale Einsamkeit (Weiss, 1974), also Einsamkeit, die sich auf enge Beziehungen zu Nahpersonen wie Familie und Freund:innen bezieht, vorgebeugt werden. Gesellschaftliche Teilhabe kann vor sozialer Einsamkeit schützen (Luhmann, 2022). Diese Einsamkeit bezieht sich auf soziale Gruppen über Freund:innen und Familienmitglieder hinaus und meint bspw. Nachbar:innenschaften, Vereinsleben oder religiöse Gemeinschaften. Ich werde darlegen, dass das hier fokussierte Festival Einsamkeitstendenzen entgegenwirken konnte und auch dadurch einen wichtigen Beitrag zur psychosozialen und politischen Integration (post-)migrantischer Bevölkerungsgruppen leistete.

Konfliktlinie Identität

Identitätskonflikte finden sich sowohl auf kollektiver als auch auf individueller Ebene. Auf Deutschland bezogen hat man zwar erkannt, dass Deutschland ein Einwanderungsland ist. Doch hat diese Erkenntnis bislang nicht dazu geführt, »eine Erzählung zu generieren, die eine neue, plurale und migrationsoffene nationale Identität formuliert« (Foroutan, 2021, S. 219). Ein kollektives Narrativ, das in diese Richtung weist, wird jedoch vermehrt eingefordert. Das gegenwärtig dominante Narrativ einer deutschen Identität rekurriert auf eine Vergangenheit, die Personen, die (angeblich) nicht Teil dieser Vergangenheit sind, nicht teilen können und die damit von der kollektiven nationalen Identität ausgeschlossen bleiben. So wird nationale Identität zu einem »umkämpften Gut« (ebd., S. 23). Die zunehmende Pluralisierung und Komplexität der Gesellschaft und die damit einhergehenden, überaus zahlreichen Identitätsangebote führen immer häufiger zu gesellschaftlicher Verunsicherung (Foroutan, 2013, S. 86). Ebenso bringen es Globalisierung und Transnationalisierung mit sich, dass sich kollektive Identitäten zunehmend von lokalen Bezugspunkten und Grenzen lösen und damit die Vorstellung einer geografisch verortbaren Kernbevölkerung untergraben (Pries, 2002, S. 264). Foroutan stellt in dieser Hinsicht fest, dass dort, »wo auf lokalem Raum unterschiedlichste kulturelle Codes aufeinandertreffen und Partikularisierungstendenzen dem scheinbar generalisierenden Charakter der Globalisierung entgegenwirken« (Foroutan, 2013, S. 86), immer wieder soziale Konflikte entstehen. Auf individueller Ebene setzen sich für viele Personen die gesamtgesellschaftlichen Aushandlungsprozesse im Inneren fort. Sie müssen unterschiedliche Momente von kulturellen, religiösen, ethnischen, nationalen und sexuellen Zugehörigkeiten aushandeln und vereinen. So entstehen neue, sich überlappende und miteinander verschmelzende »hybride Identitäten« (ebd.). Dem Individuum stehen dabei verschiedene Referenzsysteme zur Verfügung, die in unterschiedlichen Situationen und Momenten relevant werden (ebd., S. 91). Auf diese Weise können Identitäten durch sprachliches oder kulturelles »Code-Switching« (ebd.) situativ angepasst werden. Die Gleichzeitigkeit mehrerer Referenzsysteme kann im sozialen Miteinander dann konflikthaft werden, wenn sie von der Mehrheitsgesellschaft als widersprüchlich, also unvereinbar betrachtet werden (ebd.).

Identität und Hybridität sind eng mit den Themen Zugehörigkeit und Heimat verknüpft. Häufig wird in diesem Kontext der Generationen-Begriff als Differenzierungsmerkmal herangezogen. In gesellschaftlichen Diskursen zum Thema Migration werden Generationen in Bezug auf Migrationsentscheidungen definiert. Demnach werden Personen, die migriert sind, zur ersten Generation, deren Kinder zur zweiten und deren Nachkommen, also die Enkelkinder der ersten Generation, zur dritten Generation gezählt. Diese Begriffe markieren mindestens eine, meistens mehrere wesentliche Gemeinsamkeiten im Erfahrungsraum und Erwartungshorizont der unter ihnen zusammengefassten Menschen.[6] Im interessierenden Fall handelt es sich v. a. um die Wirkmächtigkeit der Migrationsentscheidung der ersten Generation, deren Konsequenzen sich auch noch in den Biografien, Lebensentwürfen und -welten der folgenden Generationen beobachten lassen. Damit wird die elterliche Migrationserfahrung zu einem dominanten Merkmal erklärt, das für die Folgegenerationen und ihre Beschreibung wichtig bleibt. Die erste Generation hat eine Migrationsentscheidung getroffen und am Ankunftsort »den Grundstein für die Nachfolgegenerationen« (Rotter, 2023, S. 165) gelegt. Die zweite Generation konnte diese Entscheidung, wenn überhaupt, nur bedingt mitgestalten (ebd., S. 172). Sie ist teilweise am Ankunftsort geboren, teilweise selbst mitmigriert und ggf. sowohl am Auswanderungsort als auch am Ankunftsort aufgewachsen und sozialisiert worden. Die dritte Generation wird auch als postmigrantische Generation bezeichnet (Yildiz, 2022; Rotter, 2023). Angehörige dieser Generation wurden am

6 Die Vieldeutigkeit möglicher Generationenbegriffe wird bspw. in den Begriffen »Generation Smartphone« oder »Corona-Generation« deutlich. Hier zeigt sich außerdem, dass Personen zeitgleich Angehörige mehrerer Generationen sein können. Generationenbegriffe tendieren dazu, Personen zu homogenisieren, auf bestimmte (zugeschriebene) Merkmale zu reduzieren und damit Vielfalt, sozialen Wandel und Dynamik zu verdecken. Zudem können Generationenbegriffe und die damit verbundenen Vorstellungen mit Stereotypisierung einhergehen (vgl. Rotter, 2023). Angesichts eines Mangels an Alternativen wird in diesem Beitrag stellenweise auf den Generationenbegriff zurückgegriffen. Dabei wird jedoch möglichst auf den Kontext verwiesen, der diese Generation beschreibt, womit der angedeuteten, durchaus berechtigten Kritik wenigstens ansatzweise Rechnung getragen wird.

Ankunftsort geboren und sozialisiert. Jedoch werden viele dieser Menschen von außen als nicht dazugehörig betrachtet. Somit werden sie mit einer verletzenden Ambivalenz konfrontiert, die darin besteht, »als ›fremd‹ tituliert zu werden, aber in Wirklichkeit zur postmigrantischen Gesellschaft zu gehören« (Rotter, 2023, S. 173).

Foroutan (2013, S. 92) stellt für die erste Generation von Migrant:innen fest, dass Zugehörigkeitsgefühle deutlicher auf das Herkunftsland gerichtet sind. Dies bezeichnet sie als emotionale »Ein-Heimigkeit« (ebd., S. 93) im Geburtsland. Ab der zweiten Generation wird Zugehörigkeit und Heimat häufig neu ausgehandelt (ebd., S. 92). Dabei ist ein Gefühl der Mehrfach-Zugehörigkeit, der »Mehr-Heimigkeit« (ebd.), besonders verbreitet. Es bestehen also gleichermaßen Zugehörigkeitsbezüge zu Deutschland als auch zum Herkunftskontext der Vorfahren (ebd., S. 93). Dabei erleben sie »fortwährende Zuschreibungen zu einer anderen, ›Herkunft‹ und multiple Differenzerfahrungen« (ebd., S. 92f.), was dazu führen kann, dass sie sich weder in Deutschland noch im vermeintlichen Herkunftsland vollständig zugehörig fühlen (ebd., S. 93). Solche doppelten Nicht-Zugehörigkeitserfahrungen können zu Gefühlen der »Kein-Heimigkeit« (ebd., S. 94) führen. Im Gegenteil zur Mehr-Heimigkeit geht es hier nicht um ein Sowohl-als-auch, sondern um ein Weder-noch, indem die Zugehörigkeit zu Deutschland und einem vermeintlichen Herkunftsland verwehrt wird. »Neu-Heimigkeit« (ebd., S. 94) beschreibt schließlich Menschen, die sich als »Weltbürger« (ebd.) fühlen. Sie handeln eigene Zugehörigkeitskriterien aus, die sich nicht aus nationalen Kriterien oder Traditionen ergeben. Dem dynamischen Wandeln, Durchdringen und Verflechten von Identitäten wird mit dem Begriff der Hybridität oder auch der »Transkulturalität« Rechnung getragen. Transkulturalisierung beschreibt dabei den »Transfer und die Verbindung verschiedener kultureller Formen« (Mae, 2019, S. 316). Dieser Begriff ist hierarchiesensibler als andere Begriffe, weil er mit Hybriditäts- und Intersektionalitätskonzepten verknüpft ist und essenzialistische Differenzkategorien dekonstruiert werden (Mae, 2019). Auch dieser Punkt ist in dem von mir analysierten empirischen Material wichtig.

Konfliktlinie Anerkennung, Zugehörigkeit und Repräsentation

Die zuletzt thematisierten Aushandlungsprozesse im Kontext kollektiver und personaler Identität unterscheiden sich von Generation zu Generation und wirken auch auf Zugehörigkeitsgefühle und den Wunsch nach Anerkennung und Repräsentation ein. Werner Schiffauer (2022) stellt heraus, inwiefern Angehörige der ersten und zweiten Generation einen reflexiven Blick auf ihre individuelle kulturelle Identität werfen und sie damit mit-konstituieren. Diese Aushandlung vollzieht sich, wie angedeutet, im Einflussfeld zweier äußerer Faktoren: Beide Gruppen sind häufig einer Bewertung von außen ausgesetzt, die prüft, inwieweit sie einerseits »schon deutsch« und andererseits noch zur Kultur ihres Geburtslandes bzw. dem der Eltern gehören. Dies kann für das Individuum zur Folge haben, dass es erstens als »anders« und »fremd« wahrgenommen und demzufolge ausgegrenzt wird, und zweitens, dass es ungefragt einer nicht weiter definierten Kultur zugeordnet wird, mit der es sich womöglich nicht identifizieren kann. Diese Zuschreibung einer gleichzeitig vagen und als homogen verstandenen Kultur stellt das Individuum vor das Problem, in seiner Subjektivität nicht wahrgenommen zu werden und Facetten von Lebensweisen anderer Menschen aus dem Herkunftskontext bzw. dem der Eltern zugeschrieben zu bekommen (ebd., S. 7). Dies stellt laut Schiffauer besonders für Angehörige der ersten Generation einen Konflikt dar, denn sie sind im Geburtsland sozialisiert worden und »sich der inneren Differenzierungen zu sehr bewusst, als dass sie synthetisch von *einer* türkischen Kultur hätten sprechen können« (ebd., S. 6; Herv. i. O.). Die zweite Generation findet sich in einem doppelten Anerkennungskonflikt wieder, denn hier stellt Schiffauer am Beispiel von Personen, deren Eltern in der Türkei geboren wurden, fest, dass im Elternhaus das Misstrauen herrsche, »ob die Kinder ›schon‹ Deutsche sind [und] in der Schule, ob sie noch Türken seien – und sie erlebten, dass sie danach sortiert wurden« (ebd., S. 7). Die Sorge seitens der Eltern ergibt sich, so Schiffauer, aus der Befürchtung einer Entfremdung von den eigenen Kindern und der eigenen Kultur (ebd.).

Für die gesamtgesellschaftliche Ebene beschreibt El-Mafaalani (2022, S. 143f.) symbolische Anerkennungs- und Zugehörigkeitskonflikte als eine relevante Konfliktdynamik im Rahmen von Integrationsprozessen. Solche Konflikte treten auf, wenn Personen aus marginalisierten Bevölkerungsgruppen an der Gestaltung der gesellschaftlichen Ordnung, ihren Strukturen und Regeln mitwirken, als Zugehörige anerkannt und repräsentiert, respektiert und wertgeschätzt werden wollen. Migrant:innen und ihre Nachkommen fordern dies, zugleich aber auch ihre kulturelle Differenz nicht aufgeben zu müssen: »Sie wollen also gleich und verschieden zugleich sein« (Foroutan, 2021, S. 217).

Eine politische Antwort auf die Einforderung des Versprechens von Anerkennung kann die Einführung von Quoten sein (wie die als Gegenmaßnahme gegen die Benachteiligung von Frauen längst eingeführt wurden). Damit geht zwangsläufig einher, dass die Personen, die die Mehrheit stellen, ihre Vorrechte und Macht einbüßen. Es bilden sich womöglich neue Mehrheiten. Dies führt, wie erwähnt, nicht selten zu Abwehr, Wut und Verlustängsten seitens der dominanten Gruppe und ihrem Versuch, durch Othering-Prozesse (Thomas-Olalde & Velho, 2011) – also die aktive »Veranderung« der Anderen – deren legitimen Anspruch auf Anerkennung und Beteiligung auszuhebeln. Zu beobachten sind solche Konflikte nicht nur im Hinblick auf migrantisierte und nicht-männliche Personen, sondern auch bei Personen aus Ostdeutschland (Canan & Foroutan, 2019).

Diese kurze Beschreibung der drei Konfliktlinien in der postmigrantischen Einwanderungsgesellschaft soll zur Einordnung der im nächsten Abschnitt berichteten Forschungsergebnisse genügen. Dabei sollte nicht vergessen werden, dass sie nur einen Ausschnitt aus einem weiten Spektrum wirkmächtiger Konflikte darstellen. – In der empirischen Studie, der ich mich nun zuwende, wurden im Jahr 2024 vier themenzentrierte Einzelinterviews sowie ein Gruppeninterview geführt (in Anlehnung an Schorn, 2000; Bohnsack, 1999). Ausgewertet wurden sie in Anlehnung an die Relationale Hermeneutik (Straub, 2010; Straub & Ruppel, 2022). Aufgrund der hohen emotionalen, narrativen und biografischen Anteile im Interview mit dem Forschungspartner

Berkin[7] und der starken Verwobenheit seiner Lebensgeschichte mit der Festivalgeschichte bildet er im Sampling einen besonderen Fall. Anhand seiner Erzählungen wurde eine intensive Einzelfallanalyse nach Hering und Jungmann (2022) durchgeführt, die im Mittelpunkt der Forschungsarbeit stand und nun auch in diesem Beitrag ins Zentrum gerückt wird. An diesem Beispiel lassen sich einige der für die Geschichte des Festivals *Kemnade International* so bezeichnenden und in diesem Kontext auch thematisierten, teilweise auch ausgetragenen Konflikte gut veranschaulichen. Berkin führt uns in verschiedene konfliktbeladene Lebenswelten einer postmigrantischen Gesellschaft und ihre sukzessiven Veränderungen.

Konfliktkommunikation auf dem Festival: Zentrale Ergebnisse

Die komparative Analyse meiner Daten zeigt, dass alle Forschungspartner:innen das Bedürfnis nach einem gemeinschaftlichen Zusammenleben und nach einem tragenden Gefühl von Zugehörigkeit haben – schon immer und bis heute. Gleichzeitig steht diese handlungsleitende Sehnsucht in einer Spannung mit vier Konflikten, die wechselseitig aufeinander einwirken. Die vier Konfliktlinien lassen sich mit folgenden Begriffen, Bedürfnissen und Ansprüchen, Herausforderungen und Aufgaben verbinden:

1. Markierung von Differenz und Repräsentation von Vielfalt
2. (hybride) Identitäten
3. Ausgestaltung von Integration
4. gesellschaftliche Teilhabe und Mitbestimmung

Im Folgenden gehe ich auf Berkins Bedürfnis nach Zugehörigkeit und das gleichzeitig verspürte Bedürfnis nach Differenz näher ein. In einem Exkurs zum Thema Identität wird der Wandel des Fes-

7 Bei den Namen der Forschungspartner:innen handelt es sich um Pseudonyme.

tivals auf dem Weg in die postmigrantische Gesellschaft exemplarisch nachgezeichnet.

Kemnade International als Raum der Zugehörigkeit und Gemeinschaft

Als *KemInt* 1974 seinen Anfang nahm, sprach man von einem »Experiment« (Fehr & Kondziolka, 1974, S. 8f.) mit weitreichenden Zielen, die das gesellschaftliche Zusammenleben grundlegend verändern sollten und einen gänzlich neuen Integrationsbegriff beinhalteten. Es ging um ein Modell für ein friedliches und gleichberechtigtes Zusammenleben unterschiedlicher gesellschaftlicher Gruppen: den verschiedenen migrantischen Communitys und den ebenso vielfältigen Gruppen der Mehrheitsgesellschaft. Jedweder Isolation und Diskriminierung aufgrund der Differenzkategorie »Herkunft« sollte entgegengewirkt, ein gemeinschaftliches Zusammenwachsen und gesellschaftliche Teilhabe sollte gefördert werden. Eine Person, die die Anfänge des Festivals selbst miterlebt und die Geschichte des Festivals über viele Jahre als Gast begleitet hat, ist Berkin. In seinen Erzählungen zeichnet er einzelne Aspekte des Aufwachsens in einer typischen Ruhrgebietsstadt der 1970er Jahre als Sohn von Arbeitsmigrant:innen nach und setzt diese Erfahrungen in ein Verhältnis mit seinem Erleben als langjähriger Festivalgast. Seine Erzählungen zeigen, dass seine Wahrnehmung des Festivals von starken Kontrasten zwischen Einsamkeit und dem Bedürfnis, sich einer Gemeinschaft zugehörig zu fühlen, geprägt ist. Seine Erzählungen verdeutlichen, dass *KemInt* für ihn v.a. eine vergemeinschaftende Funktion eingenommen hat.

Doch zuerst zur Rahmung seiner Erzählung: Seine Narration rund um das Festival lässt er 1974 beginnen. Das ist das Jahr, in dem *KemInt* erstmalig stattfand und auch das Jahr, in dem er erstmals daran teilnahm. In dieser Zeit lebt Berkin mit seiner Familie in einer kleinen Wohnung im Ruhrgebiet (Z. 975).[8] Zuerst ist

8 Wenn nicht anders gekennzeichnet, beziehen sich alle Zeilenangaben nachfolgend auf Aussagen Berkins.

seine Mutter ins Ruhrgebiet gezogen, kurz darauf folgten sein Vater, er und seine Geschwister. Sie hätten die Hoffnung gehabt, Geld zu verdienen und ein besseres Leben zu führen. Der Alltag seiner Eltern bestand in erster Linie aus Erwerbsarbeit (Z. 47ff.), die sehr kräftezehrend gewesen sei, sodass sie am Ende des Tages erschöpft und gestresst nach Hause kamen. Trotz der harten Arbeit hatte die Familie nur wenig Geld zur freien Verfügung und aufgrund der auch zeitlich hohen Arbeitsbelastung seien er und seine Geschwister größtenteils auf sich allein gestellt gewesen. Die Zeit verbrachten sie mit Kindern aus der direkten Nachbarschaft, die damit zu seinen primären sozialen Kontakten wurden: »Die [Eltern] sind gekommen, die wollten arbeiten und wir sind auf den Straßen […] aufgewachsen. Also wir hatten auch eigentlich keine Eltern, die haben einfach malocht ohne Ende« (Z. 46–56). Wie schmerzlich er die Anwesenheit und Unterstützung seiner Eltern vermisste, vertieft er später noch weiter:

> »Wir waren <u>einsam</u>, wir waren auf der Straße. Gut, wir hatten Freunde, und alles, aber wir hatten auch keinen so richtig Unterstützung hinter uns also der uns irgendwie (.) das Gedanke gegeben hat also hinter uns ist jemand, also ne, (.) <u>hat man nicht</u>« (Z. 900–902).[9]

Seiner Erzählung ist zu entnehmen, dass sein Lebensmittelpunkt in der damaligen Zeit nicht im Zuhause bei der Familie lag, sondern draußen, wo er und andere Kinder aus der Nachbarschaft Verantwortung für sich selbst übernehmen mussten. Zudem drängt sich die Metaphorik der Redewendung »hinter jemandem zu stehen« auf. Es geht um den Wunsch nach Unterstützung und Rückhalt sowie nach Vertrauen, nicht allein zu sein und die Eltern an seiner Seite zu wissen. Es wird außerdem deutlich, dass

9 Zur wortgetreuen Transkription, in Anlehnung an Przyborski und Wohlrab-Sahr (2014), nur dies: Pausen werden durch die Sekunden angebenden Zeichen (2) bei längeren Pausen und durch einen Punkt (.) bei kürzeren Pausen symbolisiert, <u>Unterstreichungen</u> bedeuten ein betontes Sprechen. Nichtverbale Äußerungen sind in Klammern gesetzt (lacht).

es in dieser Beschreibung nicht nur um ihn selbst geht, sondern, da er den Plural wählt, auch die Nachbarskinder solche Erfahrungen von Einsamkeit gemacht haben. Wenngleich er diese Freundschaften innerhalb der Nachbarschaften hatte, so hat er diese als sehr begrenzt empfunden:

> »Also wir haben mit türkischen, also Freunden gespielt, aber nicht sehr, also wir hatten auch griechische Nachbarn eigentlich in der Nähe, wir hatten auch jugoslawische, was ja damals war es ja auch noch Jugoslawien, aber wir haben einfach nicht zusammen gespielt, also getrennt. Wir wollten mit Deutschen spielen, eigentlich, aber da kommen auch nicht so leicht dran. Also das war auch nicht so leicht, also da waren wir zu wenig. Unsere Deutsch war noch nicht am Anfang nicht so gut und (2) war nicht so leicht. Also mit deutschen Freunden so zusammen zu kommen. (.) Deswegen haben wir auch mal so in (.) unseren Bezirken, also mit also Heimat-Kinder gespielt am Anfang« (Z. 104–111).

Von seinen Eltern hat er klare Regeln vorgegeben gekommen, mit wem er spielen durfte und mit wem nicht. Demnach kamen nur Kinder mit türkischen oder deutschen Eltern infrage (Z. 101f.). Letztere seien wegen der Ortsbedingungen und auch emotional schwer erreichbar gewesen. Die tolerierten Spielkamerad:innen wohnten nicht in der Nähe oder es gab Sprachbarrieren, die eine Annäherung erschwerten. Dass es auch hier um ein Gefühl der Einsamkeit und das Fehlen von Gemeinschaft geht, wird dadurch deutlich, dass Berkin betont, dass sie nicht »zusammen« gespielt hätten und dann noch einmal ergänzt, dass sie »getrennt« spielten. An anderer Stelle spitzt sich seine Beschreibung weiter zu. Es wird außerdem immer deutlicher, dass nicht nur er unter diesen Lebensumständen gelitten hat, er weitet diesen Befund auf seine ganze Generation aus:

> »Die zweite Generation, das ist eine sehr, sehr vernachlässigte (3) Generation. Eigentlich ne (.), die eigentlich (.) sehr vieles (.) aufgeben müssten, weil die Eltern wollten nur Geld sparen, nur Geld sparen, Geld sparen, Geld sparen [...]. Aber die Kinder hat man

> gar nicht geachtet. (2) Die müssen, die haben nichts, nie was bekommen, was sie gewünscht haben. (.) Sie müssen immer die alten Sachen tragen von andere Menschen. Dich hat man nicht direkt zum Friseur gebracht. Hat man einfach Haare zu Hause geschnitten. Sie hatten (.) also die man hat nie gedacht, also Gedanken gemacht, dass sie, dass junge Menschen, (.) die in der Schule, auf der Straße noch besser aussehen wollen, besser behandelt werden. Also denen war das einfach egal, weil sie auch vielleicht (.) von ihren Eltern einfach nicht so behandelt worden sind. Aber (.) das war schon schwer für sie und diese Wut. (.) Also irgendwie. Also (2) sie waren nicht glücklich. [...] Also ne, (2) die hatten auch keine Omas und Opas, also (.) es gab niemanden, (.) der den sagen konnte, das ist falsch oder richtig. [...] So (.) so was alles richtig und was falsch hat sie auch nicht. Also ich, ich. Ich weiß. Also meine Freunde haben gelitten. [...] Es ist ja auch etwas dann so, (.) da waren wir auch nicht, (.) also waren wir in Klasse zwei Türken. Oder ist ein Jugoslawe zwei Polen, (.) ein Grieche. Aber die Klassen waren dominant mit Deutschen. (.) Also wer Dominanz hat, ist auch nicht immer fair« (Z. 852–879).

Er stellt fest, dass die zweite Generation, also diejenigen, die in Deutschland aufgewachsen ist, eine »vernachlässigte« Generation (gewesen) sei. Die Vernachlässigung erklärt er auf verschiedene Weise. Zum einen sei das Geld, das ihre Eltern verdient hätten, nicht in die Verbesserung ihrer Lebensumstände geflossen. Die Kinder hätten darunter gelitten, dass ihre Wünsche nicht erfüllt wurden und dies teilweise auch soziale Konsequenzen gehabt habe. Er deutet an, dass er und seine Freunde von anderen Kindern schlecht behandelt worden seien, da sie gebrauchte Kleidung und selbstgeschnittene Haarfrisuren trugen, und dass sie auch in der Schule soziale Ausgrenzung seitens der Mehrheitsbevölkerung erlebt hätten (ebd.). Zum anderen macht er die Vernachlässigung an fehlenden Orientierungsangeboten fest. Es habe keine Familie, weder Eltern noch Großeltern, gegeben, die ihnen Grenzen aufgezeigt und Orientierung geboten hätten. Sie wären auf sich allein gestellt gewesen, mussten ihre eigenen Entscheidungen treffen und fühlten sich nicht unterstützt. Sein Leben und das der gesamten, noch jungen zweiten Generation sei von Wut und Einsamkeit geprägt gewesen. Der Satz »meine Freunde haben gelitten« und die Betonung der Worte »Wut« und »gelitten« lassen nachfühlen, wie schwer diese Situation für sie gewesen sein muss. Es kann festgehalten werden, dass Berkin zur Beschreibung seiner Kindheit fast ausschließlich negativ konnotierte Worte nutzt. Zentral ist dabei das Wort »einsam« (z. B. Z. 527, 529), aber auch Worte wie »Pflichtfreundschaften« (Z. 505, 508), »Feinde« (Z. 101, 103), »getrennt« (Z. 107), »entfernt« (Z. 89f.) und »nicht in Kontakt« sein (Z. 511) prägen seine Erzählungen.

Völlig anders gestaltet er die Erzählungen über seine Festival-Erlebnisse. Die drei Tage im Jahr, die er bei dem Festival verbracht hat, scheinen eine gänzlich gegenteilige Erfahrung gewesen zu sein. Während er im Alltag nur mit ausgewählten Kindern spielen konnte und durfte, bot das Festival die Gelegenheit, Kontakte zu anderen Kindern aufzubauen:

> »[A]ber im Festival haben wir uns getroffen, also zufällig getroffen, also unsere griechischen (.) Nachbarn. Also in unserem Bezirk hast du vielleicht nicht gespielt, aber im Festival haben wir uns gesehen und wir haben uns gefreut, dass wir uns da getroffen haben« (Z. 112–114).

Vordergründig sind es kleine Schritte: Man hat sich »zufällig« getroffen, d. h., es gab keine direkten Verabredungen, jedoch habe er sich gefreut, dem Trott des alltäglichen Lebens entfliehen zu können. Das Wort »aber« zu Beginn des Satzes sowie die Betonung des Wortes »Festival« zeigen auf, dass er einen Kontrast zwischen der Alltagsrealität und der (sozialen) Wirklichkeit des Festivals empfindet. Dort galten andere Regeln, es passierte Außergewöhnliches. Zudem nennt er in diesem Zusammenhang erstmalig eine positive Emotion, nämlich »Freude«, zur Beschreibung seiner Kindheitserfahrungen. Diese Freude steht im direkten Zusammenhang mit dem Kontakt zu anderen Menschen. Der Andeutung, dass drei Tage Festival im Vergleich zum Rest der Zeit außerhalb des Festivals als sehr wenig Zeit erscheint, widerspricht er deutlich. Denn diese schönen Erfahrungen würden das gesamte Leben lang nachwirken (Z. 928ff.). So haben die ersten Annäherungen und Kontakte mit anderen Kindern bei *KemInt* zwar nicht dazu geführt, dass sie danach im gewöhnlichen Alltag miteinander gespielt hätten, jedoch hat sich die Grundhaltung verändert und eine gewisse Nähe etabliert:

> »Und obwohl die Festival drei Tage dauert, auch auf anderes Festival, einen Tag oder drei Tage, da ist egal. (2) Wenn man zusammen was Schönes gemacht hat, (.) dann hat man auch andere Blicke zu den anderen, die man also da ist, zusammen gefeiert hat. Also das einfach so noch sympathischer, noch netter. Es kommt auch alles positiver dann. (.) Weil (.) wenn man sich auf der Straße noch mal sieht, obwohl man keinen Kontakt sieht. (.) Hallo, also wir haben zusammen gefeiert, das war wunderschön, da kann man schon Freundschaften rausziehen. Also ne, es ist nicht nur Festival, die drei Tage dauert. Also es ist einfach die Momente, (.) die man einfach zusammen erlebt und nicht vergisst eigentlich« (Z. 930–937).

Die Erfahrungen des gemeinsamen Feierns haben die Kinder aus seiner Sicht einander nachhaltig nähergebracht und die Möglichkeit, Freundschaften aufzubauen, geboten. Hier zeigt sich, wie stark diese Erfahrung, Teil einer Gemeinschaft zu sein, sein Alltagsleben weit über *KemInt* hinaus zum Positiven verändert hat. Sie hat dazu beigetragen, Hürden vor sozialen Beziehungen abzubauen und Nähe zu schaffen. Auch für die Beziehung zu seinen Eltern hat *KemInt* eine befriedende Wirkung gehabt, denn es hat Freude und Nähe geschaffen: »Ich fande (2) das so schön, das mit meinen Eltern zusammen, also das ist auch sehr wichtig. Also wir haben ja den freien Bahn gehabt, also wir sind ja rumgelaufen, gespielt, uns alles was ganz neues für uns« (Z. 951–953). Er betont die gemeinsame glückliche Erfahrung mit seinen Eltern und die Freiheit, die er bei *KemInt* erlebt hat. Die Redewendung »freie Bahn haben« kann als Inbegriff von Freiheit verstanden werden. Er und die anderen Kinder konnten alles tun, was sie wollten, ohne im Alltag geltende Regeln beachten zu müssen: spielen, herumlaufen und Neues entdecken, während die Eltern ebenfalls Spaß hatten und in der Nähe waren. Diese Beschreibung vermittelt ein Gefühl von Leichtigkeit und Glück, was im starken Kontrast zu seinen Erzählungen über seine Kindheit sonst steht. Auch für seine Eltern und ihre Generation sei *KemInt* eine willkommene Abwechslung gewesen, denn laut Berkin konnten sie dort dem allgegenwärtigen Stress des Alltags und der Einsamkeit entfliehen:

> »Weil die einsame, (2) viele Menschen eigentlich von innen immer alle einsam waren. Da haben sie losgelassen. Also da haben sie also da haben sie. Da musst du sie nicht auch unbedingt so irgendwie (.) den Körperkontrolle das also das Kontrolle mussten sie auch nicht haben, die haben einfach frei gelassen. Da waren Menschen wie sie, (.) ähnliche Menschen, (.) eine (.) ähnliche Musik auch welche Sprache es war, (.) ähnliche Essen, also Essen mit so, so und so alles und da hatten sie die Freude also und das ist auch zu uns gekommen. Also diese Freude hat uns auch irgendwie getroffen. Also, das ist mein größter Gedanke darüber« (Z. 974–981).

Bei *KemInt* hätten sie sich nicht mehr einsam gefühlt, sie konnten Grenzen und Kontrollen aufgeben und mit Menschen in Kontakt treten, denen sie sich nahe und zugehörig fühlten. Bemerkenswert ist auch, wie wichtig für Berkin das Glück seiner Eltern war. Wenn die Elterngeneration glücklich war, so waren es ihre Kinder auch – ihre Freuden und Sorgen haben sich auf die Kinder übertragen. Für Berkin und seine Eltern scheint also ein besonders wichtiger Aspekt von *KemInt* gewesen zu sein, mit anderen Menschen zusammenzukommen, gemeinsam schöne Erfahrungen zu sammeln und Spaß zu haben. Wo vorher Schwere und Unglück den Ton angaben, finden sich nun »Freude« (Z. 972, 989), »große Begeisterung« (Z. 66) und »gute Stimmung« (Z. 970). Der hohe Stellenwert, den Berkin *KemInt* und seinem gemeinschaftlichen Charakter beimisst, wird auch darin deutlich, welche Bedeutung das erste Werbeposter von *KemInt* für ihn hat: Nachdem er im Jugendalter mit seinen Eltern in die Türkei zieht, bleibt *KemInt* in Form des Posters, das er geschenkt bekommen hat, ein besonderer Teil seines Lebens (Z. 40ff.). Auch seine Geschwister, die selbst teilweise gar nicht am Festival teilgenommen haben, kennen Geschichten über das Festival und messen dem Poster eine große Bedeutung für die Familie bei (Z. 1001ff.). Dieses erste Poster wird von Berkin beschützt und bewahrt, es zieht mit ihm um und wird, falls es die äußeren Umstände nötig machen, an Orte gebracht, wo es sicher ist (Z. 64ff.). Wenn Berkin das Poster nicht in seiner Nähe weiß, vermisst er es schmerzlich (ebd.). Der Stellenwert, den dieses Poster für ihn besitzt, erinnert an einen heiligen Gegenstand. Es steht als sakralisiertes Objekt für die glücklichen Zeiten seiner Kindheit, in denen er sich als Teil einer größeren Gemeinschaft gefühlt hat und sich frei ausdrücken und entfalten konnte; es ist ein Symbol für die Aspekte, auf die er in seiner Familie stolz ist, für eine politische Haltung und die Teilhabe seiner Familie am damaligen stadtgesellschaftlichen Geschehen.

Über seine eigene Geschichte hinaus beschreibt er auch für andere Menschen, die nach Deutschland geflüchtet oder auf andere Weise migriert sind, die zentrale Bedeutung gemeinsamer schöner Erfahrungen, auch bei anderen Gelegenheiten:

> »Also die kommen nach Deutschland, (.) nach einem Jahr gucken sie, die haben nichts Gutes erlebt eigentlich also kein Gutes, was nichts Gutes gemacht. Also im Heim geblieben, zu Hause mit, also mit immer (.) engem Budget und alles (.) also. (4) Wenn Sie einmal nach Hause gehen, also mit den Eltern oder mit der Familie sprechen, also dann sollen sie auch das sagen können. Ich war heute mit Freunden zusammen im Theater und danach sind wir essen gegangen. Es war wunderschön. Das ist auch sehr wichtig für Menschenwürde und für alles. Also dann, dann weiß man, man lebt (2) nicht nur überlebt. Also man weiß dann ich lebe jetzt« (Z. 270–276).

Für Berkin reicht ein Leben in einer prekären Situation ohne freundschaftliche Beziehungen und ohne soziale Veranstaltungen gerade zum Überleben. Ein positives Lebensgefühl ergibt sich erst aus gemeinschaftlichen Erlebnissen, aus Freundschaft und Freude. Diese Facetten empfindet er als so lebensnotwendig, dass er sie zur »Menschenwürde« (ebd.) zählt. Mit diesem positiven

Horizont formuliert er gleichzeitig ein Recht auf Gemeinschaft, Freundschaft und Freude für alle. Denn mit Artikel 1 des Grundgesetztes »Die Würde des Menschen ist unantastbar« als einem für ihn wichtigen Vergleichshorizont wird aus seinem Ausspruch ein Plädoyer für die Notwendigkeit sozialer Bindungen und das Gefühl von Zugehörigkeit im Leben aller Menschen. Berkin formuliert ein Recht aller Menschen auf ein gemeinschaftliches und deswegen erfülltes Leben. Dieses ideale Leben grenzt er vom reinen Überleben ab, das eine dystopische Gesellschaftsvorstellung und triste Existenz markiert. Seine Utopie und Dystopie bezieht er nicht nur auf das Leben einzelner Individuen oder Gesellschaften, es geht auch um das menschliche Zusammenleben in einer globalen Perspektive: Im Idealfall gibt es Gemeinschaften, die sich über Nationalgrenzen hinweg erstrecken und unabhängig vom Geburtsort der Menschen für geteilte Ziele eintreten. Im dystopischen Fall stehen Nationen und andere Großgruppen isoliert neben- und gegeneinander.

Im Spannungsfeld zwischen Zugehörigkeit und der Repräsentation von Differenz

Neben dem handlungsleitenden Ziel, sich einer Gemeinschaft zugehörig zu fühlen, zeigt sich in Berkins Erzählungen das Bedürfnis nach der Repräsentation von Vielfalt und Differenz. Ein konkretes Beispiel für die Vereinbarkeit dieser Bedürfnisse bildet eine kurze Erzählung von Berkin zu dem bereits erwähnten Poster der ersten Festivalausgabe:

> »Und diese Poster ist eigentlich einfach wunderschön. (.) Das, das sind viele Menschen von anderen Ländern. Die gucken nicht alle (.) an Kamera oder, also die gucken überall irgendwohin. Das finde ich einfach faszinierend. Also ne sehr schöne Menschen da drauf« (Z. 18–20).

Das Poster nimmt, wie schon beschrieben, einen hohen Stellenwert für ihn ein. Mit Blick auf das Thema »Repräsentation« fällt in diesen Zeilen besonders auf, mit welchen Worten er das Abbild der verschiedenen Menschen auf dem Poster beschreibt: »einfach wunderschön«, »faszinierend« und »sehr schöne Menschen«. Das Besondere an diesen Menschen ist für ihn, dass sie »aus anderen Ländern sind«. Sie schauen nicht alle in die Kamera, was er faszinierend findet. Dies könnte als eine Art natürliche Pose und wenig gestellte, quasi authentische Bildkomposition verstanden werden. Das Poster zeigt also Menschen, so wie sie überall zu sehen waren, jedoch nicht wahrgenommen wurden. Durch das Poster finden sie einen Platz in der Öffentlichkeit, sind nun für alle sichtbar auf einem Plakat versammelt, das vermutlich an vielen Orten zu sehen war und noch heute in Zeitungen und auf Schallplattenhüllen abgebildet ist. Dieses Poster stellt einen ersten Akt der öffentlichen Repräsentation und Anerkennung von Vielfalt während des Festivals dar.

Doch Berkins Erzählungen beleuchten auch noch andere Facetten des Festivals und des gesellschaftlichen Miteinanders. Das Bedürfnis nach Repräsentation von Vielfalt und Differenz konnte auch zu Konflikten führen, indem es das Bedürfnis nach Zugehörigkeit herausgefordert und auf die Probe gestellt hat. So berichtet er in Bezug auf die partizipative Gestaltung des Bühnenprogramms bei *KemInt*:

> »Nach dem Militärputsch in der Türkei zum Beispiel sind sehr viele Linke nach Deutschland gekommen. (.) Am Anfang waren einfach (.) so Kleinstadtmenschen, die eigentlich also typisch türkisch, also etwas nationalistisch, etwas konservativ. Sagen wir mal, (.) also die waren da und auf einmal auch politisch und gebildete Menschen sind auch dazu gekommen. Sie [...] waren auch noch aktivere Menschen eigentlich also als die anderen, die wussten noch mehr also (.) mit Festivals und so alles noch. (2) Ja, dann gab es auch die Probleme. Wer also wer soll auf die Bühne? Also was wird gespielt? Also wie also da, (.) da gab es auch die Konflikte. Auch dazu (2). Man hat das irgendwie hingekriegt, aber alles zusammen zu halten ist (.) heute auch nicht mehr also ist unmöglich. Also ne, (.) weil also es gibt nicht nur also die sind nicht nur Ausländer, sie sind nicht nur Migranten, die sind Menschen mit ihren

> eigenen (.) Interessen, mit ihren eigenen politischen. (2) Wie sagt man das? Sichten oder wie man das erzählen kann. (.) Alles zusammen in einen Topf zu schmeißen ist sehr schwer zurzeit und es wird immer schwererer« (Z. 134–148).

Berkin berichtet, dass sich das Publikum von *KemInt* im Wandel befunden hat und von Geschehnissen in anderen Ländern direkt beeinflusst wurde. Ein politischer Konflikt in der Türkei zwang bestimmte Personengruppen – in Berkins Erzählung gebildete und politisch aktive Menschen – zu fliehen. Einige kamen ins Ruhrgebiet und besuchten dann auch das Festival. Dort begegneten sie anderen Personen aus der Türkei, die teilweise völlig andere Haltungen und Lebensweisen hatten. Diese Verschiedenheit resultierte bei *KemInt* in einem Konflikt um die Frage, wer sich und damit seine Haltung und Lebensweise auf den Bühnen präsentieren darf. Dabei ging es vordergründig um die Auswahl von Musik und die Repräsentation persönlicher politischer Haltungen. Dahinter lässt sich jedoch noch eine andere Frage erkennen, nämlich die nach der Repräsentation einer kollektiven Identität. Dieses Bedürfnis nach Repräsentation scheint dabei mit einem reduzierenden und homogenisierenden Blick von außen konfrontiert zu sein. Wer auf der Bühne steht, präsentiert nicht nur sich selbst, sondern gleich alle Menschen, die aus der Türkei kamen und kommen. Die hier angesprochene kollektive Identität setzt sich also aus nationalen und diversen kulturellen Identitäten zusammen. Diese Facetten der kollektiven Identität definieren und füllen die einzelnen Personen individuell und unterschiedlich aus. Im Gegensatz dazu steht die öffentliche Wahrnehmung, die Berkin beschreibt. Diese Zuschreibung reduziert die kollektive Identität der in der Türkei geborenen und nach Deutschland migrierten Menschen auf einen gemeinsamen Nenner, und zwar auf das Label »Migration/Migrant:in«.

Berkins Erzählung macht deutlich, dass dieser Blick verkennt, dass es sich hier um vielfältige und vielschichtige Menschen handelt, die mehr als »nur« (Z. 144f.) diese eine Facette in sich tragen. Sie haben eine individuelle Konstitution, die erkannt, wahrgenommen und repräsentiert werden möchte. Berkin hält fest, je diverser das Publikum werde, desto schwieriger sei es, »alle zusammen in einen Topf zu schmeißen« (ebd.), also an der Vorstellung einer homogenen Gruppe festzuhalten. Indem er anbringt, dass man es geschafft habe, »alles zusammen zu halten« (ebd.), erwähnt er außerdem die Sorge, dass die Markierung von Differenz und das Beharren auf deren Repräsentation zum Zerbrechen einer Gemeinschaft führen könnte. Als Ziel formuliert er dementsprechend, das gemeinschaftliche Miteinander zu wahren. Es solle nicht alles zerbrechen und sich spalten, nicht während des Festivals und nicht danach.

Er beschreibt hier ein Spannungsfeld, in dem der Wunsch nach der Anerkennung von Individualität und Differenz auf der einen, die Sorge um den Verlust von Gemeinschaft und Zugehörigkeit auf der anderen Seite steht. Verschärft werden die Dynamiken im Spannungsfeld durch homogenisierende und reduzierende Tendenzen aus der Außenperspektive. *KemInt* kann damit als Ort verstanden werden, an dem Repräsentations- und Anerkennungskonflikte ausgehandelt wurden, der jedoch auch von Dynamiken geprägt war, die in der gesamten Gesellschaft virulent waren und oft bis heute wirken. Die zitierte Textpassage zeigt deutlich, dass diese Konflikte um die Anerkennung von Differenz nicht nur zwischen der damaligen Mehrheitsgesellschaft und den von ihr homogenisierten und marginalisierten Gruppen ausgetragen werden, sondern auch zwischen diesen und innerhalb dieser Gruppen. Berkin hebt dabei mögliche Konsequenzen der Intragruppenkonflikte hervor, indem er ihre destabilisierende Wirkung betont. Die Möglichkeit einer gruppenstärkenden Integration nach innen, die ebenso Folge der gemeinsamen Aushandlung mit der Mehrheitsgesellschaft sein könnte, spricht er dagegen nicht an. An einer anderen Stelle wird besonders deutlich, welche Macht er in den Zuschreibungen der Mehrheitsgesellschaft sieht:

> »Aber das am Anfang war das ja so, also das war ja die Gedanke wir sind alle, also wir sind alle nach Deutschland gekommen (.) und (.) dass die <u>Pflichtfreundschaften</u>, also das ist auch eine andere Sache. Man denkt also, wenn man von gleich einem Heimat sind, von gleichen Land gekommen sind, die können sich befreunden.

> Nein, das hat damit nichts zu tun. Aber die müssen die Pflichtfreundschaften aufbauen, weil sie eigentlich ganz andere Menschen waren. Aber mehr gab es nicht. (.) Und das war nie einfach. Was deine Nachbarn, also. Wer dein Nachbar war, der musste sich irgendwie befreunden, sonst geht. Wie willst du dann Leben? Du kannst mit Deutschen nicht in Kontakt kommen. (.) Mit andere Sprachen kannst du sowieso nicht. (2) Also wer deine Sprache gesprochen hat, musst du dich irgendwie mit dem verbinden. So ne (.) ist auch nicht, also (.) nicht sehr gut gewesen. Also (.) ich würde gerne. Also Heimat ist mir egal. Ich bin ein internationaler Mensch. Also. Also (.) wir müssen unsere Köpfe müssen passen, unsere Interessen müssen passen, dann geht's schon. Also von welchen Land ist mir doch egal. (.) Aber damals konnten sie das einfach nicht. Also sie müssen einfach mit diesen Menschen zusammenleben und klar kommen (lacht) (2) auch nicht leicht. (.) Auch nicht leicht« (Z. 503–517).

Auch hier dokumentiert sich das beschriebene Spannungsfeld zwischen dem Bedürfnis nach Gemeinschaft und dem Umgang mit empfundener Differenz. Berkin beschreibt einen Konflikt, den er bei seiner Elterngeneration, der ersten Generation der Arbeitsmigrant:innen, beobachtet hat. Zu Beginn skizziert er seine Vorstellung von den Einstellungen und Erwartungen der Mehrheitsgesellschaft. Diese gingen von der Annahme aus, dass die Migrant:innen, die aus demselben Land gekommen seien, einander ähnlich seien und deswegen auch Freundschaften knüpfen könnten. Berkin widerspricht dieser Argumentation sehr deutlich. Freundschaften ergeben sich nicht einfach daraus, dass man eine gemeinsame Sprache habe oder aus demselben Geburtsland käme. Später führt er aus, dass sich Freundschaften aus gemeinsamen Interessen und Haltungen ergeben. Er will auch diesbezüglich nicht auf die Migrationserfahrungen seiner Eltern reduziert werden, sondern in Anspruch nehmen, was ihm eine postmigrantische Gesellschaft heute ausdrücklich zugesteht.

Aus anderen Erzählpassagen kann entnommen werden, dass sich die Nachbarschaften, von denen er spricht, insbesondere nach dem Geburtsland der Bewohner:innen zusammensetzten.

Auch er habe mit Kindern aus der Nachbarschaft gespielt, deren Eltern aus der Türkei nach Deutschland gekommen sind, und nicht mit den Kindern, deren Eltern in Deutschland oder anderen Ländern geboren worden sind (Z. 103–110). Das war wie eine Art Zwang, dem man sich schwer entziehen konnte. Man sollte diese »Pflichtfreundschaften« eingehen. Das Individuum gerät in ein Dilemma: Entweder es befreundet sich mit Menschen, für die es keine freundschaftlichen Gefühle empfindet, oder es verzichtet auf Freundschaft und Zugehörigkeitsgefühle. Die Dringlichkeit dieses Dilemmas wird in Berkins Frage »Wie willst du dann leben?« deutlich. Ein Leben ohne Gemeinschaft und Freundschaft erscheint ihm unmöglich und unbefriedigend, ja sinnlos. Notfalls sei das Individuum gezwungen, sich auf die im Grunde genommen nicht gewollten, uneigentlichen (Schein-) ›Freundschaften‹ einzulassen. Daraus entsteht der paradox anmutende Begriff der »Pflichtfreundschaft«, denn während das Wort »Pflicht« auf Unfreiwilligkeit und Zwang verweist, wird »Freundschaft« eher mit Freiwilligkeit und emotionaler Nähe in Verbindung gebracht. Zuletzt verweist Berkin darauf, dass er für sich eine andere Lösung gefunden hat, um diesem Zwang zu entgehen. Mit der Zeit hat er eine eigene Definition von Freundschaft für sich finden, durchsetzen und verwirklichen können. Seiner Elterngeneration sei dies seiner Meinung nach noch nicht gelungen.

Exkurs: Zugehörigkeit und (hybride) Identitäten

Wem und welcher sozialen Gruppe man sich zugehörig fühlt, steht in einem engen Verhältnis mit der eigenen Identität. Dies geht aus Berkins Erzählungen über verschiedene Lebensabschnitte hervor. Als er am Anfang des Interviews etwas über sich erzählt, beginnt er wie folgt:

> »Ja, mein Name ist […]. Ich bin in also in Türkei geboren, aber in [Stadt im Ruhrgebiet] gewachsen. Bis 14 Jahre alt. Ich war dann sind haben sich meine Eltern sich entschieden nach Türkei wieder

> zurückzukehren. (.) Also eigentlich die passen auch zu diesen ganzen Gastarbeiterbegriff. (.) Die sind gekommen, die haben etwas Geld gespart und zurückgekehrt. Aber ich bin ein [Stadt im Ruhrgebiet] Junge als eine [Stadt im Ruhrgebiet] Junge aufgewachsen und deswegen. Also ich war kein Gastarbeiter, ich war ein [Stadt im Ruhrgebiet] Junge. Deswegen war es auch für mich nicht so leicht, also von [Stadt im Ruhrgebiet] nach Türkei wieder zurückzugehen als andere Kultur als ich. (.) Und ich habe eine (.) irgendwie anders Art Migration erlebt in der Türkei« (Z. 1–11).

Neben seinem Namen besteht seine Selbstbeschreibung aus einer kurzen Erzählung über die Eltern und seine nationale Identität. Dies ist insofern nicht überraschend, als dass es nicht das erste Mal ist, dass sich jemand für seine Erfahrungen bei *KemInt* interessiert. Er wurde zuvor möglicherweise bereits zu seinem Geburtsort und seiner Sozialisation gefragt; vielleicht scheint es ihm zur Beschreibung seiner Perspektive auf das Festival aber auch besonders relevant zu sein. Bemerkenswert ist, dass er eine deutliche Abgrenzung zu seinen Eltern vornimmt, indem er sich mehrfach als »Junge« seines damaligen Wohnortes identifiziert und seine Eltern als »Gastarbeiter«, von denen er sich noch deutlich durch die nebenordnende Konjunktion »aber« abgrenzt. Die Entscheidung, später wieder in die Türkei umzuziehen, war nicht seine eigene, und es fiel ihm nicht leicht, in diese Kultur, die er als anders empfand als die gewohnte, zu migrieren. Etwas später erzählt er von seiner Kindheit als »türkischer Junge« (Z. 99).

Er berichtet, dass er von seinen Eltern gelernt hat: »also Griechen, Araber, Bulgaren, alle Feinde der Alliierten von Erstem Weltkrieg, alle Feinde. Aber Deutsche waren Freunde, weil sie im Ersten Weltkrieg zusammen (.) gekämpft haben und so alles« (Z. 102ff.). Mit diesen »historischen Feinden« (Z. 101) bzw. deren Nachkommen durfte er nicht spielen und so grenzte er sich von ihnen ab. Das ist offenkundig ein Effekt der elterlichen Erziehung. Erklärt werden kann die besagte Erziehungsmaßnahme folgendermaßen: Die angespannten Verhältnisse zwischen Türk:innen und Griech:innen sind auch in den Erzählungen anderer Interviewpartner:innen ein wiederkehrendes Thema.

Sie lagen zum einen darin begründet, dass während des zu der beschriebenen Zeit stattfindenden Kalten Kriegs Griechenland und die Türkei kurz vor einem Krieg um Zypern standen. Zum anderen sind in deren Beziehungen Spannungen wirkmächtig, die bereits weiter in der Vergangenheit liegen. Berkin verweist in diesem Zuge auf kriegerische Auseinandersetzungen während und in der Folge des Ersten Weltkriegs. Hierin zeigt sich, dass die historisch und politisch stark angespannten Verhältnisse zwischen der Türkei und anderen Ländern einen direkten Einfluss auf die soziale Praxis auch im Deutschland der 1980er Jahre ausübten.

Die gemeinsame Geschichte existenzieller Gewalt und heftiger Konflikte wirkt als kollektives Verletzungsverhältnis (Straub, 2014, S. 79) bis in die Gegenwart nach und prägte auch das Zusammenleben von Berkin und seinen Eltern in der Nachbarschaft im Ruhrgebiet. Es formte die Erziehung und Sozialisation der Kinder und wurde so an die Folgegeneration weitergegeben. Die Wirkmächtigkeit des transgenerational weitergegebenen Verletzungsverhältnisses führte wiederum zu neuen sozialen Verletzungen, indem Berkin sich und andere Kinder sozial ausgrenzte (vice versa). Das besagte kollektive Verletzungsverhältnis haben seine Eltern in Form von Verhaltensregeln und Tabus an Berkin weitergegeben. Das betraf nicht allein die (eigenen) Kinder. Auch die griechischen und türkischen Musiker:innen, die auf dem Festival eine aktive Rolle spielten, spielten getrennt. Erst allmählich konnten sie sich einander annähern und sich auch auf der Bühne begegnen, gemeinsam musizieren etc. (Heinrich, Z. 86ff.). Festzuhalten ist an dieser Stelle, dass *KemInt* als Artikulationsraum diente, den gerade auch Künstler:innen nutzten, um die erwähnten kollektiven Verletzungsverhältnisse zu thematisieren, zu bearbeiten und als Raum der Begegnung, der es gerade auch unbefangenen Kindern ermöglichte, einen neuen Umgang mit den Bürden der kollektiven, geschichtlichen Vergangenheit auszuprobieren und einzuüben. Selbstverständlich mussten den Heranwachsenden die Gründe für die Kontaktblockaden gar nicht bekannt sein; begreifen konnten sie die langfristigen, intergenerational tradierten (politischen, kulturellen, psychosozialen) Folgen historischer und andauernder Verletzungsverhältnisse ohnehin nicht. Gleichwohl waren sie davon betroffen, zu ihrem eigenen Leidwesen. Berkins Identitätserzählung offenbart jedoch noch weitere Aspekte seines komplexen Selbst.

Wenn er von sich selbst in der Gegenwart spricht, beschreibt er sich als Teil der »eineinhalb Generation« (Z. 154) und grenzt diese von der ersten, zweiten und dritten Generation ab (ebd.). Daran anschließend beschreibt er sich als Teil einer Gruppe: »[W]ir als die Migranten, die schon vorher hierhergekommen sind, die ihre Bildung gemacht haben, (.) viele Erfahrungen gesammelt haben« (Z. 171f.). Diese Gruppe unterscheidet er von jenen, die erst kürzlich migriert sind. Gleichzeitig beschreibt er sich als »internationaler Mensch« (Z. 514) und erklärt seine Auffassung, dass nämlich die Heimat bzw. das (eigene oder elterliche) Herkunftsland bei der Entscheidung, mit wem er eine Freundschaft eingehen möchte, keine Rolle spiele (ebd.). Dies nimmt er als Freiheit wahr, die er im Unterschied zu seiner Elterngeneration erreicht hat. Für sie spiele das Thema nationaler Zugehörigkeit dagegen eine wichtige Rolle (Z. 515f.).

Berkins Selbstbeschreibungen scheinen in direktem Zusammenhang mit der Rolle zu stehen, die er sich in unterschiedlichen Kontexten zuschreibt. Außerdem ist eine zeitliche Veränderung zu erkennen: Spricht er von seiner Kindheit, so berichtet er von Situationen, in denen er mit der Frage nach nationaler Zugehörigkeit konfrontiert war, und er identifiziert sich dann je nach Situation als türkisch oder als Junge aus einer Ruhrgebietsstadt. Spricht er von Situationen, in denen es um seine gegenwärtige Selbstverortung geht, distanziert er sich vom Bedürfnis nach nationaler Zugehörigkeit und schreibt anderen Aspekten, etwa der Art und Weise zu denken, bestimmten Überzeugungen und Praktiken, eine identitätsstiftende Bedeutung zu. Gleichzeitig empfindet er seine Migrationserfahrungen – sowohl die eigenen als auch die elterlichen – als Ressource, die er mit anderen gemeinsam hat und die ihn Teil einer (in sich differenzierten) Gruppe werden lässt.

Es wird deutlich, dass Berkin vielfältige Facetten einer komplexen Identität in sich vereint. Diese wandeln sich im Zeitverlauf, stehen aber auch nebeneinander und treten, je nach Kontext und Referenzsystem, mal in den Vordergrund, mal in den Hintergrund seiner Selbsterzählung und sozialen Positionierung. In analoger Weise wandeln sich auch die Gruppen, denen er sich zugehörig fühlt. Mit Foroutan (2013, S. 86) kann im Hinblick auf die Individuen und Kollektive von einer hybriden Identität gesprochen werden.

Anhand der Erzählungen anderer Forschungspartner:innen lässt sich rekonstruieren, welche Rolle Vielfalt und ihre Repräsentation im weiteren Verlauf von *KemInt* gespielt haben. Stefan zeichnet die Veränderungen kultureller Identitäten und deren Repräsentation entlang des musikalischen Wandels auf dem Festival nach. Demnach waren die Anfänge von *KemInt* davon geprägt, Aspekte der Identität der ersten Generation zu präsentieren, die seitens der Mehrheitsgesellschaft gar nicht wahrgenommen worden waren. Gegen diese Ignoranz, versagte Beachtung und Anerkennung wehrten sich die »Gastarbeiter« zunehmend. Stefan nennt v.a. die gemeinsame Repräsentation traditioneller Kulturpraktiken wie Musizieren, Tanzen oder Kochen und Essen. Man wollte nicht nur als Gast oder als Arbeiter:in gesehen werden, sondern als Mensch mit einer kulturellen Identität geachtet fühlen. Je älter dann die zweite Generation wurde, desto mehr stellte sich in Stefans Augen heraus, dass sich deren Bedürfnisse, Erwartungen und Forderungen an *KemInt* verändert hatten. Denn diese Generation hatte sich »mit neuen kulturellen Identitäten auseinandergesetzt« (Stefan, Z. 345f.). Er beschreibt diese Identitäten als »neu«, da sie sich aus unterschiedlichen Aspekten zusammensetzten und ein neues Selbstbewusstsein mit sich brachten (ebd., Z. 368). Dies macht er am Beispiel verschiedener Künstler:innen und Bands fest (ebd., Z. 361–366). Er erlebte und erinnert die zweite Generation bei *KemInt* als eine Generation, die sich aktiv von der vorherigen und ihrem Selbstverständnis abgrenzte und sich in einem eigenen Selbstbewusstsein, einer hybriden Identität neu erfindet und gerade darin wertgeschätzt fühlen möchte. Seine Ausführungen machen deutlich, dass Identität teilweise selbst gestaltet und bestimmt werden kann. Sie wird nicht einfach nur angeboren oder ausschließlich von äußeren Faktoren geprägt. Für Stefan scheint sich diese zweite Generation aktiv mit unterschiedlichen Angeboten kultureller Identitäten auseinanderzusetzen, die in der Generation zuvor noch als gänzlich verschieden und unvereinbar verstanden wurden. Die zweite Generation bringt Aspekte diverser Identitätsangebote zusammen und zelebriert sie in ihrer komplexen Besonderheit.

Dass die musikalische Auseinandersetzung mit Identität für das Festival in diesen Jahren eine so besondere Rolle spielte, kann ebenfalls als Zeugnis eines gesellschaftlichen Wandels verstanden werden. Die Neuverhandlung von Identität wird auf individueller Ebene, aber auch auf gemeinschaftlicher Ebene auf den Bühnen von *KemInt* verhandelt. Dass die zweite Generation die Repräsentation ihrer Identitäten wünscht und gewissermaßen einfordert, zeigt sich an Stefans Feststellung, dass die Besucher:innenzahlen deutlich nachließen, bevor der »Tag der jungen Szene« umgesetzt wurde. Mit dem Angebot einer eigenen Repräsentationsfläche stieg die Beteiligung der zweiten Generation wieder an (ebd., Z. 369). Gegenwärtig beobachtet er, dass Musiker:innen und Künstler:innen gemeinsam Neues entwickeln (ebd., Z. 902–904). Diese Beobachtungen zeigen, dass er in *KemInt* eine Art Spiegel und Repräsentationsfläche, nicht zuletzt auch einen Motor gesellschaftlicher Wandlungsprozesse sieht, insbesondere mit Blick auf die Genese und Ausdifferenzierung komplexer kultureller Identitäten.

Anja (Z. 907) ergänzt an dieser Stelle, dass der Fokus auf die Entstehung von Neuem in der Gegenwart kein ganz vollständiges Bild ergibt. Sie stimmt zwar zu, dass immer mehr neue Musik entstehe, die eine Fusion unterschiedlicher Genres und Stile dokumentiert und sich immer weniger entlang etablierter Standards und überkommener Normen kategorisieren ließe (ebd., Z. 908). Gleichzeitig gäbe es aber nach wie vor den Wunsch nach »traditionellen Dingen« (ebd., Z. 74, 909). Darunter fasst sie z. B. klassische Tänze und Kostüme (ebd., Z. 910f.). Wie Stefan erkennt sie in diesen diversen, heterogenen Bedürfnissen für das Bühnenprogramm ein Abbild der Gesellschaft. Denn auch in dieser gibt es eine Gleichzeitigkeit unterschiedlicher kultureller Identitäten und den Anspruch auf Repräsentation des Verschiedenen – gerade auch in seiner möglichen Unvereinbarkeit und Konfliktträchtigkeit (ebd., Z. 915–919). Dabei ist klar, dass auch die besagte Vielfalt nicht starr und unveränderlich ist. Auch sie wandelt sich unentwegt, etwa dann, wenn immer neue Menschen aus allen möglichen Gegenden der Welt nach Deutschland flüchten oder migrieren (ebd., Z. 939–945).

Festzuhalten ist, dass meine Interviewpartner:innen die Festivals *KemInt* und *Ruhr International* als Orte begreifen und beschreiben, die einen Artikulationsraum und eine Repräsentationsfläche für unterschiedliche Identitäten und deren konfliktives Verhältnis eröffnen. Nicht zuletzt boten diese Festivals auch mannigfache Möglichkeiten, manifeste oder latente Konflikte auszutragen und einen neuen Konsens oder Kompromiss auszuhandeln – oder auch einen Weg zu finden, friedlich im Dissens zusammenzuleben.

Resümee

Die jahrzehntelange Geschichte von *KemInt* wurde von den Forschungspartner:innen aus ihren verschiedenen Positionen und Perspektiven wahrgenommen. Sie ist ebenso geprägt von einem Gefühl der Zugehörigkeit und Gemeinschaft wie auch durch Konflikte, die im Verlauf mehrerer Generationen gemeinschaftlich und individuell artikuliert und ausgehandelt wurden. Diese Konflikte beziehen sich jedoch nicht nur auf *KemInt*. Sie sind ein Abbild gesamtgesellschaftlicher Problemlagen und Aushandlungsprozesse im Allgemeinen. Sie bilden Markierungen auf dem Weg in eine postmigrantische Gesellschaft, zu deren Entstehung und Entwicklung Festivals wie das hier behandelte selbst einen Beitrag geleistet haben. Noch heute sind solche Festivals und Begegnungsorte, wie sehr sich Formen und Inhalte wandeln mögen, aktuell.

Das ist nicht nur für die Gesellschaft von Belang, sondern auch für partikulare Gruppen und Intergruppenbeziehungen, z. B. für Generationenverhältnisse, und schließlich ist es für die Individuen selbst bedeutsam. Von allen diesen Aspekten legen die lebensgeschichtlichen Erzählungen meiner Forschungspartner:innen Zeugnis ab. In ihren Erinnerungen besitzen die Festivals *Kemnade*

International und *Ruhr International* einen festen Platz und eine nicht unerhebliche Bedeutung für die eigene Selbstwerdung und ihre mit verschiedenen Gruppenzugehörigkeiten verflochtene Identitätsbildung. Ihren Erzählungen ist zu entnehmen, dass auch im Kontext der Festivals *Kemnade* und *Ruhr International*, gerade im Vergleich der Generationen, Identitäten komplexer und hybrider wurden. Damit sind sie freilich nicht allein. Derartige Selbststrukturen finden sich längst bei zahllosen Menschen – weltweit. Und so ließe sich resümieren, dass in diesem Beitrag lokale und zugleich globale Phänomene untersucht wurden.

Literatur

Bertelsmann Stiftung (2023). *Neue Zahlen zur Kinder- und Jugendarmut: Jetzt braucht es die Kindergrundsicherung.* https://www.bertels-mann-stiftung.de/de/themen/aktuelle-meldungen/2023/januar/neue-zahlen-zur-kinder-und-jugendarmut-jetzt-braucht-es-die-kindergrundsicherung#link-tab-227288-12

Bohnsack, R. (1999). Gruppendiskussionsverfahren. In ders. (Hg.), *Rekonstruktive Sozialforschung. Einführung in Methodologie und Praxis qualitativer Forschung* (3. Aufl., S. 123–142). VS Verlag für Sozialwissenschaften.

Bundesministerium für Familie, Senioren, Frauen und Jugend [BMBFSFJ] (2024). *Einsamkeitsbarometer 2024.*

Canan, C. & Foroutan, N. (2019). Ost-migrantische Analogien der Konkurrenz um Anerkennung und Teilhabe? Schlaglichter aus einem repräsentativen Survey. *Forschungsjournal Soziale Bewegungen, 32*(3), 424–429.

El-Mafaalani, A. (2022). Das Integrationsparadox: Wandlungsdynamiken, Konfliktlinien und Krisenerscheinungen in der superdiversen Klassengesellschaft. In J. Glathe & L. Gorriahn (Hg.), *Demokratie und Migration. Konflikte um Migration und Grenzziehungen in der Demokratie* (S. 139–157). Nomos.

Fehr, M. & Kondziolka, K. (1974). *Bericht zu Kemnade 74 International.*

Fehr, M., Struppek, K. & Öktem, Ö. (1977). *KEMNADE INTERNATIONAL. Dokumentation der »Expertengespräche« am 25. und 26. Juni 1977 WASSERBURG HAUS KEMNADE.*

Foroutan, N. (2013). Hybride Identitäten. In H.U. Brinkmann & H. Uslucan (Hg.), *Dabeisein und Dazugehören. Integration in Deutschland* (S. 85–99). Springer VS.

Foroutan, N. (2018). Die postmigrantische Perspektive: Aushandlungsprozesse in pluralen Gesellschaften. In M. Hill & E. Yildiz (Hg.), *Postmigrantische Visionen. Erfahrungen – Ideen – Reflexionen* (S. 15–28). transcript.

Foroutan, N. (2021). *Die postmigrantische Gesellschaft. Ein Versprechen der pluralen Demokratie* (2. Aufl.). transcript.

Franzke, J. (2022). Deutschland: Von der geleugneten Zuwanderung zur Integration von Migranten. In J. Franzke & J. M. Ruano de La Fuente (Hg.), *Politik zur lokalen Integration von Migranten. Europäische Erfahrungen und Herausforderungen* (S. 113–128). Springer.

Funcke, A. & Menne, S. (2023). *Factsheet. Kinder- und Jugendarmut in Deutschland*. Bertelsmann Stiftung.

Hering, L. & Jungmann, R. (2022). Einzelfallanalyse. In N. Baur & J. Blasius (Hg.), *Handbuch Methoden der empirischen Sozialforschung* (3. Aufl., S. 677–689). Springer.

Luhmann, M. (2022). *Definitionen und Formen der Einsamkeit (KNE Expertisen Nr. 1)*. https://kompetenznetz-einsamkeit.de/down-load/2882

Luhmann, M., Brickau, D., Schäfer, B., Mohr, P., Schmitz, A., Neumann, A. & Steinmayr, R. (2023). *Einsamkeit unter Jugendlichen in Nordrhein-Westfalen nach der Pandemie*. Staatskanzlei NRW.

Mae, M. (2019). Transkulturalität. Ein neues Paradigma in den Kulturwissenschaften, der Geschlechterforschung und darüber hinaus. In B. Kortendiek, B. Riegraf & K. Sabisch (Hg.), *Handbuch Interdisziplinäre Geschlechterforschung* (S. 313–322). Springer.

Museum Bochum (Hg.). (1976). *Dokumentation »Kemnade 75 International«.*

Pries, L. (2002). Transnationalisierung der sozialen Welt? *Berliner Journal für Soziologie, 12*, 263–272.

Przyborski, A. & Wohlrab-Sahr, M. (2014). *Qualitative Sozialforschung. Ein Arbeitsbuch*. de Gruyter.

Römhild, R. (2015). Jenseits ethnischer Grenzen. Für eine postmigrantische Kultur- und Gesellschaftsforschung. In E. Yildiz & M. Hill (Hg.), *Nach der Migration. Postmigrantische Perspektiven jenseits der Parallelgesellschaft* (S. 37–48). transcript.

Rotter, A. (2023). Generation. In A. Rotter (Hg.), *Postmigrantische Generation* (S. 133–199). transcript.

Schiffauer, W. (2022). *Kulturelle Identitäten. Vortrag im Rahmen der 52. Lindauer Psychotherapiewochen 2022*. Lindauer Psychotherapiewochen.

Schorn, A. (2000). Das »themenzentrierte Interview«. Ein Verfahren zur Entschlüsselung manifester und latenter Aspekte subjektiver Wirklichkeit. *Forum: Qualitative Sozialforschung/Forum: Qualitative Social Research, 1*(2), Art. 23.

Stadt Bochum (Hg.). (1977). *Verwaltungsbericht der Stadt Bochum: Berichtsjahr 1977.*

Stadt Bochum (Hg.). (1978). *Verwaltungsbericht der Stadt Bochum: Berichtsjahr 1978.*

Stadt Bochum (Hg.). (1987). *Verwaltungsbericht der Stadt Bochum Amt für Statistik, Stadtforschung: Berichtsjahr 1987.*

Stadt Bochum (Hg.). (1989). *Verwaltungsbericht der Stadt Bochum Amt für Statistik und Stadtforschung: Berichtsjahr 1989.*

Stadt Hattingen – Der Bürgermeister (Hg.). (2021). *50 Jahre Kommunale Integrationsarbeit in Hattingen (1971–2021).*

Straub, J. (2010). Das Verstehen kultureller Unterschiede. Relationale Hermeneutik und komparative Analyse in der Kulturpsychologie. Hermeneutik und die komparative Analyse kulturellen Handelns. In G. Cappai & S. Shimada (Hg.), *Interpretative Sozialforschung und Kulturanalyse. Hermeneutik und die komparative Analyse kulturellen Handelns* (S. 39–99). transcript.

Straub, J. (2014). Verletzungsverhältnisse. Erlebnisgründe, unbewusste Tradierungen und Gewalt in der sozialen Praxis. *Zeitschrift für Pädagogik, 60*(1), 74–95.

Straub, J. & Ruppel, P.S. (2022). Relationale Hermeneutik: Theoretisch-methodologische Systematisierungen interpretativer Forschung. In U. Wolfradt, L. Allolio-Näcke & P.S. Ruppel (Hg.), *Kulturpsychologie. Eine Einführung* (S. 157–172). Springer.

Thomas-Olalde, O. & Velho, A. (2011). Othering and its effects: exploring the concept. In H. Niedrig & C. Ydesen (Hg.), *Writing Postcolonial Histories of Intercultural Education* (S. 27–51). Lang.

Vertovec, S. (2007). Super-diversity and its implications. *Ethnic and Racial Studies, 30*(6), 1024–1054.

Weiss, R.S. (1974). *Loneliness. The Experience of Emotional and Social Isolation.* MIT Press.

Wirth, L. (2024). »Die Zusammenlebenskunst müssen wir noch mal aufbauen« Auf dem Weg in die Postmigrantische Gesellschaft – Das Beispiel des transkulturellen Festivals Kemnade International [unveröff. Masterarbeit, Ruhr-Univ. Bochum].

Wonneberger, A., Stelzig, S., Weidtmann, K. & Lölsdorf, D. (Hg.). (2023). *Werte und Wertewandel in der postmigrantischen Gesellschaft.* Springer.

Yildiz, E. (2015). Postmigrantische Perspektiven. Aufbruch in eine neue Geschichtlichkeit. In E. Yildiz & M. Hill (Hg.), *Nach der Migration. Postmigrantische Perspektiven jenseits der Parallelgesellschaft* (S. 19–36). transcript.

Yildiz, E. (2022). Postmigrantisch. In I. Bartels, I. Löhr, C. Reinecke, P. Schäfer & L. Stielike (Hg.), *Inventar der Migrationsbegriffe.* http://www.migrationsbegriffe.de/postmigrantisch

Biografische Notiz

Lilly Wirth, M.A., ist wissenschaftliche Mitarbeiterin im NRW-Zentrum für Talentförderung der Westfälischen Hochschule.

Umkämpfte Räume

Auseinandersetzungen über den Bau von Moscheen in westdeutschen Stadtgesellschaften

Piotr Suder

Zuwanderung und religiöse Pluralisierung sind ein integraler Bestandteil des Alltagslebens in deutschen Städten. Insbesondere die Sichtbarkeit religiöser Praxis unter Muslim:innen, die die drittgrößte (sehr heterogene) Religionsgemeinschaft nach den beiden christlichen Konfessionen bilden, ist dabei immer wieder Gegenstand kontroverser Debatten. Die religiöse Vergemeinschaftung bei einem Großteil der praktizierenden Muslim:innen geschieht im Rahmen von Moscheevereinen bzw. muslimischen Gemeinden. Sie bilden die organisatorische Grundlage des religiösen und gemeinschaftlichen Lebens, das weit über die bloße Verrichtung des gemeinsamen Gebets hinausgeht. Die sozialen und geografischen Zentren dieser religiösen Netzwerke bilden Moscheen, die über lange Zeit in provisorisch eingerichteten Räumlichkeiten untergebracht waren und für die Dominanzgesellschaft weitgehend unsichtbar blieben (Interkultureller Rat in Deutschland e.V., 2007, S. 5).

Doch seit Anfang der 1990er entstehen zunehmend größere, sichtbare, repräsentative und multifunktionale Moscheen, insbesondere in westdeutschen Großstädten. Mittlerweile sind von den ca. 2.800 Moscheen in Deutschland ca. 300 durch ein Minarett und/oder eine Kuppel von Weitem sichtbar.[1] Diese Entwicklung ist auf die stattfindende Ausweitung der Aktivitäten

1 https://de.statista.com/statistik/daten/studie/1223599/umfrage/geschaetzte-anzahl-der-moscheen-in-deutschland

muslimischer Gemeinden zurückzuführen, die nunmehr seit mehreren Generationen stattfinden. Dafür reichen die häufig knappen, schlecht ausgestatteten Räume nicht mehr aus. Zudem kann die Errichtung repräsentativer Moscheen auf ein verändertes bzw. sich wandelndes Selbstbild der Muslim:innen zurückgeführt werden (Suder, 2023). Dieses zeichnet sich dadurch aus, dass viele Muslim:innen Deutschland mittlerweile als Heimat ansehen und die Moscheevereinsvorstände, die häufig selbst in Deutschland aufgewachsen sind, die muslimischen Gemeinden in den hiesigen Städten oder Stadtteilen verorten. Damit ist der Wunsch verbunden, in der eigenen muslimischen Identität als gleichrangiger Teil der Gesellschaft anerkannt zu werden (Kapphan, 2004, S. 246).

Der Wandel der muslimischen Gemeinden und die Errichtung repräsentativer Moscheen berührt im Kern zwei Kristallisationspunkte religiöser Pluralisierung in Einwanderungsgesellschaften: auf der einen Seite eine symbolbehaftete Sichtbarwerdung des Islam durch die sich von der Umwelt abhebende Sakralarchitektur im öffentlichen Raum, auf der anderen Seite der Auf- oder Ausbau einer eigenen, sozio-religiösen Infrastruktur in den muslimischen Gemeinden. Diese beiden Phänomene sind Gegenstand konflikthafter und intensiver Aushandlungsprozesse, die in den Stadtgesellschaften geführt werden und in einen überregionalen Islam- und Integrationsdiskurs eingegliedert sind (Suder, 2023, S. 3). Erkennbare muslimische Gemeindezentren mit ihren kulturellen Besonderheiten signalisieren der dominanten Mehrheitsgesellschaft die Beständigkeit der kollektiven Präsenz muslimischer Gläubiger im öffentlichen Raum (Lüddeckens et al., 2010, S. 4). Gebäude können »dauerhafter und einprägsamer als andere Kulturgüter mit ihren verschiedenen Nutzungsarten und Ästhetiken den sozialen und kulturellen Wandel« (Schäfers, 2006, S. 7) anzeigen, der mit der Migrationsgeschichte und der zunehmenden Etablierung des Islams in Deutschland einhergeht.

In der Forschungsliteratur wird der Moscheebau als ein Eintreten der Muslim:innen in den öffentlichen Raum und als damit verbundene Markierung muslimischer Identität thematisiert (Lüddeckens et al., 2010). Durch diese Vorgänge wird die bisherige identitätsaffirmative Hierarchie relativiert, wodurch sich

Teile der autochthonen Bevölkerung in ihrer Identität bedroht sehen (Baumann & Tunger-Zanetti, 2011). Daher schlussfolgert Claus Leggewie (2009, S. 118), dass durch Moscheebauprojekte »Selbstbilder der Mehrheit genau wie Fremdbilder der islamischen Minderheit in Bewegung« gerieten. Diese Entwicklung bringt manche islamkritischen Stimmen zur essenzialistischen Annahme, dass muslimische Gemeinden in sich abgekapselte soziale Einheiten seien und ihre Moscheen dazu nutzen würden, um sich weiter von der Gesellschaft abzugrenzen.[2] Diese Position ist kennzeichnend für einen Islamdiskurs, in dem Narrative von sog. Parallelgesellschaften und abgekapselten, sich isolierenden muslimischen Gemeinden verbreitet sind. Damit ist der Moscheebau im öffentlichen Raum der postmigrantischen Gesellschaft ein Phänomen, das starke Affekte auslöst und mit lokalen Widerständen seitens der autochthonen Mehrheitsgesellschaft sowie sozialen Konflikten verbunden ist. Nicht selten verlaufen die Auseinandersetzungen sehr emotional und berühren u. a. identitätsbezogene Fragen nach Zugehörigkeit, Heimat, Vorrechten der Etablierten, Religionsfreiheit und kommunaler Mitbestimmung.

Moscheebauprojekte lösen in der Bevölkerung mitunter diffuse Ängste und rassistische Ressentiments aus, die sich gegen Muslim:innen und den Islam richten. Nicht selten wird auf der Grundlage eingeforderter, vermeintlicher Vorrechte der Etablierten die Religionsfreiheit für Muslim:innen infrage gestellt (Stoop, 2017). Rechtspopulistische Parteien nutzen Moscheen und Moscheebauprojekte als Projektionsflächen ihrer antimuslimischen Kampagnen und versuchen, sich als Beschützer:innen vor einer vermeintlichen Islamisierung der deutschen Gesellschaft zu stilisieren (ebd.; Häusler, 2008). Trotz der vorhandenen Vorbehalte und Widerstände, die sich gegen repräsentative Moscheebauten richten, verfolgen und verwirklichen muslimische Gemeinden ihre Projekte. Es stellt sich also die Frage, unter welchen sozialen Bedingungen die Errichtung von Moscheen in öffentlichen Räumen erfolgt und wie dies zwischen verschiedenen

2 https://www.faz.net/aktuell/feuilleton/debatten/koelner-moscheenstreit-das-minarett-ist-ein-herrschaftssymbol-1437435.html

lokalen Akteur:innen ausgehandelt wird. Damit stellen sich auch Fragen nach der Legitimität und Legitimierung von Moscheebauprojekten. Wie gehen muslimische Gemeinden vor, welche lokale Akteur:innen gewähren Unterstützung, wer widersetzt sich, was genau geht vor sich?[3]

Da bisherige Untersuchungen gezeigt haben, dass Aushandlungsprozesse im Rahmen von Moscheebauprojekten intensiv und »lokal verdichtet« (Schmitt, 2012, S. 192) ablaufen, liegt der Fokus dieses Artikels auf der Vernetzung der muslimischen Gemeinden mit ihrer sozialen Umwelt. Insbesondere geht es hierbei um die Akteur:innen in ihren Städten, wie etwa Verwaltungsangestellte, politische Entscheidungsträger:innen, christliche Vertreter:innen und weitere zivilgesellschaftliche Personen und Organisationen. Im Kontrast zu anderen Studien nimmt die vorliegende Arbeit eine ressourcenorientierte Perspektive auf den Bau von Moscheen ein und schaut stärker auf Unterstützungsleistungen als auf Widerstände. Im Zentrum steht die Frage nach der Legitimierung der Moscheebauprojekte durch die muslimischen Gemeinden sowie danach, welche zivilgesellschaftlichen Potenziale innerhalb multikulturell geprägter Stadtgesellschaften vorhanden sind und im interessierenden Fall mobilisiert werden. Nach theoretischen Anmerkungen zum relationalen Untersuchungsansatz und zum Legitimitätsbegriff werden wichtige Ergebnisse der durchgeführten Fallstudien vorgestellt. Allgemeine Überlegungen zur Legitimität repräsentativer Moscheebauten in Deutschland beschließen den Beitrag.

3 Diesen Fragen bin ich in der bereits zitierten fallstudienbasierten qualitativen Untersuchung nachgegangen (Suder, 2023). Das Forschungsprojekt beinhaltete v.a. die Auswertung von Expert:inneninterviews, einschlägiger Medienberichterstattung, amtlichen Dokumenten sowie teilnehmenden Beobachtungen. Es wurden insgesamt fünf Fallstudien in Städten der Metropolregion Rhein-Ruhr durchgeführt. Um der interessierenden Frage nachgehen zu können, wurden auch zahlreiche Interviews mit muslimischen Dachverbänden, Vertreter:innen von sunnitischen Gemeinden sowie anderen Angehörigen der Zivilgesellschaft und Kommunen in weiteren Städten geführt.

Schaffung von Legitimität: Neo-Institutionalismus als konzeptioneller Rahmen

Für die Untersuchung von Moscheebaukonflikten eignet sich besonders eine relationale Raumperspektive, die »Gruppen von Menschen [...] als Klassen, Geschlechter und Ethnien nicht nur in ihren alltäglichen Praktiken, Problemlagen und Identitätspolitiken in Städten analysiert, sondern Räume auch als relationale Produkte vielfältiger Interessenskämpfe, Ausgrenzungs- und Anerkennungsstrategien ergründet« (Löw, 2010, S. 605). Sie zeichnet sich dadurch aus, dass die Analyse sozialer Phänomene stärker die Schnittstellen zwischen Akteur:innen betrachtet als die Akteur:innen an sich (Emirbayer, 1997, S. 281). In relationalistischen Ansätzen rücken damit Beziehungen und Netzwerkstrukturen, das Prozesshafte sowie Aushandlungen und die Konstruktion von Differenz in den Fokus der Studien (Nagel, 2012, S. 236). Im vorliegenden Artikel wird davon ausgegangen, dass mitunter konflikthafte Aushandlungen, die durch eine Fülle an konträren Interessen, Deutungen und Erwartungen gekennzeichnet sind, adäquat über neo-institutionalistische Konzepte der Legitimität und Legitimierung erfasst werden können. Marc Suchman (1995, S. 574) versteht unter Legitimität dabei »a generalized perception or assumption that the actions of an entity are desirable, proper, or appropriate within some socially constructed system of norms, values, beliefs, and definitions«. Legitimität entsteht Suchman zufolge in sozialen Interaktionen und Aushandlungsprozessen zwischen unterschiedlichen Akteur:innen. Für die Herstellung von Legitimität ist entscheidend, ob es die Organisationen vermögen, den Erwartungen und Ansichten der sie beurteilenden Anspruchsgruppen zu entsprechen (ebd.). Das angewandte Legitimitätskonzept, das Befürwortung und Ablehnung sowie Unterstützung und Widerstand gleichermaßen berücksichtigt, zielt darauf ab, eine umfassende und nuancierte Betrachtung der Legitimität von Organisationen und ihren Handlungen zu ermöglichen.

Suchman unterscheidet organisationssoziologisch mehrere Dimensionen von Legitimität. Bei der *pragmatischen Legitimität* (ebd., S. 578) besitzt primär ein unmittelbarer oder mittelbarer Nutzen für die bewertenden Akteur:innen rechtfertigende Kraft. Bei der *moralischen Legitimität* geht es darum, mit den normativen Orientierungen der bewertenden Akteur:innen übereinzustimmen und bestimmte Werte zu erfüllen. Die *kognitive Legitimität* betrifft die Verständlichkeit und Nachvollziehbarkeit des Organisationshandelns, die sich aus der Verfügbarkeit von Informationen und der Verwendung geteilter Interpretationsrahmen ergibt. Eine weitere zentrale Legitimitätsdimension ist die *formalrechtliche* bzw. *regulative Legitimität* (Walgenbach & Meyer, 2008, S. 64), die aus dem Befolgen von Vorschriften und Gesetzen resultiert. In meiner eigenen empirischen Studie hat sich eine weitere wichtige Legitimitätsdimension herauskristallisiert, die ich als *Einflusslegitimität* bezeichne. Diese bezieht sich auf die Partizipationschancen bestimmter Anspruchsgruppen am Planungs- und Entstehungsprozess des Moscheebaus; sie integriert also diese Akteur:innen in den Entscheidungsprozess.

Hinsichtlich des Legitimierungshandelns kann vereinfachend zwischen *Konformität* und *Intervention* unterschieden werden. Konformität zeichnet sich durch die Erfüllung der an eine Organisation herangetragenen oder vorweggenommenen Erwartungen – besonders von einflussreichen Anspruchsgruppen – aus (Suchman, 1995, S. 587). Durch eine legitimierende Intervention versucht die Organisation, der sozialen Umwelt ihre eigenen Deutungen näherzubringen und die anderen Akteur:innen von ihrer Sichtweise zu überzeugen (ebd., S. 591). Somit besteht für die Moscheegemeinden und die Unterstützer:innen des Bauprojekts die Herausforderung, die verschiedenen Interessen der kommunalen Akteur:innen und Anrainer:innen zu berücksichtigen *(pragmatische Legitimität)*, das eigene Anliegen und die eigenen Bedürfnisse klar und nachvollziehbar zu kommunizieren *(kognitive Legitimität)* und dies mit übergeordneten Werten in Zusammenhang bringen zu müssen *(moralische Legitimität)*. Dabei muss die Gemeinde darauf achten, möglichst alle Gesetze zu beachten *(formalrechtliche Legitimität)* und die verschiedenen Anspruchsgruppen am Moscheebauprojekt partizipieren zu lassen *(Einflusslegitimität)*. Bevor ich auf exemplarische Legitimationstypen und

Legitimierungshandlungen genauer eingehe, werde ich die untersuchten Fälle und Konfliktkonstellationen skizzieren. Hierfür habe ich eine Auswahl von drei Beispielen getroffen.[4]

Moscheen in der Metropolregion Rhein-Ruhr: Fallauswahl

Merkez-Moschee und Begegnungsstätte in Duisburg: Die in Duisburg-Marxloh seit 1985 ansässige DITIB-Gemeinde nutzte mehrere Jahrzehnte lang eine ehemalige Zechenkantine als Moschee, die sie zusammen mit dem umliegenden Grundstück erworben hatte (Schoppengerd, 2008, S. 90). Noch bevor die Gemeinde eine konkrete Idee entwickelt hatte, wie ein konkreter Umbau aussehen sollte, führte sie erste Gespräche über einen geplanten Moschee-Neubau oder -Umbau mit Angestellten der benachbarten Entwicklungsgesellschaft Duisburg (EG-DU) und der Stadtverwaltung, zu denen es zum Teil schon vorher Kontakte gegeben hatte. Ein vorausgegangener intensiver Konflikt um einen Muezzinruf im benachbarten Stadtteil hatte die beteiligten Akteur:innen vorsichtig gestimmt und sie darin bestärkt, das Bauprojekt möglichst planvoll und unter Berücksichtigung der verschiedenen Positionen zu gestalten. Da die muslimische Gemeinde schon vor der Planung der Moschee an diversen Dialogaktivitäten beteiligt gewesen war, kristallisierte sich in den Gesprächen das Vorhaben heraus, das Bauprojekt mit der Einrichtung einer Begegnungsstätte zu verbinden und diese über öffentliche Mittel mitzufinanzieren (Suder, 2015, S. 192). Weite Teile der Kommunalpolitik befürworteten dieses Projekt. Ein neues Grundstück musste nicht gesucht werden, da die Gemeinde bereits ein ausreichend großes besaß, was den Ablauf erheblich vereinfachte. Um das Projekt zu planen, es öffentlich zu kommunizieren und die Arbeit an der Begegnungsstätte vorzubereiten, wurde ein Beirat gegründet, an dem verschiedene Akteur:innen aus Poli-

4 Zur Weißen Moschee in Witten und der Sultan-Ahmet-Moschee in Herten vgl. Suder (2023, S. 314ff., 358ff.).

tik, Verwaltung und Zivilgesellschaft sowie der Moscheegemeinde vertreten waren. Das Bauprojekt wurde durch eine breite öffentliche Kampagne begleitet, die die entstehende Moschee als Duisburger Moschee und Ausdruck des friedlichen Zusammenlebens kommunizierte. Hierbei sprachen sich verschiedene Akteur:innen wie z. B. Politiker:innen und Kirchenvertreter:innen für das Bauprojekt aus. 2008 wurde der Gebäudekomplex mit einer großen Kuppel und einem Minarett fertiggestellt und feierlich eröffnet.

Al-Muhajirin-Moschee in Bonn: Die Geschichte des Vereins »Al-Muhajirin e. V.« reicht in die 1960er zurück, als arabische Studierende in einer Wohnung zusammenfanden, um gemeinsam Gebete zu verrichten. Daraus wuchs allmählich eine Gemeinde. In den 1990er zog sie in größere Räumlichkeiten in die Nähe des Stadtzentrums. 1997 erlangte die Gemeinde den offiziellen Status eines Vereins. Da der verfügbare Platz durch wachsende Mitgliederzahlen nun zu knapp wurde, kristallisierte sich der Wunsch heraus, in größere Räume zu ziehen oder ein Moscheegebäude zu errichten. Die erste Bauvoranfrage für die Umnutzung einer Halle im Stadtteil Neu-Tannenbusch im Jahr 2006 wurde mit dem Verweis auf die Unvereinbarkeit der Pläne mit dem Bebauungsplan sowie das antizipierte Risiko der Verstärkung ethnischer Segregation abgewiesen. Im Laufe der Aushandlungen wurde dies zum Konfliktpunkt zwischen der muslimischen Gemeinde und der Stadtverwaltung. Im öffentlichen Diskurs setzte sich das Narrativ einer möglichen »Ghettoisierung« durch. Auch eine befürchtete Radikalisierung von Jugendlichen war Thema in der Öffentlichkeit. Zudem stellte ein in der Nähe wohnender Kommunalpolitiker einen Bürgerantrag gegen die Baupläne. Die Al-Muhajirin-Gemeinde suchte erfolglos nach Grundstücken, bis sich die neu amtierende Integrationsbeauftragte des Themas annahm und die Gemeinde in ihrer Grundstücksuche unterstützte. Sie gründete eine Arbeitsgruppe, die sich aus politischen und zivilgesellschaftlichen Akteur:innen zusammensetzte und das Bauprojekt begleitete. Schließlich kaufte die muslimische Gemeinde der Stadt ein Grundstück im benachbarten Stadtteil Alt-Tannenbusch ab und leitete den Bauprozess ein, der Mitte 2013 abgeschlossen werden konnte.

Blaue Moschee in Herten: Die muslimische Gemeinde, die den offiziellen Namen »Zentrum für Bildung und Integration« (ZBI) trägt und zum Verband Islamischer Kulturzentren (VIKZ) gehört, wurde 1977 gegründet und mietete in der Anfangsphase eine kleine Wohnung in der Stadt an. Einige Jahre später zog die Gemeinde in ein ehemaliges Kino und anschließend in einen ehemaligen Supermarkt. Da die Gemeinde gewachsen war und beabsichtigte, ihre Angebote in der Moschee auszubauen, entschied sie sich, eine größere Moschee zu errichten. Nach diversen Aushandlungen mit der Verwaltung und einer mehrjährigen Standortsuche mit Unterstützung der Kommune leitete die muslimische Gemeinde 2002 den Bauprozess im Stadtteil Paschenberg ein. Die Gemeinde betrieb Netzwerkarbeit, v.a. durch den damaligen Gemeindesprecher, der in der Stadtgesellschaft gut bekannt war und mit diversen Akteur:innen mit Entscheidungskompetenz leicht in Kontakt kam, um über das Vorhaben zu berichten. Nachdem die Kontakte der Gemeinde innerhalb der Nachbarschaft anfangs vernachlässigt worden waren, ging die Gemeinde dazu über, sich den Bürger:innen vorzustellen und sie im Rahmen von Veranstaltungen und Führungen in der alten Moschee zu informieren. Wie viele andere VIKZ-Gemeinden legte die Gemeinde ihren Fokus auf genügend Räumlichkeiten innerhalb des Gebäudes und verzichtete auf eine Kuppel und ein Minarett. Trotz des Austauschs und der weitgehenden Befürwortung des Moscheebauprojekts gab es Zweifel und parteiübergreifende Vorbehalte insbesondere gegen die Absicht, im Moscheegebäude Schlafplätze für Kinder und Jugendliche einzurichten. Die Kommunalpolitik und Verwaltung beurteilte die Pläne als intransparent und befürchtete zum Teil eine einseitige und ultrakonservative Beeinflussung junger Menschen. 2009 fand eine offizielle Einweihung des mehrstöckigen Gebäudes mit blauen Elementen statt, vorerst ohne die ursprünglich geplanten Übernachtungsmöglichkeiten.

Im nächsten Abschnitt gehe ich auf die Herstellung von Legitimität und Legitimierungshandlungen ein, die auf der Grundlage der empirischen Untersuchung herausgearbeitet wurden.

Legitimität: Überlappung mit gesellschaftlichen Werten und Projektionsfläche von Wertekonflikten

Die Mehrheit der interviewten politischen Entscheidungsträger:innen und Verwaltungsangestellten betrachtet die Errichtung von (repräsentativen) Moscheen als mit zentralen gesellschaftlichen Werten im Einklang stehend, insbesondere mit Blick auf die Werte der Religionsfreiheit und der gesellschaftlichen Vielfalt.[5] Während Erstere ein im Grundgesetz verankertes Grundrecht ist, kann Letztere (mittlerweile) als ein normativer Bezugspunkt moderner, durch Migration geprägter Stadtgesellschaften bezeichnet werden. Dabei wurde von den kommunalen Vertreter:innen gleichzeitig erwartet, dass die muslimischen Gemeinden offen für die an sie kommunizierten Erwartungen sind und die formalrechtliche Legitimität wahren. Diese Perspektive kann zum Teil mit der hohen Verbindlichkeit rechtlich festgeschriebener Normen erklärt werden, deren Einhaltung ggf. eingeklagt werden kann (Schäfers, 2002, S. 31; Bogumil & Holtkamp, 2013, S. 9, 14). Zudem steht die sichtbare Vielfalt für Toleranz und Weltoffenheit, eine Haltung und Orientierung, die manche politischen Entscheidungsträger:innen ganz ausdrücklich oder stillschweigend für sich bzw. für die eigenen Städte reklamieren. Ein Beispiel bildet der damalige Duisburger Oberbürgermeister in seinen Reden zum Bau der Merkez-Moschee oder die Bonner Integrati-

5 Dieser Befund wird nachvollziehbar, wenn man die Legitimitätsprobleme einiger anderer Konfliktthemen mit Bezug zum Islam gegenüberstellt, wie z. B. die Debatte um Mohammed-Karikaturen, wo der Verzicht auf die karikierenden Abbildungen von vielen als ein Einschnitt in die Meinungs- und Pressefreiheit gewertet wurde (vgl. Ata, 2011). Ein weiteres Beispiel ist der koedukative Schwimmunterricht, bei dem der Europäische Gerichtshof entschied, dass Schulen Schüler:innen zur Teilnahme am gemischten Schwimmunterricht verpflichten können, und zwar mit der Begründung, dass das Interesse des Staates an einer Integration durch den Unterricht gegenüber dem religiös begründeten Wunsch der Eltern nach einer Unterrichtsbefreiung Priorität habe (https://www.tagesspiegel.de/politik/europaeischer-gerichtshof-fuer-menschenrechte-musliminnen-muessen-an-schwimmunterricht-teilnehmen/19232222.html).

onsbeauftragte, der zufolge repräsentative Moscheen gut zu einer internationalen UN-Stadt passten. Meine Untersuchung zeigt jedoch auch, dass moralische Legitimität noch keine positive und einheitliche Legitimitätsbewertung garantiert (vgl. auch Hüttermann, 2006, S. 26).

So wurden Wertekonflikte in den Legitimierungsdiskursen durchaus auf Moscheen projiziert, indem der Moscheebau als eine Verfestigung fragwürdiger, ja inakzeptabler Praktiken gesehen wurde, z. B. wegen der Geschlechtertrennung, die das Raumkonzept der meisten Moscheen prägt, oder wegen der Ausdehnung des Einflusses auf die Jugendlichen durch zusätzliche Einrichtungen und Angebote, was vermeintlich zu einer größeren Distanz zwischen ihnen und den gesellschaftlichen Werten der (demokratischen) Mehrheitsgesellschaft führen würde. Daher wurde der geplante Ausbau der Angebote in den Moscheen von kommunalen Vertreter:innen und politischen Entscheidungsträger:innen teilweise mit einem Kontrollverlust assoziiert. Dies zeigt, dass nicht nur die Sichtbarwerdung religiöser Gruppen zum Politikum werden kann, sondern gerade auch der Ausbau der sozio-religiösen Infrastruktur, der häufig mit der Errichtung von Moscheen einhergeht. Einige von mir untersuchte Fälle, etwa der Fall der Sultan-Ahmet-Moschee in Herten, zeigen, dass die Kommunen – trotz grundsätzlicher Befürwortung – manchmal dazu neigten, die Moscheebauprojekte aufzuschieben, da sie Konflikte mit Anrainer:innen befürchteten (s. u.). Im Folgenden wird darauf eingegangen, wie die Moscheebauprojekte trotz vorhandener Legitimitätsdefizite realisiert werden konnten.

Legitimierung zwischen Konformität und Intervention

Die Legitimierung der Moscheebauprojekte erfolgte weitgehend dialogisch durch einen intensiven Austausch zwischen den muslimischen Vertreter:innen und der Stadtgesellschaft. Aus den Fallstudien und den Interviews wird deutlich, dass insbesondere die

Konformität der muslimischen Gemeinden, d.h. die Ansprechbarkeit und Empfänglichkeit für die Vorschläge der kommunalen Vertreter:innen, vorteilhaft für eine positive Legitimitätsbewertung durch die Kommune waren.

Austausch und Konformität: Im Rahmen des Austauschs konnten die Moscheegemeinden mit entscheidungsbefugten Stakeholdern im Vorfeld einer Antragstellung ihre Vorhaben erläutern und damit für Transparenz sorgen. Je eher die muslimischen Gemeinden ihre Anliegen kommunizierten, umso weniger Misstrauen entstand in den Kommunen. Zugleich machen die Fallstudien deutlich, dass die kommunalen Akteur:innen auf das Moscheebauprojekt eingewirkt und die Moschee in ihrem endgültigen Erscheinungsbild mitgestaltet haben, was z.B. am Verzicht auf bauliche Elemente wie Minarette im Fall der Sultan-Ahmet-Moschee in Herten oder an der Erweiterung der geplanten Moschee um eine Begegnungsstätte im Fall der Merkez-Moschee in Duisburg deutlich wird. So geht die öffentlich finanzierte Begegnungsstätte auf die Anregungen der Mitarbeiter:innen der Entwicklungsgesellschaft Duisburg GmbH zurück. Die Vorstellung, dass die Moschee ein offener Ort der Begegnung sei, fand sich bei fast allen kommunalen Vertreter:innen und gehörte zum Teil auch zum Selbstverständnis der muslimischen Gemeinden, die ihre neue Moscheen auch für diverse interreligiöse Begegnungen nutzen wollten und mittlerweile auch nutzen. Dieser Aspekt spiegelte sich in den Legitimierungsdiskursen im Narrativ der »offenen Moscheen« wider.

Viele Zusammenkünfte kamen durch die Einladung der Bürger:innen und kommunalen Vertreter:innen in die alten Moscheen zustande, wo sich die muslimischen Vertreter:innen vorstellten, das Gemeindeleben erläuterten und auf die beengten Verhältnisse eingingen, um die Motive der Gemeinde verständlich zu machen. Insbesondere die Veranschaulichung der beengten Verhältnisse sowie die persönliche Begegnung wirkten auf emotionaler Ebene und konnten für Empathie mit den muslimischen Gemeinden sorgen. Dies geht z.B. aus den Aussagen des Baurats in Herten hervor, der über seinen ersten Besuch der Hertener DITIB-Gemeinde in der alten Moschee berichtet:

»Das ist aus meiner Sicht so ein Schlüsselerlebnis, weil man eigentlich merkt, die arbeiten da in menschenunwürdigen Verhältnissen. Also für eine Gemeinde dieser Größenordnung geht das einfach nicht so. [...] Und im Grunde die Tatsache, dass so eine Besichtigung, so ein Schlüsselerlebnis dazu führen kann, dass man auch innerlich zu einer ganz anderen Haltung kommt, was diese Neubauabsichten angeht, also man behandelt das eigentlich im Inneren, mit seinem eigenem Engagement, nicht mehr so wie ein normales Ansiedlungsvorhaben, sondern man steht da auch emotional ganz anders dahinter, also im Sinne von Unterstützung.«

Aus den Aussagen geht hervor, dass der Baurat durch dieses emotionale Schlüsselerlebnis ein neues Verhältnis zu dem Moscheebauprojekt aufbauen konnte und sich durch die eigens erlebten mangelhaften Raumbedingungen motiviert sah, das Projekt zu unterstützen. Auch wenn die entsprechenden Schritte in manchen Fällen recht spät eingeleitet wurden, zeigten die meisten muslimischen Vertreter:innen einen deutlichen Willen, auch die zum Teil skeptischen Bürger:innen von ihrem Vorhaben zu überzeugen und ihr Projekt nicht gegen deren Willen zu realisieren.

Kommunale Stellen als Netzwerkakteur:innen und Vermittlungsinstanzen: Wesentlich für den Legitimierungsprozess war das Wirken einzelner Personen in der Verwaltung als Netzwerkakteur:innen, die die Erwartungen der Kommune sowie teilweise auch der Stadtgesellschaft an die Moscheegemeinde vermittelten, Begegnungen der muslimischen Gemeinden mit Akteur:innen aus der Kommunalpolitik initiierten sowie Informationsveranstaltungen und Dialoggremien arrangierten und moderierten. Beispiele für diese Mittlerpersonen sind die Integrationsbeauftragten in Duisburg, Bonn und Witten sowie der Baurat im Fall der Sultan-Ahmet-Moschee. In Bonn war die Einrichtung der Stelle einer Integrationsbeauftragten in der Stadtverwaltung u. a. durch das sich hinziehende Moscheebauprojekt der Al-Muhajirin-Moschee und die damit verbundene Missstimmung in der Stadt mitherbeigeführt worden. Die kommunalen Vertreter:innen in den untersuchten Moscheebauprojekten standen in engem Kontakt mit den Moscheegemeinden, sorgten für einen Informationsfluss an die politischen Entscheidungsträger:innen und leisteten damit einen wichtigen Beitrag zur Transparenz und Kontrollwahrung durch die Kommune.

Vorläufiger Verzicht und Moscheebau als schrittweiser Prozess: Wie angedeutet spielte der Verzicht auf bestimmte Elemente in den Moscheebauprojekten eine wichtige Rolle. Dies betrifft bspw. den Muezzinruf, auf den in allen Fällen verzichtet wurde. Dies kommunizierten die muslimischen Gemeinden meistens öffentlich, z. B. durch Stellungnahmen in den Printmedien oder Erklärungen, die im Internet veröffentlicht wurden. Bemerkenswert ist hierbei, dass es sich um Anpassungen handelte, die über die rechtlich notwendigen Schritte hinausgingen und in erster Linie ein Entgegenkommen signalisieren sollten. Zugleich entstand der Eindruck, dass der Verzicht zum Teil temporär war, um weitere Schritte gehen zu können, sobald die neue Moschee allgemein akzeptiert sein würde. Der Legitimitätsaspekt des Verzichts wird u. a. aus den Aussagen des ehemaligen Moscheevereinsvorsitzenden der Duisburger DITIB-Gemeinde deutlich. Er berichtete davon, dass der »Baukörper zunächst verdaut« werden müsse, bevor man versuchen könne, den Muezzinruf einzuführen. Zudem erzählte er Folgendes:

> »Die Gemeinde hat eine Erklärung abgegeben, bevor die erste Baugenehmigung erteilt wurde, dass aus dem Minarett kein Muezzin zu hören war, was ich auch richtig finde. […] Zum einen ist es nicht [religiöse] Pflicht. Zum zweiten […], wenn ich mit dem Bau dieser Moschee die Gesellschaft entzweie, in Moscheebefürworter und Moscheegegner, dann ist was falsch gelaufen, dann läuft was falsch, dann wartet mit dem Moscheebau. Man kann natürlich nicht immer 100 Prozent mitgehen, aber man darf die Gesellschaft nicht *so* zersplittern.«

Der Gemeindesprecher bezieht sich auf die nicht vorhandene religiöse Pflicht, einen Muezzinruf an einer Moschee ertönen zu lassen. Zugleich ist erkennbar, dass die gesellschaftliche Akzeptanz ein wichtiger Grund für den Verzicht ist. Auch waren die muslimischen Gemeinden teilweise bereit, den Umfang der geplanten Angebote für Jugendliche zu reduzieren, wie im Fall der Al-Muhajirin-Moschee in Bonn und der Merkez-Moschee in Duisburg, mit der Perspektive, dieselben künftig noch auszubauen.

Der Verzicht auf Minarette (Sultan-Ahmet-Moschee) oder eine Beschränkung ihrer Höhe im Verhältnis zum benachbarten Kirchturm (Merkez-Moschee) führten dazu, dass die Hierarchie hinsichtlich der Teilhabe am öffentlichen Raum trotz der stärkeren muslimischen Präsenz gewahrt blieb; die christlichen Kirchen und ihre Gläubigen blieben in der Öffentlichkeit in der Mehrheit und überdeutlich sichtbar. Aus einigen Fallstudien ging hervor, dass Pläne für die Zukunft bestanden, wie z. B. die Einrichtung eines Kindergartens in der Weißen Moschee in Witten. Das sollte erst geschehen, wenn die Moschee gebaut und mit Leben erfüllt sei. Es ist hinzuzufügen, dass der vorläufige Verzicht auf einzelne Maßnahmen nicht ausschließlich auf Legitimierungsbemühungen zurückzuführen ist, sondern auch auf die begrenzten finanziellen Ressourcen und gemeindeinterne Prioritätensetzungen.

Immer wiederkehrende Versuche als Legitimierungshandlungen – Der Faktor Zeit: In mehreren Fallstudien zeigte sich, dass sich die Suche nach einem Grundstück und die Genehmigung der Bauanträge über mehrere Jahre hinzogen. Es liegt nahe, dass die Kommunen auf einen Verzicht der Moscheebaupläne spekulierten und damit mögliche Widerstände in der Stadtgesellschaft verhindern wollten. Langwierige Prozesse der (erfolglosen) Grundstücksuche wie im Fall der Al-Muhajirin-Moschee in Bonn oder der Sultan-Ahmet-Moschee in Herten sowie die Beharrlichkeit der Moscheegemeinde, ihre räumliche Situation zu verbessern, bewogen die Kommunen dazu, sich angesichts der sich abzeichnenden Konflikte mit Anrainer:innen, erklärten Moscheegegner:innen und anderen Gruppen aktiver einzubringen und das geplante Bauprojekt durch die entschlossene Suche nach Grundstücken und die Moderation des Legitimierungsprozesses zu unterstützen. So sagt etwa die Integrationsbeauftragte in Bonn:

> »Und es war eine meiner ersten Aufgaben und auch Vorhaben, dass ein bisschen Kontinuität und Selbstverständlichkeit in die

> Zusammenarbeit der Stadt Bonn mit Moscheevereinen kommen. Denn genau daran mangelte es, bevor ich kam, und das war auch mit ein Grund, dass die Stadt Bonn damals entschieden hat, dass sie eine Integrationsbeauftragte braucht. […] Und die ersten Monate waren eigentlich davon beherrscht, gerade bei den Moscheevereinen, die konkrete Bauvorhaben hatten und auf Entscheidungen warteten und schon *lange* warteten, einfach eine Situation herzustellen, in der man wieder miteinander reden, in der man überlegt, was möchte der eine, was kann die Stadt […], solche baulichen Dinge, aber natürlich dann auch die inhaltliche Debatte, was passiert dann eigentlich in der Moschee.«

Im Fall der Al-Muhajirin-Moschee zeigte sich ferner, dass mit der Zeit und nach mehrfachem Austausch mit der muslimischen Gemeinde ein Lerneffekt bei den politischen Entscheidungsträger:innen festzustellen war. Dieser zeichnete sich dadurch aus, dass erkannt wurde, dass zu einer Moschee, ebenso wie zu einer Kirche, auch soziale Angebote gehören und die Gebäude räumlich dafür ausgestattet sein müssten. Insofern können Verzögerungen einerseits als Ablehnung und Legitimitätsdefizit des Moscheebauprojekts gedeutet werden. Andererseits wurde dem Moscheebauprojekt eine Legitimität qua Dauer der Bemühungen zugeschrieben, was verdeutlicht, dass sich die Beharrlichkeit der muslimischen Gemeinden ausgezahlt hat.

Junge gemeindeinterne Netzwerkakteur:innen als Motoren der Moscheebauprojekte: In manchen untersuchten Moscheebauprojekten (Merkez-Moschee, Weiße Moschee) kam es im Zuge der Moscheebauprojekte zum Vorstandswechsel, sodass jüngere, fließend Deutsch sprechende, mit der Stadtgesellschaft stärker vernetzte Personen zu Stellvertreter:innen der Moscheegemeinden wurden. Diese Personen übernahmen zugleich die Rolle von Pressesprecher:innen und/oder Dialogbeauftragten und bildeten damit eine Schnittstelle zwischen den muslimischen Gemeinden und ihrer sozialen Umwelt (interne Netzwerkakteur:innen). Im Fall der Merkez-Moschee waren es zahlreiche Frauen, die das Gesicht des Moscheebauprojekts bildeten, was in den Legitimierungsdiskursen häufiger hervorgehoben wurde.

Unter Bezug auf neo-institutionalistische Annahmen des »spill over«-Effekts, der besagt, dass die Legitimität von einer Einheit auf eine andere übertragbar ist (Schneider, 2012, S. 190), kann davon ausgegangen werden, dass die neuen Gemeindesprecher:innen förderlich für die öffentliche Erscheinung der muslimischen Gemeinde und ihres Bauvorhabens waren. Dies ist darauf zurückzuführen, dass sie den gesellschaftlichen Erwartungen hinsichtlich ihrer Bildung und Sprachkompetenzen eher entsprachen als die ältere Generation. Daher liegt es nahe, dass ein Moscheebauprojekt als Katalysator des Organisationswandels dienen kann und auch das repräsentative Bild einer Gruppe in der Öffentlichkeit erheblich verändert.

Information und Beteiligung im Rahmen von Moscheebauprojekten: Wie in anderen konflikthaften Baumaßnahmen nutzten die Kommunen in Kooperation mit den Moscheegemeinden institutionelle Formen der Information, Moderation und Beteiligung der Stadtgesellschaft. Sie initiierten Informationsveranstaltungen und Dialoggremien. In Informationsveranstaltungen, die teilweise auch von anderen Akteur:innen organisiert wurden (wie z. B. Kirchengemeinden in Bonn), konnten sich die muslimischen Gemeinden einer breiteren Öffentlichkeit vorstellen und ihre Vorhaben und Bedarfe erklären. Zugleich konnten die Bürger:innen ihre Legitimitätsbewertungen des Moscheebauprojekts und eigene Vorstellungen äußern. Anhand zweier von mir beobachteter Veranstaltungen in Hamm und Iserlohn konnte festgestellt werden, dass diese Treffen allerdings auch in eine Zuspitzung eines Konflikts münden bzw. zu seiner Manifestierung führen können, da sie von Moscheegegner:innen und zum Teil rechtsextremen Akteur:innen als Bühne genutzt wurden, um gegen die Baupläne zu protestieren. Dies zeigt, wie wichtig eine kompetente Moderation ist, die kritische Stimmen zulässt, jedoch Hetze und unsachliche Stimmungsmache abwehrt.

In mehreren Fallstudien gab es Dialoggremien, die von den Kommunen initiiert und moderiert wurden und an denen in der Regel Vertreter:innen aus Politik, Verwaltung, Zivilgesellschaft und der Moscheegemeinde beteiligt waren. Durch die verstetigten Kommunikationsformen sollte ein Austausch über das Bauprojekt ermöglicht werden, bei dem es darum ging, Transparenz zu schaffen und das Projekt auf eine breitere gesellschaftliche Basis zu stellen. So konnten verschiedene Akteur:innen über diese Gremien ihre Positionen zum Moscheebauprojekt ausdrücken. Zugleich vereinten die Gremien viel Sachverstand, der den muslimischen Gemeinden zugutekam. So wurden sie durch diese Gremien über Öffentlichkeitsarbeit, rechtliche Standards und technische Details zu ihren Bauvorhaben informiert.

Fazit und abschließende Gedanken

Der vorliegende Artikel, der sich mit Konfliktbearbeitungsstrategien und der Herstellung von Legitimität in Moscheebauprojekten befasst, zeigt, dass Moscheegebäude in ihrer räumlich-symbolischen Dimension für das muslimische Gemeindeleben höchst bedeutend sind. Solche Bauten gewähren nicht nur Raum für verschiedene religiöse und soziale Zwecke, sondern symbolisieren vieles zugleich: einen bestimmten Glauben, die öffentliche Präsenz der Gläubigen in der Gesellschaft, ihre Partizipation am politischen und sozialen Leben, die kollektive Identität einer Gemeinschaft, die Wertschätzung und Anerkennung durch andere, mit denen man eine pluralistische Lebensform und elementare Rechte und Pflichten teilt – und anderes mehr.

Die Tatsache, dass es starke Abwehrreaktionen gegen Moscheebauvorhaben gibt, verdeutlicht nach wie vor bestehende hierarchisierende Strukturen in Deutschland und eine enge Verknüpfung der islambezogenen Themen mit Gefährdungsdiskursen. Zugleich legt die potenzialorientierte Perspektive zentrale Legitimationsbemühungen und faktische Legitimierungsschritte offen, die dazu beitragen, dass die geschilderten Bauvorhaben trotz der Vorbehalte und Widerstände weitgehend realisiert werden konnten und können. Dabei wurde ersichtlich, dass sich die Handlungsorientierung muslimischer Gemeinden in einem konstitutiven Zusammenhang mit den kommunizierten Erwartungen der sozialen Umwelt und spezifischer lokaler Akteur:innen befindet; repräsentative Moscheen können folglich als Produkt sozialer Interaktionen betrachtet werden, die mitunter mit konflikthaften Aushandlungen einhergehen.

Während die Konformität der muslimischen Gemeinden im Sinne der Angleichung der Pläne an die Erwartungen der verschiedenen Anspruchsgruppen und die Gesellschaft insgesamt für die pragmatische Legitimität, die Teilnahme an Dialoggremien und die ersehnte Einflusslegitimität förderlich war, waren Informationsveranstaltungen wichtig für die Transparenz und die informationsbasierte kognitive Legitimität. Mein Beitrag zur sozialwissenschaftlichen Forschung muslimischen Lebens in Deutschland sollte veranschaulichen, wie eine symbolische und räumliche Etablierung und Integration des Islams auf kommunaler Ebene in der Stadtgesellschaft erfolgen kann. Er fokussiert dabei Legitimationsdefizite, wie sie bei Moscheebauprojekten regelmäßig erscheinen und nach wie vor beobachtet werden können. Das ist nicht der einzige wichtige Aspekt, aber ein für das gelingende Zusammenleben heterogener Gruppen überaus wichtiger. Dies zeigen nicht zuletzt die häufig recht erfolgreichen Bemühungen, die besagten Defizite zu bearbeiten und abzubauen – durch die kollaborative Aushandlung von Moscheebauvorhaben und die offene Verständigung über das in ihnen vorgesehene und schließlich praktizierte religiöse und soziale Leben.

Literatur

Ata, M. (2011). *Der Mohammed-Karikaturenstreit in den deutschen und türkischen Medien. Eine vergleichende Diskursanalyse.* Univ. Siegen, Diss. VS Verlag für Sozialwissenschaften.

Baumann, M. & Tunger-Zanetti, A. (2011). Ansehen und Sichtbarkeit. Religion, Immigration und repräsentative Sakralbauten in Westeuropa. *Herder Korrespondenz, 65*(8), 407–409.

Bogumil, J. & Holtkamp, L. (2013). *Kommunalpolitik und Kommunalverwaltung. Eine praxisorientierte Einführung.* bpb.

Emirbayer, M. (1997). Manifesto for a Relational Sociology. *American Journal of Sociology, 103*(2), 281–317.

Häusler, A. (2008). Antiislamischer Populismus als rechtes Wahlkampf-Ticket. In ders. (Hg.), *Rechtspopulismus als »Bürgerbewegung«. Kampagnen gegen Islam und Moscheebau und kommunale Gegenstrategien* (S. 155–169). VS Verlag für Sozialwissenschaften.

Hüttermann, J. (2006). *Das Minarett. Zur politischen Kultur des Konflikts um islamische Symbole*. Juventa.

Interkultureller Rat in Deutschland e.V. (2007). *Moscheen als Orte der Spiritualität und Integration. Eine Information*. Hg. v. Clearingprojekt: Zusammenleben mit Muslimen/Deutsches Islamforum.

Kapphan, A. (2004). Symbolische Repräsentation von Zuwanderergruppen im Raum: Zur Analyse von Konflikten um den Bau und die Nutzung von Moscheen. In W. Siebel (Hg.), *Die europäische Stadt* (S. 244–252). Suhrkamp.

Leggewie, C. (2009). Warum es Moscheebaukonflikte gibt und wie man sie bearbeiten kann. In B. Beinhauer-Köhler & C. Leggewie (Hg.), *Moscheen in Deutschland. Religiöse Heimat und gesellschaftliche Herausforderung* (S. 117–218). Beck.

Löw, M. (2010). Stadt- und Raumsoziologie. In G. Kneer & M. Schroer (Hg.), *Handbuch Spezielle Soziologien*. VS Verlag für Sozialwissenschaften.

Lüddeckens, D., Uehlinger, C., Walthert, R., Grigo, J., Kestler, A., Meier, V. & Wäckerlig, O. (2010). *Sichtbar gemachte religiöse Identität, Differenzwahrnehmung und Konflikt*. Univ. Zürich.

Nagel, A.K. (2012). Vom Paradigma zum Pragma. Religion und Migration in relationaler Perspektive. *Sociologia Internationalis, 48*(2), 221–246.

Schäfers, B. (2002). Soziales Handeln und seine Grundlagen. Normen, Werte, Sinn. In H. Korte & B. Schäfers (Hg.), *Einführung in Hauptbegriffe der Soziologie* (S. 24–25). Leske + Budrich.

Schäfers, B. (2006). *Architektursoziologie. Grundlagen – Epochen – Themen*. VS Verlag für Sozialwissenschaft.

Schmitt, T. (2012). Moschee-Debatten als raumbezogene, interkulturelle und interreligiöse Konflikte. In G. Botsch (Hg.), *Islamophobie und Antisemitismus – ein umstrittener Vergleich* (S. 191–200). de Gruyter.

Schneider, S. (2012). Empirische Legitimationsforschung. Sind lokale politische Systeme legitim? *Forum Wohnen und Stadtentwicklung*, (4), 186–190.

Schoppengerd, J. (2008). *Moscheebauten in Deutschland. Rahmenbedingungen, Fallbeispielanalyse, Empfehlungen für die kommunale Ebene.*

Suchman, M.C. (1995). Managing Legitimacy. Strategic and institutional approaches. *Academy of Management Review, 20*(3), 571–610.

Suder, P. (2015). Die zivilgesellschaftlichen Potentiale von Moscheevereinen. In A.K. Nagel (Hg.), *Religiöse Netzwerke. Die zivilgesellschaftlichen Potentiale religiöser Migrantengemeinden*. transcript.

Suder, P. (2023). *Legitimierung von Moscheebauprojekten im Spannungsfeld zwischen Unterstützung und Widerständen. Eine fallstudienbasierte Untersuchung in der Metropolregion Rhein-Ruhr*. Georg-August-Univ.

Stoop, D.C. (2017). Moscheedebatten in Deutschland zwischen Religionsfreiheit und antimuslimischer Propaganda. In K. Fereidooni & M. El (Hg.), *Rassismuskritik und Widerstandsformen* (S. 319–338). Springer.

Walgenbach, P. & Meyer, R. (2008). *Neoinstitutionalistische Organisationstheorie*. Kohlhammer.

Biografische Notiz

Dr. *Piotr Suder* arbeitet in der Leitung des bundesweiten Verbundes Islamismusprävention und Demokratieförderung (KN:IX connect) beim Verein für multikulturelle Kinder- und Jugendhilfe (IFAK e.V.) und ist freiberuflich als Dozent für zivilgesellschaftliche Organisationen, Behörden und Hochschulen tätig.

Women only?

Wie Frauen mit Migrationserfahrung ihre Quartiere im Ruhrgebiet wahrnehmen, sich aneignen und weiterdenken

Raffael Beier, Beyza Bağcı, Juliana Ferreira da Silva, Marguerite Hennch & Anisa Scharmann[1]

Die Wahrnehmung von migrantisch geprägten Stadtteilen wie etwa der Dortmunder Nordstadt kann sehr unterschiedlich ausfallen. Gerade solche Orte können aufgeladen sein mit polarisierenden Emotionen und subjektiven Bedeutungen. Ein kleiner Selbstversuch zeigte, dass Raumerfahrungen nie objektiv oder homogen, sondern durch individuelle Perspektiven, biografische Prägungen und soziale Kontexte wie etwa Migrationserfahrungen im eigenen oder familiären Hintergrund beeinflusst werden. Denn bei individuellen Spaziergängen durch die Münsterstraße in der Dortmunder Nordstadt empfanden manche Teilnehmerinnen durch vertraute Gerüche ein Gefühl von Heimat, während andere wiederum v. a. die hohe Präsenz von Männern im öffentlichen Raum wahrnahmen. Daher ist für eine integrative Stadtplanung entscheidend, die eigene Wahrnehmung von Stadträumen kritisch zu reflektieren und sich intensiv mit Sichtweisen auseinanderzusetzen, die nicht den eigenen entsprechen.

1 Wir bedanken uns bei Ella Andersch, Canel Gümüşsoy, Chahida Harcha Anki, Damian Heying, Ranim Kataya, Marlene Köppen, Daniel Tsvelenev und Nina-Leonie Wille für die gemeinsame Projektarbeit – und bei Ranim und Chahida auch insbesondere für ihre Übersetzungsleistungen. Besonderer Dank geht auch an unsere beiden Kooperations-Organisationen in Dortmund und Oberhausen für ihr Engagement für und Interesse an unserem Projekt. Nicht zuletzt gilt unser Dank allen interviewten Frauen, die bereitwillig ihre persönlichen Erfahrungen teilten und ohne die unser Projekt nicht möglich gewesen wäre.

Migration ist längst ein konstitutiver Bestandteil deutscher Stadtgesellschaften. Dennoch bleiben die Perspektiven auf Raum von Menschen mit Migrationsgeschichte häufig unbeachtet und spiegeln sich wenig in der konzipierten Gestaltung urbaner Räume wider (Yıldız & Hill, 2014, S. 32; Reimann, 2014, S. 226f.). Die Planung tut sich weiterhin schwer, migrantische Perspektiven zu integrieren (Huning et al., 2021). Dies gilt in besonderem Maße für die Perspektiven migrantischer Frauen, die als Nutzerinnen von Stadtraum und Akteurinnen in städtischen Prozessen vielfach unsichtbar bleiben – auch weil Care-Arbeit ihre Teilhabe im öffentlichen Raum und am Diskurs beschränkt (Fraeser et al., 2021). Auch in der deutschsprachigen Migrationsforschung wurde bis weit in die 1990er oft ein androzentrischer Blickwinkel auf Migrationsforschung vertreten, durch den Frauen immer wieder als passiv oder abhängig (z. B. im Rahmen von Familiennachzug) dargestellt werden (Reuter & Mecheril, 2015, S. 361).

Dieser Beitrag widmet sich deshalb den raumbezogenen Lebensrealitäten von überwiegend arabischstämmigen Frauen mit eigener Migrationserfahrung im Ruhrgebiet. Migrantinnen der sog. MENA-Region (Middle East and North Africa) haben die Migrationsgesellschaft Deutschlands und auch das Stadtbild in Vierteln wie der Dortmunder Nordstadt maßgeblich geprägt (Ternés et al., 2017). Unser Ziel ist es, aufzuzeigen, wie diese Frauen Räume wahrnehmen, sich aneignen und weiterdenken und welche Rolle dabei Kultur, Klasse und Gender spielen. Dabei liegt der Fokus v. a. darauf, welche Erinnerungen, Gefühle und Bedeutungen die Untersuchungsgruppe mit ihren Wohnorten im Ruhrgebiet verknüpfen und inwiefern sie sich an städtischen Gestaltungsprozessen beteiligen.

Der theoretische Rahmen beruht dabei auf einem dynamischen und relationalen Raumverständnis nach Lefebvre (1991) und Löw (2001), bei dem der urbane Raum nicht als eine starre örtliche Rahmenbedingung begriffen wird, sondern als Produkt sozialer Praktiken, Bedeutungen und Machtverhältnisse. Gleichzeitig haben wir uns bewusst an postmigrantischen Ansätzen (Foroutan et al., 2018; Yıldız & Hill, 2014) orientiert, um defizitorientierte Blickwinkel nicht länger zu reproduzieren, sondern die Perspektiven und die aktive Raumaneignung von Migrantinnen selbst ins Zentrum der Forschung zu rücken. Dieser Blickwinkel ermöglicht uns so ein differenziertes und v. a. vielfältiges Verständnis unterschiedlicher Lebensrealitäten im Ruhrgebiet und macht deutlich, wie der urbane Raum durch soziale Praktiken an Bedeutung für die Bewohnerinnen gewinnt.

Methodisches Vorgehen

Die Untersuchung wurde im Rahmen eines einjährigen Studienprojekts der Fakultät für Raumplanung an der TU Dortmund durchgeführt. Dabei haben wir uns bewusst auf Frauen mit eigener Migrationserfahrung, also der ersten Generation, fokussiert, um herauszufinden, wie die Sozialisation im Herkunftsland die Raumwahrnehmung und -aneignung im Ruhrgebiet beeinflusst. Der Fokus lag dabei auf der Dortmunder Nordstadt und Oberhausen-Mitte, wobei Interviews mit Einzelpersonen in der gesamten Region durchgeführt wurden. An beiden Schwerpunkt-Orten wurde durch die Zusammenarbeit mit entsprechenden sozialen Einrichtungen ein Zugang zur Untersuchungsgruppe hergestellt. In Dortmund erfolgte die Zusammenarbeit über ein Elterncafé am Borsigplatz, in Oberhausen wurde eng mit dem Verein Kultur im Turm e. V., kurz kitev, am Hauptbahnhof zusammengearbeitet.

Um die unterschiedlichen Lebensrealitäten und Beteiligungsformen migrantischer Frauen sichtbar zu machen, wurde mit qualitativen und partizipativen Methoden wie leitfadengestützten Interviews und Workshops gearbeitet. Inspiriert von Verfahren wie World Cafés, Planspielen oder Zukunftswerkstätten haben wir gezielt Elemente informeller Beteiligung in unsere Workshops integriert, um komplexe Themen zu veranschaulichen und Diskussionen sowie Reflexion unter den Teilnehmerinnen anzuregen (Gangarova & von Unger, 2020). Die Workshops begannen mit einer Vorstellungsrunde, in der die Teilnehmerinnen ihren Lieblingsort markierten. Es folgten zwei Aufgaben, bei denen die Teilnehmerinnen einer fiktiven, neu zugezogenen Frau zuerst

Orte empfehlen, die sie selbst gern besuchen, und danach solche nennen, die sie meiden sollten. Zum Abschluss entwickelten die Frauen im Rollenspiel als »Stadtplanerin« ihr ideales Viertel. Zur Orientierung standen dafür Karten der Dortmunder Nordstadt bzw. Oberhausen-Mitte bereit, auf denen wichtige Orte hervorgehoben wurden. Ergänzend wurden den Teilnehmerinnen Post-its und Emojis zur Verfügung gestellt, um Eindrücke und Bewertungen der Orte flexibel sichtbar zu machen. Die Kommunikation erfolgte auf Deutsch und Arabisch, um etwaigen Sprachbarrieren entgegenzuwirken. Die Aufgaben halfen, emotionale Bindungen und Barrieren im Stadtraum zu erkennen, Migrationserfahrungen mit konkreten Orten zu verknüpfen und Vorstellungen für eine inklusive Stadtgestaltung sichtbar zu machen. Die leitfadengestützten Interviews hingegen ermöglichten mehr Raum für Narrative und individuelle Einblicke in die Lebensrealitäten der Frauen. Zusätzlich zu den Workshops wurden insgesamt 18 problemzentrierte Interviews mit Frauen im Alter zwischen 17 und 64 Jahren geführt. Die Gesprächsdauer lag zwischen 10 und 80 Minuten. Anschließend erfolgte die Auswertung des Materials mithilfe einer qualitativen Inhaltsanalyse, bei der sowohl induktiv als auch deduktiv vorgegangen wurde.

Stadtraum als soziales Produkt

Theoretischer Ausgangspunkt unserer Arbeit ist ein relationales Verständnis von Raum als ein soziales Produkt, bei dem Machtverhältnisse und Intersektionalität eine zentrale Rolle spielen. Prägend für ein solches Raumverständnis ist Henri Lefebvres (1991) Theorie der *Produktion des Raums*, die auf der konzeptionellen Unterscheidung von wahrgenommenem *(perceived)*, gelebtem *(lived)* und konzipiertem *(conceived)* Raum beruht, die strukturgebend für unsere Analyse war.

Der wahrgenommene Raum bezieht sich hierbei in erster Linie auf die räumliche Praxis, d. h., wie der Raum physisch erlebt, genutzt und reproduziert wird. In ihm materialisieren sich gesellschaftliche Strukturen, Machtverhältnisse und Alltagslogiken (ebd., S. 33–38). Martina Löw (2001) betont die Wechselwirkung von Struktur und Handeln für die Entstehung und Wahrnehmung von Raum. Über eine sog. Synthese wird Raum durch alle Sinnesorgane, das Erinnern und Vorstellen der umgebenden Menschen und Güter zusammengefasst und als Atmosphäre wahrgenommen. Dabei wird Raum je nach sozialen und kulturellen Einflüssen unterschiedlich synthetisiert, was sich wiederum im von Routinen geprägten Handeln ausdrückt und Raum(-strukturen) reproduziert. Löw betont demnach die Bedeutung der Sozialisation und der dadurch internalisierten Normen und Werte für die Konstitution von Raum. Sie argumentiert, dass Frauen den Raum anders wahrnehmen, da ihnen klassenübergreifend weiterhin verstärkt die Verantwortung für die Kinderbetreuung zugeschrieben wird (ebd., S. 175). Durch diese alltäglichen Routinearbeiten, die von Männern weniger oft durchgeführt werden, unterscheidet sich ihr Handeln und damit einhergehend auch die Wahrnehmung von Raum (ebd.).

Der gelebte Raum nach Lefebvre (1991, S. 41) bildet die zweite Dimension der Raumproduktion, die durch räumliches Aneignen, d.h. durch emotionale und subjektive Bedeutungszuschreibungen geprägt ist. Durch Symbole und auch Kunst wird Raum zur Repräsentation von Geschichte und Zugehörigkeit der Gruppe. Diese Aneignung geschieht nach Löw (2001) auch über institutionalisierte alltägliche Handlungen. Im Kontext der Migration ist die Raumaneignung als ein dynamischer Prozess zu verstehen, in dem Migrant:innen nicht nur mit dem Raum interagieren, sondern ihn durch ihre Handlungen beeinflussen und sich gleichzeitig die darin enthaltenen Bedeutungen zu eigen machen. Durch diese gegenseitige Beeinflussung zwischen Raum und Individuum kann der Raum nicht nur ›bewohnt‹, sondern zu einem integralen Bestandteil der persönlichen kulturellen Identität werden (Medina Audelo, 2022; Smith, 2018). Durch transnationale Praktiken können dabei lokale Bindungen und Identitäten über Ländergrenzen hinweg auch durch eine fortwährende Bindung zum Heimatort geprägt sein (Ehrkamp, 2005). Gleichzeitig können wir Praktiken der Raumaneignung auch als Ausdruck des Widerstandes gegen vorherrschende Bedingungen verstehen, die Gruppen befähigt, einen Mangel an Ressourcen zu überwinden (Hall, 2015; Kadıoğlu Polat, 2020). Die Bildung lokaler Bindungen ist hierbei entscheidend, da von einer Korrelation zwischen der Bindung bzw. einem Gefühl der Zugehörigkeit zu einem Raum und der Bildung sozialer Netzwerke ausgegangen werden kann (Smith, 2018, S. 69). Die Mitgestaltung bzw. der Aufbau von Räumen der sozialen Integration stärken die soziale Bindung innerhalb einer Gemeinschaft (ebd., S. 72).

Der konzipierte Raum bildet die dritte Dimension der Raumproduktion nach Lefebvre (1991, S. 38ff.) und meint den von Planer:innen, Architekt:innen und Institutionen erwünschten, entworfenen und konzipierten Raum. Er orientiert sich an funktionalen, ökonomischen und politischen Logiken und zeigt sich in technischen Entwürfen, Karten und Planungsdokumenten. Dabei bleibt jedoch oft unberücksichtigt, wie unterschiedliche soziale Gruppen tatsächlich Raum erleben, nutzen und mit Bedeutung aufladen. Genau diese Kluft zwischen abstrakter Planung und gelebter Alltagsrealität steht im Zentrum vieler aktueller Debatten um gerechte Stadtentwicklung und -planung. Dabei gelten insbesondere Teilhabe und inklusive Raumgestaltung als zentrale Voraussetzungen für eine gerechtere urbane Zukunft (Fraser, 2003, S. 12ff.). Während Partizipation spezifische Formen der Mitgestaltung meint, wie die Beteiligung an politischen Entscheidungsprozessen oder urbanen Planungsverfahren (Huning et al., 2021, S. 130), ist Teilhabe umfassender im Sinne gesellschaftlicher Mitsprache zu verstehen. Dazu gehört etwa der Zugang zu Ressourcen, Bildung oder öffentlichen Räumen, aber ebenso soziale Anerkennung, Sichtbarkeit und das Recht, gehört zu werden. Diese Aspekte sind grundlegend für wirksame Mitgestaltung und eng mit bestehenden Macht- und Herrschaftsverhältnissen verknüpft (Bourdieu, 1987; Fraser, 2003). Miraftab (2004) unterscheidet dabei zwei Wege, wie eine gerechte Teilhabe in der Stadtentwicklung ermöglicht werden kann: »invited« und »invented spaces of participation«. Ersteres meint institutionell geschaffene Beteiligungsformate, die meist von staatlichen oder städtischen Akteuren im Rahmen urbaner Planung initiiert werden, etwa Bürgerforen, Planungsworkshops oder Anhörungen. Im Gegensatz dazu sind »invented spaces« konzeptionell eng mit Raumaneignung verknüpft. Sie charakterisieren sich durch kollektives Handeln unabhängig von institutionellen Organisationen mit dem Ziel des Widerstandes gegen den Status quo und bestehende Strukturen. Hierauf werden wir in unserer Diskussion am Ende des Beitrags zurückkommen.

Leben im Quartier: Zwischen Entfaltung und Zurückweisung im öffentlichen Raum

Bei der Analyse der Workshops und Interviews stützen wir uns zunächst auf zwei der drei Dimensionen von Lefebvres (1991) Raumproduktion, den *wahrgenommenen* und den *gelebten* Raum. Die Ergebnisse machen deutlich, wie die Wahrnehmung der Frauen durch klassen-, geschlechts- und kulturspezifische Bedürfnisse geprägt ist, und zeigen zugleich auf, wie migrantische Frauen sich durch gegenkulturelles Handeln Raum aneignen. Besondere Aufmerksamkeit verdient dabei die Bedeutung des Nahraums, auch aufgrund der ressourcenbedingt eingeschränkten Mobilität. Die Frauen strukturieren ihren Alltag im Quartier überwiegend fußläufig oder mithilfe des ÖPNVs, wodurch die unmittelbare Erreichbarkeit insbesondere im Zusammenhang mit Sorgearbeit eine zentrale Bedeutung erhält. Der Nahraum ist gerade auch deshalb wichtig, da das eigene Quartier bzw. die Nachbarschaft Prozesse bündelt, die wichtig für lokale Identifikation, persönliche Ressourcen und soziale Netzwerke sind und als zentrale Schnittstelle unterschiedlicher Identitäten wirkt (Schnur & Seidelsohn, 2025, S. 376f.). Das zeigt sich in den Ergebnissen besonders im Rahmen der Aufrechterhaltung kultureller Verbundenheit. Hierbei spielen kulturelle Ankerorte eine entscheidende Rolle. Zeitgleich formulieren die Frauen klare Vorstellungen einer wünschenswerten Raumaufteilung. Sie wünschen sich sowohl eine Nutzungsdurchmischung als auch Räume explizit für Frauen.

Die Anforderungen der Frauen an ihren Nahraum und das umliegende Quartier werden maßgeblich davon beeinflusst, welche Rolle sie im Familiengefüge einnehmen. Eine Studie des BMFSFJ zeigt, dass Frauen täglich rund 52 % mehr Sorgearbeit als Männer leisten.[2] Der Unterschied bei der Übernahme der Sorgearbeit ist bei Paaren mit Fluchthintergrund am größten, gefolgt von Paaren, die einen Migrationshintergrund ohne Fluchterfahrung haben (Gauer, 2023, S. 672). Die Erfüllung der Sorgearbeit und den damit einhergehenden Anforderungen, wie dem hohen zeitlichen Aufwand der Kinderbetreuung, verändert nicht nur die Raumwahrnehmung, sondern auch die Nutzungsansprüche der Frauen. Die Zugänglichkeit von Alltagsorten ist von Möglichkeiten der Kinderbetreuung abhängig. Frauen berichteten, dass eine fehlende Kinderbetreuung durch fehlende Schul- und Kitaplätze ihre Möglichkeiten der Bildung, Arbeit und Freizeit einschränken. So beendete Khadija[3], eine marokkanische Mutter aus der Nordstadt, ihr Interview mit den Worten: »Zum Beispiel muss ich jetzt auch los, weil die Kinder rauskommen.«

Mit verschiedenen Variationen von »Hier gibt es alles« (Sana aus Ägypten) oder »Alles ist gut, alles, was ich brauche, ist neben mir« (Halima aus Syrien) unterstrichen die interviewten Frauen die Bedeutung von Alltagsorten. Eine Nutzungsmischung im Viertel ist für die meisten Interviewten entscheidend für eine generelle Zufriedenheit mit dem Wohnort. So antwortete Rasha aus dem Libanon auf die Frage, was sie gern im Viertel verändert haben möchte: »Mehr Geschäfte!«, da sie sonst immer weit fahren müsse. Zu den näher beschriebenen Orten, die ihnen wichtig waren, gehörten Ärzte und Krankenhäuser. Aber auch nahegelegene Kindergärten und Grundschulen sind Argumente für eine Zufriedenheit mit dem Wohnort, gerade weil sie für ihre Sorgearbeit besonders relevant sind. Gleichzeitig stellen Spielplätze für die Frauen bedeutende Orte im öffentlichen Raum dar, denn sie ermöglichen es, Care-Verpflichtungen mit sozialem Austausch zu verbinden: »Es ist wichtig, Frauen zu treffen, aber du triffst sie unter dem Vorwand, damit die Kinder spielen.« Viele interviewte Frauen fanden jedoch, dass diese nicht die Anforde-

2 https://www.bmfsfj.de/blob/117916/7a2f8ecf6cbe805cc80edf7c4309b2bc/zweiter-gleichstellungsbericht-data.pdf, S. 11.

3 Alle genannten Namen sind Pseudonyme.

rungen für ihre Kinder erfüllten. Sie wurden als dreckig und unsicher wahrgenommen sowie als zu klein und schlecht ausgestattet. Auch darüber hinaus zeigen sich die besondere Rolle des öffentlichen Raums sowie die Schwierigkeiten, sich diesen als sozialen Treffpunkt anzueignen. Yonca aus der Türkei vermisste bspw. eine lebendigere Nutzung von Parks: »In der Türkei machen sie mehr Picknicks. Sie bleiben bis zum Abend dort und trinken Kaffee und Tee. Also in den Parks. Hier sehe ich nicht so viele Leute, die ständig in den Parks Picknick machen.« Zusätzlich besteht der Wunsch nach mehr Nutzungsmöglichkeiten im öffentlichen Raum: »Aber ich wünsche mir, dass der große Platz für die Grillplatz ist, da wir haben in Mülheim kein Grillplatz, das wünsche ich sehr« (Youssra aus Ägypten). Gleichzeitig verschärfen jedoch mehrere Städte im Ruhrgebiet Grillverbote und schränken die Nutzung öffentlicher Parks weiter ein, so z. B. in Bochum und Duisburg, wo das Grillen und auch das Rauchen von Shishas stärker reglementiert und teilweise verboten wurde.[4] Zugängliche Parks und Spielplätze stellen jedoch Orte von besonderer Bedeutung für die von uns befragten Frauen mit Migrationserfahrung innerhalb eines Quartiers und der Nachbarschaft dar und bieten ihnen die Möglichkeit des sozialen Austauschs, nachbarschaftliche Gemeinschaften zu stärken und Raum anzueignen.

Diese Verknüpfung zwischen alltäglichen Praktiken und Orten zeigt sich nicht allein im öffentlichen Grünraum. Auch andere Orte im Nahraum, die für emotionale und kulturelle Bindungen wichtig sind, lassen sich aus den Erzählungen der Frauen herauslesen. Insbesondere Einkaufsorte, Läden und Märkte besitzen hier eine gewisse Ankerfunktion, da sie durch ihr Angebot und ihre Atmosphäre oftmals eine Brücke zum Heimatland schlagen und damit ein Stück kulturelle Vertrautheit herstellen. Diese Bezüge sind jedoch durchaus kulturübergreifend, was sich bspw. dadurch ausdrückt, dass Hana aus Tunesien gern einen türkischen Markt aufsucht: »Es gibt einen türkischen Markt, der hat alles,

4 https://www1.wdr.de/nachrichten/ruhrgebiet/strengere-grillregeln-in-bochum-100.html; https://www.waz.de/lokales/duisburg/article409580187/duisburg-verschaerft-grillverbote-jetzt-sind-shishas-im-visier.html

was Tunesier brauchen, da fühle ich mich wie in El-Djem.« Weitere Ankerorte waren zudem religiöse Orte wie Moscheen. Diese wurden als besonders identitätsstiftend empfunden, insbesondere aufgrund der gemeinsamen Ausübung religiöser Praktiken sowie dem allgemeinen Gemeinschaftsgefühl innerhalb der Religionsgemeinschaft. Beim Workshop in Dortmund markierten zwei marokkanische Frauen eine Moschee als Lieblingsort: »Die Kinder lernen dort Arabisch. Dort kann man andere Eltern treffen. Kultur und Religion ausleben macht Spaß, bspw. während Ramadan, man fühlt sich nicht verloren oder allein. Der Ort erinnert generell an Heimat.« Märkte und Läden, die kulturelle Lebensmittel oder Kleidung der Herkunftsregion anbieten, oder auch kulturelle Vereine sind demnach ein zentrales Bedürfnis und wichtige Orte im Alltagsleben. Die Bedeutung kultureller Ankerorte geht dabei über die rein rationale Verrichtung des Alltags hinaus, sie ermöglichen den Frauen durch das Sprechen der Muttersprache und das Treffen von Menschen, die sich der gleichen oder ähnlichen Kulturen zugehörig fühlen, die Aufrechterhaltung einer transnationalen Identität und schaffen Orte der Zugehörigkeit (vgl. Ehrkamp, 2005). Hierbei ist die unmittelbare Nachbarschaft zentraler Bestandteil für das Bilden lokaler Zugehörigkeit. So lösen distanzierte Verhältnisse Gefühle der Ausgrenzung aus, und ein unfreundlicher Umgang führt bis hin zum Wunsch, den Wohnort zu wechseln. Beim Workshop in Oberhausen schrieb Karima auf ihre Karte: »Ich möchte ein Haus kaufen, ich möchte nette Nachbarn haben.« Nadira aus dem Libanon stellte die Beziehung zu ihren Nachbarn in ihrem Heimatland und in Deutschland gegenüber: »Ja, ganz anders, ja. Wir helfen uns [dort] einander. Zum Beispiel, ich möchte ausziehen, dann, meine Nachbarin helfen mir, aber hier ist es gar nicht so.« Gute Verhältnisse zu den Nachbarn wurden hingegen als positiv und wichtig herausgestellt, um sich als Teil der Nachbarschaft zu fühlen, wobei hier die ethnischen Zugehörigkeiten oftmals eine eher untergeordnete Rolle spielten.

Auch das Verankern transnationaler Identität im öffentlichen Raum scheint ein Weg zu sein, Raum anzueignen und lokale Zugehörigkeit entwickeln zu können. Wiederholt äußerten Frauen den Wunsch, Pflanzen bzw. Bäume aus ihrem Herkunftsland im öffentlichen Raum zu pflanzen. Yonca berichtete von einem Ereignis, bei dem ein Nachbar Eigeninitiative zeigte, indem er einen Walnussbaum im öffentlichen Raum pflanzte. Dieser wurde jedoch von der Stadtverwaltung wieder entfernt. Ein Eingreifen, das von den Betroffenen als feindselig wahrgenommen wurde, denn der Baum symbolisierte für den Nachbarn einen Bezug zur Heimat. Er war nicht nur Ausdruck von Identität und Repräsentation der eigenen Kultur, sondern zugleich ein Akt gegenkulturellen Handelns und Zeichen des Widerstands gegen die durch mehrheitsgesellschaftliche Strukturen auferlegten Restriktionen in der Gestaltung des öffentlichen Raums. Die Aneignung von Raum durch Migrant:innen, wozu auch migrantisch geführte Geschäfte und Läden zählen, trägt wesentlich zur Atmosphäre und Vitalität eines Quartiers bei. Ihre Verdrängung bedeutet daher nicht nur einen materiellen Verlust, sondern geht auch mit der Verdrängung migrantischer Erinnerungen und Identitäten einher (vgl. Kadıoğlu Polat, 2020; Tchoukaleyska, 2016).

Die Präsenz und die teilweise Dominanz von Männern im öffentlichen Raum scheint einen Einfluss auf die Raumwahrnehmung zu haben und die Raumaneignung durch Frauen auch einschränken zu können. Für viele Interviewte hängt die Raumwahrnehmung und das darin eingebettete Sicherheitsgefühl in öffentlichen Räumen wie den Straßen im Quartier oder in halböffentlichen Räumen wie Fitnessstudios maßgeblich von der Anwesenheit von Männern ab. »Mit Männern fühlt man sich nicht wohl!«, brachte es Yonca aus der Türkei auf den Punkt. Als unangebracht wurde kritisiert, dass selbst in Räumen nur für Frauen oftmals männliches Personal beschäftigt ist. Dass Frauen sich den öffentlichen Raum besonders nachts nicht frei aneignen können, unterstreichen die Aussagen von Wafaa aus Ägypten: »Nacht hier in Deutschland ist die Katastrophe! Warum kann ich nicht in der Nacht auf die Straße laufen? Das ist die Straße für alle, nicht für nur die Betrunkenen.« Zum Teil haben Frauen physische Übergriffe bereits erleben müssen. Die Angst begleitet eine Frau sogar in ihre privaten Räume, sodass sie beim Betreten des Kellers eine Begleitung benötigt. Viele interviewte Frauen äußerten daher den Wunsch nach Räumen speziell und ausschließlich für Frauen. So wurden in den Workshops Räume genannt, die zumindest zeitweise speziell für Frauen ausgerichtet sein sollten, seien es Schwimmbäder, Parks oder auch Fitnessstudios.

Die Unsicherheit im öffentlichen Raum, die schlechte Erreichbarkeit bestimmter Orte, fehlende Kinderbetreuung und große Distanzen zu kulturellen oder religiösen Orten erschweren oder verhindern teilweise den Besuch dieser. Dadurch wird nicht nur deutlich, wie der konzipierte Raum die Raumaneignung erschweren kann, sondern es unterstreicht erneut die hohe Bedeutung des Nahraums. Wie Raumwahrnehmungen und Nutzungsansprüche der Frauen den Status quo des konzipierten Raums infrage stellen, wird im folgenden Abschnitt weiter diskutiert.

Was kann die Stadtplanung daraus lernen?

Aufgrund der Forschungsergebnisse ließen sich verschiedene Themenschwerpunkte ableiten, die besonders für die zukünftige Stadtplanung von Bedeutung sind. Es wurde deutlich, dass bestimmte Themen immer wieder hervorgehoben wurden und für die Frauen zentral sind. Zum einen die besonderen Herausforderungen und Barrieren der ersten Generation im Hinblick auf Teilhabeprozesse. Zum anderen die Bedeutung von *invented spaces of participation* als Form der Aneignung und schließlich das Bedürfnis nach Segregation und geschützten Räumen in der Stadtplanung. Diese Themen verdeutlichen, wo ein Umdenken in Planungsprozessen notwendig ist und wie eine inklusive und gerechtere Stadtplanung in die Planungspraxis implementiert werden kann.

Invited Spaces of Participation …: In Bezug auf Beteiligungsprozesse zeigen die interviewten Frauen – alles Frauen der ersten Generation, also mit eigener Migrationserfahrung – eine ausgeprägt zurückhaltende Haltung. Generell bestand ein Interesse an Beteiligung, die Frauen würden jedoch erst dann teilnehmen, wenn sie direkt gefragt werden. Typisch für die erste Generation von Migrantinnen stellten sie Forderungen oder Ansprüche in den Workshops selten aktiv und orientierten sich daran, sich der Mehrheitsgesellschaft anzupassen, anstatt bestehende Strukturen offen infrage zu stellen. Beispielhaft ist hierbei die Aussage einer Frau, die sich bereit erklärte, sich zu beteiligen, wenn man sie nach ihrer Meinung fragen würde. Während nachfolgende Generationen oft mit einem stärkeren Selbstverständnis von Teilhabe aufwachsen (vgl. El-Mafaalani, 2023), bleibt die erste Generation häufiger in einem Zustand der Anpassung, was nicht zuletzt auf eigene Migrationserfahrungen und daraus resultierende Unsicherheiten zurückzuführen ist. Eine Frau äußerte bspw. die Sorge, dass die falsche Mülltrennung ihrer Nachbarn auf sie zurückfällt, obwohl sie sich immer viel Mühe gebe, den Müll richtig zu trennen.

Neben den individuellen und gesellschaftlichen Barrieren gibt es zusätzliche strukturelle Barrieren, die die Beteiligung erschweren (vgl. Huning et al., 2021). Zum einen sind die meisten interviewten Frauen nicht mit dem Aufbau deutscher Stadtplanung vertraut und besitzen keine Kenntnis über Beteiligungsmöglichkeiten. Zum anderen stellen mangelnde deutsche Sprachkenntnisse eine Barriere dar, was sich im Rahmen unseres Projekts zum Teil auch in Kommunikationsproblemen und im schwierigen Zugang zur Untersuchungsgruppe ausdrückte. Oft standen den Frauen nur begrenzte Zeitfenster zur Verfügung, weil sie durch andere Verpflichtungen wie Sorgearbeit stark eingebunden waren. Zudem waren einige Teilnehmerinnen Analphabetinnen und benötigten methodische Unterstützung und mehr Zeit, um sich in den Workshops ausdrücken zu können. Dies verdeutlicht, dass einige Barrieren vorhanden sind und dass in der Zukunft Beteiligungsformate für diese Zielgruppe nicht nur sprachlich, sondern auch methodisch und organisatorisch (Kinderbetreuung, Vormittagstermine etc.) stärker angepasst werden müssen, um Zugänge zu erleichtern.

Invented Spaces of Participation …: Neben der Verbesserung der Zugänge zu den erwähnten »invited spaces« (Miraftab, 2004) der Beteiligung zeigen die Ergebnisse ebenso, dass eine inklusive Stadtplanung und Teilhabe mehr bedeutet als institutionelle Partizipation. Das Schaffen und Aneignen von Räumen durch »invented spaces« der Beteiligung beeinflusst die Entwicklung von

Stadtraum in direkter und unmittelbarer Form und kann so auch für eine emotionale Bindung sorgen. Die wiederholt geäußerten Wünsche, Parks stärker nutzen zu können oder selber im öffentlichen Wohnumfeld Bäume pflanzen zu können, die bspw. an den Herkunftsort erinnern, belegen dies. Diese relativ kleinmaßstäblichen und unkompliziert umzusetzenden Handlungen würden bereits zu einem inklusiven Raum beitragen. In diesem Sinne sollte eine inklusive Stadtplanung neben den »invited spaces« das Augenmerk auch auf »invented spaces« der Beteiligung legen und Freiheiten schaffen für dezentrale und subjektive Raumaneignung. Dieses Verständnis inklusiver und toleranter Raumgestaltung geht weit über die klassischen Institutionen der Stadtplanung hinaus und muss z. B. Institutionen wie das Ordnungsamt mit einbeziehen, um ausdrücken zu können, dass die Bedürfnisse von migrierten Frauen der ersten Generation ernst genommen werden. Räume zum Gärtnern oder Platz zum Grillen in Parks stellen Möglichkeiten dar, mit einfachen Mitteln eine diversitätssensible Stadt zu gestalten, in der sich alle zugehörig fühlen.

Leitmotive der Stadtplanung ...: Anknüpfend an die Bedeutung kultureller Ankerorte für die Integration in die Stadtgesellschaft, aber auch die Forderung vieler interviewter Frauen, Orte nur für Frauen zu schaffen, stellt sich die Frage, inwieweit bestehende Leitbilder der Stadtplanung hinterfragt werden sollen oder müssen. Viele Leitbilder wie die Neue Leipzig Charta greifen eine soziale Durchmischung auf Quartiers- und Stadtebene auf,[5] die hier von den Frauen auf kleinmaßstäblicher Ebene teilweise abgelehnt wird. Es werden Parks oder Spielplätze gewünscht, die hauptsächlich von Frauen genutzt werden sollen, oder dass Schwimmbäder zu einigen Zeiten nur für Frauen zugänglich sein sollen. Wie lassen sich solche Forderungen mit dem Leitmotiv der sozialen Durchmischung und der Nutzungsmischung von öffentlichen Räumen in Einklang bringen? Es muss die Frage aufgeworfen werden, ob es nicht auch notwendig ist, geschützte

5 https://www.bbsr.bund.de/BBSR/DE/veroeffentlichungen/sonderveroeffentlichungen/2021/neue-leipzig-charta-pocket-dl.pdf?__blob=publicationFile&v=3

Räume zu schaffen, um Zugänglichkeit und Teilhabe zu ermöglichen. In der Planung und Politik wird oft davon ausgegangen, dass eine segregierte Zusammensetzung von Quartieren zu negativen Folgen führt und Integration verhindert bzw. erschwert.[6] Die Interviews zeigen aber durchaus, dass sog. Ankunftsquartiere mit hohem Migrationsanteil helfen, um Anschluss zu finden, sich wohler und weniger fremd zu fühlen (vgl. Hans et al., 2019). Kulturelle Ankerorte wie Moscheen, ethnisch geprägte Märkte oder Geschäfte – sprich eine Form der sozio-ökonomischen Aneignung von Raum – spielen hierbei eine wichtige Rolle. Auf Basis unserer Untersuchung werfen wir somit die Frage auf, ob die gewünschte soziale Durchmischung v. a. auf Quartiersebene erreicht werden sollte oder ob es nicht besser wäre, Ziele der sozialen Durchmischung auf der Stadtebene zu fördern. Was spricht dagegen, Räume zu schaffen, die nur für Frauen zugänglich sind und an denen sie sich sicher und wohler fühlen? Und wie wäre es, Segregation nicht automatisch zu bekämpfen und die Vorteile von segregierten Ankunftsquartieren zu nutzen, dafür aber Begegnungsräume überall in der Stadt zu fördern?

Die Untersuchung hat gezeigt, dass Teilhabe weit über formelle Beteiligung hinausgeht. Eine enge Zusammenarbeit zwischen Politik, Verwaltung, Planer:innen und Zivilgesellschaft ist notwendig, um langfristig wirksame inklusive Raumgestaltung zu ermöglichen, soziale und kulturelle Konflikte abzubauen oder ihnen vorzubeugen. Die Inklusion ist kein statischer, sondern ein dynamischer und kontinuierlicher Prozess. Bedürfnisse und Anforderungen verändern sich mit der Zeit (z. B. durch Migration oder neue technische Möglichkeiten), weshalb auch Planungsansätze flexibel gestaltet werden müssen. Besonders sollten Möglichkeiten der Eigeninitiative von migrantischen Frauen, sich den Raum anzueignen, gefördert werden, um kulturelle Verbundenheit und transnationale Identitäten zu stärken. Dabei ist die Berücksich-

6 https://www.regierung-mv.de/static/Regierungsportal/Ministerium%20für%20Energie%2C%20Infrastruktur%20und%20Digitalisierung/Dateien/Downloads/Studie%20Sozialräumliche%20Spaltung%20in%20Mecklenburg-Vorpommern.pdf, S. 26.

tigung der Raumperspektiven migrantischer Frauen nicht nur wichtig, um eine inklusive Stadtentwicklung voranzutreiben, sondern auch, um die Lebensqualität für alle Menschen zu steigern.

Literatur

Bourdieu, P. (1987). *Die feinen Unterschiede: Kritik der gesellschaftlichen Urteilskraft*. Suhrkamp.

Ehrkamp, P. (2005). Placing Identities: Transnational Practices and Local Attachments of Turkish Immigrants in Germany. *Journal of Ethnic and Migration Studies, 31*(2), 345–364.

El-Mafaalani, A. (2023). *Das Integrationsparadox. Warum gelungene Integration zu mehr Konflikten führt* (3. Aufl.). Kiepenheuer & Witsch.

Foroutan, N., Karakayali, J. & Spielhaus, R. (2018). *Postmigrantische Perspektiven. Ordnungssysteme, Repräsentationen, Kritik*. Campus.

Fraeser, N., Schuster, N. & Vogelpohl, A., (2021). Feministische Geographien der Arbeit – Zusammenhänge von Prekarisierung, Gentrifizierung und Globalisierung. In Autor*innenkollektiv Geographie und Geschlecht (Hg.), *Handbuch Feministische Geographien. Arbeitsweisen und Konzepte* (S. 120–144). Barbara Budrich.

Fraser, N. (2003). Social justice in the age of identity politics: Redistribution, recognition and participation. In N. Fraser & A. Honneth (Hg.), *Umverteilung oder Anerkennung? Eine politisch-philosophische Kontroverse* (S. 7–109). Suhrkamp.

Gangarova, T. & von Unger, H. (2020). Community Mapping als Methode. In S. Hartung, P. Wihofszky & M.T. Wright (Hg.), *Partizipative Forschung: Ein Forschungsansatz Für Gesundheit und Seine Methoden* (S. 143–177). Springer.

Gauer, M. (2023). Auch bei Geflüchteten: Aufteilung von unbezahlter Sorgearbeit variiert stark mit Erwerbstätigkeit der Frau. *DIW Wochenblatt*, (48), 671–679.

Hall, S.M. (2015). Migrant Urbanisms: Ordinary Cities and Everyday Resistance. *Sociology, 49*(5), 853–869.

Hans, N., Hanhörster, H., Polívka, J. & Beißwenger, S. (2019). Die Rolle von Ankunftsräumen für die Integration Zugewanderter. Eine kritische Diskussion des Forschungsstandes. *Raumforschung und Raumordnung | Spatial Research and Planning, 77*(5), 511–524.

Huning, S., Droste, C. & Gliemann, K. (2021). Promoting Interculture in Participation in German Urban Planning: Fields of Action for Institutional Change. *Urban Planning 6*(2), 127–138.

Kadıoğlu Polat, D. (2020). ›Now the German comes‹: The ethnic effect of gentrification in Berlin. *Ethnicities, 20*(1), 155–176.

Lefebvre, H. (1991). *The production of space*. Blackwell.

Löw, M. (2001). *Raumsoziologie*. Suhrkamp.

Medina Audelo, R. (2022). La apropiación del espacio público de inmigrantes centroamericanos en la Ciudad de México: ¿visibilidad o invisibilidad impuesta? El caso del Centro Histórico. *Revista de Urbanismo*, (47), 40–57.

Miraftab, F. (2004). Invited and Invented Spaces of Participation: Neoliberal Citizenship and Feminists' Expanded Notion of Politics. *Wagadu – A Journal of Transnational Women's & Gender Studies, 1*(1), Art. 3.

Reimann, B. (2014). Integration von Zuwanderern im Quartier: Ausgangslage, Herausforderungen und Perspektiven. In O. Schnur, G. Drilling & D. Matthias (Hg.), *Quartiersforschung. Zwischen Theorie und Praxis* (S. 225–241). 2. Aufl. Springer.

Reuter, J. & Mecheril, P. (2015). *Schlüsselwerke der Migrationsforschung: Pionierstudien und Referenztheorien*. Springer VS.

Schnur, O. & Seidelsohn, K. (2025). Quartiersentwicklung für alle: Von Integrationsdiskursen und Quartierspolitiken. In F. Gesemann, D. Filsinger & S. Münch (Hg.), *Handbuch Lokale Integrationspolitik* (S. 373–391). Springer.

Smith, J. S. (2018). Exploring place attachment and a sense of community in the Chacarita of Asuncion, Paraguay. In J. S. Smith (Hg.), *Explorations in Place Attachment* (S. 65–79). Routledge.

Tchoukaleyska, R. (2016). Public space and memories of migration: erasing diversity through urban redevelopment in France. *Social & Cultural Geography, 17*(8), 1101–1119.

Ternès, A., Zimmermann, K., Herzog, L. & Udovychenko, M. (2017). *Flüchtlingsstandort Deutschland – eine Analyse*. Springer.

Yıldız, E. & Hill, M. (Hg.). (2014). *Nach der Migration: Postmigrantische Perspektiven jenseits der Parallelgesellschaft*. transcript.

Biografische Notiz

Raffael Beier, Ph. D., International Planning Studies, Fakultät Raumplanung, TU Dortmund

Beyza Bağcı, Fakultät Raumplanung, TU Dortmund

Juliana Ferreira da Silva, Fakultät Raumplanung, TU Dortmund

Marguerite Hennch, Fakultät Raumplanung, TU Dortmund

Anisa Scharmann, Fakultät Raumplanung, TU Dortmund

Konfliktprävention in kulturell diversen Nachbarschaften

Begegnungen ermöglichen und Brücken bauen

Susan Klimczak & Dilek A. Tepeli

Vor dem Hintergrund zunehmender Polarisierung und gesellschaftlicher Debatten um Migration und Diversität stellt sich die Frage, wie Vermittlungsarbeit in kulturell diversen Nachbarschaften dazu beitragen kann, Konflikten präventiv entgegenzuwirken oder sie, wenn sie sich nicht vermeiden ließen, konstruktiv zu bearbeiten. Im Folgenden stellen wir ausgewählte Ergebnisse eines qualitativen Forschungsprojekts vor, das lokale Vermittlungsakteure und -formen wie Quartiershausmeister, mobile Begegnungsformate, geschützte Gruppenräume und interkulturelle Einrichtungen in den Fokus rückt.[1] Im Zentrum steht das Konzept des »Brückenbauens«, mithin die Idee, gerade auch zwischen Menschen Austausch zu schaffen und Verbindungen zu knüpfen, die sich trotz der nachbarschaftlichen Nähe nicht nahestehen und sich nicht in Offenheit begegnen. Dieses Brückenbauen wird in vier typische Vermittlungsformen unterschieden. Analysiert wird dabei, welche konfliktpräventive Funktionen diese Formen übernehmen und wie sie eine gelingende nachbarschaftliche Verständigung fördern können. Die vorgestellten Ergebnisse zeigen insgesamt, dass in der alltäglichen Vermittlungsarbeit eine erfolgreiche Konfliktprophylaxe weniger über standardisierte Verfahren, sondern v.a. durch eine kontextsensible, beziehungsorientierte

1 Die empirische Studie wurde im Rahmen der von der Erstautorin in der Fakultät für Sozialwissenschaft der Ruhr-Universität Bochum angefertigten Masterarbeit durchgeführt (Klimczak, 2025).

Praxis erfolgt. Brücken entstehen dort, wo Vertrauen geschaffen, Spannungen sichtbar gemacht und Handlungsspielräume eröffnet werden, häufig unter erschwerten Bedingungen wie versagter Anerkennung oder begrenzter Ressourcen. Erfahrungen von (mangelnder) Zugehörigkeit und Ausschluss beeinflussen dabei sowohl Konfliktdynamiken als auch die Wirksamkeit vermittelnder Arbeit. Wie dargelegt wird, erweist sich die hier behandelte Vermittlungsarbeit als konfliktsensible Mikrostruktur und als Teil einer Integration fördernden sozialen Infrastruktur.

Nachbarschaften bestehen aus mehr als bloßer räumlicher Nähe. Sie bilden soziale Gefüge, in denen Zugehörigkeit und Gemeinschaft, Differenz und Konflikte tagtäglich ausgehandelt werden. Sie bilden einen Mikrokosmos gesellschaftlicher Dynamiken, in dem sich Solidarität und Spannungen, Integration und Ausgrenzung, alltägliche Begegnungen und symbolische Grenzziehungen überlagern. In einer Zeit anhaltender Migration, zunehmender Pluralisierung und sozialräumlicher Ungleichheit ist die (wissenschaftliche) Auseinandersetzung mit kulturell diversen Nachbarschaften wesentlich. Forschung und Praxis zeigen: Räumliche Nähe führt nicht automatisch zu sozialem Miteinander. Damit rückt die Frage in den Vordergrund, wie Verständigung in solchen Kontexten gelingen und Konflikte vermieden werden können.

Eine zentrale Rolle kommt hierbei der lokalen Vermittlungsarbeit zu. Akteur:innen wie Quartiershausmeister:innen, Begegnungsstätten oder gemeinschaftliche Gruppen wirken als »Brückenbauer« zwischen sozialen, kulturellen und sprachlichen Milieus. Sie schaffen Räume, in denen Austausch, Anerkennung und Aushandlung möglich werden, sei es durch informelle Alltagsgespräche, offene Begegnungsformate oder geschützte Gruppenräume. Ihre Arbeit ist oft niedrigschwellig, beziehungsorientiert und nah am Alltag der Menschen. Vor diesem Hintergrund widmen wir uns im Folgenden der Frage, wie Vermittlungsarbeit in kulturell diversen Nachbarschaften zur Konfliktprävention beitragen kann. Ausgehend von theoretischen Perspektiven, in denen Nachbarschaft als sozialräumliches Beziehungsgeflecht und konflikthafter Aushandlungsraum begriffen werden, stellen wir empirische Einblicke in Begegnungsstätten und Quartiersarbeit vor. Dadurch sollen praktische Formen, aber auch Grenzen brückenbauender Vermittlung sichtbar gemacht werden. Zuletzt werden wir erörtern, unter welchen Bedingungen diese Vermittlungsarbeit als Ressource für ein inklusives, friedliches Zusammenleben wirksam werden kann. In den nächsten Abschnitten werden wir das unserer Untersuchung zugrundeliegende *Nachbarschaftsverständnis*, die *Bedeutung von Konflikten* und *Konfliktpotenzialen* sowie die *Rolle von Vermittlungsarbeit* klären. Anschließend fragen wir nach der Bedeutung von Diskriminierung in kulturell divers zusammengesetzten Nachbarschaften und erläutern die Relevanz von *Konfliktprävention* und *Konfliktbearbeitung* im nachbarschaftlichen Miteinander. Nach knappen Bemerkungen zur Methodik der empirischen Untersuchung werden zentrale Ergebnisse und die entwickelte Typologie brückenbauenden Handelns vorgestellt.

Nachbarschaft als Beziehungsgeflecht, Zugehörigkeits- und Konfliktraum

Nachbarschaft wird im Alltagsverständnis häufig mit räumlicher Nähe gleichgesetzt. Sie besteht dann einfach darin, dass sich Personen in einem gemeinsamen Wohnumfeld zusammenschließen (Baum, 2023, S. 5). Hamm (1973, S. 18; zit. n. Baum, 2023, S. 11) definiert Nachbarschaft als soziale Gruppe, deren Interaktion primär wegen des gemeinsamen Wohnortes erfolgt. Diese Verbindung von räumlicher Nähe und sozialer Beziehung wird auch von Kurtenbach (2024, S. 42) als analytisch hilfreich bewertet, da sie Nachbarschaft als eine durch Nähe begünstigte Form sozialer Interaktion auffasst. Die vorgestellte Begriffsbestimmung wird jedoch häufig als zu einfach und zu statisch kritisiert. So gelte der »Raum« etwa bei Hamm als eine strukturell vorgängige, materielle Entität, nicht aber als eine sozial mitkonstituierte Gegebenheit (Schnur, 2012, S. 457; Menzl, 2020, S. 246). Neuere sozialwissenschaftliche Ansätze konzeptualisieren Nachbarschaft deswegen als »Typ sozialer Beziehung unterschiedlicher Qualität, die sich durch die unmittelbaren Interaktionsmöglichkeiten aufgrund der Wohnortnähe zueinander entwickelt« (Kurtenbach, 2024, S. 43). Sichtbarkeit, Erreichbarkeit und soziale Praktiken gewinnen dabei an Bedeutung gegenüber klaren räumlichen Gegebenheiten und Grenzziehungen.

Nachbarschaftsverhältnisse sind in individualisierten und pluralistischen Einwanderungsgesellschaften zunehmend heterogen, mithin auch weniger eindeutig bestimmbar geworden. Das spiegelt sich auch in der Stadtentwicklungspolitik wider (Baum, 2023, S. 17). Schnur (2012, 2014) schlägt in diesem Zusammenhang eine kontextualisierte und differenzielle, sozialräumlich eingebettete Perspektive auf Nachbarschaft vor. Demnach handelt es sich bei Nachbarschaft um einen sozial konstruierten Lebensraum, der einen alltäglichen Mittelpunkt, Schwellen- und Übergangsraum unterschiedlicher Lebenswelten darstellt (ebd., S. 43). Dabei wirken sich materielle Bedingungen, die Infrastruktur und spezifische soziale Faktoren auf die Ausgestaltung nachbarschaftlicher Beziehungen aus (Schnur, 2012, S. 11). Schnur (2014, S. 454) verwendet die Begriffe »Nachbarschaft« und »Quartier« synonym. Nachbarschaft muss in diesem Verständnis nicht auf dauerhafte Beziehungen gründen, sondern entsteht, stabilisiert und wandelt sich kontextabhängig.

Im Zuge städtischer Transformationsprozesse gewinnen kulturell diverse Nachbarschaften zunehmend an Bedeutung. Zugleich stellen sie neue Anforderungen an das nachbarschaftliche Zusammenleben. Segregation beschreibt die ungleiche räumliche Verteilung sozialer Gruppen, etwa entlang der Kriterien Herkunft oder Einkommen, wodurch sich gesellschaftliche Ungleichheiten im urbanen Raum territorial abbilden (Rüttenauer, 2022, S. 71). Kurtenbach (2024, S. 39) weist darauf hin, dass sich Nachbarschaft durch aktive und passive Platzierungsprozesse verändere, nicht nur hinsichtlich sozialer Mischung, sondern auch in Bezug auf kulturelle Differenz. Während freiwillige Segregation, etwa aus kultureller Verbundenheit, Zugehörigkeit stiften kann, birgt erzwungene Segregation Ausgrenzungsrisiken (Siebel, 2015, S. 15; Menzl, 2020, S. 250). Gerade hier prägen Affekte wie das Gefühl, dazuzugehören oder ausgeschlossen zu sein, das nachbarschaftliche Erleben. Zugehörigkeitsgefühle können die Bereitschaft zum Austausch erhöhen, während Ausschlusserfahrungen Distanz und Rückzug verstärken. Empirische Studien zeigen zudem: Räumliche Nähe führt nicht automatisch zu sozialer Nähe. Viele Studien belegen im Übrigen, dass kulturelle Unterschiede Spannungen verstärken und Rückzugsbewegungen begünstigen können (Kurtenbach, 2024, S. 50; vgl. Eijk, 2012). Damit wird deutlich: Nachbarschaft ist kein neutraler Ort, sondern sozial und emotional aufgeladen, mehr oder minder spannungsreich, krisenanfällig und konfliktträchtig. Mitunter ist sie auf Vermittlungsarbeit angewiesen, um trennende Differenzen, Aversionen und nachbarschaftlichen Streit bearbeitbar zu machen.

Vermittlungsarbeit in der Nachbarschaft: Begegnungsstätten und Quartiershausmeister:innen gelten zunehmend als relevante Anlaufstellen und Akteur:innen sozialräumlicher Vermittlung in kulturell diversen Nachbarschaften. Hierbei lassen sich Begegnungsstätten als lokal verankerte Einrichtungen beschreiben, die durch offene Treffformate, Gruppenangebote und Beratung gezielt Räume für Austausch und Teilhabe schaffen (Matzke et al., 2022, S. 5f.). Ergänzt werden diese Einrichtungen durch mobile Angebote, die im öffentlichen Raum niedrigschwellige Zugänge ermöglichen. Auch solche mobilen oder lediglich temporär genutzten Formate ermöglichen alltägliche Begegnungen in der Nachbarschaft. Wir verstehen deswegen auch sie als Begegnungsstätten. Quartiershausmeister:innen, wie sie u. a. in Städten wie Essen[2] oder Bochum[3] tätig sind, sind wichtige lokale Vermittlungsakteure. So beschreibt die AWO Essen ihre Tätigkeit als »Scharnierfunktion zwischen Bürger:innen und Verwaltung/Institutionen«.[4] In der Forschung wird, so Kurtenbach (2024, S. 27), vielfach betont, dass Vertrauen und sozialer Zusammenhalt nicht abstrakt, sondern erst durch konkrete Gelegenheiten zur Begegnung entstehen.

2 https://www.awo-essen.de/rat-hilfe/quartiershausmeister#a-5492-1

3 https://www.bochum.de/Die-Bochum-Strategie/Die-Kompetenzen-der-Strategie/Shootingstar-der-Wissensarbeit/Quartierhausmeisterin—-Wohnquartiere-aufwerten

4 https://www.awo-essen.de/fileadmin/awo/downloads/JHN/QHM_2024.pdf, S. 2.

Vor diesem Hintergrund bietet das »Soziale-Orte-Konzept« (Kersten et al., 2002) einen hilfreichen konzeptionellen Rahmen. Es geht davon aus, dass sich gesellschaftlicher Zusammenhalt nur dort bilden kann, wo Räume des Austauschs, der Teilhabe und des freiwilligen Engagements bestehen, wie bspw. bei Nachbarschaftstreffs. Diese Räume ermöglichen nicht nur Kontakt im unmittelbaren Lebensumfeld, sondern schaffen strukturelle Voraussetzungen für das Entstehen nachbarschaftlicher Beziehungen (ebd.). Laut Matzke et al. (2022, S. 6) wirken somit solche Begegnungsstätten präventiv gegenüber Isolation und stärken die Solidarität sowie Zugehörigkeit im Quartier. Damit tragen sie zur Stärkung gesellschaftlicher Teilhabe, Integration und Konfliktprävention bei (ebd.). Kurtenbachs (2024, S. 95) Studie belegt, dass Menschen, die über ausreichend Gelegenheiten zur Begegnung verfügen, signifikant häufiger nachbarschaftliche Beziehungen pflegen. Dabei betont auch er, dass Nachbarschaft kein gegebenes Gefüge, sondern ein prozessuales Verhältnis ist, das sich nur unter bestimmten strukturellen Bedingungen entfalten kann. Dafür sind u. a. auch stabile Einrichtungen, vertrauenswürdige Ansprechpartnerinnen und eine partizipative Angebotsgestaltung wichtig (ebd., S. 238).

Trotz dieser Befunde sind die Wirkungen lokaler Einrichtungen auf das nachbarschaftliche Miteinander laut Kurtenbach empirisch nicht hinreichend erforscht (ebd., S. 53f.). Studien aus den USA belegen zwar positive Effekte gut vernetzter Organisationen auf lokale Beziehungen (z. B. Small & Gose, 2020). Es fehlen jedoch weiterhin kontextspezifische Analysen im deutschsprachigen Raum. Kurtenbachs Untersuchungen gehören zu den Ausnahmen. Auch sie zeigen u. a., dass soziale Einrichtungen in stabilen, auch in gemischt strukturierten Quartieren integrativ wirken, in hochsegregierten Stadtteilen jedoch häufig nur noch einen abmildernden Effekt auf lokale Konflikte aufweisen (ebd., S. 238). Was die Vermeidung oder konstruktive Bearbeitung von Konflikten betrifft, sei die Größe und das Ausmaß der Diversität der Bewohnenden sowie die Fähigkeit zur aktiven Beziehungsgestaltung bedeutsam (ebd., S. 222).

Damit stellt sich die Frage, wie Vermittlungsarbeit gestaltet werden kann, um Verständigung und damit auch Konfliktprävention zu ermöglichen. Eine Antwort könnte die Stärkung lokaler Vermittlungsakteur:innen sein, die als interkulturelle *Brückenbauer:innen* zwischen sozialen Gruppen, Milieus und kulturellen Kontexten vermitteln. Die Metapher der Brücke verweist auf eine Praxis der Verbindung und Verständigung über Differenzlinien hinweg. Sie steht für Dialog, alltagsnahe Unterstützung und kulturellen Austausch (Prossek, 2012, S. 175f.). Empirische Studien zeigen, dass insbesondere Migrant:innen selbst solche Brücken zu bauen vermögen, etwa durch Übersetzungsarbeit, Begleitung bei Behörden oder das Vermitteln kultureller Codes (Weiss et al., 2019, S. 213). Organisationstheoretisch werden sie als sog. *Boundary Spanner* beschrieben, als Personen, die über institutionelle, kulturelle oder sprachliche Grenzen hinweg moderieren, Netzwerke knüpfen und Vertrauen aufbauen (Barmeyer & Grosskopf, 2019, S. 412). Bikulturelle Vermittler:innen verfügen über spezifische interkulturelle Kompetenzen: Sie können Perspektiven wechseln, Ambivalenzen aushalten und situationsangemessen kommunizieren. Fähigkeiten, die gerade in emotional aufgeladenen oder identitätsbezogenen Konflikten zentral sind (ebd., S. 415–417; allgemein dazu Straub et al., 2007). Damit leisten brückenbauende Vermittler:innen einen wesentlichen Beitrag zur Verständigung in konfliktsensiblen Nachbarschaften.

Migration, Interkulturalität und gesellschaftliche Figurationen im urbanen Raum: Bei der Betrachtung von kulturell diversen Nachbarschaften und konfliktpräventiven Potenzialen lokaler Vermittlungsarbeit spielt die Auseinandersetzung mit Migration, Interkulturalität und Diskriminierung eine zentrale Rolle. Migration prägt urbane Räume in besonderer Weise: Städte sind Orte der Begegnung, aber auch der sozialen Ungleichheit, eingebettet in Machtverhältnisse und symbolische Grenzziehungen. Die Forschungszugänge in diesem Feld haben sich in den letzten Jahrzehnten deutlich gewandelt, weg von statischen, ethnisch homogenisierenden Modellen hin zu Ansätzen, die soziale Differenzierung, Machtasymmetrien und gesellschaftliche Aushandlungsprozesse stärker berücksichtigen (Wiest, 2019, S. 274). Diese theoretische Öffnung schlägt sich auch in der postmigrantischen Stadtforschung nieder, die im deutschsprachigen Raum zunehmend an Relevanz gewinnt (Yildiz, 2017, S. 22). Ziel dieser Ansätze ist es, migrationsbezogene Phänomene jenseits nationalstaatlicher und kulturell-essenzialistischer Kategorien zu analysieren und damit auch neue Perspektiven auf urbane Figurationen des Zusammenlebens zu ermöglichen.

In kulturell diversen Nachbarschaften werden Differenzen nicht nur gelebt, sondern auch verhandelt, häufig im alltäglichen Miteinander im Wohnumfeld. Wie Hüttermann (2024, S. 22) darlegt, treffen neu zugewanderte Gruppen nicht auf ein neutrales Umfeld, sondern auf bestehende soziale Ordnungen, Erwartungen und symbolische Platzanweisungen, die sich entlang von Zugehörigkeit, Staatsbürgerschaft oder vermeintlicher Kulturzugehörigkeit strukturieren. Diese symbolischen Grenzziehungen können mit starken Affekten verbunden sein. Zugehörigkeit wird positiv als Anerkennung erlebt, Ausschluss dagegen kann Frustration, Misstrauen oder sogar offene Ablehnung hervorrufen. Im Alltag urbaner Nachbarschaften wirken diese Dynamiken oft unterschwellig. Der Begriff der »Integration« wird dabei im öffentlichen Diskurs häufig normativ auf eine kulturelle Anpassung der Migrant:innen an die Mehrheitsgesellschaft verengt (Sauer & Brinkmann, 2016, S. 4). Integrationsdefizite werden dann als Folge einer mangelnden kulturellen Assimilation interpretiert (ebd.). Kritisch wird diesem Verständnis entgegengehalten, dass es von der Existenz einer klar abgrenzbaren, kulturell homogenen Gruppe ausgehe, die Deutschland repräsentiere (Straub &Tepeli, 2020, S. 145). Strukturelle Ausschlüsse und Machtverhältnisse, welche die Teilhabe maßgeblich beeinflussen, werden dabei ausgeblendet.

In diesem Kontext sind Diskriminierung und Rassismus zentrale Faktoren. Diskriminierung meint hierbei die ungleiche Behandlung von Menschen aufgrund zugeschriebener kollektiver Merkmale und nicht aufgrund individueller Fähigkeiten oder Leistungen (El-Mafaalani, 2021, S. 91). Sinanoğlu und Polat (2023, S. 11) betonen, dass der Rassismusbegriff in Alltag und Forschung oft unklar bleibe.[5] Zugleich zeigen Studien, dass kul-

5 In diesem Beitrag wird Rassismus im Sinne von Essed (1992, S. 375) als Ideologie, Struktur und Prozess verstanden, durch den Gruppen aufgrund tat-

turelle Diversität im urbanen Alltag nicht zwangsläufig zu Konflikten führt, sondern neue Figurationen des Zusammenlebens entstehen lässt (Yildiz, 2017; Hüttermann, 2024). Besonders relevant ist hier der Begriff der *Interkulturalität*, verstanden als Begegnung und Aushandlung zwischen Menschen mit unterschiedlichen kulturellen Orientierungsmustern (Genkova & Schreiber, 2020, S. 712).[6] Diese Aushandlungen sind jedoch häufig von symbolischen Grenzen durchzogen, wie Kurtenbach (2024, S. 164f., 208) in seiner Studie zu Münster-Coerde zeigt: Während Fach-

sächlicher oder zugeschriebener biologischer oder kultureller Merkmale als minderwertig markiert und von Ressourcen ausgeschlossen werden. Häufig äußert sich dies heute in einem Kulturrassismus, bei dem kulturelle Merkmale als unveränderlich und ausschließend konstruiert werden, ohne dass die dafür maßgeblichen Akteure offen rassistisch auftreten (El-Mafaalani, 2021, S. 124f.).

6 Kultur verstehen wir mit Andreas Wimmer (1996, S. 403) als »wandelbares«, »prozesshaftes« und »verständigungsorientiertes« Aushandeln von Bedeutungsrelevanzen, die erst durch konsensuale Übereinstimmungen stabilisiert werden. Kultur ist für Wimmer ein Kompromiss (ebd., S. 407), der zur sozialen Schließung einer Gruppe führt (ebd.). Er betrachtet drei miteinander verzahnte Aspekte von Kultur: Zunächst die verinnerlichte Kultur eines Individuums, die die Voraussetzungen des Aushandlungsprozesses schafft, und daraus resultierend die von allen Mitgliedern dieser Kultur geteilten Vorstellungen über die Konsistenz der Welt und zuletzt kollektiv geteilte Praktiken innerhalb einer Kultur, die die Gruppe nach außen abgrenzt (ebd.). Wimmers ethnologischer Kulturbegriff beinhaltet eine hohe Sensibilität für intrakulturelle Variationen, ungleiche Machtverhältnisse und Konflikte, die er als inhärenten Bestandteil kultureller Aushandlungsprozesse und Kompromissbildung versteht. Unter Interkulturalität und interkulturellen Beziehungen kann jede Begegnungs- oder Kommunikationssituation verstanden werden, bei der gegenseitige Verständigungsprozesse zwischen Personen stattfinden, »die verschiedenen Kulturen zugehörig sind oder sich selbst und einander unterschiedliche, als kulturell singulär markierte Identitäten zuschreiben. Entsprechend verfügen diese Personen entweder nicht über dieselben Wertorientierungen, Bedeutungssysteme und Wissensbestände oder sie schreiben sie sich gegenseitig zu bzw. sprechen sie einander ab, um auf diese Weise Gruppenidentitäten, Abgrenzungen und partikulare Andersbehandlungen (d.h. in der Regel positive und negative Diskriminierungen) zu legitimieren« (Barmeyer & Busch, 2023, S. V). Der Begriff der Interkulturalität ist damit auf verschiedenste Gruppen(-identitäten) anzuwenden, die einander als anders wahrnehmen, erfahren und markieren (zum Überblick Straub et al., 2007).

kräfte und Bewohnende eine friedliche Koexistenz beschreiben, bleiben Erwartungen an Anpassung, Differenzwahrnehmung und subtile Exklusion weiterhin wirksam. Somit zeigt sich der urbane Raum als komplexes Gefüge, in dem Migration und Interkulturalität gleichermaßen Differenz und Verbindung erzeugen können.

Konflikte und Konfliktprävention im urbanen Alltag: Im städtischen Kontext nehmen Nachbarschaften und Stadtteile eine Schlüsselrolle als Mikrokosmen gesellschaftlicher Verhältnisse ein. Einerseits stellen sie Orte potenzieller (und idealisierter) Solidarität und Zugehörigkeit dar, andererseits spiegeln sie die Konfliktlinien zwischen unterschiedlichen sozialen Gruppen wider (Kurtenbach, 2024, S. 201; Montau, 2023, S. 22). Für eine fundierte Auseinandersetzung mit Konfliktprävention bedarf es daher theoretischer Perspektiven, die Nachbarschaft nicht nur als sozialräumliches Beziehungsgeflecht zu beschreiben, sondern auch als konflikthaften Aushandlungsraum, in dem Vermittlung zur bedeutsamen Ressource wird. Ausgangspunkt ist die Feststellung, dass soziale Konflikte in pluralen Demokratien weder Ausnahme noch Störung darstellen, sondern vielmehr zum Normalzustand gehören (Großmann et al., 2021, S. 308f.). Dies verdeutlicht die Notwendigkeit eines produktiven, reflexiven Umgangs mit Konflikten. Eine solche Auseinandersetzung setzt jedoch eine präzise begriffliche Klärung voraus: Was ist hier gemeint, wenn von »Konflikt« gesprochen wird? Bonacker (2009, S. 183f.) weist darauf hin, dass es sich beim Konfliktbegriff, wie bei vielen zentralen Begriffen der Sozialwissenschaft, nicht um einen einheitlich definierten Begriff handelt. Er definiert sozialen Konflikt als das manifeste Aufeinandertreffen von mindestens zwei unvereinbaren Erwartungen. Ob eine solche Unvereinbarkeit tatsächlich bestehe, werde dabei nicht objektiv, sondern aus der Perspektive der Beteiligten entschieden (ebd., S. 184). Dabei entstehen sie nicht allein durch Differenzen, sondern erst durch deren kommunikative Artikulation, die weitere Konfliktdynamiken anstoßen kann (Hüttermann, 2024, S. 20). Coser (2009, S. 10) versteht soziale Konflikte als Kämpfe um Werte, Macht und Ressourcen, in denen gegensätzliche Interessen aufeinandertreffen. Insbesondere durch die Auseinandersetzung um Machtverhältnisse werden Konflikten ein Potenzial zur sozialen Veränderung zugeschrieben (Großmann et al., 2021, S. 318). Zudem sind soziale Konflikte in pluraldemokratischen Gesellschaften normal und allgegenwärtig (ebd., S. 308f.; Straub & Salzmann, 2021). Ein wichtiger Zugang zur Analyse von Konflikten, insbesondere im Kontext von Migration und urbanen Räumen, sind die klassischen sozialpsychologischen Intergruppentheorien. Allports (1971 [1954], S. 285) Kontakthypothese geht davon aus, dass Begegnungen zwischen Gruppen unter geeigneten Bedingungen Vorurteile abbauen und Vertrauen fördern können. Konfliktprävention würde demnach bedeuten, dass Vermittler:innen geeignete Bedingungen für die Begegnung der verschiedenen Gruppen schaffen. Tatsächlich zeigen zahlreiche Studien, dass Austausch zwischen unterschiedlichen Gruppen zur Reduzierung von Stereotypen beitragen kann (Wiesemann, 2019, S. 2). Gleichzeitig wird auch in der stadtsoziologischen Forschung längst davon ausgegangen, dass räumliche Nähe und Kontakt keineswegs automatisch soziale Nähe erzeugen (Großmann et al., 2021, S. 315). Die Vorstellung einer harmonischen Koexistenz durch Kontakt greift zu kurz. Es hängt vieles von der Qualität des Kontaktes und den Einstellungen der beteiligten Personen ab. Das wurde in der Auseinandersetzung mit Allports Arbeiten vielfach nachgewiesen (vgl. Pettigrew & Tropp, 2006).

Ergänzend bieten Elias und Scotson (1990) mit dem Konzept der *Etablierten-Außenseiter-Figuration* eine strukturtheoretische Perspektive auf Konfliktdynamiken. Soziale Gruppen sichern demnach ihren Status, indem sie symbolische Grenzen ziehen und neue Nachbar:innen abwerten, selbst wenn es keine objektiven Herkunfts- oder Klassenunterschiede gibt. Die Etablierten machen sie zu Außenseitern. Gottschalk und Tepeli (2019) belegen, dass sich solche Dynamiken auch innerhalb migrantischer Communities ausbilden. V. a. in stark durchmischten, von Armut geprägten Quartieren entstehen komplexe Machtverhältnisse, die zur Ausgrenzung führen können (ebd.). Diese sozialen Grenzziehungen verlaufen häufig entlang ethnischer Linien, was Misstrauen, Unsicherheit und Abgrenzung im Alltag begünstigt (Gundelach, 2017, S. 210f.). Obwohl Nachbarschaftsstreitigkeiten als Grenzmarkierung relevant sind, wurden sie laut Kurtenbachs (2024, S. 49) Einschätzung in Deutschland und Europa bislang wenig empirisch untersucht.[7] Vorhandene Studien deuten jedoch darauf hin, dass dort, wo demografische Vielfalt, Armutsbelastung und hohe Mobilität zusammentreffen, die Wahrscheinlichkeit für soziale Konflikte steigt (ebd., S. 50).

Häufige Konfliktanlässe reichen von klassischen Reibungspunkten wie Lärm (Flade, 2020, S. 177), Sauberkeit und Müllentsorgung bis hin zu veränderten Freundschaftsbeziehungen (Kurtenbach, 2024, S. 49f.; Cheshire & Buglar, 2016, S. 10). Doch gerade diese alltäglichen Reibungspunkte wie bspw. »Müll und Schmutz« werden im Rahmen sozialer Stigmatisierungsprozesse symbolisch aufgeladen und genutzt, um Menschen zu degradieren und auszugrenzen (Kunkel, 2021, S. 117). Dies geschieht einerseits dadurch, dass Menschen als »schmutzig« etikettiert werden, oder ihnen andererseits zugeschrieben wird, den »Müll« zu verursachen bzw. nicht entsprechend zu entsorgen (ebd.). Hierbei werde, so Kunkel, Müll »ethnisiert« (ebd., S. 115). Diese »Ethnisierung von Müll« (ebd., S. 119) zeige sich darin, dass Interviewte den Umgang mit Abfall mit vermeintlich ethnischen oder kulturellen Eigenheiten bestimmter Personengruppen verknüpfen und somit die störende Verschmutzung als Folge kollektiver »Lebensgewohnheiten« bspw. von Menschen aus der Türkei und Griechenland beschrieben (ebd., S. 119f.). Selbst scheinbar harmlose Hinterlassenschaften wie Sonnenblumenkernschalen werden so symbolisch aufgeladen und zur Markierung kultureller Differenz genutzt. Diese Ethnisierung von Müll fungiert als Mittel sozialer Abgrenzung und Hierarchisierung: Die eigene Gruppe

7 Selbstverständlich wurden und werden Konflikte in Nachbarschaften implizit vielfach untersucht. Erinnert sei hier insbesondere an die Anfänge der Stadtsoziologie und Chicago School, aber auch an die bereits erwähnten gegenwärtigen Untersuchungen der Stadt- und Migrationsforschung, die sich sozialen Konflikten im Zusammenhang von Diversität oder Zuwanderung widmen (z.B. Hüttermann, 2024; Kunkel, 2021; Flade, 2020; Gottschalk & Tepeli, 2019; Cheshire & Buglar, 2016). Wir stimmen mit Kurtenbach dennoch darin überein, dass Nachbarschaftskonflikte zwischen einzelnen Nachbar:innen auf der Mikroebene sozialer Beziehungen bis auf wenige Ausnahmen (Montau, 2023) explizit nicht hinreichend untersucht wurden.

wird aufgewertet, während andere als unsauber oder rückständig markiert werden.

Solche Prozesse sind nicht nur symbolische Handlungen, sondern auch affektiv aufgeladen, denn sie berühren das Gefühl, ob man willkommen ist oder als »fremd« markiert wird. Diese affektive Dimension beeinflusst wiederum, wie schnell Alltagskonflikte eskalieren oder entschärft werden können. Zugleich äußert sich ein Integrationsimperativ in den von Kunkel analysierten Interviewausschnitten, demzufolge erst die Aufgabe kultureller Eigenheiten zu gesellschaftlicher Anerkennung führe (ebd., S. 120f.). Balibar beschreibt diese Dynamik als Übergang von biologistischen zu kulturalistischen Erklärungen: Verhalten wird nicht mehr als individuell, sondern als kulturell bedingt und unveränderlich dargestellt (zit. n. ebd., S. 124). Auch der Umgang mit religiösen Festen wie dem Ramadan oder die Wahrnehmung sprachlicher Unterschiede verdeutlichen, dass vermeintlich harmlose praktische Konflikte symbolisch aufgeladen und als Ausdruck kultureller Fremdheit wahrgenommen werden können (Montau, 2023, S. 30f.). Alternative Erklärungen wie mangelnde Information oder infrastrukturelle Probleme bleiben dabei unberücksichtigt.

Im Kontext von Konflikten stellt sich auch die Frage nach Konfliktprävention. Hierunter wird »das Vorbeugen von Konflikten durch Maßnahmen verstanden, die Konfliktpotenziale reduzieren oder vermeiden, unerwünschte Konflikte unwahrscheinlicher machen oder die Ursachen der Konflikte beseitigen oder verringern« (Hähnel, 2025, S. 64f.). Gerade im nachbarschaftlichen Kontext ist sie besonders relevant, da Wohnräume als soziale Schnittstellen fungieren, an denen unterschiedliche Lebensentwürfe, Kulturen und Erwartungen aufeinandertreffen. Dabei geht es nicht nur um die Abwehr von Eskalationen, sondern um die aktive Gestaltung von Verständigung und sozialem Zusammenhalt. Ein wichtiger Faktor für gelingende Prävention ist die Qualität nachbarschaftlicher Beziehungen. So erklärt Gütter (2021, S. 210), dass bereits Bekanntschaften im Haus das Sicherheitsgefühl stärken und präventiv gegenüber Konflikten wirken. Hierbei bezieht er sich jedoch insbesondere auf Kriminalität als Ausdruck von Konflikten und nicht auf Nachbarschaftskonflikte.

Ein wesentlicher Aspekt erfolgreicher Prävention besteht nach Aeberhard et al. (2007, S. 58) darin, geeignete Kommunikationsstrukturen und -kompetenzen aufzubauen, da diese entscheidend dafür seien, »ob ein Konflikt entsteht und ggf. eskaliert oder frühzeitig abgewendet werden kann«. Auch im Wohnprojekt Brunnenhof, das von Althaus (2010, S. 54) untersucht worden ist, spielt der Aufbau einer Kommunikationskultur eine wesentliche Rolle bei der konstruktiven Bearbeitung und Lösung nachbarschaftlicher Probleme. Ein Beispiel hierfür sind die sog. Haussitzungen, die im Wohnprojekt eingeführt wurden. In diesen moderierten Runden kommen alle Hausbewohner:innen regelmäßig zusammen, um Schwierigkeiten im Zusammenleben direkt, offen und lösungsorientiert zu besprechen. Diese Praxis habe sich laut Projektverantwortlichen als effektives Instrument der Konfliktprävention bewährt (ebd., S. 68). Dabei sei v. a. die Verwendung einer angemessenen, gewaltfreien, lösungsorientierten Sprache zur Konfliktprävention wesentlich, weswegen das Fördern der Kommunikationskompetenz der Bewohner:innen ein Ziel mit hohem Stellenwert sei (ebd.). Hierbei ist es bedeutsam, dass diese Kommunikationsräume niedrigschwellig gestaltet werden und alle Bewohner:innen gleichermaßen einbeziehen, um insbesondere marginalisierte Gruppen oder migrantische Familien anzusprechen. Türschwellenarbeit, also persönliche Gespräche vor Ort, erhöht dabei die Teilnahmebereitschaft (ebd., S. 71f.). Begleitet wurde dies im untersuchten Projekt mit Willkommensformaten, partizipativen Veranstaltungen oder niedrigschwelligen Begegnungsangeboten, wobei diese entsprechend der Partizipation der Bewohnenden weitergeführt worden sind (ebd., S. 75).

Aeberhard et al. (2007, S. 58) betonen, dass Konfliktprävention v. a. informell stattfinden und gezielt einfache Verhaltensregeln des Miteinanders vermitteln sollte. Eine genaue Analyse des Wohnkontexts und die Klärung der Frage, ob eher anonyme oder gemeinschaftliche Strukturen bevorzugt werden, sei dabei wesentlich. Dabei sprechen sie sich für eine »intermediäre Instanz [aus], die fest in der Nachbarschaft verankert ist und als Scharnier zwischen der Bewohnerschaft und der Liegenschaftsverwaltung dient« (ebd., S. 60). Diese intermediäre Instanz wird anschließend in der Professionalisierung und Aufwertung der Funktion des Hauswarts gesehen, der dann für die Prävention von Konflikten zentral seien könnte (ebd.). Es gibt dagegen jedoch auch kritische Stimmen im Kontext des Wohnumfelds. So nehmen manche Bewohner:innen solche Maßnahmen als bevormundend wahr, weil sie z.B. die Auffassung vertreten, dass sie als erwachsene Personen ohne Unterstützung fähig sein sollten, ihre Probleme zu lösen (Althaus, 2010, S. 76). Letztlich basiert erfolgreiche Konfliktprävention auf einer sorgfältigen Kombination aus baulich-infrastrukturellen Rahmenbedingungen (z.B. lärmgeschützte Wohnungen, Gemeinschaftsräume), sozialen und partizipativen Angeboten (z.B. Haussitzungen, Bildungs- und Freizeitangebote) sowie einer kontinuierlichen Sensibilisierung der Bewohner:innen für die Vielfalt und Bedürfnisse innerhalb ihrer Nachbarschaft (ebd., S. 80ff.; Kurtenbach, 2024, S. 48). Diese ganzheitliche Betrachtung ermöglicht es, nachhaltige Strukturen zu schaffen, die – trotz bestehender Konflikte – langfristig ein möglichst friedliches Zusammenleben im Quartier fördern.

Eine empirische Studie

Methodisches Vorgehen und Fallauswahl: Zum Einstieg in das Forschungsfeld wurden teilnehmende Beobachtungen in zwei Begegnungsstätten, einer vorwiegend arabischsprachigen Frauengruppe[8] sowie dem mobilen Begegnungsformat *TeaTime*[9], vorgenommen. Beide befinden sich in einer Ruhrgebietsstadt, die im

8 Zu dieser Gruppe gehören bspw. benachbarte Frauen, die sich als Ezidinnen, Armenierinnen, Aramäerinnen und Iranerinnen definierten. Der Begriff »arabischsprachige Frauengruppe« ist eine Selbstbezeichnung der Gruppenleiterin (die das persische Farsi offenbar unter die Kategorie »arabischsprachig« subsumierte).

9 Anonymisierungen, abgesehen von den anonymisierten Namen der Interviewpartner:innen, werden im Text kursiv dargestellt, außer es handelt sich um ein direktes Zitat aus dem Transkript.

Folgenden aus Gründen der Anonymisierung als *Großstadt* bezeichnet wird. Der Zugang erfolgte über das Forschungsprojekt Netzwerk Lokale Konflikte und Emotionen in Urbanen Räumen: Transdisziplinäre Konfliktforschung in Wissenschaft-Praxis-Kooperationen (LoKoNet), indem ebenfalls zu Nachbarschaftskonflikten geforscht wurde. Die Beobachtungen ermöglichten ein vertieftes Kontextverständnis, direkte Einblicke in die Angebote der Begegnungsstätten sowie erste Eindrücke von interkulturellen Begegnungen in unterschiedlichen Nachbarschaften. Zugleich konnten erste Kontakte zu potenziellen Interviewpartner:innen geknüpft werden. Aufbauend auf diesen Erfahrungen und zusätzlichen Recherchen zu lokalen Initiativen wurden im Juli 2024 sieben problemzentrierte Interviews angelehnt an Witzels Methodik (1985) geführt (Tab. 1). In Anlehnung an die Relationale Hermeneutik (Straub & Ruppel, 2023) wurden die Interviews mit Hamza, Malik, Alisha und Matilda Meier ausgewertet. Die Auswahl dieser vier Interviews erfolgte, um verschiedene, auch migrationsbezogene und womöglich rassistische Erfahrungen und Perspektiven berücksichtigen zu können. Denn häufig wird in wissenschaftlichen und öffentlichen Diskursen zwar über, aber selten mit entsprechenden Gruppen gesprochen (Sinanoğlu & Polat, 2023; NaDiRa, 2025). In den Interviews kommen subjektive Deutungen, persönliches Erfahrungswissen und darauf bezogene Handlungslogiken zur Sprache. Der Zugang zum Feld war durch Herausforderungen wie Sprachbarrieren, begrenzte Zeit und sensible Themen (z. B. Rassismus) geprägt. Auch eine geringe Fallzahl lässt Analysen zu, die dichte Beschreibungen aussagekräftiger Situationen und Typisierungen bestimmter Formen des vermittelnden Brückenbauens ermöglichen. Für die Interviewerin und Forscherin war insbesondere der Umgang mit diskriminierenden Äußerungen herausfordernd. Er verlangte eine schwierige Balance zwischen analytischer Offenheit und ethischer Haltung. Forschung im Kontext sozialer Ungleichheit erfordert keine ohnehin kaum mögliche, absolute Neutralität, sondern eine reflektierte Positionierung gegenüber diskriminierenden Strukturen und Praxen – ohne dadurch eigene moralische Überlegenheit erringen zu wollen.

Tab. 1: Übersicht über die Interviewpartner:innen

Pseudonym	Geschlecht	Rolle	Begegnungsstätte
Malik	M	Organisator	Kulturzentrum
Matilda Meier	W	Besucherin	Kulturzentrum
Dunya	W	Organisatorin	Arabischsprachige Frauengruppe
Alisha	W	Besucherin	Arabischsprachige Frauengruppe
Thomas Müller	M	Organisator	Begegnungsort ZusammenLeben
Hamza	M	Quartiershausmeister	-
Christian	M	Quartiershausmeister	-

Ausgewählte Ergebnisse – Konfliktprävention durch Vermittlungsarbeit: Das vorzustellende Konzept des Brückenbauens wurde eigens für die Analyse nachbarschaftlicher Konfliktprävention und -bearbeitung erarbeitet bzw. an diesen Kontext angepasst. Dies geschah also bei der Rekonstruktion lokaler Vermittlungspraktiken in kulturell diversen Nachbarschaften. Neu ist die analytische Metapher des Brückenbaus keineswegs. Sie wird auch im hier interessierenden Zusammenhang verwandt (vgl. Klimczak, 2025, S. 49–59, wo verschiedene Brückenformen genauer beschrieben werden). Das Konzept fußt auf Beobachtungen, Interviews und Fallanalysen und beschreibt eine wiederkehrende Praxis, in der Akteur:innen wie Quartiershausmeister oder Mitarbeiter:innen von Begegnungsstätten nicht nur den Kontakt zwischen Personen ermöglichen, sondern vermittelnd zwischen verschiedenen Gruppen agieren und Räume schaffen, in denen Austausch möglich wird. Die Metapher der *Brücke* steht sinnbildlich für das Überwinden sozialer, sprachlicher und kultureller Trennlinien und das Etablieren dauerhafter Verbindungen zwischen bislang eher getrennt oder allenfalls lose verbundenen Personengruppen in kulturell diversen Nachbarschaften. Empirisch wurden vier Formen brückenbauenden Handelns herausgearbeitet, die sich in Bezug auf Raum, Zugänglichkeit, Vermittlung, Art der Begegnung und Funktion unterscheiden.

Personenbezogene Vermittlung im Quartier (I): Quartiershausmeister wie Hamza agieren als sichtbare Vertrauenspersonen im öffentlichen Raum. Ihre Vermittlung erfolgt spontan, alltags- und beziehungsnah (z. B. in Gesprächen auf der Straße, vor Hauseingängen oder bei Nachbarschaftsaktivitäten). Gerade diese Form der Präsenz ermöglicht es, Affekte wie Misstrauen oder Unsicherheit direkt aufzugreifen und positive Gefühle wie Zugehörigkeit zu fördern. Diese Brückenform lebt von persönlicher Präsenz, aktivem Zuhören, Routinen, Alltagsgesprächen und situativer Vermittlung zwischen unterschiedlichen soziokulturellen Gruppen. Bestehende oder sich anbahnende Konflikte werden deeskalierend thematisiert, oft informell und über Beziehungsarbeit. Somit entsteht die Brücke indirekt durch die Prävention oder den Abbau von Konflikten (Vorurteilen, Aversionen und anderen negativen Affekten etc.).

Offene Begegnung im öffentlichen Raum (II): Formate wie *Tea-Time* schaffen niederschwellige Kontaktmöglichkeiten an öffentlichen Orten. Der Zugang steht allen offen. Er erfolgt meistens spontan und unverbindlich, die Vermittlung erfolgt kollektiv bzw. interaktiv im offenen Setting selbst. Tee fungiert als symbolischer Türöffner, durch den Gespräche, eine erste Orientierung oder emotionale Unterstützung entstehen. Soziale Nähe wird hier nicht durch institutionelle Rollen, sondern durch Zugewandtheit erzeugt. Solche offenen Formate schaffen niedrigschwellige Gelegenheiten, bei denen Zugehörigkeitsgefühle entstehen können. Konflikte werden im Rahmen kontinuierlicher, kleinteiliger Verständigungsarbeit bearbeitet und im Unterschied zur Brückenform I, bei der die Akteur:innen einzeln mit den Bewohnenden sprechen, kann hier direkt zwischen verschiedenen Personengruppen vermittelt werden.

Geschützter Gruppenraum (III): Gruppen wie die überwiegend arabischsprachige Frauengruppe bieten Rückzugsräume für marginalisierte Personen. Die Vermittlung erfolgt intern durch die Artikulation geteilter Erfahrungen und Erwartungen, durch eine gemeinsame Sprache, Lebensform und Lebensrealität. Ziel ist eine Art Empowerment durch Vertrauen und Vertrautheit. Diese Brückenform stärkt zunächst nach innen, bevor sie, oft schrittweise, Teilhabe auch an den Rändern der Gruppe und außerhalb unterstützt. Es entsteht eine Spannung, weil hier eben auch Brücken nach außen geschaffen werden sollen, um Gruppengrenzen zu überschreiten. Dies kann bekanntlich, als Bedrohung des Eigenen erlebt werden.

Klassische Begegnungsstätte (IV): Institutionen wie das *Kulturzentrum* oder der Begegnungsort *ZusammenLeben* bieten dauerhafte, räumlich verankerte Kontakt- und Austauschangebote. Sie verknüpfen informelle Aktivitäten mit strukturell verankerter Beratung, mit bestehenden Netzwerken und Bildungsarbeit. Ihre Vermittlungsleistung liegt im Aufbau sozialer Infrastruktur, der Förderung von Teilhabe und bereits in der bloßen Sichtbarmachung kultureller Vielfalt. Solche Begegnungsstätten sind oft in geförderte Programme eingebettet. Durch stabile Strukturen und gezielte Vernetzung entstehen hier nachhaltige Brücken zwischen unterschiedlichen Gruppen und Lebenswelten.

Die dargestellten Formen überschneiden sich in der Praxis häufig und sind weniger als starre Kategorien, denn als Orientierungsmuster auf einem Kontinuum zu verstehen. Gemeinsam ist ihnen jedoch ein grundlegendes Selbstverständnis: Wer Brücken baut, handelt vermittelnd, indem sie:er zwischen sozialen, sprachlichen oder kulturellen Gruppen übersetzt und so Verständigung ermöglicht, erweitert oder vertieft. Diese Arbeit basiert auf langfristiger Beziehungs- und Vertrauensarbeit, bei der persönliche Nähe zu den Menschen im Vordergrund steht. Sie ist dialogorientiert und verlangt aktives Zuhören. Nicht zuletzt schaffen Brückenbauer:innen dieses Typs bewusst niedrigschwellige Zugänge, sei es durch informelle Gespräche, geschützte Räume oder institutionell verankerte Angebote. Im Folgenden gehen wir auf die vier Brückenformen noch einmal ein, richten das Augenmerk nun aber speziell auf Weisen und Strategien des Umgangs mit Konflikten, die, obwohl nicht immer intendiert, auch der Konfliktprävention dienen können.

Strategien und Praktiken der Konfliktprävention

In der lokalen Vermittlungsarbeit lassen sich unterschiedliche Strategien und Praktiken der Konfliktprävention identifizieren.

Bei der *personenbezogenen Vermittlung im Quartier (I)* steht die kontinuierliche Präsenz einzelner Vertrauenspersonen im Vordergrund. Der Kontakt erfolgt dabei nicht in organisierten Veranstaltungen, sondern in zufälligen oder wiederkehrenden Gesprächen, die oft beiläufig entstehen und hohes Beziehungspotenzial entfalten. Hamza (Z. 32) erklärt, dass er direkten Kontakt zu den Menschen habe, und Christian (Z. 368f.) betont die Wichtigkeit, »›bei den Leuten‹ zu sein«. Dementsprechend ist für die konfliktpräventive Wirkung das aktive Zuhören und die Fähigkeit, Konfliktpotenziale frühzeitig zu erkennen, wesentlich. Hamza (Z. 76f.) betont, wie essenziell es sei, an die »Wurzel« zu gehen und Alltagskompetenzen bspw. in den Integrationskursen zu vermitteln. Mit der Redewendung »an die Wurzel gehen« weist er daraufhin, dass dort angesetzt werden muss, wo die Gründe der Probleme liegen. Das seien seiner Auffassung nach oftmals fehlende Alltagskompetenzen, was zu Missverständnissen, Spannungen oder Konflikten führen könne. Im Interview mit Hamza zeigt sich eine konfliktpräventive Intention. Dabei übernimmt er selbst zwar keine direkte Konfliktprävention, aber durch seine Tätigkeit können beiläufig Synergien für weitere, gezielte potenzielle Maßnahmen zur Konfliktprävention entstehen. Präventiv wirkt in diesem Kontext bereits das proaktive Ansprechen typischer Missverständnisse im Alltag, etwa durch Aufklärung über Integrationsangebote (ebd., Z. 38f.) oder respektvolles Verhalten bei gemeinsamen Aktivitäten im Quartier (Christian, Z. 92–95). Christians (Z. 198–202) Vorschlag, bewusst ältere Nachbar:innen mit straffälligen Jugendlichen zusammenzubringen, zeigt exemplarisch, wie durch gezielte, arrangierte Begegnungen Vorurteile abgebaut und Konfliktlinien durchkreuzt werden sollen. Die *personenbezogene Vermittlung* ist nicht zuletzt deswegen präventiv, weil sie Emotionen aufgreift, Zugehörigkeit herstellt – und zwar jenseits institutioneller Schwellen. In diesem Modus zeigt sich Konfliktprävention als proaktive, emotionale und ressourcennahe Vermittlungsleistung »auf Augenhöhe« und ohne formalisierte Rollen.

Im Unterschied zur *personenbezogenen Form* ist es bei *offenen Begegnungsformaten* wie *TeaTime (II)* nicht die Einzelperson, die vermittelt, sondern das interaktive Setting selbst. Die Konfliktprävention liegt hier in der Ermöglichung niederschwelliger, ritualisierter Nähe, ohne Erwartungsdruck oder formalisierte Rollen. Hamza (Z. 588f.) beschreibt *TeaTime* als einen Raum, in dem Menschen angehört und nach Möglichkeit an andere vermittelt werden, mit denen sie in einen Austausch kommen. Im Gespräch bei Tee werden Sorgen geteilt, etwa über fehlende Kitaplätze oder Perspektivlosigkeit auf dem Arbeits- oder Wohnmarkt, und mitunter führen erste Hinweise oder Verweisungen an Dritte weiter. Auch wenn keine sofortigen Lösungen entstehen, wird der das Konfliktpotenzial reduzierende Effekt deutlich: Wer sich gesehen fühlt, ist weniger geneigt, Frustration zu externalisieren bzw. in Aggression zu überführen. Im Gegensatz zur *personenbezogenen Vermittlung im Quartier*, die auf direkte Interventionen und individuelle Beziehungsarbeit setzt, entfaltet sich hier die präventive Wirkung über das Setting selbst: Es schafft einen offenen, unverbindlichen Raum, in dem Austausch alltäglich wird, ohne Verpflichtung zur Teilnahme und festgelegte Konsequenzen. Konfliktprävention erfolgt nicht durch gezielte Steuerung, sondern durch eine strukturierte und strukturierende Offenheit sowie die fortwährende Einladung zur Begegnung.

Beim *geschützten Gruppenraum (III)* liegt der Fokus auf der Stärkung marginalisierter Gruppen und der Schaffung von Bedingungen, unter denen sprachliche Unsicherheiten und Alltagserfahrungen ohne Gefahr der Stigmatisierung und Diskriminierung bearbeitet werden können. Gleichzeitig findet nicht nur Empowerment statt, sondern auch präventive Aufklärung über lokale Regeln und soziale Erwartungen, etwa durch Erläuterungen zur Hausordnung (Dunya, Z. 53f.). Alisha (Z. 27f.) berichtet zudem, dass die Gruppe auch dazu diene, vergangene Fehler, die im Umfang mit türkischen Migrant:innen gemacht worden seien, wie bspw. fehlende Möglichkeiten zum deutschen Spracherwerb, nicht zu wiederholen. Damit wird zum einen die arabische Frauengruppe als ein Projekt markiert, das dazu dient, die Frauen in Deutschland zu integrieren bzw. ihre Integration zu erleichtern. Des Weiteren zeugt diese Aussage von einem eigenen Eingeständnis, dass die damaligen Institutionen und Gesellschaft Fehler gemacht haben. Migrant:innen seien eben häufig gerade nicht inkludiert und integriert worden, sodass es heute auch klar erscheint, dass das Aufnahmeland geeignete Angebote machen muss, um die Migrant:innen einzubeziehen und die Integrations- und Partizipationsbemühungen nicht nur auf ihrer Seite unternommen werden können. Damit wird der geschützte Gruppenraum zu einer Strategie der Konfliktprävention, denn Integrationsschwierigkeiten bieten Konfliktpotenzial. Wo ihnen vorgebeugt wird, werden auch drohende Konflikte vermieden.

»Klassische« Begegnungsstätten (IV) wie das *Kulturzentrum* oder der *Begegnungsort ZusammenLeben* kombinieren kontinuierliche Angebote mit einer strukturellen Verankerung im Quartier. Sie bieten physische wie symbolische Räume für Aushandlung, Aufklärung und Teilhabe. Malik (Z. 277f.) verweist auf die Bedeutung solcher Orte: »Deswegen braucht es solche Orte, solche Weltanschauung – (#1) Aufklärung, Mehrsprachigkeit, Weltoffenheit, sonst klappt das nicht.« Hierbei fällt auf, dass er nicht abstrakt von Konzepten oder Strategien spricht, sondern explizit »Orte« benennt. Dies macht deutlich, dass er reale, physische bzw. soziale Räume als essenziell für das interkulturelle Miteinander betrachtet. Die empirische Analyse zeigt, dass Konfliktprävention in kulturell diversen Nachbarschaften auf kontinuierlicher und bewusster Gestaltung von Begegnungsräumen, Kommunikationsstrukturen und auf anhaltender Vertrauensarbeit beruht. Konkrete Strategien werden nicht benannt; vielmehr scheint die Vermittlungsarbeit in Kombination mit der Schaffung von Begegnungen selbst als Konfliktprävention zu gelten.

Die vier dargestellten Formen brückenbauenden Handelns zeigen insgesamt, dass konfliktpräventive Praxis häufig weniger in festgelegten Maßnahmen als im Zusammenspiel aus Beziehung, etablierter Struktur und Kontextsensibilität kreiert wird. Ob über informelle Gespräche im Hausflur, niedrigschwellige Begegnungsformate, empowernde Schutzräume oder institutionalisierte Orte: Konfliktprävention entsteht dort, wo Menschen sich gesehen, ernst genommen und handlungsfähig fühlen. Dabei sind es gerade die vielen kleinen, oftmals kaum merklichen oder unsichtbaren Vermittlungsakte, die verhindern, dass Differenz zu Spaltung wird. Im interessierenden Zusammenhang werden Freundlichkeit und Zugewandtheit, winzige Gesten und kleinste Aufmerksamkeiten oftmals unterschätzt. Gelingende Integration, Inklusion und Partizipation – oder wie sonst der Fachbegriff lauten mag – hängen nicht allein von großen politischen Programmen, umfassenden Bildungsangeboten und ambitionierter sozialer Arbeit ab, sondern auch von Alltagspraktiken und -interaktionen im soziokulturellen Mikrokosmos unscheinbarer Vermittlungstätigkeiten.

Herausforderungen und Ambivalenzen

Die vorangegangene Analyse zeigt, dass Konfliktprävention in den untersuchten Begegnungsstätten bzw. durch die Quartiershausmeister v. a. durch niedrigschwellige Praktiken erreicht wird. Zugleich deuten die empirischen Ergebnisse jedoch auf mehrere Herausforderungen und Ambivalenzen hin, die die Wirksamkeit dieser konfliktpräventiven Arbeit begrenzen oder zumindest erschweren können. Gerade bei der personenbezogenen Vermittlung im Quartier wird deutlich, dass viele Praktiken eher reaktiv als strategisch angelegt sind und deswegen z. B. die Quartiershausmeister eher in bestehende Konflikte eingreifen, als dass sie sie intentional vermeiden helfen. Ihre Eingriffe sind indes wirkungsvoll, wie Christians Einsatz bei der Vermittlung zwischen älteren Nachbar:innen und Jugendlichen oder Hamzas Alltagsgespräche zur Deeskalation zeigen. Strategien zur Konfliktprävention werden seitens der Quartiershausmeister nicht thematisiert.

Eine weitere Herausforderung ist die begrenzte Reichweite der Vermittlungsarbeit. So erklärt Malik (Z. 111f.) vom Kulturzentrum, dass sie Konflikte nur »punktuell« wahrnehmen, was auch mit der institutionellen Distanz des Orts und der begrenzten Öffnungszeit zu tun haben könnte (ebd., Z. 125). Eine derartig eingeschränkte Wahrnehmung zeigt, dass es trotz kontinuierlicher Angebote und eines offenen Begegnungsraums möglicherweise strukturelle oder soziale Distanz zwischen Begegnungsstätten und ihrer Nachbarschaft gibt. Zudem stellen sich Fragen nach der

Einbindung und Sensibilität der Akteure auf. Denn wenn Konflikte nur punktuell wahrgenommen oder thematisiert werden, kann auch ihre präventive Bearbeitung nur eingeschränkt erfolgen. So kann die Distanz dazu führen, dass besondere Bedürfnisse oder Faktoren, welche präventiv wirken könnten, nicht erkannt werden. Auch wenn Akteur:innen wie Malik betonen, dass Orte wie das Kulturzentrum aufklärend wirken sollen und durch Kontinuität Vertrauen aufbauen können, bleibt deren präventive Reichweite begrenzt, wenn strukturelle Hürden wie sprachliche Exklusion, institutionelle Unsichtbarkeit oder stereotype Zuschreibungen fortbestehen. Dies kann bedeuten, dass Gefühle der Nichtzugehörigkeit in Teilen der Nachbarschaft unbemerkt bleiben und somit weiterwirken, ohne gezielt bearbeitet zu werden. Präventive Strategien, etwa zur Förderung von Antidiskriminierung, zur Aufarbeitung von Vorurteilen oder zur Entwicklung konfliktkompetenter Räume, werden nicht benannt. Dies deutet darauf hin, dass konkrete präventive Maßnahmen fehlen, wodurch die Prävention auf bloßen Kontakt reduziert wird und dadurch an Wirksamkeit verliert.

Herr Müller (Z. 443–454) erwähnt im Kontext des *Begegnungsort ZusammenLeben*, dass Rassismus und Antisemitismus latent vorhanden seien und diesen Themen v.a. durch Bildungsangebote begegnet werde. Damit wird deutlich, dass Prävention, die allein auf informeller oder punktueller Bildungsarbeit beruht, an ihre Grenzen stößt, wenn grundlegende Ursachen sozialer Spannungen nicht explizit angesprochen oder sichtbar gemacht werden. So bleibt die Vermittlungsarbeit in diesem Fall zwar konfliktvermeidend, jedoch ohne die Chance, tiefergehende gesellschaftliche oder strukturelle Veränderungen anzustoßen. Schließlich lässt sich eine Ambivalenz im Anspruch von Begegnung beobachten. Während interkulturelle Kontakte als relevant für den Abbau von Vorurteilen gelten, bleibt unklar, unter welchen Bedingungen diese tatsächlich konfliktpräventiv wirken. Malik benennt zwar Orte der Begegnung als wichtig, doch wie Herr Müller betont, reicht die bloße Existenz solcher Räume nicht aus. Begegnung wird nur dann präventiv wirksam, wenn sie über das Einzelereignis hinaus auch Räume der Anerkennung, Deutung und Aushandlung eröffnet. Sonst bleibt diese Praxis symbolisch und oberflächlich. Insgesamt zeigt sich: Konfliktprävention durch Brückenarbeit ist kein mechanistischer Prozess, sondern ein konfliktsensibler Aushandlungsraum, der sowohl Handlungsmöglichkeiten als auch strukturelle Grenzen sichtbar macht. Ihre Stärke liegt nicht in der garantierten Lösung, sondern in der Eröffnung von Perspektiven auf Verständigung, auch dort, wo der Konflikt noch unausgesprochen ist.

Vermittlungsarbeit als konfliktsensible Mikrostruktur: Was kann sie leisten?

Die Ergebnisse unserer Untersuchung sind deutliche Anzeichen dafür, dass lokale Vermittlungsarbeit in kulturell diversen Nachbarschaften ein konfliktpräventives Potenzial besitzt. Dieses wird im Allgemeinen von den beteiligten Akteur:innen als Intention thematisiert, strategisch geplante Maßnahmen werden aber nicht benannt. Hierdurch wird der Eindruck erzeugt, dass Konfliktprävention durch lokale Vermittlungsarbeit in der untersuchten Praxis nicht entlang festgelegter Konzepte, sondern eher als impliziter Effekt von Nähe, Gespräch, Zugang und Vertrauen erfolgt. Gerade im Fall der Quartiershausmeister zeigt sich diese implizite Ausrichtung deutlich. Zwar nimmt ihre Tätigkeit, wie von der AWO Essen beschrieben, eine Scharnierfunktion zwischen Bewohnerschaft und Verwaltung ein,[10] doch konkrete, auf Konfliktprävention ausgerichtete Maßnahmen bleiben weitgehend vage.

Hamza (Z. 304–307) etwa berichtet von Schulungen im Bereich Konfliktmanagement, schlägt aber vor, dass, sobald es »an die Wurzel« (ebd., Z. 76) geht, die Integrationskurse bestimmte Alltagskompetenzen vermitteln sollten. Hierdurch gibt er indirekt konkrete Ideen zur Konfliktprävention, verortet aber die Maßnahmen nicht bei den Quartiershausmeistern selbst. Zudem bleibt unklar, ob daraus systematische Präventionsstrategien er-

10 https://www.awo-essen.de/fileadmin/awo/downloads/JHN/QHM_2024.pdf, S. 2.

wachsen. Vielmehr ist seine Arbeit durch situative Vermittlung und beziehungsnahe Präsenz gekennzeichnet, nicht aber durch planvolle Maßnahmen zur Konfliktvermeidung. Es zeigt sich ein gewisses implizites Verständnis von Prävention durch Alltagskompetenz. Es ist jedoch kein systematisches Konzept vorhanden. Dieses Spannungsverhältnis zwischen theoretischem Anspruch und praktischer Umsetzung verweist auf eine Leerstelle: Während die Forschung (Aeberhard et al., S. 60) eine Professionalisierung des »Hauswarts« als intermediäre Instanz fordert, kann zwar bei den Quartiershausmeistern von einer Professionalisierung gesprochen werden – wie auch die Schulungen zeigen –, aber die Funktion bleibt dennoch sehr informell und personenbezogen. Doch nicht nur im Rahmen der Quartiershausmeister:innen, sondern auch bei den anderen Brückenformen wird zwar Konfliktprävention als wichtige Intention der Angebote durchaus benannt, aber ein dezidierter präventiver Auftrag mit konkreten Maßnahmen und Strategien zur Konfliktprävention wird nicht thematisiert.

So sprechen Akteure wie Malik oder Herr Müller davon, dass ihre Einrichtungen Orte der Aufklärung und Weltoffenheit seien, aber Maßnahmen zur Konfliktprävention bleiben abstrakt oder werden gar nicht benannt. Herr Müller (Z. 443–454) etwa verweist auf Bildungsangebote gegen Antisemitismus, ohne jedoch konkrete Formate oder Wirkungserfahrungen zu beschreiben. Grundsätzlich ist zu berücksichtigen, dass der Fokus unserer Untersuchung nicht auf der Erfassung von Maßnahmen zur Konfliktprävention lag, sondern auf dem konkreten Umgang mit bestehenden oder drohenden Konflikten in urbanen Nachbarschaften. Die begrenzte Thematisierung präventiver Strategien lässt sich daher teilweise auf die forschungsleitenden Fragestellungen und die Ausgestaltung der Interviews zurückführen, in denen Prävention nicht explizit abgefragt wurde. Dennoch verweist das Fehlen entsprechender Aussagen darauf, dass präventive Maßnahmen in der subjektiven Wahrnehmung der befragten Akteure offenbar keine bedeutsame Rolle spielen, weder in ihrem Selbstverständnis noch in der alltäglichen Praxis. Stattdessen wird v.a. die beziehungsorientierte und niedrigschwellige Ausrichtung der

Vermittlungsarbeit betont – die allerdings präventive Wirkungen zeitigen kann, auch nicht bewusst intendierte.

Im Übrigen zeigen sich Begrenzungen, die weniger aus dem Handeln einzelner Akteur:innen, als aus den strukturellen Rahmenbedingungen resultieren: eingeschränkte Öffnungszeiten, Sprachbarrieren, fehlende Anerkennung als (semi-)professionelle Instanzen. Auch die geringe institutionelle Einbettung oder projektförmige Finanzierung erschwert es, längerfristige Strategien zu entwickeln oder auszuwerten. Die Aussage, dass Konflikte »punktuell« wahrgenommen werden (Malik, Z. 111f.), kann auch als Hinweis auf institutionelle Unsichtbarkeit und mangelnde personelle Ressourcen gelesen werden. Insgesamt wird deutlich: Vermittlungsarbeit entfaltet kein konfliktpräventives Potenzial *per se* und automatisch, sondern nur unter bestimmten Voraussetzungen, etwa dann, wenn Räume der Aushandlung, Reflexion und Beziehung gezielt geschaffen und gestaltet werden. Prävention erscheint in den untersuchten Fällen nicht als bewusst verfolgtes Ziel, sondern eher als möglicher Nebeneffekt gelungener Beziehungsgestaltung. Somit wird Vermittlungsarbeit, so legt es unsere Analyse nahe, v.a. als *informelle, relationale Praxis* verstanden und gelebt, weniger als systematisch konzipierte, konfliktsensible systemische Infrastruktur. Ihre Wirkung ist stark an individuelle Haltungen, biografisch gewachsenes Erfahrungswissen und situative Beziehungskompetenz gebunden.

Überaus wichtig ist dabei, dass Vermittlungsarbeit nicht nur zu Informationsdiensten oder zur Konfliktbearbeitung beiträgt, sondern auch affektiv wirkt. Sie kann Zugehörigkeit stiften oder Ausschlusserfahrungen abmildern, was entscheidend für das langfristige Konfliktpotenzial und Chancen der Konfliktregulation ist. Die konzeptionelle Stärke des Programms, Brücken zu bauen, liegt nicht in der Definition standardisierter Verfahren, sondern in der Sichtbarmachung alltagspraktischer Mikrodynamiken kommunikativer Verständigung, die im institutionellen Diskurs häufig unbeachtet bleiben. Vermittlung ist dabei keine neutrale Tätigkeit, sondern bewegt sich im Spannungsfeld von Nähe und Distanz, Vertrauen und Misstrauen, Gleichheit und Machtasymmetrie. Konfliktsensible Wirkungen können dort entstehen, wo

Differenz nicht nivelliert, sondern anerkannt und dialogisch verhandelt wird, wo Zugehörigkeit erfahrbar wird und strukturelle Exklusionsmechanismen reflektiert werden.

Prosseks (2012, S. 173) Perspektive ist im Kontext angestrebter Konfliktprävention zu berücksichtigen: Konflikte sind nicht als außergewöhnliche Störung, sondern als normaler Bestandteil sozialer Wirklichkeit zu verstehen. Diese Sichtweise verschiebt den Anspruch an Prävention: Ziel ist nicht primär, Konflikte zu vermeiden, sondern Bedingungen zu schaffen, unter denen Differenzen konstruktiv verhandelt und soziale Spannungen bearbeitet werden können. Prävention bedeutet in diesem Verständnis sowohl, Spannungen frühzeitig aufzugreifen, als auch entstandene Konflikte produktiv nutzbar zu machen, ohne sie als Scheitern präventiver Bemühungen zu werten. Die untersuchte Vermittlungsarbeit zeugt von vielfältigen Bemühungen, Bedingungen zu schaffen, unter denen Konflikte bearbeitet werden können. Diese Anstrengungen könnten noch wirksamer sein, wenn mehr Wert auf ihre bewusste und strategische Ausrichtung gelegt würde. Inwiefern Konfliktprävention gelingt, hängt nicht zuletzt von den politischen und institutionellen Rahmenbedingungen ab, insbesondere davon, ob Vermittlungsarbeit als legitimer Bestandteil urbaner Konfliktbearbeitung anerkannt, finanziert, begleitet und evaluiert wird. Brücken entstehen nicht durch vermeintliche Harmonisierung, sondern durch die produktive Bearbeitung von Konflikten und Differenzen. Vermittlungsarbeit bleibt eine ambivalente Praxis: Sie ist wirksam im Konkreten, begrenzt im Anspruch und dringend auf strukturelle Anerkennung angewiesen.

Resümee und Ausblick

Die vorgestellte Untersuchung zeigt, dass Vermittlungsarbeit in kulturell diversen Nachbarschaften durchaus konfliktpräventive Potenziale entfaltet. Hierbei ist jedoch seitens der befragten Akteur:innen keine explizit benannte, strategisch gesteuerte Präventionspraxis sichtbar geworden, sondern sie hat sich primär als implizite, beziehungsorientierte Alltagspraxis ausgedrückt. Die analysierten Interviewaussagen machen deutlich, dass Akteur:innen wie Quartiershausmeister oder Mitarbeiter:innen von Begegnungsstätten wichtige Brückenfunktionen übernehmen, indem sie Räume für Austausch, Aushandlung und Vertrauen schaffen. Ihre Arbeit findet dabei überwiegend im Modus informeller Praxis statt: Sie hören zu, vermitteln situativ, übersetzen zwischen sozialen und kulturellen Gruppen und ermöglichen durch all das und mehr alltägliche Begegnungen jenseits institutioneller Schwellen. Prosseks Verständnis von Konflikten als normalem Bestandteil sozialer Wirklichkeit erlaubt es, Konfliktprävention nicht als bloße Vermeidung von Störungen, sondern als Gestaltung von produktiven Aushandlungs- und Bearbeitungsprozessen zu fassen. Vermittlungsarbeit kann dazu beitragen, soziale Spannungen in dialogische Auseinandersetzungen zu überführen. Dies gelingt jedoch nicht automatisch, sondern ist an bestimmte Voraussetzungen gebunden: Es braucht zugängliche Räume, verlässliche Ansprechpartner:innen und eine politische, institutionelle Anerkennung, die Vermittlungsarbeit nicht als additive Begleitung, sondern als relevanten Bestandteil urbaner Konfliktbearbeitung versteht.

Die Ergebnisse der vorgestellten Studie offenbaren auch strukturelle Defizite und konzeptionelle Leerstellen. Weder bei den befragten Quartiershausmeistern noch in den untersuchten Begegnungsstätten wurden konkrete Strategien oder systematisierte Maßnahmen der Konfliktprävention benannt. Vielmehr scheint Prävention dort aufzutreten, wo Beziehungen gelingen, Nähe entsteht und Differenz verhandelbar wird. Diese Form einer konfliktsensiblen Mikrostruktur zeigt sich besonders deutlich in der metaphorischen Figur des Brückenbauers: Die Arbeit der Brückenbauenden entfaltet ihre Wirkung, weil sie Differenzen nicht überspielt und übergeht, sondern dialogisch bearbeitbar macht. Sie leistet emotionale, soziale und kommunikative Vermittlung. Aus forschungspraktischer Sicht ist zudem zu betonen, dass der Fokus unserer Untersuchung auf dem Umgang mit bestehenden Konflikten lag. Der präventive Gehalt der Vermittlungsarbeit wurde somit nicht explizit erfragt, sondern konnte nur indirekt rekonstruiert werden. Insofern lässt sich die begrenzte Thematisierung konkreter Präventionsstrategien auch auf das methodische Design und die Interviewführung zurückführen. Dennoch verweist gerade diese Leerstelle auf eine bedeutsame Erkenntnis: Konfliktprävention ist bislang weder im professionellen Selbstverständnis der Akteur:innen noch in institutionellen Rahmenbedingungen systematisch verankert.

Genau hier liegt ein wichtiger Anknüpfungspunkt für zukünftige Forschung. Es bedarf einer theoretisch wie empirisch fundierten Auseinandersetzung mit der Frage, unter welchen Bedingungen lokale Vermittlungsarbeit tatsächlich präventiv wirksam wird – und wann nicht. Bisher fehlen belastbare Daten darüber, wie sich Konfliktdynamiken vor und nach dem Engagement von Vermittlungsakteur:innen verändern. Ebenso offen bleibt, welche Rolle biografische Ressourcen, die institutionelle Einbettung oder stadtteilbezogene Rahmenbedingungen für die Wirkung von Vermittlungsarbeit spielen. Zukünftige Studien sollten daher nicht nur qualitative Tiefenanalysen, sondern auch vergleichende Designs einbeziehen, um differenzierte Aussagen über die Reichweite, Bedingungen und Grenzen der Prävention treffen zu können. Von besonderem Interesse wäre etwa die Frage, inwiefern die Einführung bestimmter Vermittlungsformate zu einer ›messbaren‹ Veränderung im nachbarschaftlichen Konfliktaufkommen führt oder ob bestimmte Brückenformen, wie etwa *geschützte Gruppenräume* oder *offene Begegnungsformate* in spezifischen Quartierstypen besonders wirksam sind.

Nicht zuletzt wäre auch eine kritisch-reflexive Perspektive auf Vermittlungsarbeit selbst erforderlich: Wo reproduziert sie bestehende Machtverhältnisse? Wo wird sie funktionalisiert und instrumentalisiert, um staatliche Verantwortung zu entlasten? Und wie kann sie so gestaltet werden, dass sie nicht nur als symbolische Geste, sondern als nachhaltige Infrastruktur sozialer Aushandlung wirkt? Zusammenfassend lässt sich sagen: Vermittlungsarbeit kann zur Konfliktprävention beitragen, aber nur dann, wenn sie nicht auf individuelle Beziehungsarbeit reduziert bleibt, sondern politisch gewollt, institutionell getragen und professionell begleitet wird. Brücken entstehen nicht durch Nähe allein, sondern durch die bewusste Gestaltung von Differenz. Konfliktprävention beginnt dort, wo Differenz nicht als Störung, sondern als gesellschaftliche Realität ernst genommen wird, und wo Vermittlungsarbeit zur Ressource einer pluralen, demokratischen Stadtgesellschaft wird.

Literatur

Aeberhard, M. & Schweizer, B. & Nett, J. (2007). *Konfliktmanagement im Wohnquartier – Ursachen und Verläufe von Mieterkonflikten. Synthesebericht: Integration und Interpretation der Ergebnisse des Arbeitspakets 400.*

Allport, G.W. (1971 [1954]). *Die Natur des Vorurteils.* Kiepenheuer & Witsch.

Althaus, E. (2010). *Konfliktprävention in der Siedlung Brunnenhof, Zürich: Studie im Auftrag des Bundesamtes für Wohnungswesen.* Berner FH, FB Soziale Arbeit.

Barmeyer, C. & Grosskopf, S. (2019). Von sozialem zu interkulturellem Kapital: Migranten als interkulturelle Brückenbauer in Organisationen. In P. Genkova & A. Riecken (Hg.), *Handbuch Migration und Erfolg: Psychologische und sozialwissenschaftliche Aspekte* (S. 407–422). Springer.

Baum, L. (2023). *Nachbarschaftsvorstellungen und gelebte Nachbarschaft heute: Eine Untersuchung im Alten Güterbahnhofviertel in Tübingen.* Springer VS.

Barmeyer, C. & Busch, D. (2023). Einleitung: Biographische Geschichte der Interkulturalitätsforschung, oder: Wer oder was ist ein Interkulturalist? In dies. (Hg.), *Meilensteine der Interkulturalitätsforschung: Biographien. Konzepte. Positionen* (S. V–XLIX). Springer.

Bonacker, T. (2009). Konflikttheorien. In G. Kneer & M. Schroer (Hg.), *Handbuch Soziologische Theorien* (S. 179–197). VS Verlag für Sozialwissenschaften.

Cheshire, L. & Buglar, S. (2016). Anti-social or intensively sociable? The local context of neighbour disputes and complaints among social housing tenants. *Housing Studies, 31*(6), 729–748.

Coser, L.A. (2009). *Theorie sozialer Konflikte.* Springer.

Eijk, G. van (2012). Good Neighbours in Bad Neighbourhoods: Narratives of Dissociation and Practices of Neighbouring in a »Problem« Place. *Urban Studies, 49*(14), 3009–3026.

Elias, N. & Scotson, J.L. (1990). *Etablierte und Außenseiter.* Suhrkamp.

El-Mafaalani, A. (2021). *Wozu Rassismus? Von der Erfindung der Menschenrassen bis zum rassismuskritischen Widerstand.* Kiepenheuer & Witsch.

Essed, P. (1992). Multikulturalismus und kultureller Rassismus in den Niederlanden. In Institut für Migrations- und Rassismusforschung e.V. (Hg.), *Rassismus und Migration in Europa* (S. 373–387). Argument.

Flade, A. (2020). *Wohnen in der individualisierten Gesellschaft.* Springer.

Genkova, P. & Schreiber, H. (2020). Interkulturalität aus Psychologischer Perspektive. In P. Genkova (Hg.), *Handbuch Globale Kompetenz: Grundlagen – Herausforderungen – Krisen* (S. 1–21). Springer.

Gottschalk, I. & Tepeli, D. (2019). Etablierten-Außenseiter-Beziehungen im

Ankunftsstadtteil Dortmunder Nordstadt: Eine qualitative Analyse der Konstruktion von sozialen Problemgruppen im Rahmen des Zuzugs von EU2-Zugewanderten. In D. Negnal (Hg.), *Die Problematisierung sozialer Gruppen in Staat und Gesellschaft* (S. 63–81). Springer.

Großmann, K., Roskamm, N., Budnik, M., Haase, A., Hedtke, C., Kersting, N., Krahmer, A., Messerschmidt, S., Müller, J. D. & Resch, S. (2021). Konflikte als Hoffnungsträger. Auseinandersetzungen um die postmigrantische Stadtgesellschaft. *Neue Politische Literatur, 66*, 304–322.

Grütter, J. K. (2021). *WOHNRAUM planen*. Springer/Vieweg.

Gundelach, B. (2017). Soziales Vertrauen in ethnisch heterogenen Nachbarschaften. *Soziale Probleme, 28*, 1–16.

Hähnel, H. M. (2025). Konfliktpräventions-Management. In I. A. Ennsfellner & G. C. Fürst (Hg.), *Exzellente Wirtschaftsmediation: Qualitätsstandards Für Mediative Dienstleistungen. Konfliktmanagement und Konfliktprävention Für Organisationen und Berater* (S. 63–91). Springer.

Hüttermann, J. (2024). Intergruppenbeziehungen und Interaktionen in urbanen Räumen der deutschen Einwanderungsgesellschaft. In A. Röder & D. Zifonun (Hg.), *Handbuch Migrationssoziologie* (S. 567–615). Springer VS.

Kersten, J., Neu, C. & Vogel, B. (2022). *Das Soziale-Orte-Konzept: Zusammenhalt in einer vulnerablen Gesellschaft*. transcript.

Klimczak, S. (2025). Begegnungsstätten und Quartiershausmeister:innen in kulturell diversen Nachbarschaften: Eine kulturpsychologische Studie Ruhr-Univ. Bochum, unveröff. Masterarbeit.

Kunkel, F. (2021). Problematisierungen von Müll in ethnisch diversen Quartieren. In B. Frevel (Hg.), *Migration und Sicherheit in der Stadt: Sozial-, geistes- und rechtswissenschaftliche Analysen zu migrantisch geprägten Großstadtquartieren* (S. 115–125). LIT.

Kurtenbach, S. (2024). *Soziologie der Nachbarschaft Befunde zu einer komplexen Selbstverständlichkeit*. Campus.

Matzke, F. L., Zimmer-Hegemann, R. & Hanhörster, H. (2022). *Begegnung schaffen: Strategien und Handlungsansätze in der sozialen Quartiersentwicklung*. vhw.

Menzl, M. (2020). Nachbarschaft und Quartier in der Stadtentwicklung. In I. Breckner, A. Göschel & U. Matthiesen (Hg.), *Stadtsoziologie und Stadtentwicklung* (S. 245–255). Nomos.

Montau, R. (2023). *Nachbarschaft im Streit*. Psychosozial-Verlag.

Nationaler Diskriminierungs- und Rassismusmonitor (NaDiRa) (Hg.). (2025). *Verborgene Muster, sichtbare Folgen: Rassismus und Diskriminierung in Deutschland*. DeZIM Institut.

Pettigrew, T. F. & Tropp, L. R. (2006). A meta-analytic test of intergroup contact theory. *Journal of Personality and Social Psychology, 90*(5), 751–783.

Prossek, A. (2012). Brücken bauen für die neue Metropole: Die Interkulturalität der Kulturhauptstadt Europas Ruhr.2010 in Planungsprogrammatik und Projektpraxis. In E. Thomas & D. Heimböckel (Hg.), *Verortungen der Interkulturalität: Die Europäischen Kulturhauptstädte Luxemburg und die*

Großregion (2007), das Ruhrgebiet (2010) und Istanbul (2010) (S. 171–196). transcript.

Rüttenauer, T. (2022). Muster ethnischer Segregation in Deutschland – Ein Vergleich anhand räumlicher Segregationsmaße. In H. Kruse & J. Teltemann (Hg.), *Differenz im Raum: Sozialstruktur und Grenzziehung in deutschen Städten* (S. 71–109). Springer VS.

Sauer, M. & Brinkmann, H. U. (2016). Einführung: Integration in Deutschland. In H. U. Brinkmann & M. Sauer (Hg.), *Einwanderungsgesellschaft Deutschland: Entwicklung und Stand der Integration* (S. 1–21). Springer VS.

Schnur, O. (2012). Nachbarschaft und Quartier. In F. Eckardt (Hg.), *Handbuch Stadtsoziologie* (S. 449–474). VS Verlag für Sozialwissenschaften.

Schnur, O. (2014). Quartiersforschung im Überblick: Konzepte, Definitionen und aktuelle Perspektiven. In O. Schnur (Hg.), *Quartiersforschung: Zwischen Theorie und Praxis* (S. 21–56). VS Verlag für Sozialwissenschaften.

Siebel, W. (2015). Nachbarschaft. *fiph. JOURNAL, 26*, 11–17.

Sinanoğlu, C. & Polat, S. (2023). Rassismusforschung in Bewegung: Rassismus – ein neues altes Thema? In S. Polat (Hg.), *Rassismusforschung I: Theoretische und interdisziplinäre Perspektiven* (S. 7–22). transcript.

Small, M. L. & Gose, L. E. (2020), How Do Low-Income People Form Survival Networks? Routine Organizations as Brokers. *Annals of the American Academy of Political and Social Science, 689*(1), 89–109.

Straub, J. & Ruppel, P. S. (2023). Relationale Hermeneutik: Theoretisch-methodologische Systematisierungen interpretativer Forschung. In U. Wolfradt, L. Allolio-Näcke & P. S. Ruppel (Hg.), *Kulturpsychologie: Eine Einführung* (S. 157–172). Springer.

Straub, J. & Salzmann, S. (2021). Affekte und das psychoanalytische Konzept der Abjektion: Eine kulturpsychologische Perspektive auf soziale Konflikte und das Leben im Dissens. *Konfliktdynamik, 10*(2), 87–98.

Straub, J. & Tepeli, D. A. (2020). Verletzungsverhältnisse, interreligiöse Konflikte und Abjektionen in Einwanderungsgesellschaften. In K. Busch, Benzel, S., Salfeld, B. & Schreiber, J. (Hg.), *Figurationen spätmoderner Lebensführung* (S. 143–195). Springer.

Straub, J., Weidemann, A. & Weidemann, D. (Hg.). (2007). *Handbuch Interkulturelle Kommunikation und Kompetenz*. Metzler.

Weiss, G. et al. (2019). Angekommen in postmigrantischen Stadtgesellschaften? Eine Annäherung an subjektive Integrationsvorstellungen von Geflüchteten und beruflich oder ehrenamtlich in der Flüchtlingsbetreuung Tätigen. *Geographica Helvetica, 74*(2), 205–221.

Wimmer, A. (1996). Kultur. Zur Reformulierung eines sozialanthropologischen Grundbegriffs. *Kölner Zeitschrift für Soziologie und Sozialpsychologie, 48*(1), 401–425

Wiesemann, L. (2019). *Begegnung schaffen im Quartier: eine Reflexion von Theorie und Praxis*. vhw.

Wiest, K. (2019). Preface: Postmigrantische Stadt? Urbane Migrationsgesellschaften als Ausgangspunkt für einen kritisch-normativen Perspektivwechsel in der sozialgeographischen Stadtforschung. *Geographica Helvetica, 74*(4), 273–283.

Witzel, A. (1985). Das problemzentrierte Interview. In G. Jüttemann (Hg.), *Qualitative Forschung in der Psychologie: Grundfragen, Verfahrensweisen, Anwendungsfelder* (S. 227–255). Beltz.

Yildiz, E. (2017). Postmigrantische Perspektiven auf Migration, Stadt und Urbanität. In T. Geisen, C. Riegel & E. Yildiz (Hg.), *Migration, Stadt und Urbanität: Perspektiven auf die Heterogenität migrantischer Lebenswelten* (S. 19–33). Springer.

Biografische Notiz

Susan Klimczak, M. A., B. Sc., Ruhr-Universität Bochum, Forschungsschwerpunkte im Rahmen der Masterarbeit: Interkulturelles Zusammenleben in urbanen Nachbarschaften; Brückenarbeit lokaler Akteur:innen.

Dr. rer. soc. *Dilek A. Tepeli* ist Juniorprofessorin für Interkulturelle Kommunikation mit Schwerpunkt Migrationsforschung an der Friedrich-Schiller-Universität Jena. Sie ist als Wissenschaftlerin im vom BMFTR geförderten Verbundvorhaben Netzwerk Lokale Konflikte und Emotionen in Urbanen Räumen: Transdisziplinäre Konfliktforschung in Wissenschaft-Praxis-Kooperationen (LoKoNet) tätig, seit April 2026 in leitender Position.

Zusammenleben in urbanen Nachbarschaften

Konflikttypen und affektive Dynamiken

Dilek A. Tepeli, Hannah Kernbach, Verena Muckermann, Pia Niederhoff, Julia Rosenzweig, Bent Schiemann & Jürgen Straub[1]

> »Nachbarschaft oszilliert zwischen dem Ideal einer friedlichen, sicheren, ähnlichen und glücklichen Gemeinschaft und der Wirklichkeit skandalöser Konfrontationen zwischen Individuen. Die Idee des Nachbarn ruft zugleich Vertrauen und Zugehörigkeit, aber auch Distanz, Fremdheit und Isolierung hervor. Mit ihrer konzeptuellen Nähe zu Verwandtschaft und Freundschaft nimmt Nachbarschaft eine Position zwischen diesen beiden ein und kann verschiedene Qualitäten dieser sozialen Verbünde (wie Liebe und Hass, Autonomie und Unterdrückung oder Unabhängigkeit und Bedingtheit) miteinander kombinieren. Nachbarschaft hat – ähnlich wie Verwandtschaft und Freundschaft – einerseits das Potential, Unstimmigkeiten und Konflikte hervor zu bringen, und andererseits eine intensive Intimität zum Anderen zu erzeugen« (Evans & Schahadat, 2011, S. 7f.).

Mehr als die Hälfte der Bevölkerung in Deutschland lebt in urbanen Räumen.[2] Die städtische Nachbarschaft ist eine interessante, von Ambivalenzen durchzogene Bühne unseres Zusammenlebens. Sie ist ein zentraler Lebensbereich unseres Alltags, in dem

---

1 Der Beitrag ist ein Resultat des vom BMBF bzw. BMFTR geförderten Verbundprojekts LoKoNet: Netzwerk Lokale Konflikte und Emotionen in Urbanen Räumen: Transdisziplinäre Konfliktforschung in Wissenschaft-Praxis-Kooperationen; Förderkennzeichen 01UG2201D.

2 https://www.destatis.de/DE/Themen/Querschnitt/Demografischer-Wandel/Aspekte/demografie-grossstadtregionen.html

sich – jedenfalls in den meisten Fällen – unser Zuhause befindet. Zu Hause zu sein bedeutet dabei nicht nur, einen mehr oder weniger privaten Wohnraum zu nutzen, der uns vor den Blicken anderer schützt. Zu Hause sein heißt auch, in einem meist selbst gestalteten Raum zu leben, in dem die Bewohner:innen sich bestenfalls vertraut und geborgen fühlen; hier pflegen sie ihre Gewohnheiten und Vorlieben, verrichten Routinen und verbergen Intimes (Montau, 2023, S. 11; vgl. auch Hahn, 2022; Braun, 2025). In der Nachbarschaft können sich die Bewohner:innen mehr oder weniger zugehörig, anonym und unabhängig fühlen, aber auch enge oder lose Bindungen aufbauen (Henning & Lieberg, 1996). Hier leben sie oft in sozialen Beziehungen wie Partnerschaften, Familien oder Wohngemeinschaften zusammen, erholen sich von der Arbeit oder ziehen sich aus der Öffentlichkeit zurück. Der Kulturpsychologe Ernst Boesch (1988b, S. 42) beschreibt das Heim als »polyfunktionales Zentrum des Handelns«, einen »Privatbereich also, dessen Bewohner dem Außenstehenden Zutritt gewähren oder verweigern können«. Er spricht in diesem Zusammenhang auch vom Zuhause als einer »komplexen Heimlandschaft«, die mit Gewohnheit und Vertrautheit, aber auch mit unterschiedlichen Konnotationen bzw. erfahrungs- und situationsgebundenen »Zusatzbedeutungen« für eine Person oder Gruppe versehen ist (Boesch, 1998a, S. 21).

Montau (2023, S. 11) fasst die Bedeutung der eigenen »Bleibe« auch als ein »Für-sich-Sein« und als »Flucht vor der Außenwelt« auf. Nicht immer bleiben wir jedoch abgekapselt im Inneren unserer vier Wände. Die Grenzen zwischen Außen und Innen werden – ob gewollt oder ungewollt, vermeidbar oder nicht – übertreten, auch wenn uns und unsere Wohnungen materiell-räumliche Grenzen voneinander trennen. Für solche Übertretungen und Entgrenzungen sorgen bereits die sog. Schwellen- oder Übergangsbereiche, die gemeinsam benutzten Räume wie das Treppenhaus, der Eingangsbereich, ggf. eine allgemein zugängliche Waschküche oder der Spiel- und Grillplatz im Garten. Nachbar:innen als die »nächsten Fremden« (ebd., S. 16) bedrohen durch ihre bloße Existenz und räumliche Nähe den »Schutzraum des Intimen« (ebd., S. 14f.). In diesem

Schutzraum geht es nicht immer harmonisch zu. Das bleibt den Nachbar:innen manchmal nicht verborgen und mitunter auch nicht ohne Einfluss auf sie. Und selbstverständlich streiten sie von Zeit zu Zeit selbst miteinander. Wie wir an empirischem Material zeigen werden, sind die Konflikte und Krisen *in* den »eigenen vier Wänden« von denen *zwischen* den Bewohner:innen der Wohnungen in der Nachbarschaft keineswegs unabhängig. Nachbarschaft als eigenständiger sozialer Beziehungstyp bietet uns interessante Einblicke in das Zusammenleben verschiedener Menschen, die aufgrund der unausweichlichen räumlichen Nähe nebeneinander leben und halbwegs miteinander auskommen sollten. Wo individuelle Personen, ihre unterschiedlichen Bedürfnisse, Begehren und Wünsche, Lebensstile, Interessen und Idealvorstellungen vom guten Zusammenleben aufeinandertreffen, sind Konflikte nicht fern. Im Gegenteil: Sie bilden einen festen Bestandteil des gemeinschaftlichen Zusammenlebens, auch auf der Nachbarschaftsebene.

In diesem Beitrag gehen wir der Frage nach, wie konflikthaft (oder kooperativ) das Zusammenleben in urbanen Nachbarschaften verlaufen kann. Am Beispiel ausgewählter Nachbarschaften im Ruhrgebiet nehmen wir das soziale Mit-, Neben- und Gegeneinander unter die Lupe und untersuchen, welche Konfliktarten im Zusammenleben wahrgenommen, ausgehalten, bearbeitet, gelöst oder fortgesetzt werden. Unser besonderes Augenmerk liegt auf *Gefühlen* – Affekten, Emotionen, Stimmungen und Atmosphären (Tepeli & Straub, 2024) – sowie ihrer Rolle in nachbarschaftlichen Begegnungen, Beziehungen und Bindungen. Dabei interessieren wir uns nicht allein für manifeste, also von den Beteiligten wahrgenommene und offen ausgetragene Konflikte, sondern auch und v. a. für verborgene, latente Konflikte und ihre affektiven Dynamiken, die den Beteiligten zumindest teilweise oft selbst nicht bewusst sind. Ebenso interessieren wir uns für Konflikt*vorstufen* und die unseres Erachtens zu wenig beachtete Frage, weshalb diese zu Konflikten werden oder aber Vorstufen bleiben und sogar recht schnell verblassen können. Im letzten Fall hat sich das, was ein Grund und Anlass für einen manifesten Streit hätte werden können, über kurz oder lang verflüchtigt. Ganz von allein geschieht das in der Regel nicht. Entscheidend ist dafür das Handeln von Nachbar:innen, die stets mögliche, bereits drohende oder sich anbahnende, vielleicht schon schwelende Konflikte eindämmen und verschwinden, aber auch in Erscheinung treten lassen und ausfechten können.

Zunächst klären wir, was wir unter affektiven Nachbarschaftsbeziehungen und Konflikten (in der Nachbarschaft) verstehen. Danach stellen wir in aller Kürze das empirische Material vor, das unserer theoretischen Arbeit an wichtigen Begriffen zugrunde liegt. Nach knappen Anmerkungen zur Methodik präsentieren wir in drei Fallstudien ausgewählte Ergebnisse zum kooperativen und konflikthaften Zusammenleben in Nachbarschaften. Ein Fazit zur Rolle von Gefühlen und der Relevanz von affektiv-emotionalen Dynamiken für das Zusammenleben in konfliktanfälligen Nachbarschaften beschließt unsere Ausführungen.

Was bedeutet Nachbarschaft? Affekttheoretische Begriffsbestimmungen

Urbane Nachbarschaften sind von vielfältigen gesellschaftlichen Wandlungsprozessen geprägt, die sich etwa in pluralisierten Lebensstilen, wachsender Mobilität, Migration, Digitalisierung sowie sozial- und wohnungspolitischen Veränderungen zeigen (Tappert, 2022, S. 53). Dabei bleibt eines immer gleich: Für viele Menschen ist Nachbarschaft eine Notwendigkeit, gar ein unausweichliches Existenzial – sie »gehört zu den Grundkonstanten menschlichen Seins« (Kurtenbach, 2024, S. 41). Neben Familie und Freundschaft zählt sie zu den elementaren Formen von Gemeinschaft (ebd.; Baum, 2023, S. 6). Urbane Nachbarschaften (auch) in Europa und Nordamerika zeichnen sich durch Super- bzw. Hyperdiversität aus (Vertovec, 2007), die in städtischen Ballungsräumen noch weiter zunehmen wird: »As we can expect continuing migration flows, a high degree of ethnic, religious and socioeconomic diversity will undoubtedly be the norm in 21st-century cities, or at least in some of its neighbourhoods« (Oosterlynck et al., 2018, S. 1). Die (kulturell) diverse Nachbarschaft (vgl. dazu Klimczak & Tepeli, i.d.Bd.) ist, wie auch Oosterlynck et al. (2018) andeuten, kein affektneutraler, emotionsloser Raum, sondern durch eine Pluralität heterogener, aversiver und entsprechend konfliktanfälliger Lebensstile gekennzeichnet (Hedtke, 2018, S. 1).

In der Bestimmung des Nachbarschaftsbegriffs ist sich die multi- und interdisziplinäre Nachbarschaftsforschung uneins (Schnur et al., 2022, S. 2). Campbell et al. (2009, S. 462) bilanzieren:

> »Arguments range from what the appropriate physical borders of a given neighborhood are to whether place-based definitions of neighborhood still matter in the modern information age. Some network analytic approaches refute the a priori importance of place in favor of person-centered models of interpersonal ties, some of which may be geographically bound and others not […].«

Althaus (2018, S. 29) bezeichnet den Forschungsstand daher zu Recht als einen »›Dschungel‹ an Deutungs- und Definitionsansätzen«. Der zentrale Begriff wird je nach Forschungsinteresse unterschiedlich definiert. Ruonavaara (2022) kritisiert, dass es nur wenige Definitionsversuche der Begriffe »Nachbar« oder »Nachbarschaftsbeziehung« gibt. Oft werde das subjektive Alltagsverständnis der Befragten übernommen, wonach eine Nachbarin schlicht jemand sei, die als solche wahrgenommen werde. Der Autor kommt im Übrigen zu einem Schluss, den wir teilen:

> »There are far fewer studies focusing directly on how neighbour relations are constructed and reproduced, the nature of neighbourly interaction, or the meaning of neighbour relations for people […]. These remain, however, interesting and important questions in that they touch upon our mundane everyday existence and link to several key questions regarding the nature of post- or late modern societies« (ebd., S. 380).

Ebenso wie Ruonavaara geht Kurtenbach (2024, S. 41) davon aus, dass die »nachbarschaftliche Beziehung selbst nur selten ausgeleuchtet« wurde. Gleiches träfe für die systematische Untersuchung von Dissens und Streitigkeiten in Nachbarschaften zu (ebd., S. 49; vgl. dazu jedoch Althaus, 2018; Baum, 2023; Cheshire & Buglar, 2016; Montau, 2023).

Räumliche und soziale Nähe – Nachbarschaft als Organisation von sozialer Nähe: Eine klassische Definition von Nachbarschaft stammt von Bernd Hamm (1973, S. 18): Für ihn ist Nachbarschaft »eine soziale Gruppe, deren Mitglieder primär wegen der Gemeinsamkeit des Wohnortes miteinander interagieren.« Nachbarschaft meint in dieser Perspektive »ein soziales Beziehungsgeflecht aufgrund räumlicher Nähe des Wohnens« (Siebel, 2015, S. 11). Laut Hamm (1998, S. 172, zit. n. Althaus, 2018, S. 29) mache »kaum ein anderer Beziehungstyp […] den wechselseitigen Zusammenhang zwischen sozialer und räumlicher Organisation von Gesellschaft so konkret, so elementar und so unmittelbar erfahrbar wie die Nachbarschaft«. Nachbarschaft als »Typ sozialer Beziehung unterschiedlicher Qualität« entwickelt sich also vorrangig »durch die unmittelbaren Interaktionsmöglichkeiten aufgrund der Wohnortnähe zueinander« (Kurtenbach, 2024, S. 43). Die Bezeichnung »Nachbar:in« meint ursprünglich jemanden in unmittelbarer räumlicher Nähe, wobei diese Nähe je nach Kontext unterschiedlich gefasst wird, etwa im urbanen oder ländlichen Raum (Schnur et al., 2022, S. 3; Kurtenbach, 2024, S. 41; Ruonavaara, 2022, S. 381). Räumliche Nähe im Sinne des Nahe-bei- oder Tür-an-Tür-Wohnens reicht als alleiniges Kriterium jedoch nicht aus, um nachbarschaftliche Beziehungen zu bestimmen. Erst wenn auch soziale Nähe zwischen Anwohnenden entsteht, kann sich eine nachbarschaftliche Gemeinschaft entwickeln (Siebel, 2015, S. 11). Evans und Schahadat (2011, S. 9) definieren Nachbarschaft mit Peter Klös daher auch als »soziale Organisation von Nähe«. Dabei besteht *Nachbarschaftlichkeit* (»neighbouring«) aus vielfältigen sozialen Praktiken, die regelgeleitet sind (Tappert, 2022, S. 55ff.). Da sich nachbarschaftliches Handeln immer wieder mit anderen Sozialformen – etwa Anonymität, Familie, Freundschaft, Partnerschaft – überlagert, ist es selten eindeutig zu bestimmen (Kurtenbach, 2024, S. 80). Nachbarschaft kann, wie auch unsere Daten zeigen, auf unterschiedliche Weise mit verschiedenen Sozialitätsmodi verwoben sein. Mit Simone Tappert (2022, S. 54) verstehen wir Nachbarschaft als soziale Praxis, die interaktiv, kommunikativ, praktisch, imaginativ und symbolisch hergestellt, ausgehandelt und aufrechterhalten werden muss, im Sinne eines anhaltenden *doing neighbourhood* (zum sozialkonstruktivistischen [Un-]*Doing*-Ansatz vgl. West & Fenstermaker, 1995; Brandenberg & Streckeisen, 2025). Montau (2023, S. 17f.) weist darauf hin, dass beim *doing neighbourhood* (Tappert, 2022, S. 54) in Wohnhäusern oftmals Menschen mit »so unterschiedlichen Erwartungen aufeinander[treffen], was Sauberkeit, Abstand und Anstand, Ordnung, Ruhe, Freundlichkeit oder Kindererziehung angeht, dass kleine Ursachen oft große Wirkung haben und sie [die Nachbar:innen] Gefahr laufen, sich darüber zu zerstreiten«.

Um sowohl *kooperative* als auch *konflikthafte Nachbarschaftsinteraktionen* sowie die *Nachbarschaftsbeziehung* als eigenständigen Beziehungstyp zu bestimmen, erscheint uns die Unterscheidung zwischen objektiver und subjektiver Definition hilfreich. *Objektive und subjektive Definition von Nachbarschaft:* Ruonavaara (2022) unterscheidet zwischen einer *objektiven* Nachbarschaftsdefinition bzw. der Beobachterperspektive (»neighbour^{O}«) sowie einer *subjektiven* Definition bzw. der Innen- bzw. *Member*perspektive des Nachbar:inseins (»neighbour^{M}«). Diese Perspektiven müssen nicht zwingend übereinstimmen (ebd., S. 382ff.). Die Beobachterperspektive auf Nachbarschaft charakterisiert er wie folgt:

> »Such an ›objective‹ definition is based on the built and natural environment of the residential area with its physical boundaries as well as its history as a community. Neighbourhood as a material and historical structure may be more enduring than residents who happen to live in it at a particular point of time (Burrell, 2016: 1613). I refer to this conception as neighbourhood^{O}« (ebd., S. 382).

Die *Member*-Perspektive beschreibt er folgendermaßen:

> »However, there is also the members' neighbourhood^{M}, which is defined by the residents' imagined geography of a neighbourhood,

> determined by the places and people that residents encounter regularly in their residential environment (Rosenblum, 2016). Such a conception of neighbourhood raises issues of residents belonging (or not belonging) to and feeling at home in the neighbourhood (e.g. Watt, 2009, or May and Muir, 2015). Feelings of belonging to a place may depend on inclusion or exclusion in neighbour networks (Burrell, 2016; Elias & Scotson, 1994; Swann & Hughes, 2016). […] When social and symbolic fences limit neighbour contacts, the members' neighbourhood^{M} may be different for different members (Burrell, 2016: 1603). Moreover, people use the neighbourhood differently, depending on their situation and background (Blokland, 2003), and these uses contribute to defining their neighbourhood^{M}. For some, the neighbourhood is a place to sleep in, while for others it is the site of all daily life. Therefore, neighbourhood^{O} and neighbourhood^{M} need not coincide, and Abrams thinks that there is a necessary mismatch between the two« (ebd.).

Der Autor definiert die Nachbarschaftsbeziehung zwischen Einzelpersonen und Haushalten[3] aus der Beobachterperspektive also so, dass »Ego« und »Alter« genau dann Nachbar:innen sind, wenn sie in derselben Wohngegend leben, ihre Wohnräume physisch so nah beieinanderliegen, dass ihr jeweiliges häusliches Leben das private Leben des anderen *potenziell* positiv oder negativ beeinflussen *kann* (ebd., S. 383). Das ist auch für unsere eigenen Forschungsinteressen hilfreich. Positiv kann der Einfluss bspw. sein, wenn Nachbar:innen sich gegenseitig helfen (Kooperation), negativ ist er dann, wenn Nachbar:innen sich gegenseitig stören (Konflikt). Schon die Tatsache, dass zwei Parteien (Einzelne, Familien, Wohngemeinschaften) nahe beieinander wohnen, macht sie interdependent. In dieser Figuration (Elias, 2014) können sie sowohl kollektive Güter wie Frieden, Ordnung und Sauberkeit

3 Wir schließen für diesen Beitrag der Einfachheit halber kollektive bzw. institutionelle nachbarschaftliche Akteure wie Kneipen, Schulen und andere gemeinschaftliche Räume aus und konzentrieren uns auf nahe beieinander wohnende Nachbar:innen.

schaffen, die zur gelingenden Nachbarschaft beitragen, als auch kollektive Missstände erzeugen, etwa Streitigkeiten, Unsicherheitsgefühle oder die Vernachlässigung der Wohnumgebung (Ruonavaara, 2022, S. 383). Die subjektive Nachbarschaftsdefinition schwächt das Kriterium der räumlichen Nähe ab, indem sie auf (einseitige oder beidseitige) Anerkennung als Nachbar:in abstellt. Das Wohnen »nebenan« ist nicht ausreichend, um jemanden subjektiv als Nachbar:in zu erfahren (ebd., S. 384).[4] Bereits die Tatsache, dass wir andere Menschen als Nachbar:innen wahrnehmen, kann sich auf unsere »Lebensqualität« auswirken, da dies etwa zu einem Gefühl der Zugehörigkeit und Sicherheit beitragen kann (vgl. Henning & Lieberg, 1996). Auch Geräusche von Nachbar:innen können als positiv empfunden werden. Die Wahrnehmung bedrohlich wirkender Nachbar:innen oder rücksichtsloser Geräusche können jedoch positive Gefühle schmälern und ins Gegenteil umschlagen (Ruonavaara, 2022, S. 384). Ego und Alter sind laut Ruonavaara subjektiv gesehen erst dann Nachbar:innen, wenn sie wahrnehmen, erkennen und anerkennen, dass ihre Wohnungen so nahe beieinander liegen, dass ihr jeweiliges Privatleben dasjenige des:der anderen beeinflussen kann. Nach dieser subjektiven Nachbarschaftsdefinition ist es möglich, dass Ego Alter zwar als Nachbar:in wahrnimmt, Alter aber Ego nicht, was zeigt, dass das Nachbarschaftsverständnis subjektiv und einseitig sein kann (ebd.).

Affektive Resonanz und Indifferenz in der Nachbarschaftsbeziehung: Die objektive und die subjektive Definition von Nachbarschaft sind für die konflikt- und affekttheoretische Analyse unserer empirischen Daten besonders wertvoll, da uns speziell solche Nachbarschaftserzählungen interessieren, die den potenziell *und* tatsächlich affizierenden Einfluss des einen auf das Privatleben des anderen anerkennen. Affekttheoretisch gesprochen

4 Der Autor bezieht sich bei der subjektiven Nachbarschaftsdefinition auf Rosenblum (2016, S. 23f.; zit. n. Ruonavaara, 2022, S. 384): »But for us personally and individually, who counts as our neighbor is not automatic with proximity. Location is not enough. We don't assign the status of neighbor to everyone residing in an officially designed neighborhood. – For neighbor is a matter of both location and personal knowledge, of recognition.«

heißt das: Erst wenn wir die in unserer unmittelbaren oder erweiterten Wohnumgebung wohnende Partei wahrnehmen und sie von einem potenziell *affektneutralen* zu einem tatsächlich *affizierenden Anderen* machen (Seyfert, 2014, S. 801), tritt sie als Nachbar:in oder nachbarschaftliche Interaktion in Erscheinung und kann uns und unser Privatleben positiv oder negativ beeinflussen. »Ganz grundsätzlich müsste man also sagen, dass es zur Hervorrufung eines Affekts der *Synchronisierung von affizierendem und affiziertem Körper* bedarf. Die entscheidende Frage innerhalb eines Affektzusammenhangs besteht« nach Seyfert (2011, S. 78, Herv. i. O.) darin, »*welche spezifische Affektfrequenz bzw. affektive Interaktionsart vorliegt*, das heißt auf welche Art die verschiedenen Anwesenden miteinander interagieren«.

Seyfert (2014, S. 81; 2011, S. 78) unterscheidet vielfältige Formen affektiver Interaktionen, die Gesagtes und Ungesagtes umfassen. Die grundlegende Annahme ist, dass nicht jeder Körper von einer bestimmten Atmosphäre affiziert wird und sich die Rezeptivität sowie das Potenzial der Affizierbarkeit interindividuell unterscheiden. *Affektive Interaktionen* sind nicht nur auf zwischenmenschliche Resonanz oder Indifferenz beschränkt, sondern beziehen jegliche Art affektiver Beziehungen ein, etwa mit Objekten, anderen Lebewesen oder Artefakten wie der Architektur. Affektive Interaktionen finden auf »spezifischen Affektfrequenzen« (Seyfert, 2014, S. 78) statt, die »sprachlich, symbolisch, taktil, olfaktorisch oder elektrisch« verfasst sein können. »Affizierende und affizierte Körper können in einer Begegnung bzw. in einer Interaktion nur dann einen Affekt auslösen, wenn sie sich auf identischen Interaktionskanälen und -frequenzen affizieren« (ebd.). Folglich verfügt nicht jeder Körper über dieselbe »rezeptive Affektfähigkeit« (Seyfert, 2011, S. 78). Ein Körper, der auf einer Frequenz nicht mitschwingt oder resonant ist, ist affektiv indifferent bzw. affektiv nicht ansprechbar.

Es ist also wichtig, dass sich nicht jede:r Nachbar:in durch das sinnliche Wahrnehmen und Eindringen von Gerüchen oder Geräuschen in persönlichen und territorialen Grenzen (Goffman, 1982) verletzt oder belästigt fühlt. Manch ein:e Nachbar:in bleibt affektiv indifferent gegenüber den potenziellen objektiven

Störquellen wie Lärm, Dreck oder Gerüchen (oder praktiziert Generosität und Toleranz). Das von Ruonavaara angesprochene Potenzial zu affizieren oder affiziert zu werden variiert also auch situativ (Seyfert, 2014, S. 80). Neben dieser situierten Ansprechbarkeit einer Person (für bestimmte Gerüche, Geräusche etc.) sind jedoch deren existenzielle Grundgefühle maßgeblich für ihre Affizierbarkeit und Fähigkeit, andere zu affizieren. Jan Slaby (2020, S. 26) spricht von sog. »Hintergrundgefühlen« und meint damit relativ stabile, affektive Grundhaltungen einer Person, die nicht reflexiv sind und damit das fundamental-affektive, *leibliche In-der-Welt-Sein* dieses Individuums anzeigen. Slabys phänomenologischer Ansatz betont eben dieses affektive Sein als eine wesentliche Dimension unserer Existenz und Wahrnehmung der Welt: »Unser Situiertsein in ihr ist dementsprechend meist kein neutrales Auffassen des Gegebenen, sondern ein ›Bewegtwerden‹, ein Betroffensein von den sich stets als irgendwie bedeutsam erweisenden Begebenheiten der Umgebung« (ebd.; ähnlich sieht dies Fuchs, 2024). »Hintergrundgefühle« sind jene

> »zu stabilen Haltungen, zu Grundeinstellungen verfestigten stimmungsartigen Gefühle, welche die menschlichen Welt- und Selbstbezüge grundlegend prägen und den Nährboden für die kurzfristigeren, heftigeren, klarer auf Objekte bezogenen Emotionen bilden. Grundgefühle wie Melancholie, Lebensekel oder Langeweile sind in viel deutlicherem Maße das, was die fühlende Person als Person ausmacht – Manifestationen ihres jeweils ureigenen Seins als konkretes Individuum, charakter- und identitätsbildende Strukturen, die für das menschliche Existieren in einem sehr direkten Sinn den Ton angeben. Philosophische oder wissenschaftliche Betrachtungen der Gefühle, die diese Phänomenschicht nicht angemessen behandeln, lassen Entscheidendes aus« (Slaby, 2020, S. 27).

Das ist für die Nachbarschaftsforschung, speziell für die Untersuchung konkreter Interaktionen, Begegnungen, Beziehungen und Bindungen – konfliktträchtige und -hafte oder konfliktarme bzw. kooperative – offenkundig wichtig. Nachbar:innen handeln stets auch auf der Basis ihrer Hintergrundgefühle. Auch diese sind relevant, sobald es darum geht, ob etwas jemanden affiziert oder nicht (positiv oder negativ) und ob jemand andere zu affizieren vermag (durch bestimmte Handlungen und deren Ergebnisse oder Folgen).

Ruonavaaras differenzierte Nachbarschaftsdefinition lässt sich durch diese affekttheoretische Bestimmung von Interaktionen anreichern und entwickeln. Es sind die Hintergrundgefühle und die situierten, verkörperten (Inter-)Affekte von Personen, die verständlich machen und erklären, weshalb es in nachbarschaftlichen Begegnungen und Beziehungen zu keineswegs immer bewussten Störungen und Konflikten kommen kann. Die Entstehung des kooperativen oder konflikthaften Zusammenlebens in *nachbarschaftlichen Gefühlsgemeinschaften* (Straub & Tepeli, 2025) lässt sich zu einem guten Teil affekttheoretisch verstehen und erklären (Ruonavaara, 2022, S. 392). Selbst wenn sich der Großteil dieser affektiven Wahrnehmung der materiellen und sozialen Welt und des affektiven In-der-Welt-Seins von Subjekten (Slaby, 2020) vor- oder unbewusst bzw. im Hintergrund abspielt, webt sich diese verkörperte Affektivität und Interaffektivität in das nachbarschaftliche Miteinander ein. Das gilt es in einschlägigen Forschungen zu rekonstruieren. Wir werden Beispiele dafür geben.

Konflikte und Gefühle

Georg Simmels Soziologie, speziell seine Konflikttheorie, ist bis heute aktuell.[5] In seiner Abhandlung »Der Streit« (1992) betrachtet er Konflikte nicht nur als trennend, sondern auch als eine Form sozialer Wechselwirkung, die »eine spezifische Form von Vergesellschaftung« darstellt (Bonacker & Schmitt, 2012, S. 29; Simmel, 1992, S. 284). Konflikte sind demnach keine bloßen Stö-

5 Bonacker & Schmitt (2012, S. 32) verweisen auf Simmels Auffassung der modernen Gesellschaft mit ihrem Grundkonflikt »zwischen den mehr oder weniger festen, unveränderbar scheinenden Formen der Kultur und dem stetigen Drang, sich von diesen Formen zu befreien«.

rungen einer sozialen Einheit, sondern ein essenzieller Bestandteil des sozialen Lebens. Sie bringen die Streitparteien nicht nur in Distanz zueinander, sondern verbinden sie zugleich: Wer sich streitet, steht in einer wechselseitigen Beziehung, die eine gemeinsame soziale Ordnung darstellt oder hervorbringt (Bonacker & Schmitt, 2012, S. 30). Diese (systemische) Perspektive ist nicht zuletzt für die Analyse von Nachbarschaftskonflikten höchst aufschlussreich, da die beteiligten Parteien in ihrem Widerstreit »eine Art Interaktionsgemeinschaft« (ebd.) bilden, deren Beteiligte sich gegenseitig anerkennen und im Streit eine gemeinsame Identität hervorbringen (ebd.). Somit bestehen im Konflikt immer auch affektive Bindungen zwischen den Konfliktparteien (Straub & Salzmann, 2021). Keine soziale Einheit oder Interaktionsgemeinschaft besteht in vollkommener Harmonie, sondern stets durch das Zusammenspiel von Widerspruch, Spannung und Konflikt sowie temporärer Einigkeit:

> »Wie der Kosmos Liebe und Hass, attraktive und repulsive Kräfte braucht, um eine Form zu haben, so braucht auch die Gesellschaft irgendein quantitatives Verhältnis von Harmonie und Disharmonie, Assoziation und Konkurrenz, Gunst und Missgunst, um zu einer bestimmten Gestaltung zu gelangen« (Simmel, 1992, S. 286).

Konflikte sind auch produktive Kräfte und soziale Bindungsmittel:

> »Der Konflikt ist eine soziale Form, die vergesellschaftet und individualisiert. Sie ermöglicht den Individuen, sich als solche zu schaffen, beispielsweise im erklärten Widerspruch zu Konventionen. Aber sie übt zugleich einen Zwang aus: Wer einen Konflikt eingeht, kommt so schnell nicht mehr raus« (Bonacker & Schmitt, 2012, S. 31).

Definition des Konfliktbegriffs – Wann liegen Konflikte vor? Auch Nachbarschaftskonflikte sind keine bloßen Unterbrechungen des sozialen Friedens, sondern kreative Praxen, die sozioemotionale

Muster gemeinschaftlichen Zusammenlebens hervorbringen. Sie sind sowohl Ausdruck als auch Motor der Bildung sozialer Ordnungen. Dabei ist zu beachten, dass es »den« Konfliktbegriff im Singular nicht gibt und geben kann. Vielmehr lassen sich (akzentuierend) verschiedene Konflikttypen unterscheiden (Straub & Tepeli, 2023a, b; auch i. d. Bd.). Was ihre Austragung angeht, kann diese (mehr oder weniger) friedfertig oder gewaltvoll ausfallen (Bonacker, 2008, S. 13). Auch der Ausgang aus Konflikten ist vielfältig: Konsens, Kompromiss oder das (bewusste) Leben im Dissens sind mögliche Ergebnisse und zugleich notwendige Bestandteile demokratisch strukturierter Gesellschaften und zahlreicher soziokultureller Figurationen (Straub & Salzmann, 2021). Thorsten Bonacker und Peter Imbusch (2010, S. 69) definieren Konflikte allgemein »als soziale Tatbestände, an denen mindestens zwei Parteien (Einzelpersonen, Gruppen, Staaten etc.) beteiligt sind, die auf Unterschieden in der sozialen Lage und/oder auf Unterschieden in der Interessenkonstellation der Konfliktparteien beruhen.« Sehr häufig wird ein Konflikt angenommen, wenn mindestens zwei Parteien in ihren (normativen) Erwartungen, Bedürfnissen, Begehren, Wünschen, Wertvorstellungen, Interessen oder Zielen nicht übereinstimmen und dies kommunizieren (Bonacker & Schmitt, 2007, S. 123; Bonacker, 2008). Bonacker (2009, S. 184) betont, dass ein Konflikt nur dann manifest wird, wenn diese Unvereinbarkeit von den beteiligten Akteuren als solche wahrgenommen und artikuliert wird. Es sei unsinnig, von einem Konflikt zu sprechen, »wenn die beteiligten Akteure keinen Widerspruch in ihren unterschiedlichen Erwartungen sehen«. Das trifft zumindest für jene Fälle zu, in denen keine der Parteien einen derartigen Widerspruch erkennt und sich daran stört.

Die subjektive Dimension ist, wie ausgeführt, relevant für die Analyse von Nachbarschaftsbeziehungen, also auch von Konflikten, da sich alltägliche Differenzen oftmals erst durch ihre Wahrnehmung, Deutung und Artikulation in einen Streit verwandeln. Allerdings stellt sich unseres Erachtens gleichwohl die Frage, ob diese kategorische Definition tatsächlich rundum zufriedenstellend ist. Kennen wir nicht auch Konflikttypen, in denen Personen noch gar keinen Konflikt wahrnehmen, auch keinen manifesten Widerspruch ihrer Erwartungen, und doch psychosozial und performativ bereits in ihn verstrickt sind? Imbusch und Bonacker (2010) unterscheiden selbst *latente* von *manifesten Konflikten*, von denen erstere auch als Vorstufen manifester Konflikte oder als verborgener Widerspruch oder Widerstreit, in den die Beteiligten affektiv-emotional verstrickt sind, verstanden werden können:

> »Als manifest ließe sich ein Konflikt bezeichnen, der aufgrund seines Konfliktaustrags oder in Bezug auf die offene Artikulation durch die Konfliktparteien als solcher erkennbar ist. Im Gegensatz dazu wäre ein latenter Konflikt nicht unmittelbar als solcher erkennbar, weil er (noch) nicht offen ausgetragen wird« (ebd., S. 71f.).

Straub und Salzmann (2021, S. 41) weisen außerdem darauf hin, dass der »manifeste Gegenstand der Auseinandersetzungen« nicht immer dem entspricht, um das es den Beteiligten eigentlich geht – auf der Ebene ihrer unbewussten Motive, Affekte und Emotionen: »Neben den manifesten Konfliktinhalten können latente Bedeutungen den Gang der Interaktion (mit-)bestimmen« (ebd.). Bei der zitierten Konfliktdefinition fehlt just diese affektiv-emotionale Dimension. Konflikte entstehen nicht ausschließlich aufgrund rationaler Interessengegensätze (wie Lewis Coser meint, der nur dann von »echten« Konflikten sprechen möchte; zur Kritik s. Straub & Tepeli, 2023a, b; sowie i. d. Bd.). Konflikte entstehen auch durch unerfüllte Bedürfnisse und Sehnsüchte, verschiedenartige Wünsche und Begehren, kulturelle Werte und soziale Normen. Oft sind *manifeste* und *latente Konflikte* von (mitunter unklaren, diffusen, unbewussten) Gefühlen durchzogen, die ihre Entstehung, Austragung und Bearbeitung maßgeblich bestimmen. Wenn wir von latenten Konflikten sprechen, dann meinen wir

- Konflikte, die von latenten, unbewussten Motiven, Wünschen oder Begehren einer oder beider Konfliktparteien gespeist werden, also wegen dieser affektiven Psychodynamik in ihrer Bedeutung und Funktion unklar sind (vgl. Straub &

Tepeli, 2026 i. V.; Tepeli & Straub, 2026 i. V.). Ganz im Gegenteil werden von einem oder beiden Kontrahent:innen Gründe oder Anlässe für den Streit angegeben, die lediglich an der Oberfläche der manifesten Auseinandersetzung wichtig zu sein scheinen. In Wahrheit geht es gar nicht um das Fahrrad, das die Nachbarin nicht exakt am dafür vorgesehenen Ort abstellt, sondern um den (von der Neiderin gar nicht wahrgenommenen und eingestandenen) Neid auf diejenige, die sich neben einem teuren Fahrrad noch viele weitere luxuriöse Dinge leisten kann. Solche im psychoanalytischen Sinn latenten Motive können ein lange anhaltendes Konfliktgeschehen erzeugen, in dem die angeblichen Gegenstände des Streits beliebig wechseln mögen. Montau (2023, S. 55ff.) spricht im Hinblick auf diese latente Konfliktebene u. a. vom (Nachbarschafts-)Konflikttyp der Überblendung (ebd., S. 55), der durch projektive Identifizierung entsteht. Bei der Überblendung werden eigene, abgewehrte und unbewusste Persönlichkeitsanteile auf das Gegenüber übertragen, was den Eindruck erweckt, als ob der:die andere mit der eigenen Projektion identisch wäre, die man ihm oder ihr oktroyiert hat. Das Fremdbild des:der anderen wird durch eigene, tabuisierte und abgewehrte Persönlichkeitsanteile »überblendet« (ebd.). Das ist lediglich ein Beispiel für die latente Bedeutung, den verborgenen affektiv-emotionalen, psychodynamischen Hintergrund und Grund eines Konflikts im Sinne dieses Typs der Latenz;

- oder solche Konflikte, in denen die Konfliktparteien verschiedenen internalisierten Regeln bzw. sozialen Normen folgen und den sie fundierenden kulturellen Werten verbunden sind, ohne sich dieser Differenz bewusst zu werden. Beide halten sie die jeweiligen Werte und Normen für selbstverständlich und allgemein verbindlich, universell gültig. Kultur- und Sozioanalysen bringen solche soziokulturellen Differenzen impliziter Prinzipien und Regeln ans Licht, die den Akteur:innen nicht ohne Weiteres zugänglich sind. Es bedarf eigener kommunikativer und reflexiver Leistungen, um kollidierende Regeln bzw. soziale Normen und die sie fundierenden kulturellen Werte als different bzw. heterogen, als unverträglich zu erkennen, anzuerkennen und thematisieren zu können (Straub & Niebel, 2026);

- schließlich solche Konflikte, die als Vorstufen manifester Konflikte (noch) im Verborgenen oder unterschwellig bleiben. Irgendwelche konfliktträchtigen Differenzen scheinen hier zu schwelen, ohne dass sich schon ein Streit entzündet, eine Beziehung entzweit; wir sprechen in solchen – vergleichsweise einfachen, allgemein geläufigen – Fällen der Latenz von Konfliktvorstufen.[6] Wenn Nachbar:innen – oft einseitig – irgendwelche vagen Störungen, Irritationen oder andere negative Affizierungen ihres Selbst und Daseins empfinden und wahrnehmen, diese aber noch nicht auf unvereinbare Standpunkte, Bedürfnisse, Wünsche, Interessen oder Ziele zurückführen und der anderen Partei auch nichts Entsprechendes mitteilen, handelt es sich um derartige Konfliktvorstufen. Aus ihnen muss kein Streit entstehen, schon gar nicht zwangsläufig oder automatisch. Nachbar:innen können das durch konfliktvermeidende Handlungen und Gefühle bzw. Gefühlsmanagement (Hochschild, 1979) verhindern. Sie nehmen, was sie stören mag, vielleicht nicht allzu wichtig, ignorieren oder relativieren ihre aversiven Gefühle, oder sie üben sich in Generosität und Toleranz (die zu praktizieren bekanntlich schwerer ist, als sie zu proklamieren; Mitscherlich, 1983 [1964]).

In allen Varianten zeigt sich, dass Gefühle keine unwichtigen Nebenerscheinungen sind, sondern für die Entstehung und Entwicklung, aber auch für die Austragung, Bearbeitung oder Beilegung von Konflikten oder die ›Verpuffung‹ von Konfliktvorstufen eine zentrale Rolle spielen können. Die Konfliktparteien spüren viel-

6 Andere Konfliktdefinitionen wie etwa die von Friedrich Glasl (2020) sehen in Vorstufen von Konflikten bereits einen manifesten Konflikt; es reicht ihnen, wenn sich auch nur eine Person in ihrem Denken, Fühlen, Wollen oder Wahrnehmen negativ beeinflusst oder beeinträchtigt fühlt. Zu einem latenten oder manifesten Konflikt gehören nach unserem Verständnis jedoch mindestens zwei (Straub & Tepeli, 2023a, b, i. d. Bd.).

leicht, dass sie mit ihren (negativen oder positiven) Affekten und Emotionen in die Auseinandersetzung verstrickt sind, sie sind sich jedoch über ihre Herkunft, eigentliche Rolle und Funktion nicht im Klaren. Dass sie den maßgeblichen (Hinter-)Grund für die Emergenz und Entwicklung von Konflikten bilden, braucht ihnen keineswegs bewusst zu sein. Streitende kennen die den Konflikt nährenden, vorantreibenden und verschärfenden Gefühle oftmals nicht, weder die eigenen noch die des:der anderen. Das gilt auch für konfliktträchtige oder -hafte nachbarschaftliche Interaktionen (Begegnungen, Beziehungen und Bindungen). Unbewusste Affekte, Emotionen und Motive, Mängel, Wünsche und Begehren spielen – wie bewusste Intentionen, Absichten, Interessen und Ziele – auch in Nachbarschaftskonflikten eine wichtige Rolle. Selbst wenn sie schwerer zu erfassen und zu kontrollieren sind als bewusste Gedanken, klare Absichten und Interessen, sind sie oftmals ein fester Bestandteil des Konfliktgeschehens oder der Vorstufen konfliktträchtiger Interaktionen.

Unsere bisherigen Ausführungen lassen sich durch Erving Goffmans (1982, S. 91f.) soziologische Perspektive ergänzen. Goffman betrachtet die Verletzung von normalerweise gewahrten territorialen Grenzen (des Selbst) als zentralen Konfliktpunkt. Solche Grenzen sind für die Herstellung und Aufrechterhaltung sozialer Interaktionsordnungen in der Nachbarschaft von großer Bedeutung. Konflikte erwachsen in dieser Sicht aus Grenzübertretungen und dem Widerstreit um territoriale Ansprüche, bei denen Individuen versuchen, ihre persönlichen oder kollektiven Reservate und Besitzansprüche zu schützen und zu verteidigen. Territoriale Grenzen sind dabei stets als Symbole für Selbstgrenzen zu verstehen. Für unsere Analyse von Nachbarschaften sind situative, affektiv-emotionale Ausgestaltungen von Grenzöffnungen und -schließungen bzw. von Nähe und Distanzierung als *interaktive Affekt- und Grenzarbeit* wesentlich. Wir ziehen bei Bedarf Goffmans passende Metaphern wie z. B. die der »Box«, des »Besitzterritoriums« und der »Kontamination« heran (ebd., S. 59, 74ff., 79).

Wir resümieren: Nachbarschaftsbeziehungen besitzen aufgrund der (oftmals unausweichlichen) räumlich-sozialen Nähe das Potenzial, uns positiv wie negativ zu berühren und dadurch kooperative sowie konflikthafte Beziehungen, Bindungen und Interaktionsordnungen entstehen zu lassen. Die bloße (Ko-)Existenz und das Eindringen der anderen in die eigene Privatsphäre machen die Nachbarschaft zu einem *affektiv-emotionalen Konfliktraum*: Gerüche und Geräusche dringen in private Wohnräume ein, sie können stören, irritieren, verärgern. Bisweilen rufen sie unangenehme Erinnerungen und aversive, abjektive Gefühle hervor (bis zum Ekel; Straub, 2025). Latente, nicht immer bewusste Gefühlsdynamiken weben sich in nachbarschaftliche Begegnungen, Beziehungen und Bindungen ein (Montau, 2023, S. 16). Nähe und Distanz, Grenzöffnung und -schließung müssen in diesem *konfliktträchtigen oder konflikthaften, affektiv-emotionalen Wohn- und Lebensraum* permanent ausgehandelt werden – sowohl von Einzelnen als auch von der nachbarschaftlichen *Gefühlsgemeinschaft* (Straub & Tepeli, 2025). Wir werden die vorgenommenen theoretischen Begriffsbestimmungen und getroffenen Unterscheidungen in unseren empirischen Fallbeispielen anwenden. Sie leiten unsere Analysen, machen sie teilweise erst möglich.

Methodischer Zugang zu Nachbarschaftsbeziehungen und -konflikten

Der methodische Zugang zum Feld erfolgte im Rahmen einer engen Wissenschafts-Praxis-Kooperation. Besonders wichtig für die nachfolgend vorgestellten Fallbeispiele war die Zusammenarbeit mit dem Konfliktmediator und Sozialpsychologen Robert Montau (2023; auch i. d. Bd.). Durch ihn erhielten wir zahlreiche Beschwerdebriefe aus Konfliktfällen, die er im Auftrag für Wohnungsunternehmen begleitete.[7] Die Briefe stammen aus dem Zeitraum Mitte

7 Wir danken unserem Praxispartner auch für seine Beteiligung an Interpretationssitzungen sowie die Vermittlung von hilfreichen Kontakten (insb. zur Wohnungswirtschaft). An der Interpretation des empirischen Materials waren außer ihm v. a. die Projektmitarbeiter:innen und Koautor:innen dieses Beitrags beteiligt.

der 1990er bis 2010. Diese Dokumente lassen sich mit Ulrich Oevermann (2013, S. 95) oder Annette Schmitt, Ulrich Mees und Uwe Laucken (2001) als »sozialpraktisch eigenproduzierte Texte« bzw. »Protokolle sozialer Wirklichkeit« auffassen. Sie wurden nicht speziell für Forschende angefertigt (Montau, 2023, S. 49), sondern sind im Zusammenhang realer Nachbarschaftsstreitigkeiten entstanden (s.a. Straub & Tepeli, 2026 i.V.). Während die Briefe bereits eskalierte Konflikte dokumentieren, legt die quantitative Studie von Fromm und Rosenkranz (2019, S. 36) für Nürnberg nahe, dass solche Eskalationen in Nachbarschaften nicht die Regel sind. Nur 4% der Befragten stimmten 2017 der Aussage zu, dass Konflikte in ihrer Nachbarschaft weit verbreitet seien. 16% meinten, Konflikte seien zum Teil verbreitet. 11% der Befragten gaben an, darüber nichts zu wissen. Das sollte man im Auge behalten, wenn man eskalierten Nachbarschaftsstreit erforscht. Im Rahmen unseres Projekts erhoben wir im Sinne des *theoretical samplings* (Corbin & Strauss, 2008) weitere aktuelle Daten, die Einblicke in das alltägliche Miteinander und in potenzielle Konfliktdynamiken in soziokulturell diversen Nachbarschaften im Ruhrgebiet zuließen. Wir führten v.a. Interviews mit Expert:innen (Sozialmanager:innen, Sozialarbeiter:innen, weiteren Fachkräften) sowie Nachbar:innen (teilweise angelehnt an Witzel, 2000).[8]

Im Folgenden konzentrieren wir uns auf Interviews mit den drei Nachbarinnen Britta Krone, Sabine Birke und Nicole Mund (Pseudonyme) in zwei Großstädten im Ruhrgebiet. Eine ausführliche Analyse von Beschwerdebriefen findet sich bei Straub und Tepeli (2026 i.V.). Bei der Auswertung aller Materialien orientierten wir uns an der *Grounded Theory*-Methodologie (nach Charmaz, 2006) und der relationalen Hermeneutik (Straub, 2022a; darin insb. Straub & Ruppel, 2022).

8 Zum Materialkorpus gehören weitere Dokumente sowie Transkripte. Speziell für die komparativen Analysen erhoben wir Daten in Wien im 16. Bezirk, einem ehemaligen Arbeiterviertel, das heute von Migration und Gentrifizierung geprägt ist. Dort ergaben sich auch ein problemzentriertes Interview mit der Leitung eines Nachbarschaftszentrums und eine teilnehmende Beobachtung in einem »Sprachcafé« sowie Gespräche mit den Mitarbeitenden einer Organisation, die sich mit Nachbarschaftsbeziehungen und -konflikten befasst.

Affektive Dynamiken in manifesten und latenten Nachbarschaftskonflikten

Bei den ersten zwei Fallbeispielen gehen wir zum einen auf das (idealisierte) Nachbarschaftsverständnis, zum anderen auf die Konfliktperspektive der Befragten ein. Anhand der Fälle *Britta Krone* und *Sabine Birke* veranschaulichen wir, welche Gefühle in der Nachbarschaft relevant sein können, sobald es um die Entstehung, Prävention, Bearbeitung oder das Ausbleiben von manifesten Konflikten geht. Am Fallbeispiel *Nicole Mund* erörtern wir dann einen latenten Konflikt, der aufgrund des ausgeprägten Vermeidungsverhaltens der jüngeren Nachbarin unterschwellig und ausgeblendet bleibt. Er bricht nie aus, weil Frau Mund den Kontakt mit einer alten Nachbarin zu umgehen beginnt. Dadurch schützt sie sich selbst vor der Konfrontation mit der Einsamkeit und Depression einer »alten Oma«, die sie früher regelmäßig gesehen und gesprochen hat. Nun ist das »kontinuierliche Verhandeln« (Tappert, 2022, S. 55) ausgeprägter Nähe- und Distanzbalancen erforderlich, um nicht zuletzt die Angst vor der eigenen Zukunft abzuwehren. Starke Affekte und Emotionen sind hier wesentlich.

Fallbeispiel 1 – Britta Krones Nachbarschafts- und Konfliktperspektiven: Britta Krone liefert ein Beispiel für typische Muster konflikthafter und kooperativer Nachbarschaftsbeziehungen. Sie ist zwischen 30 und 40 Jahre alt, lebt mit ihrem Partner und einem Kleinkind in einer Nachbarschaft, die einen relativ geringen Anteil an Sozialleistungsempfänger:innen aufweist. Sie arbeitet bei einer Genossenschaft im sozialen Bereich. An ihrem Exempel wollen wir sich anbahnende Konflikte in Gestalt von Konflikt*vorstufen* in den Blick nehmen, die in der Nachbarschaft von anderen gar nicht wahrgenommen werden. Die Person, die solche Konfliktpotenziale ausmacht, erkennt störende Handlungen anderer, Regelbrüche, unerfüllte Erwartungen und Bedürfnisse der Gemeinschaft, spricht aber nicht von einem Konflikt. Dennoch können die wahrgenommenen Störungen, die erlebten Irritationen und Ärgernisse ein Potenzial für manifeste Konflikte bedeuten. Dass es in Nachbarschaften eigentlich eher selten zu handfestem Streit und eskalierenden Konflikten kommt, liegt genau daran: Man kategorisiert (einseitig) empfundene, wahrgenommene Störungen des harmonischen, einvernehmlichen Zusammenlebens in der Nachbarschaft als bloße Vorstufen eines möglichen Konflikts, die man, solange es nicht schlimmer wird, »um des lieben Friedens« willen zu ertragen bereit ist. Das kann lange, sogar sehr lange gut gehen. Dabei ist sich die betreffende Person bewusst, dass es sich um eine Art Scheinfrieden handelt. Das ist recht typisch. In einem Workshop mit den Sozialmanager:innen eines kommunalen Wohnungsunternehmens am 14.11.2025 wurde uns bei der Vorstellung des Fallbeispiels von Frau Krone mitgeteilt, dass es Fälle gab, in denen sich Nachbar:innen erst 20 Jahre später mit den Worten »Ich hab in 20 Jahren nichts gesagt, aber jetzt ist es zu viel« an den:die Vermieter:in wandten. Die Sozialmanager:innen wiesen darauf hin, dass ihnen in ihrer beruflichen Praxis oftmals bewusst ist, dass Konflikte nicht einfach inexistent sind, solange und nur weil sich niemand beschwert. Es wurde also bekräftigt, dass die Praxis des *Darüberhinwegsehens* und *Stillhaltens* für die Nachbarschaftsarbeit ungemein wichtig ist, weil sie zu erkennen gibt, dass eben auch die unterschwelligen Probleme sowie die drohenden oder schwelenden, präkonfliktiven und latenten Konflikte für das nachbarschaftliche Miteinander bedeutsam sind. Dafür sollte also auch die Nachbarschaftsforschung sensibel sein. Konkrete Konfliktpotenziale zu sondieren, gehört ebenso zu ihren Aufgaben wie die Analyse der Genese und Entwicklung manifester Konflikte. Wie Konfliktprävention und -bearbeitung *informell* auf der Ebene der Nachbarschaftsbeziehungen aussehen können, veranschaulichen die 2024 aufgezeichneten Erzählungen von Britta Krone.

Nachbarschaft als erweitertes Zuhause in unausweichlicher Koexistenz: Frau Krones Nachbarschaftsverständnis beschränkt die Reichweite der Personen, die sie als Nachbar:innen wahrnimmt, auf etwa drei Wohnhäuser. Hier wisse sie »grob«, wer dort wohne, manche kenne sie sogar namentlich (Krone, 2024, Z. 218ff.). Bekanntschaft grenzt sie, wie Freundschaft, von Nachbarschaft ab; für sie persönlich bedeutet Nachbarschaft:

> »Ich glaube 'n stückweit tatsächlich zu Hause die gehören ja auch einfach dazu ich meine es is ja schon verrückt, dass wir am Arbeitsplatz du bist ja mit Leuten konfrontiert mit denen du nich die hast du dir nicht ausgesucht und du solltest versuchen deinen Alltag mit denen hinzubekommen und dann macht das ja auch den Arbeitsalltag wie das Privatleben schöner wenn du dich mit den meisten Leuten verstehst ehm für mich bedeutet Nachbarschaft schon Ruhe und sich in Ruhe lassen aber auch füreinander da sein denke ich im Sinne von jetzt am Wochenende hat uns Hefe gefehlt ((lachend)) dann kann ich die Nachbarin einfach fragen ob sie Hefe hat ehm wir haben zum Beispiel kein Auto da kann ich mindestens das sind aber mittlerweile auch Freunde die kann man auch spontan mal fragen, ob man das Auto haben kann ich leihe unseren Nachbarn regelmäßig eh irgendwie meine Heißklebepistole oder irgendwie was aus so das heißt es bedeutet für mich schon auch n' stückweit Sicherheit« (Z. 227ff.).[9]

Nachbar:innen charakterisiert Frau Krone als zu ihrem erweiterten Zuhause dazugehörig. Sich gut mit ihnen zu verstehen, prägt dabei ihr Gefühl von Zuhausesein (Z. 255ff.). Ähnlich wie die Arbeitskolleg:innen kann man sie sich nicht selbst aussuchen, weshalb in der Nachbarschaft stets die Gefahr besteht, mit Nachbar:innen nicht zu harmonieren. Man lebt dann gezwungenermaßen in der Nähe dieser unliebsamen anderen. Das zufällige Nebeneinanderleben bzw. die unfreiwillige physische Nähe mag sich schnell als psychosoziales Problem erweisen. Nachbarschaft ist für Britta Krone eine Figuration wechselseitig interdependenter Personen, deren Verbindungen positive wie negative affektive Valenzen umfassen (Elias, 2014, S. 159f.; dazu Tepeli, 2024, S. 119f.). Es sind Affekte, die Menschen aneinander, an Objekte oder abstrakte Symbole binden. Elias (2014) geht es um die offene Persönlichkeitsstruktur, die nicht hermetisch abgeschottet, sondern durch affektive Bindungen an andere geprägt ist. Jeder Mensch hat viele solcher Valenzen, die auf andere gerichtet sind.

9 Für die Lesbarkeit wurden die Transkriptionen vereinfacht. Wir transkribierten in Anlehnung an TiQ nach Bohnsack (2014, S. 253).

Einige führen zu festen Bindungen, andere zu Streit und Zerwürfnissen. Affektive Valenzen sind also die »elementarsten Typen der Ausgerichtetheit von Menschen aufeinander« (ebd., S. 13f., 159f.). Sie können Anziehung und Abstoßung, Attraktion und Aversion bedeuten. Aversive Nachbar:innen verkörpern Konfliktpotenziale.

Der Begriff »Zuhause« umfasst emotionale Aspekte wie Geborgenheit, Sicherheit, Rückzug aus der Öffentlichkeit und die lose Zugehörigkeit zu kontingenten Anderen, die kommen und gehen. Entsprechend befürchtet man den Auszug positivvalenter Nachbarn und den Einzug eines »miesepetrigen« neuen Mieters, der die gesamte Figuration und Stimmung im Haus negativ verändern kann (Z. 119ff.). Frau Krones Formulierung »den Alltag mit den Menschen hinzubekommen« signalisiert das Bedürfnis nach Harmonie. Entsprechend bemüht sie sich um Beziehungen möglichst ohne nennenswerten Dissens. Sie möchte sich »mit den meisten Leuten« verstehen. Seyfert (2014) spricht diesbezüglich von einer Orientierung am Mitschwingen auf derselben Affektfrequenz. Dabei geht es auch um *Konfliktvermeidung*. Ein Leben mit viel Dissens, Dissonanz, Konflikt und Streit bewertet Britta Krone im Umkehrschluss als negativen Gegenhorizont. Nachbarschaft bedeutet für sie ein Geben und Nehmen. In ihren Ausführungen kommen *potenzielle* Spannungen im nachbarschaftlichen Miteinander in drei zentralen Aspekten der Nachbarschaftsbeziehung zum Ausdruck: Erstens nennt sie Ruhe als Form der Grenzwahrung ihres persönlichen Raums (Goffman, 1982, S. 62); zweitens bindet sie diese Ruhe an aktive Handlungen; Nachbar:innen sollten sich in Ruhe bzw. in Frieden lassen, also ständig darauf achten, dass sie diesem Anspruch gerecht werden; drittens nennt sie das Ideal der Solidarität, Kooperation und Nachbarschaftshilfe (vgl. Fromm & Rosenkranz, 2019, S. 53f., S. 72).

Distanz und Grenzwahrung bei gleichzeitiger Anerkennung von Grenzüberschreitung: Fromm und Rosenkranz bezeichnen die soziale Norm der »höflichen Distanz« mit Siebel (2015, S. 12, zit. n. Fromm & Rosenkranz, 2019, S. 7) als »wichtigste Norm gutnachbarlichen Verhaltens« und die von vielen gewählte Beziehungsform in der urbanen Nachbarschaft.[10] Distanz schützt die eigene Privatsphäre – das *Territorium des Selbst* (Goffman, 1982, S. 55). Das Eindringen in persönliche Territorien zu vermeiden, um das Selbst des Anderen nicht zu verletzen, ist wichtig. Frau Krones Erzählungen legen nahe, dass Nachbarschaftsbeziehungen ein permanentes Aushandeln von Grenzen mit sich bringen. »Nachbarschaft ist ein fließender sozialer Raum, in dem sich die Bewohnerinnen und Bewohner unablässig zueinander öffnen und verschließen« (Montau, 2023, S. 17).

Anerkennung von Differenz in der Nachbarschaft als Konfliktprävention: Die ersehnte »Ruhe« hat bei Britta Krone keine primär akustische Bedeutung. Die Architektur des Wohnhauses sei sehr hellhörig; so bekomme man es einfach mit, »wenn die mal laut Musik hören« (Z. 276). Mit Ruhe meint sie jedoch eine friedliche Koexistenz und gegenseitige Akzeptanz, dass »das Leben stattfindet« (Z. 276f.), dass Menschen ihren eigenen Wohnraum und geteilte Räume durchaus unterschiedlich nutzen. Sie haben z. B. verschiedene Vorstellungen davon, ob und wie der Flur zu putzen ist. Sie erwähnt, dass die oberen Parteien im Haus den Flur nicht putzen, die zwei älteren Männer im Erdgeschoss aber regelmäßig ihrer Verpflichtung nachkämen. Frau Krone selbst übernimmt für einen anderen Mann den Dienst. Sie kommentiert diese Tatsache so: »Is doch ok ((lacht)) wenn's erstmal nicht so schlimm ist und alle das irgendwie miteinander ertragen dann is es ok« (Z. 336f.). Nachbarschaft bedeutet für sie auch die *Anerkennung* von *Differenz*: »sich sein zu lassen, wie man ist« (Z. 297, 307, 828f.): »Wenn das Miteinander passt und man sich lässt wie man ist ((lacht)) dann ehm dann is es glaube ich gute Nachbarschaft« (Z. 296f.). Britta Krone meint, dass diese Regel nicht auf Nachbarschaft beschränkt sei, sondern »wir uns oft n' Gefallen tun, wenn wir da ja großzügiger werden« (Z. 319f.).

An anderer Stelle sagt sie: »Wahrscheinlich wie auch in

10 Dass dies nicht allgemeingültig ist, veranschaulicht Britta Krone am Beispiel einer Nachbarin, mit der sie sich als junge Erwachsene anfreundete (Z. 36ff.). Nachbarschaft bietet ein kontingentes Potenzial an Gelegenheitsstrukturen für Kontakt und Beziehungsaufbau.

meinem Leben, dass ich eigentlich fast alles akzeptieren kann, außer es geht in Extreme, das is Weltanschauung, Glaube ehm Hass so sobald es zu extrem wird, kann ich damit nich mehr« (Z. 291ff.). Sie erhebt einen normativen Anspruch an sich selbst und ihre Mitmenschen in der Nachbarschaft: »In der Formel wie er lebt, das meint niemand ehm jeden Abend bis nachts Techno laufen lassen zu müssen oder sowas und dann kann man das glaube ich miteinander schaffen« (Z. 303–305). Das Miteinander zu schaffen, erfordert also eine nötige Affekt- und Verhaltenskontrolle der Einzelnen sowie gegenseitige Rücksichtnahme und Toleranz. Technomusik, die regelmäßig bis in die späte Nacht läuft, sieht sie als eine unangemessene Überschreitung territorialer Grenzen. Einzelne Verstöße seien allerdings hinnehmbar: »Wir leben ja alle, wir nehmen uns ja auch mal [was] raus« (Z. 264f.). Dieses reziproke Verständnis für das Leben der jeweils anderen schafft für sie ein nachbarschaftliches Zusammenleben, in dem Störungen dazugehören. Nachbar:innen, die dieses differenzsensible, die Anderen anerkennendes Zusammenleben ablehnen, beeinträchtigen das Gefühl, zu Hause zu sein. Dass Toleranz auch Britta Krone selbst nicht immer so leichtfällt, zeigt die nächste Passage, in der sie ausführt, dass das Gefühl der *Gelassenheit* so wichtig ist.

Präkonfliktive Konfliktkonstellation – Der Umgang mit Dreck im Hausflur: Friede, Harmonie in der Nachbarschaft muss durch eine aktive Affektregulierung (vgl. Hochschild, 1979) hergestellt werden, die Nachbar:innen erbringen. Bei Frau Krone kommen dem Gefühl der *Gelassenheit* und dem *Ertragen kleinerer Störungen, Regelbrüche und Enttäuschungen* wichtige Funktionen zu. Sie erzählt von verschiedenen Konfliktpotenzialen bzw. -vorstufen, die ihr direkt oder indirekt im nachbarschaftlichen Miteinander begegnen. Sie nennt u.a. raumaneignendes Verhalten durch Lärm, fehlende Toleranz gegenüber den Lebensäußerungen anderer, versäumtes Flurputzen, »miesepetrige«, »rumstänkernde« und regelüberwachende, kontrollierende Nachbar:innen. Das Exempel der Verunreinigung des Treppenhauses veranschaulicht sehr gut *Konfliktvorstufen*, die stets das Potenzial zur Entwicklung eines manifesten Konflikts besitzen, in dem die Kontrahent:innen dann entzweit sind und aversive Gefühle hegen (zumindest ein-, oft beidseitig). Gefühlsmäßige Störungen werden in solche Vorstufen zwar bereits wahrgenommen, aber (noch) nicht als Konflikt gedeutet oder artikuliert. Dieses empirische Beispiel unserer Interviewpartnerin kann eine mögliche Erklärung dafür liefern, warum Fromm und Rosenkranz (2019, S. 36) zum Ergebnis kommen, dass nachbarschaftliche Konflikte von Nachbar:innen nicht als weit verbreitet angesehen werden. Die Autorinnen meinen, dies liege daran, dass Konflikte eher im privaten Raum erlebt würden. Das lässt sich angesichts des öffentlichen Charakters zahlreicher Konflikte sicher nicht generell behaupten. Es mag jedoch zutreffen, dass Nachbar:innen in der Regel bemüht sind, selbst naheliegende, drohende oder schwelende Konflikte nicht zu äußern und auszutragen, sondern möglichst ›unter den Teppich zu kehren‹. Das ist auch in anderen Kontexten eine gängige Praxis, da jeder Streit Zeit und seelische Energie kostet. Menschen ignorieren in solchen Situationen gern, dass das wochen-, monate- oder gar jahrelange Verschweigen und Unterdrücken von Konflikten womöglich noch höhere Kosten verursachen kann. Unsere Daten zeigen mehrfach, dass noch nicht manifest gewordene Konflikte von den Bewohner:innen in einem *präkonfliktiven* oder *latenten Stadium* ›gehalten‹ werden.

Man sieht zwar, dass man es mit Vorstufen bzw. sich anbahnenden Konflikten, jedenfalls mit leicht entzündlichen Konfliktanlässen zu tun hat, zieht aber das Schweigen, Be- oder Verschweigen der konfliktträchtigen Störungen vor. Man belässt es bei den präkonfliktiven Konstellationen bzw. Konfliktvorstufen. Unvereinbare Bedürfnisse und Interessen, Begehren, Mängel und Wünsche, Werte und Normen, die von mindestens einer Partei wahrgenommen, aber nicht als solche artikuliert werden, wirken auch ohne soziale Manifestation vor- oder unbewusst auf die Beziehungsebene. Die Grenzen zwischen präkonfliktiven Konstellationen und dem ausgefochtenen Konflikt sind fließend. Der Status quo ist von den Deutungen, Handlungen und Gefühlen der beteiligten Subjekte abhängig.

Manifeste Konflikte versteht Britta Krone als Konfrontationen von »Angesicht zu Angesicht« (Z. 539). Sie selbst war in ihren Nachbarschaften bisher nicht unmittelbar in derartigen Streit eingebunden. Sie schildert Situationen, in denen sie die von uns als präkonfliktiv definierten Vorstufen wahrnahm, diese aber nicht aktiv forciert hat, sondern im Gegenteil gegen den Ausbruch eines Konflikts, also konfliktvermeidend, gehandelt hat. Sie hat sich z. B. aus den problematisch gewordenen oder werdenden sozialen Beziehungen zurückgezogen.

Territorialverletzungen bei der Nutzung gemeinsamer Flächen und Räume – etwa durch Verschmutzung, Lärm oder andere Regelbrüche – können von den Bewohner:innen situativ als Kontamination des Raums (Goffman, 1982) oder Aufdringlichkeit erlebt werden. Das Treppenhaus nimmt als halböffentlicher Raum, als Grenz-, Schwellen- und Übergangsbereich oder *third space* (Montau, 2023; Jeffres et al., 2009; Oldenburg, 1998; Heermann, 2025) in der Nachbarschaft eine besondere Rolle ein (ähnlich wie gemeinsam genutzte Keller, Waschräume, Grill- oder Spielplätze etc.). Hier werden Ansprüche auf Ordnung, Sauberkeit und Nutzungsrechte kontinuierlich ausgehandelt, was – bei Konfliktpotenzial – starke negative Gefühle auslösen kann. Frau Krone schildert uns diesen typischen Konfliktpunkt in ihrer Nachbarschaft. Allerdings wird er in ihrem Fall nicht zum Anlass einer Beschwerde und Konfrontation, sondern zu einem Spannungsverhältnis zwischen dem Bedürfnis nach Ordnung einerseits und dem Wunsch nach Gelassenheit im Umgang mit Regelbrüchen andererseits:

> »Ganz in mir bin ich manchmal ((lacht)) schon glaube ich auch ein bisschen *deutsch* also ich bin natürlich ich bin, ich bin deutsche Staatsangehörige ((lachend)) aber es ist ja manchmal schiebt man so dieses sehr regelkonforme und sowas man möchte ja *cooler* sein als das ((lacht)) ehm ich merke von dieser *Gelassenheit* von der ich vorhin sprach ich bin gelassen aber ich merk manchmal schon ((lachend)) dass ich dann die Treppe runter laufe und denke oh Leute kommt schon wenn ihr euren Weihnachtsbaum runtertragt dann fegt euch hier doch hinter euch runter und nehmt die Nadeln weg die da sind ganz am Ende würde ich es wahrscheinlich eher selber machen weil mir der *Aufwand* zu groß is jemanden ich bin da

nicht gut drin jemanden auf *Missverhalten* hinzuweisen ehm ich denke, dass wenn unsere beiden Herren im Erdgeschoss weniger entspannt wären die sind jetzt wirklich auch schon so alt, dass sie glaube ich da gar *keine Kraft* mehr *aufbringen* auch einen Konflikt daraus werden zu lassen (.) aber dass auch bei uns dieses Hausflur putzen ein Konflikt werden *könnte* (.) ehm (2) aber ansonsten sehe ich bei uns da im Haus speziell nichts mhh« (Z. 406–418; eigene Herv.).

Britta Krone beschreibt uns hier verschiedene Verhaltensweisen, die aus ihrer Sicht Konfliktpotenziale haben und zu einem manifesten Konflikt führen könnten. In ihrer rationalisierten Ausführung wird deutlich, dass sie emotional zwar gern unberührt bliebe, sie die Nadeln im Hausflur als Raummarkierung von anderen aber negativ affiziert. Es wird deutlich, dass die geschilderte Situation sie durchaus ärgert, was der imaginierte Dialog mit den für den Schmutz Verantwortlichen nahelegt. Diese Personen fordert sie in ihrem die unterdrückte Aggression anzeigenden Appell in wörtlicher Rede auf, sich selbst die Treppe hinunter zu fegen: »Oh Leute kommt schon wenn ihr euren Weihnachtsbaum runtertragt dann fegt euch hier doch hinter euch runter.« In der zweideutigen Formulierung bringt sie sodann zum Ausdruck, was sie eigentlich sagen möchte: Die Verantwortlichen mögen doch die beim Transport abgefallenen Tannennadeln entsorgen: »[...] und nehmt die Nadeln weg die da sind«.

An anderer Stelle führt sie aus: »Mit mir speziell, ehm ich glaube ich habe es nie zu einem Konflikt werden lassen« (Z. 516). Sie erwähnt hier, sich in einer ehemaligen Wohnung mit zwei Nachbarn im Laubengang vor ihrer Wohnung zum Rauchen getroffen zu haben, irgendwann aber keine Lust mehr auf diese Nähe verspürt zu haben. Der Grund war zumindest bei einem der Nachbarn, dass er »nicht so der Typ« war, mit dem sie ihre Freizeit freiwillig verbringen wollte: »Da habe ich es eben nicht geschafft zu sagen hey das ist mir irgendwie zu viel, ich brauche gerade ich brauche mehr Raum für mich ehm sondern hab mich da zurückgezogen das hätte vielleicht n' Konflikt werden können« (Z. 526ff.). Frau Krone lässt sich dem Typus der *kon-*

fliktvermeidenden Nachbarin zuordnen. Mehrfach berichtet sie, dass sie eigenen Ärger im Verborgenen hält, drohende Konflikte nicht anspricht und austrägt. Sobald aversive Affekte zu sozialen Konflikten werden könnte, versucht sie, die Störung zu ignorieren und ungeschehen zu machen. Sie zieht sich in das schützende Innere ihrer Wohnung zurück. Manifeste Konflikte und ihre Austragung liegen ihr fern. Aus Konfliktvorstufen werden bei ihr erst dann manifeste Konflikte, wenn die Irritationen auslösenden Handlungen bzw. Unterlassungen auch angesprochen werden müssen – weil es gar nicht mehr anders geht.

Im zitierten Beispiel für einen potenziellen Konflikt (Tannennadeln im Treppenhaus) bezieht sie sich auf das Vorurteil gegenüber »Deutschen«, besonders regelkonform, ordentlich und streng darauf zu achten, dass Regeln eingehalten werden. Sie stellt hier eine innere Spannung dar, indem sie, anders als stereotype Deutsche, die anderen nicht für kleinere Regelverstöße und Ordnungswidrigkeiten sanktionieren will. Eine zu ausgeprägte Regelversessenheit ist für Britta Krone ein negativer Horizont im nachbarschaftlichen Miteinander. Diese Haltung widerspräche ihrer maßgeblichen Orientierung an Konfliktvermeidung. Sie zieht es vor, potenzielle Konfliktanlässe zu verbergen und zu vergessen. Gefühle und Praktiken wie das *Ertragen*, die *Duldung* und *Akzeptanz* von *Störungen* oder *unerfüllten Wünschen und Bedürfnissen* und damit die *Vermeidung manifester Konflikte* bilden den Kitt eines nicht immer störungsfreien nachbarschaftlichen Zusammenlebens in Vielfalt. Eine gewisse Großzügigkeit im Umgang mit kulturellen und individuellen Unterschieden gehört für Frau Krone dazu. Nur so kann man Konfliktvorstufen Vorstufen sein lassen, die Entstehung manifesten Streits vermeiden. Das anhaltende Bemühen um Konfliktprophylaxe und -vermeidung gehört zu Frau Krones Ideal nachbarschaftlichen Zusammenlebens.

Am nächsten Fallbeispiel von Sabine Birke veranschaulichen wir deren idealisiertes Nachbarschaftsverständnis. Britta Krones Einstellung und nachbarschaftliche Praxis kann dabei in wichtigen Punkten bestätigt werden. Auch Frau Birke pflegt einen konfliktvermeidenden Umgang mit Konfliktvorstufen sowie mit manifesten Konflikten, die sie aber – um sie zu unterbinden – direkt angeht; das sind wichtige Aspekte von *doing neighbourhood*.

Fallbeispiel 2 – Vererbte Nachbarschaft als erweiterte Familie, Heimat und der Umgang mit Konfliktvorstufen sowie manifesten Konflikten: Sabine Birke wohnt mitten in einer Einkaufspassage im Stadtteil B einer Großstadt im Ruhrgebiet, wo sie auch geboren und aufgewachsen ist (wie bereits ihre Mutter und Großmutter). Sie ist zwischen 50 und 60 Jahre alt, alleinstehend und hält in ihrer Wohnung einen Hund. Sie bezieht eine Erwerbsminderungsrente. Sie arbeitet ehrenamtlich als Seelsorgerin, sucht jedoch einen bezahlten Minijob, den sie zu ihrer großen Frustration nicht findet. Das belastet sie.

Der Einstieg in die Erzählung zeigt, dass Nachbarschaft über mehrere Generationen weitergegeben werden kann und Langansässigkeit zumindest aus der emischen Perspektive mit Status und Prestige verbunden ist (Elias & Scotson, 1994). In diese »vererbte Hierarchie« ordnet sich Frau Birke ein. Die Familie mütterlicherseits hat bereits in »ganz vielen Wohnungen« in Stadtteil B gelebt. Sabine Birkes genealogische Zugehörigkeit und ihre Vorzüge manifestieren sich in der Differenzierung zwischen Alteingesessenen und Neuankömmlingen (Petintseva, 2015). Mit Goffman können wir sagen, dass die aktuelle Wohnung in der Fußgängerzone für Frau Birke ein zentrales Territorium ihres Selbst ist – ähnlich wie Britta Krone betont auch sie die Bedeutung der Ruhe in den eigenen vier Wänden, spricht von Wohlbefinden und Angstlosigkeit. Die erweiterte Nachbarschaft ihres Wohnviertels, z. B. wenn Markt sei oder jemand »Quetschkommode« (Birke, 2024, Z. 192) spiele, bedeutet für sie »auch ein Stück Heimat« (Z. 193). Sie ist in ihre Umgebung eingebettet; die verschiedenen Aktivitäten und Akteur:innen, die den Raum mit Leben erfüllen, sind für sie mit positiven Gefühlen verbunden. Allerdings nicht immer: Die etwas romantisierte Darstellung der Fußgängerzone, in der sie wohnt, kontrastiert sie an anderen Stellen mit dem erhöhten »Lärmpegel« und »viel Krach« durch die nahegelegenen Geschäfte und deren Treiben (Z. 173ff.). An Silvester müsse sie aus ihrer Wohnung »fliehen«, weil »der Lärmpegel ganz schrecklich [und] zu laut ist« (Z. 763f.). Wir sehen, es obliegt der Deutung der Nachbarin, welche Geräusche wann in ihr inneres Territorium eindringen dürfen und als positive Affizierung gewertet werden – und welche nicht. Sabine Birkes Nachbarschaft vermittelt ihr Identität, Heimatgefühl und Zugehörigkeit. Ähnlich wie Britta Krone ist es ihr wichtig, dass Nachbar:innen aufeinander »Rücksicht nehmen«, die Grenzen der anderen achten und bspw. nicht »nachts um 12 Party machen« (Z. 667f.).

Das bunte Treiben in ihrer Nachbarschaft steht in scharfem Kontrast zu ihrem Wohnen. Sie erzählt uns, dass sie in ihren »eigenen vier Wänden« »schon 90–95% so« (Z. 1096) allein zu Hause sei und »oft einsam, also einsam ne, einsam nicht [...] oft ohne Beschäftigung« ist (Z. 1081f.). Auch Frau Birke wünscht sich ein ausbalanciertes Verhältnis von Nähe und Distanz (Althaus, 2018, S. 309ff.). Ihre Idealvorstellung wäre es »60 40, also 60% [in der] eigene[n] Wohnung alleine [zu] sein« (Z. 1083). Der zum Interviewzeitpunkt bestehende Ist-Zustand und die Balance zwischen Gemeinschaft und Anonymität (Henning & Lieberg, 1996, S. 22) entsprechen der geschilderten Idealvorstellung nicht, wie sie mit Bedauern feststellt (Z. 1096ff.). Sie sei »froh« über ihren Hund, ohne den sie »verzweifeln« würde – dieses negative Gefühl verweist auf einen enormen Leidensdruck, den ihr Haustier ein wenig abmildert. Auch wenn Frau Birke den Begriff der Einsamkeit zurücknimmt, spricht aus unserer Perspektive vieles dafür, dass ihr Bedürfnis nach sozialer Nähe nicht gestillt wird und ihre affektiven Valenzen ungesättigt bleiben. Sie empfindet einen Mangel an sozialer Nähe und sehnt sich nach einer Nachbarschaft als »irgendwie auch so'n Stückchen erweiterte Familie dann ne« (Z. 833f.). Sie erzählt uns von ihrem nachbarschaftlichen »Gemeinschaftsgefühl« (Z. 1005) und der Angst davor, »dass die [überwiegend älteren Nachbar:innen] bei mir alle wegsterben also wenn ich da jetzt wohnen bleibe dann« (Z. 1008f.). Die Nachbarschaft ist darüber hinaus ein Ort, an dem man ungezwungen ins Gespräch kommen, gemeinsam kochen oder Feste feiern könne oder wo Freundschaften entstehen können (Z. 822ff., 1088f.).

Nachbarschaft stellt also ein *sozio-emotionales Versorgungs- und*

Sicherheitsnetz dar, einen – ersehnten, idealisierten – Schutz vor Vereinsamung. Dass physische Nähe und Koexistenz nicht automatisch auch soziale Nähe bedeuten, zeigt ihre Erzählung über den Einzug in das derzeitige Wohnhaus, in dem sie anfangs in einer 30 Quadratmeter kleinen Wohnung lebte: »Da fing das auch schon mit der Nachbarschaft an« (Z. 91f.). Das geschah und geschieht allerdings nicht von selbst. Frau Birkes Ausführungen veranschaulichen, dass Nachbarschaftsbeziehungen und die Identität als Nachbarin durch Nachbarschaftspraktiken hergestellt werden. *Doing neighbourhood*: Es wird eine Pinnwand aufgehängt, mit deren Hilfe z. B. eine Einkaufshilfe während der Coronapandemie organisiert wird; man plaudert auf dem Flur; per Post gelieferte Päckchen werden angenommen; Frau Birke bestellt für ihren Nachbarn einen Eierkocher im Internet; als dieser Mann im Krankenhaus ist, putzt sie seine Wohnung; sie hilft einer gestürzten Nachbarin wieder in die eigenen Räume; die Nachbar:innen legen sich zu Feiertagen kleine Geschenke vor die Tür. Alle freuen sich über die Reziprozität nachbarschaftlicher Handlungen (Z. 237f.). – Neben diesen guten Seiten gibt es auch weniger schöne: Nachbarschaft kann zur Belastung werden, z. B. weil man lediglich durch dünne Wände voneinander getrennt ist (Z. 607ff.). Das Gebäude ist hellhörig. Die Geräusche der anderen dringen ins eigene Territorium – ein häufiger Anlass für Konflikte in Mehrfamilienhäusern (Cheshire & Buglar, 2016, S. 730).

Konfliktvermeidung und kommunikativer Umgang mit manifesten Konflikten: Frau Birkes beispielhafte Erzählungen illustrieren Konfliktvorstufen, aber auch manifeste Konflikte und den Umgang mit ihnen. Sie antwortet auf unsere Frage nach »typischen« oder »außerordentlichen« Konflikten und benennt das laute Partymachen als nächtliche Störung, die sie sogleich als manifesten Konflikt wahrnimmt (Z. 679ff.). Laucken und Mees (1987, S. 183, Herv. i. O.) schreiben über Lärmprobleme: »Der Lärmerleider sieht den Lärm mannigfach als *gemacht* und mithin *verschuldet* an und er sieht die Verstöße gegen verschiedenartige *Rechte.*« Die Autoren weisen darauf hin, dass ein psychophysisches Lärmmodell, das allein die Quelle und das Ausmaß der akustischen Störung auszumachen versuche, nicht ausreiche, um

Lärmkonflikte zu lösen. Ebenso wichtig sei es den Autoren zufolge bspw. für Lärmberater, die verschiedenen Lästigkeitsurteile der betroffenen Parteien zu berücksichtigen, weshalb Lärmkonflikte immer auch soziale Probleme seien (ebd., S. 183f., 187). Sabine Birkes Erzählungen bestätigen das. Die Lautstärke als »leidvolle Ursache« (ebd., S. 183) affizierte sie negativ und erzeugte eine erhebliche Störung des Bedürfnisses nach Ruhe bzw. der Bewahrung ihres persönlichen Territoriums. Sie berichtet, dass sie sich bei der oberen Wohnpartei wegen der Party beschwert habe, und erzählt, dass zur gleichen Zeit auch sie als aktiv Störende im selben Haus wahrgenommen wurde, was zur Beschwerde ihres Nachbarn unter ihr beitrug, der ihr »zu Recht« Vorwürfe gemacht habe. Frau Birkes Kinder seien nämlich, als sie klein waren, einmal mit einem Bobby Car mit Anhänger durch die Wohnung gesaust, was »richtig Randale gemacht« habe (Z. 684). Die durch die Kinder verursachten Geräusche drangen durch die Wände in das persönliche Territorium des Nachbarn ein. Beide exemplarisch genannten Konflikte sind an die räumliche Verortung der Nachbarwohnungen gekoppelt (oben, unten, nebenan).

Bei den geschilderten, manifesten Lautstärkekonflikten wurde die *informelle und direkte, kommunikative Konfliktbearbeitungsform* des »Sichbeschwerens« gewählt (im Unterschied zu bürokratischen, schriftlichen und institutionalisierten Formen der Beschwerde). Die direkte mündliche Ansprache verstehen wir als eine Artikulation des Leidens, das durch das Eindringen in den persönlichen Raum hervorgerufen wurde. Welche *affektiven Vorgänge* zu einer friedlichen Bearbeitung dieser Spannungen beitragen können, zeigen die folgenden Problemschilderungen von Sabine Birke, die erneut auf eine ihres Erachtens berechtigte Beschwerde ihres Nachbarn in der unteren Wohnung zu sprechen kommt, sodann auf andere Konflikte, die wiederum kommuniziert und praktisch auf kreative Weise bearbeitet werden:

> »Und da hat der sich unter mir beschwert zu Recht aber ehm ja sowas halt oder ich hatte mal auf dem Balkon als die Kinder klein waren so n Planschbecken und habe das Wasser abgelassen und der hat das ganze Wasser irgendwie auf dem Balkon ((lachend)) ((In-

terviewerin DT lacht)) also wo ich gedacht habe ((DT: lachendes Oh nein)) das geht in die Regenrinne aber das klappt dann nicht ((DT: lachendes Oh nein)) und ehm ja also so richtig große Auseinandersetzungen hat kann haben kenn ich nicht [...; Erzählung über einen Unfall eines Kindes, das vom Nachbarn angefahren wurde] aber ansonsten n' Problem oder Konflikte also was vielleicht ein Problem is auf unserem Flur was ist ein bisschen heikel is der Herr der Mann der Herr gegenüber bei mir der hat einen ein, ein, ein körperliches Leiden und er hat einen, ein Darmproblem und hat viel Müll und mehrmals die Woche riecht der Flur riecht ganz unangenehm so und ich weiß ja den Grund so und jedes Mal wenn das ist ich habe draußen so ein Willkommensschild also so aus Stoff da kippe ich dann ne ganze Flasche Parfüm irgendwie drauf weil diesen Flur kann man nicht lüften so und ehm ja das muss man das nehmen wir aber irgendwie in Kauf weil jeder hat ja irgendwas ne also das ist halt sehr unangenehm oder vorne die auf die auf dem Flur wohnt ist ne ganz starke Raucherin die raucht ganz stark dann riecht auch dieser Flur ganz stark nach Rauch (.) oder bei mir mit meinem Hund die ist ja ganz alt sobald die vor die Tür kommt macht die Pipi die macht also vor der Haustür Pipi das ist auch nicht schön ne also da habe ich schon oft gehört jetzt nicht nur also ich sage es tut mir leid die ist 14 die: seien sie froh, dass sie nicht im Treppenhaus macht also ((lacht)) ((DT: lachend Ja)) also das sind dann so: kleinere Sachen die dann so stören aber weil jeder irgendwas verursacht es gibt jetzt nicht ein großes Problem sondern jeder hat irgendwas« (Z. 685ff.).

Es gibt allerlei, was diese oder jene Nachbar:innen stört, vielleicht ein Anlass zu Streit wäre – jedoch gehen die meisten in der Regel generös mit den anderen um, wohl wissend, dass sich alle irgendwann etwas zu Schulden kommen lassen. Sie versuchen, mit den kleineren Fehlern und Verfehlungen der anderen gelassen umzugehen, zu verzeihen und zu vergeben, was eigentlich nicht länger der Rede wert ist. Man stellt die stets gefährdete Harmonie wieder her, bildet Kompromisse und nimmt das Unabänderliche hin. So »richtig große Auseinandersetzungen« werden nicht wahrgenommen bzw. erwähnt. Üblich sind kleinere Probleme,

Konfliktvorstufen, die sich jedoch in aller Regel nicht zu massiven, manifesten Konflikten ausweiten. Frau Birke entschärft die Situation durch eine semantische Verschiebung des Rahmens vom Konflikt zum kleineren Problem. Das ist eine allgemeine Strategie der Konfliktvermeidung, die für eine Nachbarschaft kennzeichnend ist, die »ein Stück weit« familienähnlich ist. Man bildet eben auch eine kollektive Leidensgemeinschaft, in der »jeder irgendwas verursacht« – Störungen, Unannehmlichkeiten, Regelbrüche, Normverletzungen. Aus der Perspektive unserer Interviewpartnerin gibt es bspw. nicht immer nur einen eindeutigen Leidbetroffenen (ähnlich zu den Lärmbetroffenen bei Laucken & Mees, 1987, S. 187). Vielmehr sind alle Nachbar:innen potenziell und faktisch immer wieder mal leiderzeugende Personen, Störenfriede. Zu den missliebigen Elementen, die sie oder ihre Haustiere erzeugen, gehören auch körperliche Ausscheidungen und üble Gerüche – paradigmatische Abjekte also, die Ekel erregen, und andere negative, aversive Gefühle, die oft umgehend auf die verursachenden, verantwortlichen Personen übertragen, gegen sie gerichtet werden. Der physische Schmutz und körperliche Ekel vor Ausscheidungen, Unrat etc. wird häufig unversehens zum moralischen Ekel und zum ebenfalls gegen Personen gerichteten Abscheu (Goffman, 1982, S. 75ff.; zum theoretischen Begriff des Abjekts, der Abjektivierung und Abjektion s. Straub, 2022b, 2025). Wer Nachbarschaftsbeziehungen vor massiven, von starken negativen Affekten angetriebenen Konflikten bewahren will, muss sich vor solchen Abjektivierungen hüten, sie zu vermeiden oder abzubauen versuchen, sobald sie sich einstellen. Die gegenseitige Akzeptanz von kleineren Grenzverletzungen wie den beschriebenen ist dafür ein probates Mittel. Sabine Birke sieht darin eine Notwendigkeit des Zusammenlebens: Unangenehmes muss kollektiv in Kauf genommen werden, man muss anders mit ihm umgehen als aversiv, aggressiv, die (vermeintlich) verantwortlichen Personen abjektivierend. Unsere Interviewpartnerin plädiert für eine Art fehlerfreundliche, gewisse Schwächen von Menschen und Tieren hinnehmende Toleranz in einem ernsthaften Sinn.

In unserem letzten Beispiel erörtern wir einen latenten Konflikt, der sich um Nähe-Distanz-Balancen und den Umgang mit der Vulnerabilität einer alten, vereinsamten Nachbarin dreht. Am Beispiel von Nicole Mund veranschaulichen wir latente Konfliktdynamiken, die ihre Beziehung zu einer alten Dame erheblich beeinträchtigen. Bisweilen sind Nachbarschaftskonflikte mit individuellen Psychodynamiken, mit persönlichen Ängsten, Sorgen, Sehnsüchten und Wünschen verquickt. Der drohende Konflikt wird zum Platzhalter eines latenten, in dem psychische Individualität mit affektiver Sozialität konfundiert ist. Ältere oder kranke Nachbar:innen können zur Bedrohung und Belastung werden. Das Leiden anderer kann eine konfliktvermeidende, -unterdrückende Distanzierung hervorrufen und die nachbarschaftliche Figuration verändern – und zugleich eigene Ängste abwehren, zumindest notdürftig in Schach halten.

Fallbeispiel 3 – Nähe-Distanz-Verhältnisse und die unerträgliche Nähe zum Leiden einer älteren Nachbarin: Nicole Mund ist zwischen 30 und 40 Jahre alt. Sie war früher als Heilerziehungspflegerin tätig und bezieht heute eine Erwerbsminderungsrente. Wiederholt betonte sie, zum Interview lediglich aufgrund der Entlohnung in Höhe von 10 Euro bereit gewesen zu sein – ein Umstand, der auf eine prekäre Lebenssituation hindeutet. Frau Mund erzählt von Konflikten und Krisen, Traumata und Depressionen. Sie lebt im selben Stadtteil wie Sabine Birke, ebenfalls in einem Mehrfamilienhaus.

Nachbarschaft in Veränderung – Verluste und Wandel der Nachbarschaftsfiguration:[11] Nicole Mund beginnt ihre Erzählung in der Gegenwart und berichtet von der aktuellen Nachbarschaft, allerdings im Vergleich mit der Vergangenheit. Sie erzählt, wie sich die soziale Gemeinschaft mit dem Versterben älterer Nachbar:innen verändert hat. Durch deren Ableben und das Hinzukommen neuer Bewohner:innen, die anderen sozialen und kulturellen Gruppen angehören, veränderte sich die gesamte Figurationsdynamik in der Nachbarschaft: »Das hat dann schon irgendwie was mit der Dynamik gemacht« (Mund, 2024, Z. 24). Wahrnehmung und Erleben des nachbarschaftlichen Miteinan-

11 Die folgende Fallanalyse enthält einige bereits publizierte Passagen und Formulierungen (Tepeli & Straub, 2026 i.V.; Straub & Tepeli, 2026 i.V.).

ders hängen stark davon ab, welche Individuen und Gruppen hier zusammenleben. Diversität betrifft dabei nicht nur den sozialen Status oder die gesellschaftliche Schicht, ethnische oder kulturelle Zugehörigkeit, sondern auch Alters- bzw. Generationsunterschiede. Frau Mund erzählt, dass die von ihr früher als ruhig und behäbig empfundene, eher von älteren Menschen bewohnte Nachbarschaft nach deren Tod »ein bisschen lebendiger« (Z. 27) geworden sei. Die Neuen und Jüngeren sind in der Hausgemeinschaft deutlich vernehmbar. Man sieht, hört und spürt, dass sie da sind (vgl. zu den Dimensionen Zugänglichkeit, Sichtbarkeit und Hörbarkeit räumlicher Nähe Felder et al., 2023, S. 653f.). Nicole Mund erwähnt nun allerdings auch, dass sich seitdem die »Harmonie« in der Nachbarschaft verändert habe, »man vielleicht auch mal irgendwie geklingelt bekommt, weil ma Musik ist oder so oder so in die Richtung« (Z. 32f.). Als die Alten noch hier lebten, beschwerte sich niemand über die Lautstärke in Frau Munds Wohnung. Die Älteren hatten vielleicht kein hinreichend gutes Gehör, keine Kraft, einen Konflikt auszutragen, oder sie störten sich einfach nicht an gelegentlichen Geräuschen, weil nebenan die Musikanlage zu laut aufgedreht war. Mit der veränderten Zusammensetzung der Hausgemeinschaft veränderte sich also die gesamte *emotionale* bzw. *atmosphärische Tönung* im Haus (Boesch, 2021, S. 191). Man erlebt Grenzverletzungen nun schneller als manifeste Konflikte, die artikuliert und ausgetragen gehören. Mit dem Wechsel der Nachbarschaftsfiguration verändern sich die potenziellen Konfliktthemen im Haus. Allerdings dreht sich die weitere Erzählung Frau Munds nicht darum, sondern um eine ältere »Oma«, zu der sie zur Zeit des Interviews noch lockeren Kontakt unterhält. An ihren Ausführungen zeigt sich, wie Altersabstände, Lebensphasen und individuelle Schicksale nachbarschaftliche Beziehungen beeinflussen können – bspw. dann, wenn die Gebrechlichkeit, Verletztheit und Einsamkeit eines alten Menschen auf Resonanz stößt und beim Gegenüber eigene Ängste und Sorgen auslöst.

In Nicole Munds Erzählung erhält das Thema »Alter und Einsamkeit« früh eine besondere Bedeutung. Sie schildert die Entwicklung ihrer Beziehung zu jener älteren, nun vereinsamten Dame, zu der sie anfangs einen »ganz guten Draht« (Z. 38) bzw. eine positive affektive Bindung hatte. Diese »Oma hier im Haus« (Z. 35) wohnt seit Langem hier. Die verwandtschaftliche, familiäre Bezeichnung »Oma« deutet auf ein generational gerahmtes Beziehungsverhältnis hin und zeigt möglicherweise auch an, dass die alte Frau im Nachbarschaftsgefüge fest etabliert ist bzw. war. Zugleich verweist diese Bezeichnung auf die Beziehung Nicole Munds zu ihr. Das Wort »Oma« signalisiert eine gewisse emotionale Nähe unserer Forschungspartnerin zu ihr. Mit dem Zuzug neuer Nachbar:innen ist die alte Frau nicht mehr die allseits bekannte »Oma«. Aufgrund von nicht näher erläuterten Problemen mit den neuen Nachbar:innen zog sie sich aus der Hausgemeinschaft zurück. Aus der Sicht von Frau Mund sei

> »ne andere Harmonie dann plötzlich gekommen ist, weil eine Oma hier im Haus, die schon lange, lange schon von Anfang an hier wohnt, Probleme auch mit den neuen Nachbarn hat und [die sich] sowieso sehr einigelt und sehr eigentlich nur in der Wohnung ist und nur ihre Familie noch an sich ranlässt. Und dat finde ich auch sehr schade, weil ich am Anfang mit ihr eigentlich ganz guten Draht hatte und jetzt kapselt sie sich total ab, seitdem die Nachbarn auch da sind und jetzt, dat find ich schwer mit anzusehen so. Ja, auch so, dat ich da wirklich richtig depressiv dran zu knacken hatte, sach ich mal. Weil ja, weil ich mich da so reinversetze, mich dat dann so sehr mitnimmt, wie man so, wenn man selber alt ist, den Lebensabend dann verbringen muss« (Z. 40ff.).

Die ältere Dame erlebt nun, so Nicole Mund, eine starke Isolation. Der aus Konflikten mit den neuen Nachbar:innen entstandene Rückzug aus der Hausgemeinschaft steht sinnbildlich für den Verlust der Zugehörigkeit. An späterer Stelle erfahren wir, dass die Frau Angst vor jenen neuen Nachbar:innen entwickelte, die einen Hund haben. Sie mache »schon nicht mehr die Tür auf« (Z. 165ff.), da sie diesen Nachbarn »auf gar keinen Fall begegnen« wolle (Z. 166f.). Die Grenze zwischen ihrem Selbst und der nachbarschaftlichen Gemeinschaft bleibt verschlossen. Die selbst vollzogene Isolation und anhaltende Einsamkeit führte zu häufigen Depressionen der Frau, wie Frau Mund im Interview erzählt. Ob der Rückzug die Depression hervorbrachte bzw. förderte oder ob die Depression bzw. die sich häufenden depressiven Verstimmungen zum Rückzug führten, kann hier offenbleiben. Überaus wichtig ist für unsere weitere Analyse jedoch: In die einsame, depressive Seele der betagten Frau kann sich Nicole Mund aus eigener Erfahrung gut einfühlen. Sie erkennt sich in ihr selbst wieder und schwingt auf derselben Affektfrequenz (Seyfert, 2014):

> »Aber ja weiß ich nicht, dat ist halt man sitzt da, ich kenn dat sehr gut, man sitzt alleine auf seinen Gedanken und man kann sich sonst wat ausmalen. Und dat kennt keiner, der in der Uni ist oder berufstätig oder unterwegs. Dat kennt man nicht, weil man abgelenkt ist von der Arbeit, vom Leben, vom Einkaufen, vom Shoppen, Mädels Treffen bla bla bla. Wenn du die ganze Zeit hier sitzt, stundenlang, Tag für Tag, dann kommen da Gedanken zustande, die denkt man sich vorher überhaupt nicht. Ne ja, also ich kenn das, gruseligste Kacke und auch so bin ich sowieso, tiefgründige Sachen, sehr hinterfragend, Gott und die Welt und ja alles Mögliche so, ne. Ja, und deswegen kam die auch dann plötzlich mit ihrem »Ja hören Sie mal. Ich nehme mir am liebsten Strick und häng mich auf!« Und das Bild bin ich nicht mehr losgeworden und hatte dann regelrecht Angst, bei ihr vorbeizugehen, weil ich schon immer dachte, im Flur nicht, dass es gleich komisch riecht und die hängt, so einen Gedanken hatte ich dann und das wurd' mir dann zu viel. Alles da habe ich gedacht, so nee, über also wird mir auch schon ein bisschen komisch, wenn ich das erzähle, wie ich dann auch mir die Verantwortung reingezogen habe, dass, ich könnte ja was tun, bevor die da vielleicht so hängt. Ja. [..] Und dat fände ich dann irgendwie, obwohl die drei Töchter hat, die regelmäßig bei ihr vorbeikommen« (Z. 170ff.).

Nicoles Aussage »dat find ich schwer mit anzusehen« legt nahe, dass ihr an der älteren Nachbarin emotional gelegen ist und ihr Rückzug sie affiziert. Zumindest war das in der Vergangenheit so. Über Jahre hinweg standen die beiden in regelmäßigem Kontakt und Austausch, auch über persönliche Angelegenheiten, sodass man sich bald näher kannte:

> »Ich hab mit der alten Dame wirklich lange Jahre viel gequatscht, so und weiß da auch viel von der Familie und von den Töchtern, und die haben auch Kinder, und getrennt und die schließt halt wirklich Sachen wo ich mit meinem Freund mal ein bisschen Terz hatte hier, dann ist man ein bisschen lauter, dann streitet man sich mal und dann denkt die direkt wie bei ihrer Tochter ›Oh Gott hat er sie jetzt verlassen‹, kommt sie auf mich zu und so, und dann hab ich gesagt ja nee also alles jut, wir haben uns einfach mal gestritten. Wie dat halt so ist, weil nicht immer alle einer Meinung sein können. Und ja, dann flüstert man natürlich auch nicht beim Streiten. Ne, dann ist man auch emotional und dann muss man auch mal brüllen und dann ist auch wieder gut ne, oder jeder muss sich mal abkühlen ne Runde um Block. Und dann ist jut, ne. Vor allen Dingen über ein Jahr zu zweit auf 38 Quadratmeter, wo beide nicht arbeiten gehen, muss mal erst mal einer machen. Also ich glaube, da ist viel Potenzial zu streiten« (Z. 190f.).

Aber nun ist die Beziehung blockiert und gestört. Nicole distanziert sich, braucht mehr Abstand. Warum? Sie befürchtet ein suizidales Ende der alten Frau. Diese beklemmende Vorstellung ängstigt und verunsichert sie. Die eigene Verunsicherung und Angst bewegt sie dazu, die depressive, lebensmüde gewordene Frau nicht mehr zu besuchen. Sie wehrt Gefühle, für sie verantwortlich zu sein, ab, wohl auch, um unbewusste Schuldgefühle aus dem Bewusstsein auszuschließen. Der elende Zustand der Nachbarin berührt sie nicht ausschließlich deshalb, weil die ältere Dame seit den Veränderungen im Haus völlig isoliert, abgeschottet und zurückgezogen lebt, suizidale Wünsche äußert, sondern auch, weil Nicole Mund dadurch mit ihrer eigenen, einsamen Vergangenheit und Gegenwart und zudem mit ihrer möglichen Zukunft, also der unausweichlichen Vergänglichkeit, Verletzlichkeit und Gebrechlichkeit konfrontiert wird. Sie bringt in ihren eigentümlichen Sprachspielen metaphorisch zum Ausdruck, dass die Einsamkeit, Depression und das Leid ihrer Nachbarin zunehmend zum Quell eigenen Leids werden, das mitsamt den eigenen Schuldgefühlen und drohenden Selbstvorwürfen abgewehrt werden muss. Obwohl sie sich für die alte Dame verantwortlich fühlt und sie gernhat, geht sie wegen multipler Belastungen und der (antizipativen) Identifikation mit ihr schließlich auf Abstand. Daran zeigt sich deutlich, wie latente Konflikte – hier die unterschiedlichen Bedürfnisse nach Nähe von Frau Mund und ihrer Nachbarin – von unbewussten Gefühlen und Motiven einer Akteurin sowie der latenten Konfliktebene mitangetrieben werden können. Individuell Psychisches ist mit der affektiven Sozialität, konkret mit der von starken Gefühlen begleiteten Beziehung zur alternden, am Leben verzweifelnden Nachbarin vermengt. Nicole Mund, die nach eigenen Aussagen selbst zum Zweifeln und Grübeln tendiert, sieht sich in der alten Nachbarin wie in einem Spiegel. Deren Lebensverdruss und -angst, ihr sich immer deutlicher abzeichnendes physisches und psychisches Leiden, die wachsende Vereinsamung könnten ihr auch bevorstehen. Diese quälende, zukunftsantizipierende Vorstellung hält die junge Frau nicht aus, sie muss sie im psychoanalytischen Sinn abwehren. Lebenspraktisch geht das über räumliche Distanzierung, Kontakteinschränkung oder -abbruch.

Auf latenter Ebene ist dieser unausgesprochene Konflikt mehrdeutig. Denn durch die Begegnung mit der älteren Dame drängt sich neben schmerzlichen Erinnerungen an die eigene Einsamkeit die unangenehme, Angst und Unsicherheit auslösende Frage auf, »wie man so, wenn man selber alt ist, den Lebensabend dann verbringen muss«. Insbesondere in der zukunftsgerichteten Imagination identifiziert sich Nicole Mund mit der alten Frau und dem bedrückenden Schicksal ihrer sozialen Isolation. Sie fürchtet sich vor einem ähnlichen Ende, gerade weil sie das Alleinsein und depressive Zustände aus eigener Erfahrung in der Langzeitarbeitslosigkeit kennt. Als »Identifikation« wird in der Psychoanalyse ein seelischer Abwehrmechanismus bezeichnet, der – wie alle Formen der Abwehr – etwas aus dem Bewusstsein ausschließt, um Unlust, z.B. in Gestalt bedrückender und bedrohlicher Angst, zu vermeiden (Laplanche & Pontalis, 1973). Genauer müsste man hier also von Nicoles seelischem Versuch einer De-Identifikation und Distanzierung sprechen, um die mit der Identifikation mit der einsam gewordenen »Oma« verbundenen Ängste und drohenden Depressionen abwehren zu können. Eine andere Lesart besagt, dass Nicole ihre eigenen Ängste vor Vereinsamung auf die Frau projiziert und sie deshalb ablehnt. Beide Lesarten sind möglich und plausibel. Womöglich vermischen sich Identifikation und Projektion.

Die vorgenommene Distanzierung ist psychisch, sozial und räumlich zu verstehen. Nicole vermeidet Begegnungen im nachbarschaftlichen Treppenhaus und damit zugleich die beschriebenen Affekte und Emotionen (zu denen auch der Ekel vor dem imaginierten Verwesungsgeruch einer Frau gehört, die Frau Mund als suizidal versteht). Es sind also komplexe, vielschichtige Gefühle, die die nachbarschaftliche Beziehung stark mitbestimmen. Im Unterschied zu den manifesten Konflikten von Sabine Birke liegt im Fall von Nicole Mund noch nicht einmal ein manifester sozialer Konflikt vor, jedenfalls keiner, der etwas mit unvereinbaren Interessen zu tun hätte, die bewusst sind, ausgesprochen und von den Kontrahentinnen ausgefochten werden könnten. (Unbewusste) Wünsche und Begehren oder Ängste sind keine manifesten Interessen oder handfesten Ziele. Die Sehnsucht nach sozialer Nähe und Verbundenheit oder die Angst vor Isolation, Verdruss und Verzweiflung bestimmen das Handeln auf eigene Art. Frau Mund vermeidet neben einem durchaus möglichen sozialen Konflikt auch eine eigene seelische Krise. Die Begegnung mit der Nachbarin konfrontiert Nicole Mund im Übrigen mit einer hoch individualisierten, spätmodernen Lebensform, die vielen im Alter zum Verhängnis werden und in radikale Einsamkeit münden kann. Im Kontakt mit der alten, vereinsamten Frau kann sie ihre negativen Gedanken und Gefühle nicht so leicht verdrängen. Sie wird in ihrem nachbarschaftlichen Sozialraum ungewollt mit deren Leid konfrontiert. Das berührt sie, spricht sie an und affiziert unwillkürlich ihr eigenes, in Zukunft womöglich ebenfalls einsam lebendes Selbst.

Frau Mund litt und leidet, wie sie im weiteren Verlauf des Gesprächs erzählt, selbst unter einer Depression. Ihre eigenen Lebensumstände tragen also dazu bei, sich in die ältere Frau hineinversetzen, sich mit ihr bewusst gleichsetzen und unbewusst identifizieren zu können. Da sie selbst erwerbslos ist, kann sie das Gefühl der fehlenden Alltagsstruktur und des Alleinseins nachempfinden. Sie kennt und fürchtet es, auf sich allein zurückgeworfen zu sein. Wir dürfen annehmen, dass ihre seelischen Ressourcen und ihre Resilienz nicht immer ausreichen, um mit schwierigen Situationen und anhaltenden Belastungen zurechtzukommen. Ihre begrenzte Kraft verhindert es auch, die soziale Nähe zur Nachbarin weiterhin zuzulassen und eine vielleicht noch intensivere Beziehung zu ihr zu pflegen (die ja, wenn man Unterstützung und Trost gewähren kann, auch erfüllend sein mag). Dies gelang ihr schon früher kaum: Im Verlauf des Gesprächs erfahren wir, wie schwer es ihr generell fiel, freundschaftliche Kontaktangebote in der Hausgemeinschaft anzunehmen.

Frau Munds Erzählungen legen es nahe, dass ihr alles zu viel wurde. Das affektive Band zur Nachbarin wurde im Laufe der Zeit schwächer. Genauer betrachtet, lässt sich dieses Verhältnis durchaus als latenter Konflikt begreifen, obwohl die beiden Frauen, wie dargelegt, keinen manifesten Streit miteinander eingehen und austragen. Man darf jedoch *konfligierende Bedürfnisse, teils unbewusste Wünsche und Begehren, einen Mangel an Zuwendung und sozialer Nähe, nicht zuletzt diffuse Ängste, imaginierte Verzweiflung und antizipierten Lebensüberdruss* unterstellen, die sich kaum mit nachbarschaftlicher Nähe, enger Beziehung und fester Bindung vereinbaren lassen. Die einsame alte Frau wäre wahrscheinlich gerade jetzt auf Zuneigung und Zuspruch angewiesen (ob sie diese von Frau Mund angenommen hätte, mag offenbleiben). Die deutlich jüngere Nicole Mund will sich durch eine Aufrechterhaltung des zuletzt sogar freundschaftlichen Kontakts und vertraulichen Verhältnisses nicht in eine Verantwortungsübernahme verstricken lassen, von der sie weiß, ahnt oder fürchtet, dass sie sie überfordern würde. Das schafft (unbewusste) Schuldgefühle. Und so bleibt die Oma in der Nachbarschaft ohne ernsthafte Ansprache und Möglichkeit der Aussprache, ohne soziale Unterstützung (die die alte Frau vielleicht noch von ihren drei Töchtern erhält, eine Vorstellung, die Nicole Mund ihr schlechtes

Gewissen womöglich etwas erleichtern mag). Die jüngere Nachbarin muss es bei gelegentlichen Zeichen des Mitleids und einer stark zurückgenommen Solidarität belassen (einem Gruß oder selbst gemachten Cremes).

Der *latente Konflikt* korrespondiert mit einer persönlichen, inneren Krise auf beiden Seiten. Die ältere Nachbarin hat Nicole Mund ihr Herz ausgeschüttet und aus ihrer Verzweiflung und Lebensmüdigkeit kein Geheimnis gemacht. Nicole Mund muss ihrer labilen seelischen Verfassung entgegenwirken und die Krise in Schach halten, indem sie den Kontakt stark reduziert, die Besuche einstellt, persönliche Begegnungen meidet. Nur der Verzicht auf die gemeinsam verbrachte Zeit schützt sie vor der ungewollten Identifikation mit den seelischen Nöten und dem sich aus ihrer Sicht abzeichnenden, elenden Lebensende der »Oma« von nebenan. Die Beziehungsgeschichte der beiden Frauen veranschaulicht die Schwierigkeit, Nähe-Distanz-Verhältnisse in freundschaftlich gestalteten, jedoch emotional belastenden Nachbarschaftsbeziehungen auszubalancieren. Nicole Mund verlässt einen Beziehungsmodus, in dem Mitgefühl, Fürsorglichkeit, Solidarität und Verantwortung handlungsleitend sind, um zum üblichen Modus gepflegter Distanz zurückzukehren, der ihre eigene Privatsphäre und persönliche Gestimmtheit vor der emotional bedrohlich erscheinenden Nachbarin, vor ihren möglichen Ansprüchen und Inanspruchnahmen schützt (Fromm & Rosenkranz, 2019, S. 7).

Das Fallbeispiel legt nahe, dass unterschiedliche Grade der Engagement- und Distanzierungsbalance (Elias, 1987) zwischen dem Ich und dem Wir in der nachbarschaftlichen Hausgemeinschaft möglich sind. Die Orientierung an Solidarität und Fürsorge in der Nachbarschaft lässt sich nur aufrechterhalten, wenn Personen die dafür notwendigen emotionalen Ressourcen mitbringen. Die Fallanalyse sollte nicht zuletzt zeigen, dass sich die Nähe zu vulnerablen bzw. akut verletzten Individuen oder Menschengruppen und die – nicht selten damit verwobene – Wahrnehmung der eigenen Vulnerabilität auf das nachbarschaftliche Miteinander auswirken können. Der Versuch der Ausbalancierung von Nähe und Distanz kann als ein *latenter psychosozialer*

Konflikt erlebt werden. Seine Bearbeitung kann misslingen und dann entweder zu heilloser Überforderung und seelischen Störungen oder zu einer den eigenen Werten und Orientierungen eigentlich widersprechenden Distanzierung vom Mitmenschen führen. Es ließe sich einwenden, man habe es hier doch gar nicht mit einem wirklichen sozialen Konflikt zu tun. Zutreffend ist: Hier werden in der Tat keine sich widersprechenden Ziele oder unvereinbaren Interessen zum Grund eines manifesten, offenen Streits. Der *praktische Widerstreit*, der mehr bzw. *etwas anderes* ist als ein logischer Widerspruch (vgl. Liebsch 2001; Liebsch & Straub, 2003), ist gleichwohl vorhanden. Nicole Mund entzieht sich, stellt den Kontakt fast ein und überlässt die einsame, depressive Nachbarin sich selbst (und ihren Kindern). Das bewahrt unsere Interviewpartnerin, wie sie sagt, vor größeren, unzumutbaren und für sie nicht erträglichen Belastungen – vielleicht vor zurückkehrenden, zunehmenden Depressionen –, verschont sie jedoch nicht vor unangenehmen Ambivalenzen, Gewissensbissen, Verunsicherungen und Selbstzweifeln. Der (innere und äußere) Konflikt bleibt latent – was ganz offensichtlich nicht heißt, dass er deswegen nicht existiert oder psychosozial wirksam wäre.

Fazit:
Konflikttypen und sozioemotionale Dynamiken in Nachbarschaften

Der Beziehungstypus der Nachbarschaft trägt bereits aufgrund der räumlich-sozialen Nähe der anderen Potenziale für die positive wie negative Affizierbarkeit des Eigenen durch das Fremde in sich. Sich die Nachbar:innen nicht selbst aussuchen zu können, ist eine potenziell konfliktträchtige Bedingung des Zusammenlebens, auf die wir als Einzelne zunächst keinen Einfluss haben. Nachbar:innen tragen allerdings häufig aktiv dazu bei, dass das Zusammenleben mit vielfältigen, mitunter auch widrigen Anderen möglichst friedfertig und konfliktarm verläuft. Es sollte die einschlägige Forschung interessieren, was Nachbar:innen so alles tun oder unterlassen, um die Interaktionsordnung auch bei

Unstimmigkeiten und Grenzübertretungen oder -verletzungen aufrechtzuerhalten, drohende oder sich anbahnende Störungen zu vermeiden oder schon in ihrer Genese zu beheben. Wir haben das an empirischen Beispielen eines kooperativen *doing neighbourhood* illustriert. Nehmen wir noch andere Daten, empirische und imaginative Vergleichshorizonte aus unserem Projekt hinzu, lassen sich u. a. folgende Haltungen, Handlungen und Tätigkeiten anführen:

- Hilfsbereitschaft und Unterstützung im Alltag; für andere einspringen, sie (z. B. im Krankheitsfall, bei Abwesenheit) bei ihren Aufgaben vertreten (Treppenkehren; Besorgungen machen; Kinderbetreuung, Haustiere beaufsichtigen; Pflanzen gießen etc.)
- gemeinsame Beete oder Gärten anlegen und pflegen; Nachmittagscafé, Grillfeste, geteilte Kinderbetreuung auf dem Spielplatz und sonstige Zusammenkünfte organisieren
- allgemeine Angelegenheiten direkt und für alle sichtbar kommunizieren und organisieren (z. B. über eine Pinnwand im Eingangsbereich; gemeinsame Besprechungen; WhatsApp- oder Facebook-Gruppen etc.)
- direkte Ansprachen und offene Aussprachen im Fall drohender, sich anbahnender oder bereits manifester Konflikte
- gelassener, toleranter Umgang mit den Regelverstößen, der Nachlässigkeit oder Unpässlichkeit der anderen; Konfliktvorstufen nicht befeuern, dramatisieren, sondern eher generös und nachsichtig behandeln, kleinere Störungen aushalten, ungeschehen machen

In Zusammenhang des zuletzt genannten Punkts ist auch kulturelles Differenzbewusstsein und die Anerkennung der Diversität von valorativen Welt- und Selbstbildern, Lebensformen und kommunikativen Praxen, Gebräuchen und Gewohnheiten wichtig. Wir sind Konflikten, die mit solchen, auch in Nachbarschaften oft nicht angemessen berücksichtigten, kulturellen Unterschieden zu tun haben, in diesem Beitrag kaum nachgegangen. Sie bilden in multikulturellen Einwanderungsgesellschaften jedoch eine wesentliche Quelle für interkulturelle Missverständnisse, Interaktions- und Kommunikationsprobleme und Kontaktbarrieren, kurz: für konfliktträchtige und konflikthafte Begegnungen und Beziehungen, die mit dem gruppenspezifischen, eben kulturellen Habitus und impliziten, praktischen Wissen von Nachbar:innen zu tun haben. Da diese differenten Wissensbestände, Handlungs-, Interaktions- und Lebensformen häufig erst im Fall von befremdlichen Interaktionen, graduellen oder radikalen Fremdheitserfahrungen und regelrechten Kollisionen auffallen und bewusst werden, bilden sie öfter die Basis für latente Konflikte, deren Herkunft und Eigenart den Beteiligten nicht hinreichend klar und verständlich ist.

Besondere Aufmerksamkeit haben wir unbewussten Motiven, Affekten und Emotionen entgegengebracht, die aus (kollektiven) Verletzungsverhältnissen und/oder individuellen biografischen Krisen und persönlicher Vulnerabilität – z. B. aufgrund früherer traumatischer Erlebnisse, zumindest stark belastender Verletzungen – stammen, nicht selten jedoch die Dynamik nachbarschaftlicher Interaktionen mitbestimmen, mitunter maßgeblich und dennoch unmerklich prägen. Das Persönliche ist nicht selten mit dem Sozialen vermengt. Was auch Nachbar:innen als sachlichen Streit oder Interessenkonflikt mit den anderen betrachten mögen, spielt sich affektdynamisch auf einer latenten Ebene ab, auf der es um (oft unbewusste oder vorbewusste, nicht ohne Weiteres reflexiv zugängliche) individuelle Mängel, Wünsche und Begehren, Belastungen und Ängste geht, die die Störungen, Probleme und Konflikte in der Nachbarschaft »überblenden« (Montau, 2023). Das führt oftmals zu Scheingefechten und Stellvertreterkonflikten, die ohne eingehende Berücksichtigung der von uns analysierten Konfundierung des Persönlichen mit dem Sozialen nicht rational bearbeitet und gelöst werden können. Latente persönliche Konfliktinhalte wirken sich auf die manifeste Beziehungsebene aus und verändern die affektiven Interaktionen unter Nachbar:innen. Das ist für die Nachbarschaftsforschung ebenso relevant wie für die praktische Arbeit etwa von Konfliktberater:innen und Mediator:innen.

Literatur

Althaus, E. (2018). *Sozialraum Hochhaus: Nachbarschaft und Wohnalltag in Schweizer Großwohnbauten*. transcript.

Baum, L. (2023). *Nachbarschaftsvorstellungen und gelebte Nachbarschaft heute: Eine Untersuchung im Alten Güterbahnhofviertel in Tübingen*. Springer.

Boesch, E. E. (1998a). *Das lauernde Chaos: Mythen und Fiktionen im Alltag*. Huber.

Boesch, E. E. (1998b). *Sehnsucht: Von der Suche nach Glück und Sinn*. Huber.

Boesch, E. E. (2021). *Musik, Sprache und die Sehnsucht nach dem Paradies: Ausgewählte Schriften zur Handlungs- und Kulturpsychologie*. Hg. u. eing. v. J. Straub. Psychosozial-Verlag.

Bohnsack, R. (2014). *Rekonstruktive Sozialforschung: Einführung in qualitative Methoden*. 9. Aufl. Barbara Budrich.

Bonacker, T. (Hg.). (2008). *Sozialwissenschaftliche Konflikttheorien*. VS Verlag für Sozialwissenschaften.

Bonacker, T. (2009). Konflikttheorien. In G. Kneer & M. Schroer (Hg.) *Handbuch Soziologische Theorien* (S. 179–197). VS Verlag für Sozialwissenschaften.

Bonacker, T. & Imbusch, P. (2010). Zentrale Begriffe der Friedens- und Konfliktforschung: Konflikt, Gewalt, Krieg, Frieden. In P. Imbusch & R. Zoll (Hg.), *Friedens- und Konfliktforschung. Eine Einführung* (S. 67–142). 5. Aufl. VS Verlag für Sozialwissenschaften.

Bonacker, T. & Schmitt, L. (2007). Konflikt und Gewalt. In J. Straub, A. Weidemann & D. Weidemann (Hg.), *Handbuch interkulturelle Kommunikation und Kompetenz. Grundbegriffe – Theorien – Anwendungsfelder*. Metzler.

Bonacker, T. & Schmitt, L. (2012). 4. Georg Simmel, Der Streit. In C. Leggewie, D. Zifonun, A. Lang, M. Siepmann & J. Hoppen (Hg.), *Schlüsselwerke der Kulturwissenschaften* (S. 29–32). transcript.

Brandenberg, E. & Streckeisen, P. (2025). Die reflexive Community-Triade. *sozialraum, 16*(1). https://www.sozialraum.de/die-reflexive-community-triade.php

Braun, K.-H. (2025). Subjektwissenschaftliche Erforschung von Wohnarchitektur. Ein Vorschlag zur erweiterten und vertieften Kooperation zwischen Phänomenologie und Kritischer Psychologie – am Beispiel der Arbeiten von Achim Hahn. Sozialpsychologie. *Argument, 6*, 77–90.

Campbell, E., Henly, J. R., Elliott, D. S. & Irwin, K. (2009). Subjective constructions of neighborhood boundaries: Lessons from a qualitative study of four neighborhoods. *Journal of Urban Affairs, 31*(4), 461–490.

Charmaz, K. (2006). *Constructing Grounded Theory. A Practical Guide Through Qualitative Analysis*. Sage.

Cheshire, L. & Buglar, S. (2016). Anti-social or intensively sociable? The local context of neighbour disputes and complaints among social housing tenants. *Housing Studies, 31*(6), 729–748.

Corbin, J. M. & Strauss, A. L. (2008). *Basics of qualitative research. Techniques and procedures for developing grounded theory*. Sage.

Elias, N. (1987). *Engagement und Distanzierung*. Suhrkamp.

Elias, N. (2014). *Was ist Soziologie? Grundfragen der Soziologie*. Beltz Juventa.

Elias, N. & Scotson, J. (1994). *The Established and the Outsiders: A Sociological Enquiry into Community Problems*. Sage.

Evans, S. & Schahadat, S. (2011). Einleitung: Nachbarschaft in Theorie und Praxis. In dies. (Hg.), *Nachbarschaft, Räume, Emotionen. Interdisziplinäre Beiträge zu einer sozialen Lebensform* (S. 7–27). transcript.

Felder, M., Favre, G., Tulin, M. & Koutsolampros, P. (2023). Acquaintances or Familiar Strangers? How Similarity and Spatial Proximity Shape Neighbour Relations within Residential Buildings. *Housing, Theory and Society, 40*(5), 642–659.

Fromm, S. & Rosenkranz, D. (2019). *Unterstützung in der Nachbarschaft. Struktur und Potenzial für gesellschaftliche Kohäsion*. Springer VS.

Fuchs, T. (2024). *Verkörperte Gefühle. Zur Phänomenologie von Affektivität und Interaffektivität*. Suhrkamp.

Glasl, F. (2020). *Konfliktmanagement: Ein Handbuch für Führung, Beratung und Mediation*. Stuttgart.

Goffman, E. (1982). *Das Individuum im öffentlichen Austausch. Mikrostudien zur öffentlichen Ordnung*. Suhrkamp.

Hahn, A. (2022). *Vom Wohnen erzählen – Narrative Pragmatik und Beispielhermeneutik. Aufsätze zu einer wissenschaftstheoretischen Fundierung der Architektur- und Wohnwissenschaft*. Springer.

Hamm, B. (1973). *Betrifft: Nachbarschaft. Verständigung über Inhalt und Gebrauch eines vieldeutigen Begriffs*. Bertelsmann.

Hedtke, C. (2018). *Konflikte im Quartier und die Herstellung des Raumes. Eine Untersuchung anhand von individuellen Place-Konstitutionen in einer ostdeutschen Großwohnsiedlung*. Unv. Masterarbeit, Univ. Leipzig.

Heermann, A. (2025). *Das Verstehen von Nachbarschaft: Wechselwirkungen von Raum- und Nachbarschaftserleben in der Alltagspraxis heterogener Bewohnerstrukturen. Eine empirische Untersuchung der Dortmunder Nordstadt auf Basis der dokumentarischen Methode*. Unv. Masterarbeit, Ruhr-Univ. Bochum.

Henning, C. & Lieberg, M. (1996). Strong ties or weak ties? Neighbourhood networks in a new perspective. *Scandinavian Housing and Planning Research, 13*(1), 3–26.

Hochschild, A.R. (1979). Emotion Work, Feeling Rules, and Social Structure. *American Journal of Sociology, 85*(3), 551–575.

Jeffres, L.W., Bracken, C.C., Jian, G. & Casey, M.F. (2009). The impact of third places on community quality of life. *Applied Research in Quality of Life, 4*(4), 333–345.

Kurtenbach, S. (2024). *Soziologie der Nachbarschaft: Befunde zu einer komplexen Selbstverständlichkeit*. Campus.

Laplanche, J. & Pontalis, J.-B. (1973). *Das Vokabular der Psychoanalyse, Bd. 1*. Suhrkamp.

Laucken, U. & Mees, U. (1987). *Logographie alltäglichen Lebens: Leid, Schuld u. Recht in Beschwerdebriefen über Lärm*. Holzberg.

Liebsch, B. (2001). *Zerbrechliche Lebensformen. Differenz, Widerstreit, Gewalt*. Akademie.

Liebsch, B. & Straub, J. (Hg.). (2003). *Lebensformen im Widerstreit. Integrations- und Identitätskonflikte in modernen Gesellschaften*. Campus.

Mitscherlich, A. (1983 [1964]). Proklamierte und praktizierte Toleranz. Öffentlicher Vortrag. In ders. (Hg.), *Gesammelte Schriften, Bd. IV: Sozialpsychologie 2* (S. 7–92). Suhrkamp.

Montau, R. (2023). *Nachbarschaft im Streit: Sozialpsychologische Erkenntnisse für die Konfliktberatung*. Psychosozial-Verlag.

Oevermann, U. (2013). Objektive Hermeneutik als Methodologie der Erfahrungswissenschaften von der sinnstrukturierten Welt. In P.C. Langer, A. Kühner & P. Schweder (Hg.), *Reflexive Wissensproduktion. Anregungen zu einem kritischen Methodenverständnis in qualitativer Forschung* (S. 69–98). Springer VS.

Oldenburg, R. (1998). *The great good place: Cafes, coffee shops, bookstores, bars, hair salons, and other hangouts at the heart of a community*. 3. Aufl. Marlowe & Company.

Oosterlynck, S., Verschraegen G. & Kempen, R. van (2018). Introduction: Understanding super-diversity in deprived and mixed neighbourhoods. In dies. (Hg.), *Divercities: Understanding Super-Diversity in Deprived and Mixed Neighbourhoods* (S. 1–24). Bristol UP.

Petintseva, O. (2015). Approaching new migration through Elias' ›established‹ and ›outsiders‹ lens. *Human Figurations, 4*(3), 1–26.

Ruonavaara, H. (2022). The anatomy of neighbour relations. *Sociological Research Online, 27*(2), 379–395.

Schmitt, A., Mees, U. & Laucken, U. (2001). The Logographic Analysis of Social Processual Texts. *Forum Qualitative Sozialforschung, 2*(1).

Schnur, O., Drilling, M. und S. Tappert (2022). Nachbarschaft als Perspektive für Forschung und Praxis – eine Einführung. In M. Drilling, S. Tappert, O. Schnur, N. Käser & P. Oehler (Hg.), *Nachbarschaften in der Stadtentwicklung. Idealisierungen, Alltagsräume und professionelles Handlungswissen* (S. 1–15). Springer.

Seyfert, R. (2011). Atmosphären – Transmissionen – Interaktionen: Zu einer Theorie sozialer Affekte. *Soziale Systeme, 17*(1), S. 73–96.

Seyfert, R. (2014). Das Affektif. Zu einem neuen Paradigma der Sozial- und Kulturwissenschaften. In Löw, M. (Hg.), *Vielfalt und Zusammenhalt. Verhandlungen des 36. Kongresses der Deutschen Gesellschaft für Soziologie* (S. 797–804). Campus.

Siebel, W. (2015). Nachbarschaft. *fiph. Journal, 26*, 11–18.

Simmel, G. (1992 [1908]). *Soziologie. Untersuchungen über die Formen der Vergesellschaftung (Gesamtausgabe, Bd. 11)*. Suhrkamp.

Slaby, J. (2020). *Affektive Intentionalität: Beiträge Zur Welterschließenden Funktion Menschlicher Gefühle*. Mit A. Stephan & H. Walter. Brill.

Straub, J. (2022a). *Verstehendes Erklären. Sprache, Bilder und Personen in der Methodologie einer relationalen Hermeneutik*. Psychosozial-Verlag.

Straub, J. (2022b). Welterschließende Affekte und das explanative Potential eines psychoanalytischen Konzepts für die Kulturpsychologie: Abjektion. *cultura & psyche, 23*.

Straub, J. (2025). Wenn Andere Ekel erregen (sollen): Zur Psycho-Sozio-Politik der Abjektivierung und Abjektion. Schwerpunktthema Affektive Sozialität. *psychosozial, 48*(IV), 27–52.

Straub, J. & Niebel, V. (2026). *Kulturen verstehen, kompetent handeln: Grundlagen der Interkulturalität*. 2., überarb. u. erw. Aufl. utb/Psychosozial-Verlag.

Straub, J. & Ruppel, P.S. (2022). Relationale Hermeneutik: Theoretisch-methodologische Systematisierungen interpretativer Forschung. In U. Wolfradt, L. Allolio-Näcke & P.S. Ruppel (Hg.), *Kulturpsychologie. Eine Einführung* (S. 157–172). Springer VS.

Straub, J. & Salzmann, S. (2021). Affekte und das psychoanalytische Konzept der Abjektion: Eine kulturpsychologische Perspektive auf soziale Konflikte und das Leben im Dissens. *Konfliktdynamik, 10*(2), 87–98.

Straub, J. & Tepeli, D.A. (2023a). Lokale Konfliktforschung und -transformation. Diversität, Dialog und Innovation in einem heterogenen Feld (Editorial). *psychosozial, 46*(IV), 5–13.

Straub, J. & Tepeli, D.A. (2023b). Konflikt und Konfliktanalyse. Theoretische und terminologische Klärungen. *psychosozial, 46*(IV), 14–33.

Straub, J. & Tepeli, D.A. (2025). Editorial: Feindliche soziale Gefühle und verbindende Gefühlsgemeinschaften. *psychosozial, 48*(IV), 5–9.

Straub, J. & Tepeli, D.A. (2026 i.V.). Polyvalente Nachbarschaftskonflikte in Beschwerdebriefen und Interviews. Verborgene Dramen und Dramaturgien auf der psychosozialen Hinterbühne. In K. Grossmann, J., Hüttermann, A. Krahmer (Hg.), *Emotionen in lokalen Konflikten der Gegenwartsgesellschaft*. transcript.

Tappert, S. (2022). Urbane Nachbarschaft – Raum des Alltäglichen, Ressource und Interventionsebene. In M. Drilling, S. Tappert, O. Schnur, N. Käser & P. Oehler (Hg.), *Nachbarschaften in der Stadtentwicklung. Quartiersforschung* (S. 53–162). Springer VS.

Tepeli, D.A. (2024). *Junge Alevit*innen und Sunnit*innen in der postmigrantischen Gesellschaft. Affektive Bindungen und Beziehungen in tradierten Verletzungsverhältnissen*. Springer VS.

Tepeli, D.A. & Straub, J. (2024). Erzählte Affekte und radikale Entwertungen von Anderen. Psychosoziale Funktionen von Abjekten. *DIEGESIS. Interdisziplinäres E-Journal für Erzählforschung, 13*(1), 79–101.

Tepeli, D.A. & Straub, J. (2026 i.V.). Neighborhoods between Coexistence and Conflict: Latent and Affective Meanings of Disputes. *International Journal of Conflict and Violence*.

Vertovec, S. (2007). Super-diversity and its implications. *Ethnic and Racial Studies, 30*(6), 1024–1054.

West, C. & Fenstermaker, S. (1995). Doing Difference. *Gender and Society, 9*(1), 8–37.

Witzel, A. (2000). Das problemzentrierte Interview. *Forum Qualitative Sozialforschung/Forum: Qualitative Social Research, 1*(1), Art. 22.

Biografische Notiz

Dr. rer. soc. *Dilek A. Tepeli* ist Juniorprofessorin für Interkulturelle Kommunikation mit Schwerpunkt Migrationsforschung an der Friedrich-Schiller-Universität Jena. Sie leitet ab April 2026 das BMFTR-geförderte Verbundvorhaben Netzwerk Lokale Konflikte und Emotionen in Urbanen Räumen: Transdisziplinäre Konfliktforschung in Wissenschaft-Praxis-Kooperationen (LoKoNet).

Hannah Kernbach ist Bachelorstudentin der Sozialwissenschaft an der Ruhr-Universität Bochum. 2024/25 war sie als studentische Hilfskraft im vom BMFTR geförderten Verbundvorhaben Netzwerk Lokale Konflikte und Emotionen in Urbanen Räumen: Transdisziplinäre Konfliktforschung in Wissenschaft-Praxis-Kooperationen (LoKoNet) tätig.

Verena Muckermann, M.Sc., ist Doktorandin im Graduiertenkolleg Traumata und kollektive Gewalt: Artikulation, Aushandlung und Anerkennung, einem Kooperationsprojekt des Hans Kilian und Lotte Köhler-Centrums und der IPU Berlin, und war bis 2026 für das BMFTR-Verbundprojekt Netzwerk Lokale Konflikte und Emotionen in Urbanen Räumen: Transdisziplinäre Konfliktforschung in Wissenschaft-Praxis-Kooperationen (LoKoNet) tätig.

Pia Maria Niederhoff, B.A., arbeitet als wissenschaftliche Hilfskraft und Tutorin am Lehrstuhl für Sozialtheorie und Sozialpsychologie an der Ruhr-Universität Bochum und war bis 2026 im Projekt Netzwerk Lokale Konflikte und Emotionen in Urbanen Räumen: Transdisziplinäre Konfliktforschung in Wissenschaft-Praxis-Kooperationen (LoKoNet) tätig.

Julia Rosenzweig, M.A., ist ausgebildete Mediatorin und war bis 2026 im vom BMFTR geförderten Verbundvorhaben Netzwerk Lokale Konflikte und Emotionen in Urbanen Räumen: Transdisziplinäre Konfliktforschung in Wissenschaft-Praxis-Kooperationen (LoKoNet) tätig.

Bent Schiemann, M.A., arbeitete ebenso bis 2026 im vom BMFTR geförderten Verbundvorhaben Netzwerk Lokale Konflikte und Emotionen in Urbanen Räumen: Transdisziplinäre Konfliktforschung in Wissenschaft-Praxis-Kooperationen (LoKoNet) mit und ist als Tutor für den Lehrstuhl für Sozialtheorie und Sozialpsychologie an der RUB tätig.

Prof. Dr. phil. *Jürgen Straub* ist Inhaber des Lehrstuhls für Sozialtheorie und Sozialpsychologie in der Fakultät für Sozialwissenschaft der Ruhr-Universität Bochum. Er leitet mit Dr. Pradeep Chakkarath und Aladin El-Mafaalani das Hans Kilian und Lotte Köhler-Centrum für sozial- und kulturwissenschaftliche Psychologie und historische Anthropologie (KKC an der IPU Berlin und TU Dortmund), ab August 2026 als Professor der IPU Berlin. Er leitete das Bochumer Teilprojekt des BMBF-Verbundprojekts LoKoNet in der ersten Förderphase und ist in der zweiten (01.04.2026–31.03.2028) weiter am Projekt beteiligt.

Autoritäre Individualisierung

Zum Wandel von Konflikten im Zuge von Wohnungsbau- und Umsiedlungsprogrammen in Marokko[1]

Raffael Beier

Seit der Jahrtausendwende sind informelle Siedlungen in Marokko verstärkt in den Blickpunkt einer neuen, sozial-paternalistischen, aber gleichzeitig neoliberalen und global ausgerichteten Stadtpolitik geraten (Bogaert, 2018). Insbesondere betrifft dies sog. Bidonvilles, Siedlungen, die einst aus einfachen Hütten aus Recyclingmaterialien bestanden, jedoch über Jahrzehnte durch die Bewohner:innen selbst erheblich konsolidiert wurden. In den meisten dieser Bidonvilles, die zum Teil bereits seit der Kolonialzeit existieren, bestehen die Häuser heute aus Zementziegeln und häufig Wellblechdächern, haben Toiletten und verfügen über teilformalisierte Wasser- und Stromanschlüsse. Seit der Einführung des Programms *Villes Sans Bidonvilles* (VSB, Städte ohne Slums) 2004 versucht der marokkanische Staat unter König Mohammed VI. alle Bewohner:innen von Bidonvilles im ganzen Land in teil-subventionierte Wohnungen in Neubausiedlungen überwiegend am Stadtrand oder in Vororten umzusiedeln (Beier, 2019).

Marokkos Bidonvilles sind durch enge, gewachsene Sozialstrukturen gekennzeichnet. Nicht zuletzt die Notwendigkeit, sich gegenseitig bei Bau und Instandhaltung von Häusern und Infrastruktur zu helfen, hat in Bidonvilles viele verschiedene Nachbarschaftsquartiere entstehen lassen, die von gelebter Solidarität und – sowohl im übertragenen als auch im wörtlichen Sinn – offenen Türen gekennzeichnet sind. Die hohe Bevölkerungsdichte

1 Gefördert durch die Deutsche Forschungsgemeinschaft (DFG) – 456455682.

und die architektonischen Gegebenheiten dieser Siedlungen tragen zu familiären und solidarischen Nachbarschaftsstrukturen bei. Insbesondere in den älteren, etablierten Bidonvilles in Städten wie Casablanca und Rabat/Salé entstanden so Gemeinschaften, die nicht zuletzt durch kollektive Kämpfe und Proteste (z. B. Unabhängigkeitskampf, Brotrevolten, Kampf für besseren Wohnraum etc.), aber auch durch geteilte Armuts- und Ausgrenzungserfahrungen geprägt sind (Arrif, 1999; Essahel, 2015; Navez-Bouchanine, 2012).

Durch Umsiedlungen in drei- bis fünfstöckige Wohnhäuser im Rahmen von VSB wird nicht nur mit den räumlich-architektonischen Strukturen von Bidonvilles gebrochen; es werden auch bestehende Nachbarschaften auseinandergerissen. Viele umgesiedelte Bewohner:innen beklagen ein anonymeres Sozialleben und soziale Isolation als Folge nun geschlossener Wohnungstüren (Beier, 2019; Harroud, 2019). Gleichzeitig verändern die Umsiedlungen auch die Beziehung zwischen den Umgesiedelten und dem Staat. Bogaert (2018) spricht hier von einer Ausweitung liberaler marktwirtschaftlicher Strukturen, in die die ehemaligen Bidonville-Bewohner:innen eingegliedert werden sollen. Während der Staat Bidonvilles eher als ein Phänomen mit kollektiven Problemen und Herausforderungen angesehen hat, für die der:die »bedürftige« Bewohner:in keine Verantwortung trägt, so führt die neue neoliberale VSB-Umsiedlungspraxis – mit Parallelen zu Foucault (2007) und Beck (1986) – zu einer Verantwortungsübertragung auf die individuelle Ebene (individuelle Verträge, Rechnungen und Risiken; Beier, 2021). Diese Individualisierung wird von staatlicher Seite bereits vor und während der Umsiedlung forciert, um kollektiven Widerstandsbestrebungen entgegenzuwirken.

Dieser Beitrag beruht auf langfristiger und wiederholter Feldforschung (Mixed Methods, qualitativ und ethnografisch) von März 2015 bis September 2021 in Casablanca und Salé. Der Autor führte sowohl repräsentative Umfragen als auch problemzentrierte und narrativ-biografische Interviews mit verschiedenen Stakeholdern vor Ort durch. Im Zentrum der Methodik standen insbesondere die Perspektiven der ehemaligen und aktuellen

Bewohner:innen informeller Siedlungen, die entweder bereits umgesiedelt wurden, noch auf eine Umsiedlung warteten oder sich die Umsiedlung nicht leisten konnten. Darauf aufbauend zeigt dieser Beitrag auf, wie staatliche Umsiedlungen die Natur und Dynamik sozialer Konflikte um den Zugang zu angemessenem Wohnraum und Infrastruktur sowie respektierten städtischen Identitäten verändern. Dabei wird zum einen darauf eingegangen, welche Praktiken staatliche Akteur:innen anwenden, um die Umsiedlung möglichst konfliktarm umzusetzen, und zum anderen darauf, wie die spezifische Umsiedlungspraxis zu einer autoritären, staatlich forcierten Individualisierung von Konflikten beiträgt.

Entstehung von Bidonvilles und Kampf um angemessenen Wohnraum

Bidonvilles entstanden in Marokko wie in vielen anderen postkolonialen Ländern im Zuge des französischen Protektorats und als Resultat der mangelnden Bereitschaft der Kolonialherrschenden, für ausreichend angemessenen Wohnraum für die einheimische Arbeiterklasse zu sorgen. Deren Arbeitskraft war für die kolonialen Extraktionsindustrien zwar unabdingbar, ihre Präsenz in der Stadt war aber nicht erwünscht. Aus diesem Grund errichteten die Arbeiter:innen ihre Wohnunterkünfte selbstständig außerhalb der kolonialen Stadt *(ville nouvelle)* in der Nähe der industriellen Arbeitsstätten. Das Protektorat sah sich genötigt, diese Siedlungen zu tolerieren, intervenierte jedoch auch planerisch – insbesondere um mögliche negative externe Effekte für die Kolonialherrschaft (wie z. B. die Typhus-Epidemie in den 1930ern, Unabhängigkeitsproteste ab den späten 1940ern) zu vermeiden. Deswegen wurden Bidonvilles umstrukturiert oder umgesiedelt sowie erste Sozialwohnungsbauprogramme ins Leben gerufen. In diesem Kontext spricht der marokkanische Soziologe Abderrahmane Rachik (2002) von reaktiver Notfallplanung *(urbanisme de l'urgence)*, die die Stadtentwicklung in marginalisierten Stadtvierteln Marokkos bis heute bestimmt. So haben die sog. Brotrevolten[2] in den frühen 1980ern sowie Selbstmordanschläge junger Islamisten aus Bidonvilles jeweils zu größeren Umsiedlungsinitiativen geführt (Beier, 2018). Das aktuelle Umsiedlungsprogramm *Villes Sans Bidonville* kann laut Essahel (2015) gleichsam als Versuch gewertet werden, wachsenden Mobilisierungsdynamiken in Bidonvilles von staatlicher Seite entgegenzuwirken. Noch heute gelten Bidonvilles landesweit als bedeutende Widerstandszentren – dies gilt im Besonderen für Casablancas ehemalige Bidonvilles Carrières Centrales (Zentrum der Unabhängigkeitsbewegung) und Ben M'Sick (Zentrum der Brotrevolten).

Bereits diese Art der politisch-planerischen Notfallintervention verdeutlicht, dass soziale Problemlagen in Bidonvilles primär auf die vermeintlich armseligen Wohnbedingungen reduziert werden und als Resultat hieraus stets als kollektive, sprich spezifische Bidonville-Probleme wahrgenommen werden. In diesem Kontext mahnt Bartoli (2011) vor der empirisch unbelegten und fragwürdigen Gleichung »Bidonvilles = arm«, aus der der falsche Rückschluss abgeleitet wird, dass Armut erfolgreich beseitigt wird, wenn Bidonvilles beseitigt werden (vgl. Beier, 2020). Umsiedlungen werden somit als eine Sozialpolitik verstanden, die städtischer Armut und Ausgrenzung erfolgreich entgegenwirkt – eine Annahme, deren Pauschalität mit Blick auf empirische Forschung zurückgewiesen werden kann (Bartoli, 2011; Beier, 2019, 2022; Harroud, 2019; Zaki, 2007).

Nichtsdestoweniger bewirkt der starke Wunsch nach formellem Wohneigentum auch bei weiten Teilen der Bewohner:innen (in unterschiedlichem Maße je nach Bidonville) eine positive Sicht auf Umsiedlungen. Aufgrund der langjährigen staatlichen Praxis und der regelmäßig wiederkehrenden Ankündigungen und Gerüchten von Umsiedlungen befinden sich viele Haushalte in einem permanenten Zustand des Wartens auf eine Um-

2 Die Brotrevolten entstanden als Reaktion auf eine Erhöhung der Preise für Grundnahrungsmittel. Diese waren das Ergebnis einer Reduzierung staatlicher Subventionen im Zuge der verordneten Strukturanpassungsprogramme der Weltbank und des Internationalen Währungsfonds. Als wesentliche Zentren der Brotrevolten gelten die Bidonvilles in großen Städten wie Casablanca (Seddon, 1984).

siedlung oder kalkulieren gar bewusst eine zukünftige Umsiedlung ein, wenn sie in Bidonvilles ziehen (Arrif, 1999, S. 302; Navez-Bouchanine & Dansereau, 2002, S. 45f.). Kritische Stimmen führen den Wunsch nach Umsiedlung auch auf die für die Bewohner:innen alltäglich erfahrene, territoriale Stigmatisierung zurück (Beier, 2020). Ein 21-jähriger Nachhilfelehrer, den ich im März 2017 an seinem Wohnort im Bidonville Er-Rhamna in Casablanca interviewte, bemerkte treffend:[3]

> »Manche Bewohner:innen würden sogar eine Umsiedlung akzeptieren, wenn sie zum Mond ziehen müssten. Viele sehen die Probleme nicht, die auf sie zukommen. Aber ein großes Problem ist die Stigmatisierung. Seit der Schule bekommen die Leute hier zu hören, dass sie Menschen zweiter Klasse sind.«

Unabhängig von der Frage, inwieweit Bewohner:innen von Bidonvilles Umsiedlungen als ideale oder doch eher als pragmatische Lösung erachten, um zu formellem Wohneigentum zu gelangen und der Stigmatisierung zu entkommen, lässt sich festhalten, dass die große Mehrheit den Wunsch nach staatlicher Intervention zur Verbesserung der Lebensbedingungen in Bidonvilles teilt. In zahlreichen Bidonvilles sind Bewohner:innen aktiv auf die Straße gegangen, um *für* eine politische Intervention und Zugang zu adäquatem Wohnraum sowie formellem Wohneigentum zu demonstrieren. 2016 führte bspw. ein großer Brand in Casablancas heute größtem Bidonville Er-Rhamna zu Protesten; man stritt für einen baldigen Start bis heute wiederholt angekündigter, aber nicht erfolgter Umsiedlungen. Ende der 2000er organisierte in Casablancas ältestem Bidonville, den Carrières Centrales, eine Nachbarschaftsorganisation ebenso Proteste für eine rasche staatliche Intervention und versuchte Bewohner:innen von den späteren Umsiedlungsplänen zu überzeugen. 2011 gingen die

3 Die wortgetreuen Abschriften der Audioaufzeichnungen in Darija wurden ins Deutsche übersetzt. Auf Seiten- und Zeilenangaben wird verzichtet, da es hier ausschließlich um typisierbare Phänomene geht (nicht um Personen oder Einzelfälle, wie sie bestimmte Transkripte repräsentieren).

Bewohner:innen von Salés zentral gelegenem Bidonville Sehb El-Caïd gegen Umsiedlungen und für Neubauprojekte an gleicher Stelle auf die Straße.

Auch wenn innerhalb der Bidonville-Gemeinschaften durchaus unterschiedliche Präferenzen hinsichtlich geeigneter Wohnpolitiken existieren, so wird die Verbesserung der Wohnsituation als gemeinsames Ziel verstanden. Arrif (1999, S. 310) sieht das gemeinsame Erfahren oder »Durchleben« einer – zumindest in der Vergangenheit – stark von Not, Verletzlichkeit und staatlicher Vernachlässigung gezeichneten Wohnsituation als das zentrale Fundament gemeinsamer Mobilisierung und gegenseitiger Hilfe an. Auch das enge räumliche und soziale Zusammenleben – charakterisiert durch eine Vielzahl halböffentlicher Räume und offenstehender Türen – trägt dazu bei, dass sich die vielen kleinen Unterviertel in Bidonvilles durch einen hohen Grad an Gemeinschaftlichkeit, Vertrautheit und Solidarität auszeichnen. Bewohner:innen selbst stilisieren das intensive Sozialleben der »offenen Türen« als einen bewussten, solidarischen, aber auch durch ein hohes Maß an sozialer Kontrolle geprägten Gegensatz zum anonymen Leben in Mietwohnungen. 2017 gaben über drei Viertel der Befragten in einer repräsentativen Haushaltsumfrage in Er-Rhamna an, sie würden den eigenen Nachbar:innen vertrauen. Sogar über 90 % waren der Auffassung, dass man sich im Viertel gegenseitig hilft (Beier, 2019, S. 154).

Dementsprechend sind auch die Verstetigung und Konsolidierung von Bidonvilles wesentlich auf gemeinsames Handeln von Bewohner:innen zurückzuführen, die sich gegenseitig beim Haus- oder Straßenbau helfen, Infrastruktur bauen und instand halten. Bspw. zahlen die Bewohner:innen einzelner Blöcke selbstorganisiert regelmäßig kleinere Beträge, um das Abwassersystem gemeinschaftlich funktionsfähig zu halten (ebd., S. 148f.). Darüber hinaus standen Bewohner:innen und Nachbarschaftsorganisationen gegenüber der Stadtverwaltung, zentralstaatlichen Repräsentant:innen und lokalen Abgeordneten immer wieder für kollektive Interessen und Rechte ein. Nachbarschaftliches und gemeinschaftliches Engagement füllen so die Lücke des Staats, der seiner Grundversorgungspflicht in Bidonvilles nur zögerlich und als Reaktion auf langjährige kollektive Mobilisierung nachkommt (z. B. Wasserversorgung über öffentliche Brunnen, individuelle Stromanschlüsse; vgl. Essahel, 2015; Zaki, 2010) bzw. Infrastrukturausbau aktiv verhindert (z. B. Verbot von Internetkabeln, starke Beschränkungen von Hausausbauten). Trotz der erfolgreich erkämpften infrastrukturellen Fortschritte tragen die Folgen einer staatlichen Vernachlässigung von Infrastruktur (z. B. Wasserknappheit im Sommer, Kurzschlüsse, Überflutungen im Winter) wesentlich zum Umsiedlungswunsch vieler Bewohner:innen bei.

Umsiedlungen zwischen Aushandlungskonflikten und Widerstand

Die Umsiedlungen selbst finden auf verschiedene Art und Weise statt. Bis vor einigen Jahren wurden in seltenen Fällen (z. B. Douar El Koura in Rabat) die Bewohner:innen *in situ* umgesiedelt. Die weitaus häufigere Variante ist eine Umsiedlung in neue Satellitenstädte oder Neubaugebiete am Stadtrand. Entweder werden die Haushalte aufgefordert, ein oftmals lediglich grob fertiggestelltes Apartment zu einem subventionierten Preis zu kaufen, oder sie erhalten – insbesondere im Fall von größeren Bidonvilles – ein subventioniertes Grundstück, auf dem jeweils zwei Haushalte zusammen, je nach Bebauungsplan, selbst ein drei- oder vierstöckiges Haus bauen müssen. Alle Umsiedlungsverfahren eint die Tatsache, dass zwischen Abriss und Einzug in die neue Wohnung eine teils mehrjährige Zeitspanne vergeht, in denen die Haushalte individuell anderweitig unterkommen müssen (z. B. in günstigen Zweckwohngemeinschaften oder bei anderen Familienmitgliedern). Alle Verfahren sind zudem mit teils erheblichen Kosten für die umgesiedelten Haushalte verbunden. Personen mit moderatem, regelmäßigem Einkommen ist es möglich, einen staatlich geförderten Unterstützungskredit zu beantragen. Andere Haushalte brauchen ihr Erspartes auf oder müssen sich Geld bei Familienmitgliedern leihen. Wieder andere fallen ganz aus den Wohnungsprogrammen heraus. In Salés Bidonville Sehb El-Caïd bspw. kann sich eine Vielzahl an Personen die Umsiedlung nicht leisten und ist gezwungen, ihr Grundstück direkt weiterzuverkaufen und anderweitig Wohnraum zu finden.

Im Fall der Umsiedlung der Carrières Centrales in Casablanca wurde ein alternatives Verfahren angewandt, welches zwei assoziierten Haushalten den informellen Weiterverkauf ihres gemeinsamen Grundstücks in der Umsiedlungsstadt an eine:n Drittinvestor:in *(tiers associé)* gestattet (Beier, 2021). Diese:r Drittinvestor:in finanziert idealerweise den Bau eines vierstöckigen Hauses, die administrativen Kosten sowie die temporäre Unterbringung der Umsiedelnden. Im Gegenzug treten die beiden umsiedelnden Haushalte ihr Eigentumsrecht an den beiden unteren Etagen an den:die Drittinvestor:in ab, der:die über den Verkauf den Hausbau refinanzieren und einen Profit erwirtschaften kann. Die beiden Haushalte werden jeweils Eigentümer:innen einer der beiden oberen Etagen. Dieses komplexe Verfahren reduziert zwar die Kosten für die Umsiedelnden deutlich und ermöglicht im Idealfall sogar einen kostenfreien Umzug; es ist jedoch stark risikobehaftet und abhängig von Marktpreisschwankungen. Sinkt die Gewinnmarge für Drittinvestor:innen, wird es nicht nur schwieriger, Drittinvestor:innen zu finden, sondern diese stellen dann auch Bedingungen, zahlen nicht mehr für die Zwischenunterkunft, stellen nur noch den Rohbau fertig oder sparen bei den Baukosten auf Kosten der Sicherheit. In Umsiedlungsvorhaben, die nur ein dreistöckiges Haus erlauben, wie etwa im Fall von Sehb El-Caïd, ist ein solches Verfahren aufgrund fehlender Gewinnmöglichkeiten für Drittinvestor:innen überhaupt nicht möglich.

Die Festlegung der genauen Umsiedlungsbedingungen – angefangen bei der Definition eines berechtigten Haushalts bis hin zur Frage der Geschosszahl der neuen Häuser – ist für Bewohner:innen von Bidonvilles demnach von existenzieller Bedeutung. Folglich sind – unabhängig von grundsätzlicher Zustimmung zur Notwendigkeit von Umsiedlungen – die Umsiedlungsbedingungen ein wesentlicher Gegenstand von Konflikten und Protest. Atia (2022) zeigt am Beispiel von Douar El Koura in Rabat, dass Bewohner:innen von Bidonvilles die sich aus den spezifischen Konditionen ergebenden, individuell wahrgenommenen und komplexen Ungleichbehandlungen anfechten. Typische individuelle Konflikte beziehen sich auf Schwierigkeiten der Finanzierung sowie den angemessenen Anspruch auf Wohneinheiten in der Umsiedlungsstadt. Letzterer beinhaltet u.a. die Festlegung des anspruchsberechtigten Haushalts auf Basis veralteter Zensusdaten, die fehlende Zählung von Haushaltsmitgliedern, die während des Zensus im Gefängnis oder im Ausland waren, oder die Anspruchsberechtigung verwitweter oder geschiedener Frauen. Einerseits nehmen Bewohner:innen in ihrem Ungerechtigkeitsverständnis direkt Bezug auf vermeintlich besser gestellte Nachbar:innen, andererseits versuchen sie ihren eigenen Nutzen teilweise auch mit unlauteren Mitteln (z.B. die Registrierung von anderswo lebenden Familienmitgliedern) zu maximieren. Die spezifische Lage eines jeden Haushalts führt somit zu einer ersten Entkollektivierung und Individualisierung von Konflikten.

Aus Sicht der staatlichen Akteur:innen bietet insbesondere eine flexible und bewusst intransparente Gestaltung der Umsiedlungskonditionen einen erheblichen politischen Handlungsspielraum, der zielgerichtet genutzt wird, um Konflikte abzumildern, Gemeinschaften zu schwächen und so kollektiver Mobilisierung (z.B. 2011 für eine In-situ-Lösung in Sehb El-Caïd) entgegenzuwirken bzw. Proteste zu unterwandern. Dies zeigt sich bspw. am Fall von Sehb El-Caïd in Salé, dessen Bewohner:innen zwischen 2019 und Januar 2021 aus Salé hinaus ins 11 Kilometer entfernte Bouknadel umgesiedelt werden sollten.[4] Um größeren Protest gegen die Umsiedlungspläne im Keim zu ersticken, sprach der für die Umsiedlung hauptverantwortliche lokale Repräsentant des Innenministeriums *(Qaïd)* zunächst gezielt einflussreiche, bei früheren Protesten aktive Personen an und korrumpierte sie (z.B. durch das Angebot besserer Umsiedlungskonditionen), teilweise setzte er sie dabei unter Druck:

4 Im September 2021 führte ich narrativ-biografische Interviews mit ehemaligen Bewohner:innen von Sehb El-Caïd durch, die ihr Grundstück am Umsiedlungsort wieder verkauft haben – v.a., weil sie den Hausbau nach dem Abriss von Sehb El-Caïd nicht finanzieren konnten.

> »Al Omrane und die Behörden sind eine große Gang. Sie sind in jedes Viertel gegangen und haben die ausgewählt, die dort implizit das Sagen haben, und haben ihnen Lösungen angeboten. [...] Sie wissen, dass wenn ich von dort weggehe und umziehe, dann werden die Leute mir folgen, keiner wird bleiben. [...] Der *Qaïd* fragte mich, ›Was möchtest du, Anas?‹ Ich sagte ihm, dass ein halbes Grundstück nichts wert sei [...]. Und er sagte, ›Die Bürgerinitiative [mit der Anas anfangs protestiert hatte] wird dir nichts nützen, das verspreche ich dir!‹ [...] Ich hatte schon rausgefunden, dass die Leute Verbindungen zum Innenministerium, zum *Qaïd* hatten. [...] Wenn ich länger geblieben wäre und das Angebot des *Qaïd* ausgeschlagen hätte, wäre ich wie alle anderen auch mit nur einem halben Grundstück abgespeist worden. Ich wäre abgezockt worden!« (Anas, m, 9.9.21).

In anderen Fällen beauftragten die Behörden gezielt arbeitslose Bewohner:innen, um durch sie an Informationen über die Bewohner:innen zu kommen. So machten sich die Behörden die spezifische Situation einzelner Haushalte zunutze, um sie unter Druck zu setzen, die Umsiedlung zu akzeptieren:

> »Der *Qaïd* sagte mir, ›Du wohnst hier nicht!‹ [...] Die meiste Zeit bin ich auf der Arbeit und wenn ich zurückkomme, schlafe ich. Sie sehen also ständig, dass die Tür verschlossen ist. [...] Wenn ich am Tag des Zensus nicht arbeite, wer gibt mir dann das Geld, damit ich meine Kinder versorgen kann? [...] Der *Qaïd* sagte, ›Du bist über deinen Mann versorgt und dein Mann hat sich umgemeldet.‹ Ich habe ihm offen gesagt, dass [...] ich mich von ihm scheiden lasse und er nicht mehr bei mir wohnt. [...] Er sagte, ›Wenn ich dich registriere, dann habe ich eine Bedingung: Du wirst als eine der Ersten dein Haus abreißen. Wenn du als eine der Letzten bleibst, wirst du von gar nichts profitieren!‹« (Wafae, w, 8.9.21).

Jede:r wegziehende Nachbar:in erhöht den Druck auf die verbliebenen Bewohner:innen, die Umsiedlungsbedingungen ebenso zu akzeptieren. Durch die plötzlich fehlende Gemeinschaft steigt nicht nur die Unsicherheit, die verbliebenen Häuser sind auch

Gefahren wie Wind, Regen und Schädlingen stärker ausgesetzt. Außerdem berichteten Interviewte von gezielter Sabotage der Infrastruktur. Zusätzlich wird seitens der Behörden angedroht, die letzten Bewohner:innen mit schlechteren Umsiedlungskonditionen zu bestrafen oder ihre Häuser ohne Vorwarnung abzureißen.

> »Sie sind gekommen und haben uns gesagt, dass, wenn wir nicht die Hütten abreißen, sie es tun werden. Und das ist wahr, sie haben über den Köpfen der Leute abgerissen. Ich habe das nicht gewollt, dass meine Kinder das sehen. Das kann ein Komplex für ihr Leben werden! [...] Ich habe sie genommen und wir sind zur Miete zu meiner Schwiegermutter gezogen« (Abderrahman, m, 14.9.21).

Im Februar 2021 wurden die letzten Häuser von Sehb El-Caïd unter Aufsicht der lokalen Behörden durch Polizei- und Militärkräfte abgerissen. Die geschilderten Beispiele beziehen sich zwar alle auf Sehb El-Caïd, sie stehen aber exemplarisch für eine, wie es Navez-Bouchanine (2012, S. 174) formuliert, taktisch-strategische Vorgehensweise mit »Zuckerbrot und Peitsche«, die bewusst auf die Zersetzung des sozialen Zusammenhalts in Bidonvilles abzielt.

Individualisierte Konflikte in den Umsiedlungsstädten

Die mit der Umsiedlung einsetzende Individualisierung der Bidonville-Haushalte wird nicht nur durch spezifische Aushandlungen der Umsiedlungskonditionen forciert, auch die generellen Rahmenbedingungen der Umsiedlung sowie die daraus resultierenden Bedingungen in der Umsiedlungsstadt tragen hierzu bei. Die umsiedelnden Bewohner:innen akzeptieren nicht nur zu unterschiedlichen Zeitpunkten eine Umsiedlung, sondern sie müssen nach Abriss ihrer Häuser auch an einer Lotterie teilnehmen, die ihnen das genaue Grundstück in der Umsiedlungsstadt zuweist. Dieser Prozess, der vermeintlich Korruption und Wettbewerb um die besten Grundstücke verhindern soll, trägt dazu bei, dass die für das Sozialleben in Bidonvilles essenziellen Nachbarschaften gesprengt werden. Dazu kommt, dass die Haushalte durch die eher entzerrte Bebauung in jedem Fall in größerer räumlicher Distanz zueinander wohnen – zudem oft nicht mehr im Erdgeschoss, sondern hinter Haus- und Wohnungstür in einer oberen Etage. Khaled, ein früherer Taxifahrer aus einem kleinen, 2017 abgerissenen Bidonville in Casablanca, beschreibt dies im September 2021 wie folgt:

> »Sie wollten die Leute auseinanderbringen, dass [sie] sich nicht mehr kennen, dass du nicht mehr das Wort ergreifst oder irgendetwas anderes tust, was zum Beispiel politische Fragen angeht. Sie haben sie so weit gespalten, dass, selbst wenn jemand stirbt, keiner mehr den anderen aufsucht.«

Der beschriebene Zusammenbruch sozialer Kohäsion wird nicht nur durch physische Distanz, sondern auch dadurch befördert, dass im Umsiedlungsprozess Unterschiede innerhalb der Nachbarschaften sichtbarer werden. Die geteilten, leidvollen Alltagserfahrungen, auf denen, wie oben beschrieben, der Gemeinschaftssinn der Bidonville-Nachbarschaften fußte, werden durch individuelle Umsiedlungserfahrungen ersetzt, die gleichsam die unterschiedlichen (finanziellen) Möglichkeiten der Haushalte offenlegen:

> »Ich habe nicht das Geld, um zu bauen, wir sind arm! Wir würden gern [in der Umsiedlungsstadt] wohnen. [...] Jedes Mal, wenn ich das Grundstück besuche, bereue ich es, weil es mich runterzieht und ich nur weine. Es bereitet mir Kummer, zu sehen, dass andere Personen, im Gegensatz zu uns, es geschafft haben, ihre Häuser zu bauen. Wir sind die Einzigen in der Ecke, die nicht ihr Haus gebaut haben. Ich habe aufgehört hinzugehen, es macht mich ganz krank!« (Karima, w, 18.9.21).

Im Zuge der Umsiedlung und des Verlusts früherer Gemeinschaften hat sich, wie Khaled in seiner zitierten Aussage andeutet, auch die Dynamik von Konflikten in der Umsiedlungsstadt geändert.

Bogaert (2018) beschreibt in seinem Buch *Globalized Authoritarianism* die durch Umsiedlung forcierte Integration von Bidonvilles-Bewohner:innen in eine neoliberale Ordnung, in der jedes Individuum selbst für sein Schicksal verantwortlich ist. Anders als im Bidonville haben die Bewohner:innen der Umsiedlungsstädte nicht mehr zwingend alle dasselbe Problem, das eine kollektive Mobilisierung bewirken könnte. Probleme entstehen aus den haushaltsspezifischen Umsiedlungskonditionen (z. B. zu viele Personen im Haushalt, unzuverlässige:r Umsiedlungspartner:in) bzw. im Zuge individueller Herausforderungen (z. B. kein Geld für den Stromanschluss) oder als Folge individuellen Unglücks (z. B. die Einsturzgefahr eines neuen Mehrfamilienhauses als Folge eines Wasserschadens und schlechter Bauweise). Besonders zersplitterte Konfliktlagen entstehen in Umsiedlungsprogrammen mit Drittinvestor:innen, wie im Falle der Carrières Centrales (Beier, 2021). Hier kommt das Risiko hinzu, dass der:die Drittinvestor:in aufgrund finanzieller Schwierigkeiten oder mangelnder Gewinnaussichten das Haus nicht fristgerecht, nicht wie vereinbart oder überhaupt nicht fertigstellt. Gleichzeitig produzieren die von volatilen Machtstrukturen beeinflussten Beziehungen zwischen Umsiedlungsberechtigten und Drittinvestor:innen viele verschiedenartige und komplexe Konflikte unterschiedlichen Ausmaßes, wie diese beiden Beispiele zeigen:

> »Wenn ein Umsiedlungsberechtigter von dir zusätzlich Geld für irgendeine Unterschrift fordert, dann ziehst du das Geld von den Baumaterialien ab. Am Ende ist das Haus nicht solide gebaut und wenn der Architekt [zur Abnahme] kommt, gibst du ihm vielleicht 10.000 Dirham. Und das ist dann der Grund, warum manch ein Haus keine Mauern mehr hat, wenn eine kleine Gasflasche zum Kochen explodiert« (Youssef, m, Drittinvestor, 3.2.2017).

> »Weil wir in den Carrières Centrales nicht für Wasser gezahlt haben, will [der private Wasserversorger in der Umsiedlungsstadt] jetzt von uns eine Strafzahlung von 2.500 Dirham pro Familie, ehe sie den Wasserzähler installieren. Für manche hat der [Drittinvestor] das bezahlt, alle anderen mussten es selbst zahlen. Wir haben

unseren [Drittinvestor] gefragt und er hat gesagt, wir sollen uns gedulden. Deshalb nehmen wir jetzt erstmal das Wasser von den Nachbarn« (Naima, w, 15.1.17).

Durch die vielen verschiedenen Akteurskonstellationen, individuellen Verantwortungen, Aushandlungen und Absprachen verändert sich der Kampf um angemessenen Wohnraum, der über Jahrzehnte ein wichtiges kollektives Element nachbarschaftlicher Beziehungen in Bidonvilles war. Am drastischsten trifft dies jene Bewohner:innen, die sich, wie Karima, aufgrund finanzieller Schwierigkeiten keine Umsiedlung leisten können und gezwungen sind, ihr Grundstücksrecht zu verkaufen und allein anderweitig unterzukommen. Ebenso heftig trifft es Personen, die unverschuldeterweise unter den Folgen nicht oder fehlerhaft fertiggestellter Häuser leiden und die ebenfalls nicht in ihren Umsiedlungswohnungen wohnen können. In all diesen Fällen sind die Haushalte auf sich allein oder auf familiäre Sicherungsnetzwerke angewiesen. Die neue Art des Kampfes für angemessenen Wohnraum zeigt sich aber auch im Hinblick auf individuelle Infrastrukturpraktiken und in Bezug auf die Wohnsicherheit *(tenure security)*. Während insbesondere in größeren Bidonvilles die Gemeinschaft (und deren potenzielle Kraft der Rebellion) als eine Art Versicherung wahrgenommen wird, dass die Bewohner:innen nicht ohne Alternativen aus Bidonvilles vertrieben werden, so hängt die Gefahr eines Verlusts der Wohnung nach der Umsiedlung stärker von individuellen, relationalen und finanziellen Faktoren ab.

Um legal die Wohnung bewohnen zu dürfen, müssen die neuen Hauseigentümer:innen eine Bewohnbarkeitsbescheinigung *(permis d'habiter)* einer:s Architekt:in einholen und das Eigentum anschließend notariell registrieren. Aufgrund der damit verbundenen, zum Teil erheblichen Kosten verfügen über 90 % der Haushalte in der Umsiedlungsstadt Nouvelle Lahraouiyine 2017, sieben Jahre nach Start der Umsiedlung der Carrières Centrales, nicht über vollständige und registrierte Besitztitel. Sie wohnen somit rechtlich informell in ihren eigenen Häusern. Deswegen hängt die Wohnsicherheit vom Verhältnis zu den Behörden, zu den Drittinvestor:innen und zu den anderen Miteigentümer:innen ab. Es gab in Nouvelle Lahraouiyine bereits Fälle, in denen einzelne Eigentümer:innen im selben Haus versuchten, sich gegenseitig wegen unrechtmäßiger Inbesitznahme zu verklagen und auf diese Weise zu verdrängen. Auch sind die Hauseigentümer:innen verpflichtet, das Haus innerhalb von zwei Jahren nach Baubeginn fertigzustellen, sonst werden Strafgebühren fällig. Die Gefahr einer Enteignung ist potenziell gegeben, wenn Häuser ohne Bewohnbarkeitsbescheinigung bewohnt oder Strafgebühren nicht bezahlt werden. In anderen Fällen drohten jedoch auch umgesiedelte Bewohner:innen den Drittinvestor:innen damit, potenzielle neue Mieter:innen zu verjagen, um von Drittinvestor:innen ein zusätzliches Handgeld für die Unterzeichnung der Fertigstellungserklärung *(contrat de décharge)* zu erpressen. Mit der Fertigstellungserklärung unterzeichnen die Umgesiedelten die Fertigstellung des Hauses und entlasten die Drittinvestor:innen juristisch.

Obschon die neuen Konflikte um Zugang zu angemessenem Wohnraum in Nouvelle Lahraouiyine allgemein stärker ausdifferenziert sind und individualisierter ausgetragen werden, so ist teilweise dennoch weiterhin kollektiver Protest zu beobachten. Als Reaktion auf ein Sit-in vor der Stadtverwaltung in Nouvelle Lahraouiyine wurde bspw. eine Verordnung aufgehoben, die vorschrieb, dass man nur mit einer Bewohnbarkeitsbescheinigung die Installation eines Stromzählers (und somit formellen Zugang zu Strom) beantragen konnte. Auch einige Nichtregierungsorganisationen in Nouvelle Lahraouiyine versuchen, über Facebook und im Kontakt mit lokalen Politiker:innen auf Missstände, wie bspw. verstopfte Abwasserbecken, aufmerksam zu machen und die Behörden bzw. die privaten Versorger zum Handeln zu bewegen.

Diskussion und Fazit: Autoritäre Individualisierung

Die durch die Umsiedlung von Marokkos Bidonvilles induzierten Veränderungen des sozialen Zusammenlebens und die damit einhergehenden veränderten Konfliktpraktiken weisen zunächst erkennbare Parallelen zu den Gedanken Simmels (2016 [1903]) und Becks (1986) auf. So lässt sich der zum Teil erzwungene, in großen Teilen aber auch ersehnte Umzug aus Bidonvilles als eine Herauslösung aus traditionellen dörflichen bzw. kleinstädtischen Gemeinschaften verstehen. Die vonseiten der Bewohner:innen geschilderten anonymeren Formen des sozialen Zusammenlebens nach erfolgter Umsiedlung scheinen dem von Simmel (2016 [1903]) beschriebenen großstädtischen Geistesleben zu gleichen, das als eine Art Reaktion auf den fortwährenden und emotional überfordernden Kontakt mit Unbekanntem einerseits durch Reserviertheit und Indifferenz, andererseits durch neue persönliche Freiheiten gekennzeichnet ist. Obschon der Verkauf von Grundstücken und Wohnungen durch umgesiedelte Bewohner:innen und Drittinvestor:innen einen Zuzug neuer Nachbar:innen aus anderen Stadtvierteln bewirkt, so bleibt dennoch die Frage, inwieweit die Umsiedlungsstadt jene »großstädtischen« Bedingungen schafft, die Simmel (ebd., S. 4) im Gegensatz zu den Regelmäßigkeiten der Kleinstadt als »die rasche Zusammendrängung wechselnder Bilder [...] [und] die Unerwartetheit sich aufdrängender Impressionen« beschreibt. Viele Interviewte nehmen ihre eigene Umsiedlung im Gegenteil eher als einen Umzug von der Stadt aufs Land wahr – mit neuer Ruhe, Langsamkeit und Langeweile (Beier, 2019, S. 210ff.). Es erscheint folglich falsch, Bidonville-Bewohner:innen, trotz ihrer vermeintlich »unstädtischen« Art des sozialen Zusammenlebens, nicht als Großstadtbewohner:innen zu verstehen und somit eine großstädtische »Überforderung« als ursächlich für das veränderte Sozialleben anzusehen.

Vielversprechender erscheint demnach eine theoretische Verortung der durch Umsiedlung induzierten sozialen Veränderungen bei Beck (1986) und seinem Verständnis einer Risikogesellschaft. In diesem Kontext beschreibt auch Beck (1995, S. 185) eine Individualisierung infolge einer Herauslösung der Menschen aus etablierten sozialen Ordnungen: »Chancen, Gefahren, Ambivalenzen der Biographie, die früher im Familienverband, in der dörflichen Gemeinschaft, im Rückzug auf die soziale Klasse oder Gruppe bewältigt werden konnten, müssen zunehmend von den einzelnen selbst wahrgenommen, interpretiert, bearbeitet werden.« Anders als Simmel führt Beck die Individualisierung allerdings nicht ursächlich auf eine Urbanisierung zurück, sondern sieht sie als Teil einer reflexiven Modernisierung an, durch die eine von Klasse und geteilten Rollenverständnissen geprägte Industriegesellschaft auf- und abgelöst wird, ohne soziale Ungleichheiten zu überwinden. Während Simmel von neuen »persönlichen Freiheiten« schreibt, betont Becks Verständnis einer »Ausdifferenzierung von Individuallagen« (Beck, 1986, S. 210) insbesondere neue individuelle Risiken und existenzielle Verantwortlichkeiten bei der Gestaltung des eigenen Lebensweges (Beck, 1995). Solch »riskante Freiheiten« (Beck & Beck-Gernstein, 2015) sollten nicht als individuelle Autonomie missverstanden werden. Sie bringen vielmehr ihre eigenen, ungleichen Abhängigkeiten von Institutionen wie dem Arbeits- und Bildungsmarkt mit sich.

Auf die Umsiedlungen von Bidonvilles in Marokko erscheint dieses Verständnis »riskanter Freiheiten« zunächst treffend. Insbesondere gilt dies in Bezug auf die haushaltsspezifischen Aushandlungen und finanziellen Situationen, die sehr unterschiedliche Umsiedlungserfahrungen produzieren und Risiken vom kollektiven in den persönlichen Verantwortungsbereich überführen. Mit der Umsiedlung ist der Staat überzeugt, seinen Teil geleistet zu haben. Nun ist jede:r selbst – marktabhängig (!) – für sich und seine:ihre Wohnsituation verantwortlich. Auch das Beispiel neuer Arbeitsplatzunsicherheiten macht die Zunahme individueller Risiken deutlich. In den Bidonvilles verkomplizierte zwar territoriale Stigmatisierung den Zugang zum Arbeitsmarkt (Beier, 2020), im Falle kurzfristiger Erwerbsausfälle war es allerdings immer möglich, über soziale Netzwerke und durch die zentrale Lage etablierter Bidonvilles zeit- und ortsnah Arbeit zu finden. Bei Krankheit und Arbeitsunfähigkeit half nachbarschaftliche Solidarität (Beier, 2019, S. 240ff.). Nach der Umsiedlung hat der Verlust des Arbeitsplatzes potenziell schwerwiegendere Folgen, da soziale Sicherungsnetze erodiert sind und die Suche nach einem neuen Arbeitsplatz mehr Zeit und höhere Transaktionskosten (wie z. B. für den Transport) erfordert.

In Bezug auf die ursächlichen Gründe einer risikobehafteten

Individualisierung unterscheidet sich Becks Theorie jedoch fundamental vom sozialen Wandel der Umsiedlungen. Während Becks Individualisierung eine durch gesellschaftlichen Wohlstandsgewinn ausgelöste gesellschaftliche Transformation hin zur Risikogesellschaft zugrunde liegt, so ist es in Marokko der Staat, der als autoritärer Akteur die Umsiedlungen durchführt und Individualisierung bewusst forciert. Um die Bedeutung dieses Unterschieds zu erkennen, möchte ich mich – bevor ich in einem letzten Schritt zum Ausgangspunkt des Artikels zurückkomme – Foucaults Konzept der »Gouvernementalität« zuwenden. Foucault (2007, insb. S. 70ff., 108f.) prägt damit ein weitgefasstes Verständnis des *Ausübens* staatlicher Macht als ein *»management of populations«*, das, über einen Antagonismus des Durchsetzens und Befolgens von Regeln und Gesetzen hinaus, darauf abzielt, individuelles Streben und Handeln auf Basis unterbewusster Natürlichkeit im Sinne staatlicher Souveränität zu beeinflussen. In anderen Worten, der Staat schafft einen Handlungsrahmen, innerhalb dessen ein als »normal« verstandenes Handeln den Interessen des Staats entspricht. Bogaert (2011, 2018) sieht in Marokkos Umsiedlungsprogramm *Villes Sans Bidonvilles* eine autoritäre Implementierung »neoliberaler Gouvernementalität« im Sinne Foucaults:

> »The VSBP [...] reveals the making of an increasingly marketized world being imposed on the poor. The programme focuses on the integration of the slum dweller into the formal market economy by accompanying and responsibilizing him through specific methods of social engineering« (Bogaert, 2011, S. 727f.).

Bogaert (ebd.) argumentiert, dass das VSB-Programm folglich als eine Abkehr von früheren Arten des Regierens und des Ausübens territorialer Kontrolle zu verstehen ist, welche speziell unter König Hassan II. bis in die späten 1990er durch Unterdrückung potenziell »aufrührerischer« Bevölkerungsgruppen und Stadtviertel gekennzeichnet war.

Die von Foucault inspirierten Schlussfolgerungen Bogaerts führen uns wieder zum Ausgangspunkt dieses Artikels zurück.

Die VSB-Umsiedlungen tragen nicht nur zu einer Individualisierung auf sozialer Ebene bei, sondern forcieren auch einen Wandel der Form des Regierens weg von einer stark konfrontativen Notfall-Intervention (Rachik, 2002) hin zu einer Subjektivierung potenziell konfliktbehafteter Beziehungen zwischen Staat und Bidonville-Bewohner:innen. Zwar wird von staatlicher Seite weiterhin eine kollektive Lösung für homogen und potenziell rebellisch wahrgenommene Bidonvilles angestrebt, individuelle Aushandlungen, Verträge und Akteurskonstellationen verändern jedoch bewusst die Art, wie Bewohner:innen diszipliniert und kontrolliert werden sollen. Die Veränderung von Konflikten lässt sich somit nur unzureichend als eine Individualisierung im Sinne Simmels oder Becks bezeichnen; sie muss zwingend – wie insbesondere die empirische Beschreibung des Umsiedlungsprozesses zeigt – in Zusammenhang mit einem Wandel autoritärer Regierungsführung als »autoritäre Individualisierung« verstanden werden. Jene autoritäre Individualisierung zeigt zwar auf sozialer Ebene deutliche Parallelen zu den Theorien von Simmel (emotionales Abstumpfen) und Beck (Zuwachs individueller Risiken und Verantwortlichkeiten) auf, muss im Sinne Foucaults allerdings als *gelenkt* verstanden werden. Sie zielt auf eine stärker subjektfokussierte Kontrolle einer seit Langem als »aufrührerisch« angesehenen sozialen Gruppe ab und forciert so mithilfe neoliberaler Verantwortlichkeitsübertragung eine Entkollektivierung bzw. Individualisierung von Konflikten um angemessenen Wohnraum – mit bedeutenden individuellen Unsicherheiten und Risiken.

Literatur

Arrif, A. (1999). Les compétences citadins à l'épreuve de l'exclusion. L'exemple du Bidonvilles de Ben M'Sik à Casablanca (Maroc). In P. Signoles, G. El Kadi & R. Sidi Boumedine (Hg.), *Etudes de l'Annuaire de l'Afrique du Nord. L'Urbain dans le monde arabe: Politiques, instruments et acteurs* (S. 297–317). CNRS Editions.

Atia, M. (2022). Refusing a »City without Slums«. Moroccan slum dwellers' nonmovements and the art of presence. *Cities, 125*, 102284.

Bartoli, S. (2011). »Eliminer les Bidonvilles = éliminer la pauvreté«, ou les charmes pervers d'une fausse évidence. *L'économie politique, 49*, 44–60.

Beck, U. (1986). *Risikogesellschaft. Auf dem Weg in eine andere Moderne*. Suhrkamp.

Beck, U. (1995). Die »Individualisierungsdebatte«. In B. Schäfers (Hg.), *Soziologie in Deutschland* (S. 185–196). Leske + Budrich.

Beck, U. & Beck-Gernstein, E. (Hg.). (2015). *Riskante Freiheiten. Individualisierung in modernen Gesellschaften* (9. Aufl.). Suhrkamp.

Beier, R. (2018). Social movements as drivers of urban policy. The case of the Arab Uprisings in North Africa. In R. Bürgin & A. Schoch (Hg.), *Urbane Widerstände* (S. 63–78). Peter Lang.

Beier, R. (2019). *From the City to the Desert. Analysing Shantytown Resettlement in Casablanca, Morocco, from Residents' Perspectives*. Logos.

Beier, R. (2020). Ganz gewöhnliche Viertel. Stigma und Realitäten in Casablancas Slum Er-Rhamna. *sub\urban, 8*(3), 73–96.

Beier, R. (2021). From visible informality to splintered informalities. Reflections on the production of ›formality‹ in a Moroccan housing programme. *International Journal of Urban and Regional Research, 45*(6), 930–947.

Beier, R. (2022). »The house is nice, but …«: Looking beyond »shelter« in shantytown resettlement in Casablanca, Morocco. In R. Beier, A. Spire & M. Bridonneau (Hg.), *Urban resettlements in the Global South. Lived experiences of housing and infrastructure between displacement and relocation* (S. 107–126). Routledge.

Bogaert, K. (2011). The Problem of Slums: Shifting Methods of Neoliberal Urban Government in Morocco, *Development and Change, 42*(3), 709-731.

Bogaert, K. (2018). *Globalized Authoritarianism: Megaprojects, Slums, and Class Relations in Urban Morocco*. Univ. of Minnesota Press.

Essahel, H. (2015). Évolution des registres de l'action, de la ruse à la mobilisation de la notion »droit« par les habitants des Bidonvilles au Maroc. *L'année du Maghreb, 12*, 115–135.

Foucault, M. (2007). *Security, Territory, Population: Lectures at the College de France, 1977–78*. Palgrave Macmillan.

Harroud, T. (2019). D'une marginalité à l'autre: Droit à la ville et pratiques de réadaptation des bidonvillois dans les nouvelles marges urbaines de Rabat. *Annales de géographie, 729/730*, 14–37.

Navez-Bouchanine, F. (2012). Les nouvelles voies de la négociation dans les politiques de résorption des Bidonvilles au Maroc. Entre recasement et accompagnement social. In F. Navez-Bouchanine & A. Deboulet (Hg.), *Effets sociaux des politiques urbaines. L'entre-deux des politiques institutionnelles et des dynamiques sociales: Algérie, Maroc, Liban, Mauritanie* (S. 166–218). CJB – Karthala – EMAM.

Navez-Bouchanine, F. & Dansereau, F. (2002). Les stratégies résidentielles dans la ville fragmentée. Le cas de la ville marocaine. In F. Dansereau & F. Navez-Bouchanine (Hg.), *Gestion du développement urbain et stratégies résidentielles des habitants* (S. 19–65). L'Harmattan.

Rachik, A. (2002). *Casablanca. L'urbanisme de l'urgence*. Najah El-Jadida.

Seddon, D. (1984). Winter of Discontent. Economic Crisis in Tunisia and Morocco. *MERIP Reports, 127*, 7–16.

Simmel, G. (2016 [1903]). *Die Großstädte und das Geistesleben* (2. Aufl.). Hofenberg.

Zaki, L. (2007). Après le Bidonville. Les relogés de Lahjajma (Casablanca): entre déni et nostalgie. In S. Mazzella (Hg.), *L'enseignement supérieur dans la mondialisation libérale* (S. 277–294). IRMC.

Zaki, L. (2010). L'électrification temporaire des Bidonvilles casablancais. Aspects et limites d'une transformation. *Politique africaine, 120*, 45–66.

Biografische Notiz

Raffael Beier, Ph. D., ist Humangeograf und kommissarischer Leiter des Fachgebiets International Planning Studies an der Fakultät Raumplanung der TU Dortmund.

Südafrikas Apartheid im Geschichts- und Gesellschaftsbewusstsein von Jugendlichen

Eine empirische Studie zur *Post-Apartheid-* und *Born-Free-Generation*

Verena Muckermann

> »I need to protect him not to retaliate.« [1]

> »I think it's enough now, with our history. I think everybody knows our history. […] I don't think our history is gonna help our kids to become better leaders, or whatever. But I think our history is gonna only engrave anger in their hearts. Right? I don't know if you hear me correctly. It's only gonna write anger in their hearts. And then whenever they show up or see a white person they will react or they won't behave as professional as they should. Because of what they read in school of what white people did to them. They kind'a like blame all the white people they come across. Not the actual white people that did, you know, involve in the apartheid time.«

In einem empirischen Forschungsprojekt ging ich der Frage nach, ob gemeinsamer Sport von Kindern und Jugendlichen in einer Fußballakademie in Südafrika als eine Praxis betrachtet werden kann, die der Verständigung und Versöhnung zwischen ehemals in Konflikte verstrickten Gruppen dienen kann – oder aber weiter im Zeichen identitätspolitischer Selbstverortungen und Abgrenzungen steht. Vor dem historischen Hintergrund des Apartheidsystems interessierte ich mich also für dessen womöglich lang-

1 Die Zitate von Interviewpartner:innen sowie die gesamten Forschungsergebnisse finden sich in Muckermann (2020).

fristige psychosoziale Folgen: Besitzt die ehemalige Gewalt- und Verletzungsgeschichte für junge Menschen heute noch eine Bedeutung – und wenn ja, welche? In meiner Untersuchung zeigte sich schnell, dass meine Fragestellung von der Voranahme geprägt war, dass zueinander in Beziehung stehende Gruppen existieren, die in einer über Generationen hinweg bestehenden Konflikt- und Gewaltbeziehung miteinander verbunden sind, die auch die Angehörigen der Post-Apartheid-Generation noch dazu bringt, sich in diesem Verletzungsverhältnis zueinander zu positionieren und zu verhalten.

Die empirischen Erkundungen ergaben jedoch, dass dieses konfliktbeladene Verletzungsverhältnis auch aufgrund der weiter bestehenden, massiven räumlichen Segregation großer Bevölkerungsteile für die Post-Apartheid-Generation nicht zwangsläufig bedeutsam ist. Wenn Schwarze und weiße Jugendliche[2] im Alltag kaum aufeinandertreffen, scheint die ehemalige Gewalt des Apartheidsystems praktisch irrelevant geworden zu sein. In meiner Untersuchung in den Townships Lwandle und Nomzamo sowie der Region Somerset West manifestierte sich eine Tendenz der Befragten, gar keinen Bezug zwischen der Apartheid und dem eigenen Leben herzustellen. Die ehemalige Gewalt gehört auf manifester Sinnebene nach diesem Befund der Geschichte an, die für die eigene Gegenwart kaum mehr Bedeutung besitze. So sehen es zumindest viele der befragten Jugendlichen.

Dieser Beitrag stellt zunächst drei aus den Daten erarbeitete Typen des Wissens von südafrikanischen Jugendlichen über die

2 Die Schreibweise richtet sich nach Sow (2018, S. 24f.; Herv. i.O.): »Da es mir aber nicht möglich ist, […] alle so zu bezeichnen, wie sie es persönlich gut finden, benutze ich die politisch und akademisch etablierten Begriffe ›Schwarz‹ und ›weiß‹. Dass ›Schwarz‹ nachfolgend immer groß geschrieben wird, soll darauf aufmerksam machen, dass es kein wirkliches Attribut ist, also nichts ›Biologisches‹, sondern dass es eine politische Realität und Identität bedeutet. Auch hat ›Schwarz‹ den Vorzug, dass es ein selbst gewählter Begriff ist und keine Zuschreibung. Diese Schreibweise hat sich im akademischen Umfeld und in Fachpublikationen etabliert. Bei ›weiß‹ handelt es sich ebenfalls um eine Konstruktion. Da dieser Begriff aber im Gegensatz zu ›Schwarz‹ keine politische Selbstbezeichnung aus einer Widerstandssituation heraus ist, wird er […] als Adjektiv klein geschrieben.«

Apartheid dar: kein oder wenig Wissen über die Apartheid (1), das Narrativ *both sides of the story* (2) und die Benennung klarer Täter- und Opfergruppen (3). Ich interessiere mich dafür, welche Bedeutung diese Differenzierung für das Geschichts- und Gesellschaftsbewusstsein (vgl. Kölbl, 2004; Kölbl & Mey, 2014) der befragten Jugendlichen besitzt. Meine Fragestellung geht somit über den ursprünglich interessierenden Kontext sportlicher Aktivität in Vereinen – die für alle Menschen offen sind und ein tolerantes Miteinander befördern wollen – hinaus.

Welche Bedeutung besitzt die Apartheid im Leben der Jugendlichen? Und welche Rolle spielt in diesem Zusammenhang die empirisch nachweisbare Unfähigkeit vieler Jugendlicher, strukturelle Benachteiligungen, die in historisch gewachsenen Zuständen begründet sind, als solche verstehen und benennen zu können? Wie ich später zeigen werde, lässt sich die Bedeutung dieses Phänomens, das ich in Anlehnung an das Konzept Miranda Frickers (2007) *epistemische Ungerechtigkeit* nenne, unterschiedlich interpretieren. So wird diese Unfähigkeit von den Befragten der sog. *Born-Free-Generation* einerseits als Erbe der Apartheid und somit als eine fortbestehende, systematische Ungerechtigkeit charakterisiert, andererseits aber auch als ein erstrebenswerter Zustand mit dem Ziel der Konfliktvermeidung strategisch vorbereitet und aufrechterhalten.

Sehr deutlich wurde in meiner Studie somit die Spannung zwischen dem Wunsch nach einem Ende der Reproduktion von *racial groups* (Newman & de Lannoy, 2014, S. 241) und der Schaffung einer *colorblindness* auf der einen Seite sowie der Notwendigkeit einer klaren Benennung von anhaltendem *strukturellem Rassismus* auf der anderen Seite. Auf der Grundlage der Selbstverständnisse und Perspektiven der Befragten soll das durchgeführte Forschungsprojekt dazu beitragen, die Frage zu klären, ob die Unkenntnis historischer Begebenheiten als eine (unwissentliche und unwillentliche) Fortsetzung struktureller Ungleichheiten und Konflikte oder aber als Teil ihrer möglichen Lösung begriffen werden kann. In subjekt- und sozialwissenschaftlicher sowie kulturpsychologischer Perspektive lässt sich auch im interessierenden Fall fragen, welche Funktionen das Vergessen und Erinnern historischer Gewalt- und Verletzungsverhältnisse für das Verständnis und die Gestaltung der psychosozialen Wirklichkeit besitzt. Es geht auch im heutigen Südafrika, speziell im Leben junger Menschen, um die Frage nach dem Nutzen und Nachteil des Geschichtsbewusstseins und einer historisch situierten Verständigung in gemeinsamen Lebenspraktiken.

Die durchgeführte Untersuchung beruht auf zwei Forschungsaufenthalten in der Nähe von Kapstadt. 2020 wurden insgesamt zehn problemzentrierte Interviews mit Angehörigen der Post-Apartheid- und der Born-Free-Generation durchgeführt, von denen acht in Anlehnung an die Relationale Hermeneutik (Straub & Ruppel, 2023) ausgewertet wurden.[3]

Tab. 1: Übersicht über die Interviewpartner:innen (Pseudonyme)

Pseudonym	Geschlecht	Alter (2020)	Wohnort
Kuda (A)	M	33	Lwandle
Sarah (B)	W	28	Somerset West
Figo (C)	M	12	Somerset West
Bheki (D)	M	14	Nomzamo
Brendan (H)	M	15	Somerset West
Isaac (I)	M	17	Lwandle
Khamran (J)	M	15	Nomzamo
Khaya (K)	M	14	Nomzamo

Kuda und Sarah sind ein Fußballtrainer und eine Lehrerin, zählen also nicht zum Kreis der eigentlich interessierenden Jugendlichen. Sie sind jedoch durch ihre Zugehörigkeit zur Born-Free-Generation hilfreich für die verfolgten Erkenntnisziele. Die Zugehörigkeit zu den Bevölkerungsgruppen manifestiert sich hier im Wohnort: In den Townships Lwandle und Nomzamo leben ausschließlich Schwarze Interviewpartner und in Somerset West wohnen die weißen Befragten.

Die qualitative Studie fokussiert die Region Somerset West

3 Die Generationenbezeichnungen werden im Folgenden noch erläutert.

und die Townships Lwandle und Nomzamo, welche zum Zeitpunkt der letzten umfassenden Bevölkerungsstatistik 2011[4] zu 93 % von Schwarzen Südafrikaner:innen bewohnt wurden. Das Sample umfasst ausschließlich Befragte, die sich als Schwarze Südafrikaner:innen identifizieren und in einem der Townships leben, sowie weiße Südafrikaner:innen, die in Somerset West leben. Diese Realgruppen (zum Begriff s. Bohnsack, 2014) – die einen bedeutsamen Teil ihres Alltags und damit gewisse Erfahrungen und Erwartungen, Überzeugungen und Orientierungen als konjunktives, praktisches, teilweise implizites Wissen teilen – repräsentieren selbstverständlich nur einen kleinen Ausschnitt aus der vielfältigen südafrikanischen Bevölkerung. Auch die Geschichte der Apartheid hat ganz unterschiedliche Spuren hinterlassen, sodass die diesbezüglichen Verarbeitungsmuster und Umgangsformen sehr heterogen sind. Da sich meine Studie mit *racial groups* beschäftigt (die neuere postkoloniale und sozialkonstruktivistische Rassismusforschung würde, um essenzialisierende Zuschreibungen zu vermeiden, im Deutschen sagen: mit »rassifizierten« Gruppen), sei erwähnt, dass die Begriffe »Schwarz« und »weiß« hier als komplexe politische Kategorien und Zugehörigkeitsmarker, also nicht im Sinne einer bloßen, adjektivischen Beschreibung der Hautfarbe zu interpretieren sind (vgl. Fn. 2).

Historische Einbettung

Im Folgenden werden einige Kernpunkte der Geschichte Südafrikas erinnert, denen die Bevölkerungsgruppen der Befragten

4 Der 2022 in Südafrika erhobene Zensus schließt keine Daten zu den Provinzteilen Somerset West oder Lwandle/Nomzamo ein. Daher beziehe ich mich für diese Orte weiterhin auf die Daten vom Zensus 2011, auch wenn der Zensus 2022 u.a. ein hohes Bevölkerungswachstum ausweist und dadurch weitere Veränderungen nahelegt (https://census.statssa.gov.za/assets/documents/2022/P03014_Census_2022_Statistical_Release.pdf). Aktualisierte Daten für die Gesamtbevölkerung sowie die Provinz Western Cape sind Tab. 2 zu entnehmen. Zu einer Kritik an dieser aktuellen statistischen Erhebung s. Moultrie & Dorrington (2024).

hohe Bedeutung beimessen. Ein vollständiges Bild der historischen Entwicklungen kann ich hier nicht nachzeichnen (vgl. dazu Kaußen, 2003; Konieczna & Skinner, 2019).

Nach Ende des Burenkriegs (1899–1909) legte eine Klausel im Friedensvertrag zwischen Bur:innen und Brit:innen fest, dass über eine Zulassung zum Wahlrecht der afrikanischen Südafrikaner:innen innerhalb einer Selbstverwaltung der Bur:innen entschieden werden sollte (Marx, 2012, S. 167). Dies gilt als ein wichtiger Faktor für die daraufhin folgende, über Jahrzehnte andauernde strukturelle Unterdrückung der Schwarzen Mehrheit im Land, da die burischen Kriegsverlierer:innen sich nun »als weiße Sklaven unter den Briten« (Kattermann, 2007, S. 57) erlebten und daraufhin das ihnen vermeintlich letzte verbliebene Privileg »gegenüber den schwarzen und farbigen Arbeitskonkurrenten [hervorhoben]: die weiße Hautfarbe« (ebd.):

> »Seit Regierungsantritt der burischen National Party 1948 durchdrangen Gesetze und Bestimmungen zur ›Rassentrennung‹ fortschreitend alle Lebensbereiche. Besonders einschneidend wirkten der Prohibition of Mixed Marriages Act sowie der Natives Act, auf dem ein ausgeklügeltes System repressiver Passgesetze fußte. Gewaltsame Umsiedlungen vertrieben bis zum Ende der Apartheid 3,5 Mio. nicht-weiße Menschen aus begehrten Landstrichen und Wohngebieten« (Fleischhauer, 2008, S. 303).

Das Jahr 1948 gilt somit offiziell als Beginn der Apartheid. Durch den *Prohibition of Mixed Marriages Act* (1948), den *Group Areas Act* (1950), den *Population Registration Act* (1950), den *Bantu Education Act* (1953) sowie weitere, »letztendlich in die tausende [gehende] Apartheidsgesetze« (Marx, 2012, S. 232), wurden die nicht-weißen Südafrikaner:innen schließlich gänzlich aus dem öffentlichen Leben verbannt und eine vollständige Trennung aller Lebensbereiche, auch der privaten, hergestellt (Gobodo-Madikizela, 2006, S. 175).

Als oft zitiertes Beispiel für die weiße Vormachtstellung gilt das *Sharpeville Massacre* (1960), bei dem die Polizei unbewaffnete, gegen die Passgesetze protestierende Menschen erschoss. Danach wurde der Ausnahmezustand verhängt, mit dem alle Oppositionsparteien verboten wurden. Jene agierten fortan aus dem Untergrund heraus: Gewalt wurde mit Gewalt beantwortet (ebd., S. 177; Marx, 2012, S. 241). Als vergleichbares Ereignis gilt der studentische Aufstand in Soweto (1976), der sich gegen die Einführung der Sprache Afrikaans an Schwarzen Schulen richtete und bei dem weiße Polizeikräfte ein Blutbad anrichteten (Gobodo-Madikizela, 2006, S. 179). Es folgten Verbote neuerer Oppositionsparteien und schließlich die *Totale Strategie* des Präsidenten Botha, die 1983 umgesetzt wurde, um die Apartheid weiterführen zu können (ebd.): »Konkret sollten sicht- und spürbare Verbesserungen für die Bevölkerung der Townships in Angriff genommen werden, wie geteerte Straßen, Elektrifizierung, moderne Abwasserentsorgung usw., während jede Form von Widerstand unterdrückt werden sollte. Es war eine Politik von Zuckerbrot und Peitsche« (Marx, 2012, S. 267).

Diese Veränderungen wurden durch die Bevölkerung jedoch als reine Beschwichtigungsstrategie erkannt und abgelehnt (Kattermann, 2007, 63f.). Die gewaltvollen Auseinandersetzungen innerhalb Südafrikas fanden schließlich 1984–1988 ihren Höhepunkt, bis Botha 1989 als Präsident zurücktrat (ebd., S. 64f.). Unter dem neuen Präsidenten de Klerk erfolgte schließlich 1990 die Freilassung Nelson Mandelas als Geste der Versöhnung, die der Einsicht gefolgt war, dass die Apartheid nicht mehr haltbar sei (Gobodo-Madikizela, 2006, S. 182; Marx, 2012, S. 279). Es wurde eine Kommission aus Vertreter:innen der Regierung und der Befreiungsbewegungen gebildet, um Übereinkünfte für die Zukunft Südafrikas sicherzustellen und eine neue Verfassung zu begründen, die 1991 in Kraft trat und mit den demokratischen Wahlen 1994 erstmals angewandt wurde (Kattermann, 2007, S. 66).

Für die Aufarbeitung der zahllosen Verbrechen gegen die Menschlichkeit während der Apartheid wurde 1995 die *Truth and Reconciliation Commission* (TRC) eingesetzt, die in einem aufwendigen Prozess von öffentlichen Anhörungen und der Gewährung von Amnestie Verbrechen aufdecken und zur Sprache bringen sollte, mit dem Zweck »to promote national unity and reconciliation in a spirit of understanding which transcends the conflicts and divisions of the past«.[5] Es bleibt abschließend festzuhalten, dass die Apartheidpolitik

> »über mehrere Jahrzehnte eine koloniale Situation in Südafrika geschaffen [hat], genauer gesagt einen internen Kolonialismus, als dessen Ergebnis die enormen Disparitäten in Einkommen, Bildung, medizinischer Versorgung, Aufstiegschancen, Mobilität und Lebenserwartung zu sehen sind, mit denen die südafrikanische Gesellschaft heute konfrontiert ist« (Marx, 2012, S. 45).

Begriffliche Orientierung: »Born-Frees« und Post-Apartheid-Generation

Newman und de Lannoy (2014, S. xi) beschreiben die *Born-Free-Generation* als

> »the South Africans who came of age during the post-apartheid transition, see[ing] that country that is their birthright [...]. Now in their late twenties and early thirties, these people were children during the old regime but by the time they came of age, apartheid was far enough in the past to have receded into the background«.

Sie beziehen sich dabei auf die Definition der *Born-Frees* nach Mattes (2011), der jene in Abgrenzung zu vorherigen Generationen durch ihre Geburt ab Mitte der 1980er dadurch kennzeichnet, dass sie »little if any first-hand experience of the trauma that came before« (ebd., S. 4) besitzen und fast ihre gesamte Grundbildung in einem reformierten Schulsystem erhalten haben. Die in diesem Beitrag vorgeschlagene Definition bestimmt zusätzlich die *Post-Apartheid-Generation* als Generation derjenigen, die

5 http://www.justice.gov.za/legislation/acts/1995-034.pdf; S. 4.

nach der ersten demokratischen Wahl 1994 geboren wurden, also ausschließlich in einer vom Apartheid-System befreiten Demokratie aufgewachsen sind. In der Literatur werden diese beiden Generationen oftmals zusammengeführt und die Generationenbezeichnungen synonym genutzt. Dabei schließt die Bezeichnung der *Born-Frees* oftmals alle ab Mitte der 1980er Geborenen ein. Für den Zweck dieses Beitrags soll jedoch die Trennung zwischen einer Generation, die (in frühen Kindheitsjahren) durchaus selbst noch von der Apartheid betroffen war, und einer »Zweite[n] Generation« (Grünberg & Straub, 2001, S. 10f.) ohne direkte Berührungspunkte mit der Apartheid den sehr unterschiedlichen Erfahrungen Rechnung tragen.

Besonderheiten der Region Somerset West und der Townships Nomzamo und Lwandle

Die Townships Lwandle und Nomzamo entstanden als ein *hostel township* für alleinlebende und vornehmlich aus dem Eastern Cape stammende männliche Arbeiter. Nach einer Lockerung der Zugangsregelungen 1986 spitzte sich die Lage dort zu: »[A] space that was initially planned to accommodate two single males [...] came to be occupied by two families, which increased the lack of privacy and produced a culture of violence« (Mgijima & Buthelezi, 2006, S. 798). Diese Überbelegung sollte durch eine Umsiedlung der Bevölkerung nach Khayelitsha – einem der größten Townships in der Region – gelöst werden. Jedoch protestierten die Einwohner:innen dagegen, sodass Lwandle insbesondere seit den Wohnbauprojekten 1994 und dem Aufbau einfacher Infrastruktur als eigenständiger Township gilt (ebd., S. 799). Bis heute gibt es in der Region nur wenige Gebiete, die nach dem offiziellen Ende der Apartheid einen deutlichen Wandel erfahren haben. Stattdessen finden sich in den ehemaligen weißen »Wohngebieten die neuen, privaten Wohnquartiere der ›gated communities‹. Hier leben Angehörige der Wirtschafts- und Bildungseliten von privaten Sicherheitsdiensten überwacht und geschützt« (Mayer, 2005, S. 38f.).

Jene *gated communities* prägen auch das Stadtbild von Somerset West. Nur durch die Autobahn N2 von den südöstlich gelegenen Townships getrennt, leben hier – zum Zeitpunkt des letzten für die Provinzteile veröffentlichten Zensus 2011 – vornehmlich Weiße (73%) oder *Coloureds* (14%),[6] während in Lwandle und Nomzamo fast ausschließlich Schwarze Menschen leben (93%). Diese räumliche und soziale Segregation manifestiert sich u. a. darin, dass weißen Personen nach einem Aufenthalt in den Townships der Ausruf »Mlungu!« (isiXhosa, übersetzt »weiß!«/»eine weiße Person!«) in Erinnerung bleiben wird. Diese Bezeichnung ist ein klarer Ausdruck der Tatsache, dass im Township lebende Kinder jene *Mlungus* höchst selten zu Gesicht bekommen. Die Statistik belegt, dass sich diese Regionen hinsichtlich der Bevölkerungsstruktur deutlich von der Gesamtbevölkerung und dem Western Cape absetzen.[7]

Tab. 2: Bevölkerungsstatistik von 2011[8]

Ort	**Südafrika**	**Western Cape Province**	**Somerset West**	**Nomzamo und Lwandle**
Einwohner:innenzahl gesamt	51.770.560 (61.988.314)	5.822.734 (7.426.673)	55.166	60.528
Bevölkerungsdichte			898,92 per km²	16987,21 per km²
Fläche			61,37 km²	3,56 km²

6 Der Begriff der *Coloureds* umfasst eine kulturell und ethnisch hochgradig diverse Bevölkerungsgruppe, die sich aus den Nachfahren der einheimischen Khoikhoi und San, ehemaligen Sklav:innen der niederländischen Kolonien und aus Beziehungen zwischen der weißen und afrikanischen Bevölkerung ergibt. Er bezeichnet also neben der Gruppe der Kapmalaien auch Menschen unterschiedlichster afrikanischer, asiatischer und europäischer Herkünfte.

7 Einen ethnografischen Einblick in die Townships bietet Clemens (2022).

8 Eigene Tabelle nach https://resource.capetown.gov.za/documentcentre/Documents/Maps%20and%20statistics/2011_Census_CT_Suburb_Somerset_West_Profile.pdf; in Klammern aktualisierte Zahlen nach https://census.statssa.gov.za/assets/documents/2022/P03014_Census_2022_Statistical_Release.pdf

Ort	Südafrika	Western Cape Province	Somerset West	Nomzamo und Lwandle
Bevölkerungsgruppe (in %)				
White	8,9 (7,3)	15,7 (16,4)	73	0,31
Coloured	8,9 (8,2)	48,8 (42,1)	14	4,00
Black African	79,2 (81,4)	32,8 (38,8)	10,4	93,27
Indian or Asian	2,5 (2,7)	1,0 (1,1)	1,0	0,08
Other	0,5 (0,4)	1,6 (1,6)	1,6	2,34

Bei annähernd gleicher Einwohner:innenzahl umfasst Somerset West eine Fläche von 61 km², während sich die Townships Nomzamo und Lwandle lediglich auf 3,56 km² erstrecken. Sie bilden bis heute die am dichtesten besiedelten Gebiete der Helderberg-Region.[9] Die auf engstem Raum Zusammenlebenden sind somit spürbar schlechten bis lebensgefährlichen Lebensbedingungen ausgesetzt (Francioli, 2020). Der Wohnort beeinflusst auch heute noch massiv den Zugang zu medizinischer Versorgung, Jobs und Bildungseinrichtungen und ist für die Zukunftsperspektiven der Einwohner:innen entscheidend (was auch einer allgemeinen Erkenntnis der deutschsprachigen soziologischen Regionalforschung entspricht; vgl. El-Mafaalani et al., 2015).

Wahrnehmung der Apartheid durch die Post-Apartheid-Generation

Die auf das kollektive, kulturelle und kommunikative Gedächtnis gestützte Wahrnehmung der Apartheid durch die Post-Apartheid-Generation ist unterschiedlich. Entsprechend unterscheidet sich auch die jeweilige subjektive und soziale Bedeutung,

9 https://resource.capetown.gov.za/documentcentre/Documents/City%20strategies,%20plans%20and%20frameworks/Helderberg_DSDF_EMF_Vol1.pdf, S. 8. In den Statistiken sind nur die legalen Siedlungen berücksichtigt, für einen Einblick in die Diskussion um *illegal land invasion* in Lwandle, s. Mutero & Makwara (2018).

die die Jugendlichen der gewaltvollen Vergangenheit beimessen. Drei Typen lassen sich hinsichtlich dieser Wahrnehmung auf der Basis meiner empirischen Studie differenzieren. Typ 1 ist dabei nur schwach empirisch gesättigt, da er sich lediglich in einem ansonsten nicht verwendeten Interview (F) fand; allerdings lassen sich auch in anderen Studien Hinweise darauf finden (Hettiger, 2009, S. 60). Dieser Typus ist kennzeichnend für Jugendliche, die kein oder nur sehr wenig Wissen über die Apartheid haben. Er kontrastiert mit den anderen Typen, die beide ein erhebliches, teilweise sehr fundiertes Wissen über die Apartheid charakterisiert. In diesen beiden Fällen wird das vorhandene Wissen jedoch grundsätzlich anders artikuliert und bewertet. Insgesamt ergibt sich die folgende Typik von drei Formen des apartheidsbezogenen Geschichts- und Gesellschaftsbewusstseins:

1. kein oder wenig Wissen über die Apartheid
2. das Narrativ *both sides of the story*
3. die Benennung klarer Täter- und Opfergruppen

In *Typ 1* fällt die fast völlige Unkenntnis der südafrikanischen Geschichte der Apartheid auf. Trotz der weltöffentlichen Debatten und Institutionen wie verschiedenen Tribunalen und der bereits erwähnten Versöhnungskommission wissen diese Jugendlichen wenig bis nichts von der konkreten Vergangenheit ihres Landes. Die brutale Unterdrückung großer Bevölkerungsteile vor ihrer eigenen Lebenszeit scheint für die Jugendlichen inexistent und folgenlos.

Typ 2 lässt sich die Mehrheit der von mir befragten Jugendlichen zuordnen. Er entspricht dem Titel *Both sides of the story* der Studie von Teeger (2015) und beschreibt die Tendenz, die Täter- und Opferkategorien von der Zugehörigkeit zu einer Bevölkerungsgruppe zu entkoppeln und keine klaren Verantwortlichkeiten zu benennen:

> »I call this narrative both sides of the story. The narrative emphasizes that (1) not all whites were perpetrators and (2) not all blacks were victims during apartheid. This narrative blurs the racialized coding of victims and perpetrators, and it sidelines discussions of

> beneficiaries. It presents an individualized story of how different people made different choices, but it obscures an understanding of the benefits and disadvantages that accrued (and continue to accrue) to individuals as a result of their racial group membership« (ebd., S. 1176).

So spricht bspw. Figo in unserem Interview davon, dass »Schwarze und weiße Menschen nicht miteinander Kontakt haben durften«, da sie sonst mit einer Gefängnisstrafe zu rechnen hatten. Die fehlende Erinnerung der politischen Hintergründe und Verantwortlichen ist dabei kein Zufall, sondern charakteristisch für diesen Typus. Sie findet sich ebenso in einer Äußerung Isaacs: »[T]he past […] separated black people and white people so that it divides nation to two troops«. Diese Trennung erscheint hier als Merkmal einer Vergangenheit, für deren Gestaltung keine Akteur:innen zuständig waren. Unabhängig von der Gruppenzugehörigkeit scheinen alle Einwohner:innen Südafrikas von den Auswirkungen der Apartheid gleichermaßen betroffen gewesen zu sein. Wer die politisch verfügten Grenzen überschritt, dem drohte eine Gefängnisstrafe. Die tatsächlich sehr verschiedene Betroffenheit der Bevölkerungsgruppen findet in solchen Erzählungen – auch im weiteren Verlauf – keinen Ausdruck. Ein aktives Menschenbild, das politischen und anderen Akteur:innen Verantwortung zuweist, zeigt sich zwar in den Schilderungen Bhekis, der ausführt, die Schwarzen und weißen Menschen hätten damals gegeneinander gekämpft – jedoch sind auch in dieser Beschreibung keine Täter- oder Opfergruppen auszumachen. Der Kampf war ein Geschehen, in das alle gleichermaßen verstrickt waren. Aber das ist für Bheki Vergangenheit.

Er betrachtet die Apartheid zwar als negativen Hintergrund, der keineswegs ganz in Vergessenheit geraten ist. Die Gegenwart ist für ihn aber nicht mehr geprägt von den damaligen Ereignissen. Das Narrativ Bhekis sowie den Typus *both sides of the story* charakterisiert eine strikte Grenzziehung zwischen dem *then* der Apartheid und dem das gegenwärtige Leben kennzeichnenden *now*. Das eine hat mit dem anderen nichts mehr zu tun. Die Vergangenheit erscheint wie eine Zeit ohne Auswirkungen auf das Heute; ihre Spuren sind verblasst, zumindest im Leben und der Wahrnehmung vieler Angehöriger der Post-Apartheid-Generation. Von Rassentrennung und rassistischer Unterdrückung lässt sich nur noch in der Retrospektive erzählen. Teeger (2015, S. 1176) formuliert diese Entkoppelung von Vergangenheit und Gegenwart wie folgt: »Recounting histories of racial oppression through the trope of both sides of the story can [therefore] become a mechanism for denying the effects of the past and promoting colorblindness in the present.« Es scheint hier keine »dunklen Spuren der Vergangenheit« (Rüsen & Straub, 1998) mehr zu geben, jedenfalls nicht für diese Jugendlichen, nicht in einer Gesellschaft, die die alten Konflikte, folgt man den Erzählungen der Interviewten, hinter sich gelassen hat. In diesen Narrativen zeigt sich, wie ich noch ausführen werde, ein Wunsch nach Krisenfreiheit und Konfliktvermeidung.

Als Idealfall für *Typ 3, in dem klare Täter- und Opferkategorien benannt werden,* lässt sich Khaya anführen, der die Apartheid klar als diskriminierend und rassistisch klassifiziert. Neben der eingeschränkten Bewegungsfreiheit und den Passgesetzen, die in allen Erzählungen geschildert werden, berichtet er zudem über unrechtmäßige Enteignungen und andere Formen juristisch legitimierter Gewalt gegenüber Schwarzen Menschen, die sich während der Apartheid im Überlegenheitsanspruch weißer Menschen begründete. Ähnlich klar in seiner Vorstellung, wenn auch nicht in seiner Ausdrucksweise, berichtet Khamran von der Apartheid:[10]

> »Ehm the history of South Africa there was one an ehm an apartheid when white peoples and black peoples didn't ehm (...) when black peoples and white peoples didn't ehm (schnippt mit den Fingern und schaut suchend umher) (...) [I: Take your time, it's fine.] (...) ehm okay let me start again. Ehm there because in apart-

10 Transkriptionsregeln nach Dresing & Pehl (2018): I = Interviewer, B = Teilnehmer:in, / = Wort- oder Satzabbruch, VERSALIEN = Besondere Betonung, (.) = Pausen, Anzahl der Punkte steht für Sekunden, z. B. (lacht) = emotionale nonverbale Äußerungen, (unv.) = unverständlich, ›Aussage‹ = Zitat direkter Rede.

heid ehm when white peoples used to abuse black peoples ehm for an example ehm there like black peoples were not ehm ehm (..) were not allowed ehm to go into the white areas. Because if you were seen there, you would go to jail or get beaten. Ya.«

Auch er trifft durch die Verwendung des Wortes *abuse* eine klare Unterscheidung zwischen den Tätern und den Opfern der Apartheid, wenngleich es ihm – auch im weiteren Verlauf des Interviews – schwerfällt, sein Wissen zu artikulieren und die ehemaligen Geschehnisse und Verhältnisse genau darzustellen.

Relevanz der Apartheid für die Lebensrealität

Die Bedeutung der Apartheid für die eigene Lebenswirklichkeit wird von den befragten Jugendlichen und jungen Erwachsenen ganz unterschiedlich gesehen. Khaya bildet auch hier einen der kontrastierenden Pole ab, zwischen denen sich das weite Feld möglicher Perspektiven aufspannt. Er empfindet es als sehr wichtig, von der Apartheid zu wissen, damit sie sich nicht wiederholen könne. Als strukturelle Auswirkungen der Apartheid benennt er die Zustände in den Townships, die u. a. durch Enteignungen entstanden seien. So könnten Kinder wie er kein angemessenes und gesundes Leben führen, da die Townships stark verschmutzt seien und weil die hohe Bevölkerungsdichte keinerlei Privatsphäre gewähre. Somit habe die Apartheid nicht nur negative Auswirkungen auf die Gegenwart, sondern auch auf die Zukunft. Interessant ist hier, dass seine Orientierung zwar auch durch ein *»then and now«* gekennzeichnet ist; das *then* ist für ihn jedoch nicht die Apartheid, sondern die sorgenfreie Kindheit, die er aus Geschichten seiner Oma über die Zeit vor der Apartheid kennt, eine Kindheit, die er selbst jedoch nie hatte, da das *now* seiner eigenen Kindheit von den widrigen Lebensbedingungen im Township der Post-Apartheid geprägt ist.

Weiterhin benennt er psychosoziale Folgen der Apartheid. So würde seine Elterngeneration nicht viel von der Apartheid erzählen, da sie noch immer sehr verletzt seien und nicht vergessen könnten, was passiert sei – wenngleich sie, wie er sagt, dazu in der Lage seien, zu vergeben. Nichtsdestotrotz übertrage sich die Verletzung auf die nachfolgende Generation, da sie den Schmerz ihrer Eltern sowohl durch deren Schweigen als auch in den erzählten Geschichten über die Apartheid nachfühlen könne. Dies führe dazu, dass es Angehörige der zweiten Generation gäbe, die nichts entschuldigten und verziehen, sondern gewillt seien, Rache zu nehmen. Diesen Weg, mit der Apartheid umzugehen, charakterisiert Khaya als »oldern way«, in dem sich die Denkweisen der Apartheid fortsetzten, sodass es weiterhin ein »Wir« und »die anderen« gäbe und auch der Hass und die Gewalt zwischen diesen Gruppen fortbestehe.

Solche Denkweisen schreibt er auch denjenigen zu, die ihn persönlich diskriminieren, wenngleich er hier den individuellen Charakter der Herabsetzung betont und diesen durch die Sozialisation der betreffenden Menschen begründet. So steht bei Khaya die klare Benennung von Täter:innen in der Vergangenheit einer abgeschwächten Form der Zuschreibung von Verantwortung für seine persönlichen Diskriminierungserfahrungen gegenüber. Nichtsdestotrotz benennt er strukturelle Folgen der Apartheid für sein Leben und zeigt somit eine Perspektive auf, die in dem vorliegenden Sample einzigartig ist. In seiner Erzählung besitzt die Apartheid spürbare psychosoziale Folgen. Den ehemaligen Konflikt und seine bis heute währenden Auswirkungen – wie ungleiche Lebensbedingungen und starke Benachteiligung der Bewohner:innen der Townships – ignoriert oder verdrängt er also nicht (im psychoanalytischen Sinne eines Abwehrmechanismus, der der Konfliktvermeidung im heutigen sozialen Leben und in der Seele der Einzelnen dient).

Figo und Isaac nehmen die Auswirkungen der Apartheid auf die Gegenwart sehr unterschiedlich wahr, wobei Figo die Folgen v.a. an seinem eigenen Erfahrungswissen festmacht. Er setzt Erlebnisse des Misstrauens und der Ablehnung, die er als weißer Junge durch Schwarze Menschen gemacht hat, unmittelbar mit der Apartheid, von der er gute Kenntnisse besitzt, in Verbindung. Deren Folgen auf sein Leben charakterisiert Figo als negativ, da er nicht aufgrund seines Weißseins pauschalisierend betrachtet und abgewertet werden möchte. Er lehnt eine zugeschriebene Zuordnung zum System der Apartheid und die entsprechenden Denkweisen deutlich ab, beschreibt die Auswirkungen der rassistischen Gewalt für seine Lebenswirklichkeit jedoch als lokal begrenzt: Innerhalb seines Sportvereins gebe es bspw. keine trennenden Kategorien. Weiterhin scheint es für die Schwarze Bevölkerung außer der Angst vor weißen Menschen, die er ihnen zuschreibt, keine weiteren Auswirkungen zu geben. So setzt er auch die im Verlauf des Interviews thematisierte Armut seiner Schwarzen Freunde nicht in Bezug zur Geschichte Südafrikas.

Isaac hingegen geht von der Apartheid als Referenzpunkt für die Bewertung der Gegenwart aus und formuliert positive Auswirkungen auf sein Leben, die erst durch den Widerstand und die Revolution geschaffen worden seien. Eine Schulbildung, die nicht mehr auf Afrikaans stattfinden müsse, wird ebenso als eine Errungenschaft charakterisiert wie die Tatsache, dass er sich seine Schule frei aussuchen könne.

Keine Relevanz der Apartheid für die Lebensrealität

Im Gegensatz zu denjenigen, die Auswirkungen der Apartheid in Bezug auf ihr eigenes Leben feststellen, negieren Brendan, Khamran und Bheki deren Einfluss auf ihre eigene Lebenswirklichkeit gänzlich. Hierbei kann Brendan als Idealtyp des »Nicht-sehen-Wollens« betrachtet werden, da er die Trennung Schwarzer und weißer Menschen, die für ihn charakteristisch für die Apartheid war, zwar während des Interviews in seinem persönlichen Umfeld noch immer als vorhanden beschreibt, sie konzeptuell jedoch bestreitet. So beschreibt er u. a. die Armut und schwierigen Lebensbedingungen in den Townships und dass seine Schwarzen Freunde im Gegensatz zu ihm dort wohnen würden – die Frage, ob es immer noch eine Segregation gebe, negiert er jedoch klar. Er stellt mit dem Nichtwahrnehmen irgendwelcher Auswirkungen der Apartheid im Spektrum der Perspektiven dieses Samples den Gegenpol zu Khaya dar. Somit lassen sich die weiteren Positionen der Befragten zwischen der klaren Klassifizierung struktureller Ungleichheit und fortwährender Benachteiligung auf der einen Seite und dem Hinwegsehen über die Auswirkungen der rassistischen Geschichte Südafrikas auf der anderen Seite anordnen.

Khamran, der die Verantwortung während der Apartheid klar den weißen Menschen zuordnet, stellt – entgegen einer denkbaren Korrelation zwischen der Benennung von klaren Täter- und Opferkategorien während der Apartheid und einer Wahrnehmung ihrer Auswirkungen für die Gegenwart – keine Folgen der Apartheid für sein Leben fest. Zwar sei es ihm wichtig, darüber informiert zu sein, aber seine vorhandenen Kenntnisse der Geschichte führten ihn nicht dazu, einen Einfluss auf das heutige Leben festzustellen. Dadurch, dass er das Ende der Apartheid 1994 als die Beendigung der Diskriminierung de jure begreift, ist es für ihn unmöglich, die Trennung Schwarzer und weißer Lebensbereiche sowie die anhaltenden Ungleichheiten als Folge der Apartheid zu kennzeichnen. Seine Freiheit, die mit der Revolution gewonnen wurde, zeigt sich für ihn darin, dass er nun, ohne Konsequenzen befürchten zu müssen, auch in ›weiße Gegenden‹ gehen könne. Das allerdings sagt er, ohne zu hinterfragen, warum es diese »white areas« weiterhin gibt. Die Apartheid gehört für ihn zwar zur Geschichte, nicht aber zur Gegenwart der heutigen Gesellschaft: »The idea that ›the past is the past‹ is a key storyline of colorblind racism« (Teeger, 2015, S. 1193). Diese harmonieträchtige Auffassung hat ihre Konsequenzen, da Khamran zwar die Verantwortlichen für die Gewalt während der Apartheid ausmachen kann, nichts davon aber mit seinem eigenen Leben zu verbinden vermag.

Bheki charakterisiert die Apartheid als eines von vielen Vorkommnissen in der Geschichte. So negativ wie er seine aktuellen Lebensbedingungen als von Kriminalität, gewaltvollen Konflikten und Drogenkonsum geprägt beschreibt und so sehr er diesen Verhältnissen entkommen möchte, so wenig ordnet er diese Probleme jedoch als strukturell ein und führt sie auf die Apartheid zurück. Die Schwierigkeiten, unter denen er sichtlich leidet, erscheinen nicht nur kontingent, sondern geschichts- und gesichtslos: »Ehm I think it was a (.) bad thing but I think it's/ it's fine.

Because it was/ it was from/ it ended like 19 (.) 95 I think. It ended a long time ago.«

Eine Verbindung zwischen seinen Lebensbedingungen und der Apartheid ist für ihn nicht erkennbar, da er die Apartheid mit der historischen Epoche gleichsetzt und für überwunden erklärt. Diese Geschichte sei bereits vor langer Zeit beendet worden. So kann er die Erfahrungen, die er heute macht, nicht auf historisch begründete strukturelle Probleme zurückführen. In subjekt- und sozialwissenschaftlicher, kulturpsychologischer Perspektive ist daran interessant, dass das Geschichts- und Gesellschaftsbewusstsein junger Menschen eine besondere, kontingente Errungenschaft ist. Es ist keine Selbstverständlichkeit, dass sich junge Menschen über die psychosoziale Tatsache im Klaren sind, dass sie im Einflussbereich einer Jahrzehnte, womöglich Jahrhunderte währenden (Gewalt- und Verletzungs-)Geschichte sowie der transgenerationalen Übertragung ihrer seelischen und gesellschaftlichen Folgen leben (Straub, 2015).

Dieses Phänomen, aktuelle Erfahrungen – auch solche, die das eigene Leben und Selbst betreffen – durch eine *epistemische, hermeneutische Lücke* nicht angemessen artikulieren zu können, beschreibt Fricker (2007, S. 152) als *hermeneutical injustice*. Hermeneutische Ungerechtigkeit als ein Fall epistemischer Ungerechtigkeit tritt nach Fricker immer dann auf, wenn eine Lücke in den kollektiven Interpretationsressourcen jemanden in unfairer Weise darin benachteiligt, seine eigene Lebenswirklichkeit und aktuellen Erfahrungen hinreichend zu verstehen und verständlich zu machen (ebd., S. 147f.). Die hermeneutische Lücke, die eigene Lebenswirklichkeit nicht als durch die Auswirkungen der Apartheid bestimmt zu erkennen (und artikulieren zu können), kann weiße wie Schwarze Menschen und deren Selbst- und Weltverständnisse kennzeichnen. Die subjektiven, sozialen und politischen Folgen dieser Defizite sind jedoch aus naheliegenden Gründen verschieden. All das zeigen auch die Beispiele der beiden befragten weißen Jugendlichen, Figo und Brendan, deutlich. Für sie hat dies aber keine unmittelbar negativen, sondern in ihrer Gruppe sogar eher positive Auswirkungen. Die Ausblendung der fortwährenden psychosozialen Folgen historischer Gewalt- und Verletzungsverhältnisse befriedigt Harmoniewünsche und fördert die Kohäsion – gerade, wenn eine Asymmetrie in der Betroffenheit von hermeneutischen Lücken vorliegt, die durch *hermeneutical marginalization* (ebd., S. 152) erzeugt wird.

Strukturell benachteiligte Menschen haben weniger Zugang zu Positionen in der Wissenschaft, Bildung und Politik, in den Medien und im Rechtssystem. Dort wird jedoch die größte Macht über die kollektiven hermeneutischen Ressourcen[11] – auch bezüglich eines differenzierten Verständnisses der nationalen Geschichte und ihrer Auswirkungen auf die Gegenwart – ausgeübt. In diesen Positionen werden öffentliche Diskurse geprägt und verändert. Menschen in entsprechenden Machtpositionen sind folglich selbst nur selten von Ungerechtigkeiten wie den strukturellen Folgen der Apartheid betroffen, sodass es für sie zur Kategorisierung ihrer eigenen Erfahrungen nicht notwendig ist, solche strukturellen Ungleichheiten benennen zu können. Die Schwierigkeit, die Apartheid als außerordentlich gewaltvolle Unterdrückung, als Verbrechen gegen die Menschlichkeit und universale Menschenrechte zu begreifen, zeigt sich speziell in dem Interview mit Khamran. Sie kann als ein Indiz dafür betrachtet werden, dass dieser Gesprächspartner von der hermeneutischen Ungerechtigkeit betroffen ist, seine eigenen Ungleichheits- und Diskriminierungserfahrungen nicht verständlich machen zu können.

Zu den Folgen für die von *hermeneutical injustice* Betroffenen gehören neben dem Verlust des epistemischen Selbstvertrauens, also des Vertrauens in die eigene Fähigkeit, etwas verstehen und wissen zu können, die Hemmung intellektueller kognitiver Weiterbildung sowie die Unmöglichkeit, dem Bedürfnis nachzukommen, seinen eigenen sozialen Erfahrungen Bedeutung verleihen und einen Sinn geben zu können (ebd., S. 162f.). Diese weitreichenden, gerade auch psychischen Konsequenzen für die Identitätsbildung junger Men-

11 Kollektive hermeneutische Ressourcen bezeichnen die sozialen Möglichkeiten einer Gesellschaft, die Welt begrifflich zu verstehen und zu interpretieren. Als ein Beispiel führt Fricker (2007, 2023) an, dass die Benennung und Verurteilung von sexualisierter Gewalt und sexueller Belästigung erst durch die Verwendung und Verbreitung ebensolcher Begriffe möglich wird.

schen reproduzieren schließlich den mangelnden, eingeschränkten Zugang zu Ressourcen. Medina (2017) plädiert in diesem Zusammenhang dafür, neben dem Verständnis für historische und strukturelle Ursachen sozialer Ungleichheit – wie in diesem Fall die Apartheid – Fragen nach der Verantwortung für gesellschaftliche Asymmetrien und soziale Leiden nicht zu vernachlässigen:

> »The structural elements of hermeneutical injustice should not be emphasized at the expense of disregarding its agential components. [...] Fricker argued that hermeneutical injustices are epistemic wrongs that simply happen, without perpetrators, without being committed by anyone in particular, for they result from lacunas or limitations in the ›collective hermeneutical resource‹ of a culture« (ebd., S. 42).

Zwei Erklärungen aus der Born-Free-Generation, die die besonders starke Verbreitung des Narrativs *both sides of the story* und die dadurch gestärkte *hermeneutical injustice* in Südafrika plausibilisieren, lassen sich auf der Grundlage meines empirischen Materials nachvollziehen.

Hermeneutische Lücken als Erbe der Apartheid oder Konfliktvermeidungsstrategie?

Die Lehrerin Sarah betont im Interview die Wichtigkeit der Aufklärung über die Apartheid, unterscheidet dabei jedoch zwischen privilegierten und benachteiligten Kindern. Sie befürwortet eine lückenlose Aufklärung der weißen Kinder und Jugendlichen, damit sie in dem Wissen, dass ihre Privilegien ebensolche sind und auf historisch wirkmächtigen Ungerechtigkeiten fußen, überhaupt die Möglichkeit hätten, etwas zu ändern – selbst wenn das die eigenen, angestammten Privilegien bedrohe. Im Vergleich dazu findet sie den Umgang mit benachteiligten Kindern schwieriger. Die unterprivilegierten Kinder und Jugendlichen stünden angesichts der eigenen Gruppen- und Familiengeschichten vor viel größeren Herausforderungen; sie müssten u. a. verstehen, dass die Unzulänglichkeiten und Schwierigkeiten im eigenen Leben nicht persönlich verschuldet seien, sondern Folgen kollektiver Gewalt- und Verletzungsverhältnisse. Dies und alles, was sonst noch zu dieser Einsicht gehören mag, sei »sehr harte Arbeit«, kognitiv und emotional:

> »I'm just trying to think about (..) teaching young kids IN Lwandle, in that situation ehm about ALL the historical forces that have led to their position. I can imagine that it's incredibly difficult because it's heavy work. It's like going NONE of this is YOUR fault, ALL of this is like HORRIBLE people in history. LARGE amounts of horrible people and large amounts of people who are willing to just do nothing. That has (.) resulted in this situation. That's very heavy work.«

Sarah erkennt zudem die schwierige Situation der Lehrkräfte an, in der auch Teeger (2015, S. 1197) ein Hauptmerkmal für die Wahl des Narratives *both sides of the story* sieht. Es stünden ihnen einfach nicht genügend Ressourcen zur Verfügung, um im Unterricht angemessen auf die Vergangenheit und die unterschiedlichen Bedürfnisse und Wissensbestände der Schüler:innen eingehen und sie anschließend in ihrem Verstehen und Fühlen begleiten zu können. Hier erscheint die hermeneutische Ungerechtigkeit also v. a. als ein strukturelles Erbe der Apartheid. Nichtsdestotrotz möchte Sarah genau diese Tatsache hervorheben, nicht zuletzt, um ihre Schwarzen Schüler:innen vom Risiko der seelischen Internalisierung der in rassistischen Verhältnissen häufig kollektiv zugeschriebenen persönlichen Unzulänglichkeiten zu befreien.

Es gehört bekanntlich zu den perfidesten Konsequenzen exzessiver Gewalt und Ungleichheit, wenn die subalternen Unterdrückten das Bild, das ihnen von der hegemonialen Gruppe – in unserem Fall den weißen Befürworter:innen einer als ›natürlich‹ oder ›rational‹ begründet und als ›legitim‹ betrachteten Apartheid – vorgehalten und zugeschrieben wird, selbst verinnerlichen. Dieser seelische Vorgang verfestigt die gesellschaftlichen Machtverhältnisse und schwächt das Widerstandspotenzial der stigmatisierten, diskriminierten Außenseiter:innen (Elias & Scotson,

1990). Sarah verlangt genau deshalb uneingeschränkte historische Aufklärung, die das historische Lernen, das Geschichtsbewusstsein und damit auch das Verständnis der aktuellen gesellschaftlichen Wirklichkeit auf allen Seiten befördert.

Kuda als im Township lebender Vater und Fußballtrainer plädiert dagegen, wie im Eingangszitat ausgeführt, ganz eindeutig dafür, die Kinder nicht weiter mit der Geschichte zu belasten. Dadurch, dass die Bedingungen in den Schulen der Townships sehr schlecht seien, sei es unmöglich, jede:n Schüler:in zu erreichen. Deshalb sei es besser, nur sehr ausgewählte, heldenhafte Persönlichkeiten wie Nelson Mandela, Desmond Tutu oder Oliver Tambo zu thematisieren, ohne jedoch zu verschweigen, dass auch Jacob Zuma zur jüngeren Geschichte Südafrikas gehöre.[12] Es ist ihm also sehr wichtig, die Bevölkerungszugehörigkeit von einer moralischen Bewertung zu entkoppeln und der Post-Apartheid-Generation so ein differenziertes Bild zu ermöglichen, das sich von bloßen Schwarzweiß-Kategorien löst und dem Narrativ des *both sides of the story* sehr nahe kommt. So würde er mit seinen eigenen Kindern in der Schule Erlerntes regelmäßig besprechen und – wenn nötig – das Erlernte auch richtigstellen. So ›bewahre‹ er sie vor Schuldzuweisungen (an die Adresse der ›mächtigen Weißen‹), insbesondere im Hinblick auf die aktuellen Lebensbedingungen und ihre historischen Wurzeln. Denn wenn die Kinder in den Townships einen Zusammenhang zwischen der Apartheid und ihrer gegenwärtigen Lebenssituation herzustellen wüssten, würden sie für ihre Familien Rache an den weißen Menschen nehmen wollen, unabhängig davon, ob diese an der Apartheid beteiligt waren oder nicht:

> »So if you watch that movie Sarafina, then you get to see exactly what I'm telling you about. Like the apartHEID. And like what I'm saying now. So, if you TEACH kids about what's happening in that movie, today's kids, obvious they will retaliate when they see white people.«

12 Jacob Zuma war 2009–2018 Präsident Südafrikas und gilt als Symbol für die schwerwiegenden Probleme der Regierung mit Korruption in den eigenen Reihen.

Interessant ist, dass auch der 14-jährige Khaya dieses Phänomen benennt und in seinem Umfeld beobachtet hat. Kuda jedoch stellt schließlich eine persönliche Verbindung her, die zeigt, dass er sich selbst völlig über die strukturellen Folgen der Apartheid im Klaren ist. Er kennt die Nachwirkungen des rassistischen Apartheid-Systems: So wurde sein jüngerer Bruder in einem weißen Vorort Kapstadts während einer Autofahrt aufgrund seines Schwarzseins fälschlicherweise für einen flüchtigen Verbrecher gehalten und von einem Polizisten erschossen. Obwohl es der Fehler eines einzelnen Polizisten war, manifestiert sich nach Kudas Auffassung hier auch struktureller Rassismus:

> »I think the AREA he went to go and pick up, there's like really like less black people in that area. And then that's a thing/ that's the reason why actually they mistook him for the other guy. And ehm instead of (.) telling him to STOP (..) they didn't say anything. They just started like opening fire (.) Ehm I tried to do a follow up on that. [...] I just wanted to understand (.) how they feel (.) if somebody would do same thing to them. I mean see now it goes back to what I was saying to you. About the HIStory, teaching our kids, like you know teaching our kids about the white people/ bout the white people like this is what they did to blablabla and blablabla to our/ to our people. It's the same thing NOW, how I view the police.«

Die Kategorisierung des Todes seines Bruders als Folge des strukturellen Rassismus ist für ihn der Grund, warum er nun das Vertrauen in die gesamte Polizei verloren habe, statt lediglich einen Polizisten für den Fehler zu verurteilen. So würde er auch heute noch gelegentlich darüber nachdenken, sich zu rächen, insbesondere mit Blick auf seinen Neffen, den er nach dem Tod seines Bruders wie seinen eigenen Sohn aufzieht:

> »Especially when I'm looking at the boy. When he cries and all that stuff. I still do. (..) OR maybe, I'm like this ›or maybe lemme just (.) maybe his kids. Do something to his kids. Make him feel the pain.‹ [...] But I CAN'T.«

Um seinen Neffen Banele vor diesem Schmerz und dem Drang, an jemandem Rache nehmen zu wollen, zu beschützen, habe er ihm nicht erzählt, wie genau sein Vater gestorben sei:

> »Cos if I would say this, he'll have ANGER against the police guys. Like I do. So I need to protect him, (.) not to retaliate. (.) So if we can have like look at this history thing, like the way I'm saying (.) it makes sense. Cos (…) [Banele], he grows […] up in a township. YES he goes to a good school, he grows up in a township. That means he's got two lives, now. […] I can't let him throw THAT away. (..) His father is gone. I can't bring him back. I'm afraid it's just life.«

Auch wenn er also fürchtet, was passieren könne, wenn Banele herausfindet, was wirklich geschehen ist, verschweigt Kuda ihm bewusst, wer exakt die Schuld am Tod seines leiblichen Vaters trage. Er möchte ihn beschützen und nicht mit dem Schmerz und der Wut belasten, die er selbst empfindet. Diesen Weg der Konfliktvermeidung schlägt er folglich auch in Anbetracht der gesamtgesellschaftlichen Situation vor, da die Kinder seiner Ansicht nach nur so ein gutes Leben führen könnten, ohne der Vergangenheit verhaftet zu bleiben.

Er habe schließlich einen Weg gefunden, mit den Erfahrungen der Vergangenheit umzugehen und Frieden mit ihr zu schließen, da er den Anspruch an sich habe, mit einem positiven Beispiel voranzugehen. So ist seine eigene Biografie ein Beleg dafür, »daß sich nur Seiende, die zum Krieg fähig sind und bleiben, zum Frieden erheben können« (Liebsch, 1999, S. 115). Dass sein eigenes Schweigen jedoch nachfolgenden Generationen im Umkehrschluss genau diesen selbstbeschlossenen Frieden verwehren könnte, scheint für ihn nicht denkbar zu sein. Kuda ist überzeugt, die angemessene Balance zwischen unverblümter Wahrheit und völligem Verschweigen gefunden zu haben. Er bevorzugt eine Art dosierte Aufklärung, die die unterstellten, seines Erachtens leicht zu weckenden Rachebedürfnisse in Rechnung stellt. Er kennt die mit der Wut über die Apartheid und ihre anhaltenden Folgen einhergehenden Rachefantasien von sich selbst – und möchte die Kinder und Jugendlichen davor bewahren. Er hält dies auch gesamtgesellschaftlich für den aussichtsreichsten Weg, die gewaltvolle Vergangenheit und die anhaltende Ungleichheit und Ungerechtigkeit zu verarbeiten. Für ihn ist es von großer Bedeutung, dass die Jugendlichen in seinem Umfeld *colorblindness* erlernen:

> »I always try to explain to them that ›yo, there is no color. There is no color it's just that they're staying in Europe: Cos there's snow there, that's why they're white [...] and we're only here cos we're sunburned you know what I'm saying that's why we're black.‹ [...] there's just no color, my boys they don't see color. [...] And you find kids screaming ›ey mlungu, mlungu‹ means white man basically or white lady, could be either. But it's so cool actually it's so fu/ I mean it's cool as much as (.) they NEED education. To realize actually THESE people (.) They're not different than you. You and I. We're like we're all the same basically. We're all human beings.«

Im Kontrast zu Sarah, die mit dem Begriff der *education* v. a. Aufklärung über strukturelle Folgen der Apartheid und damit einen Ausgang aus der hermeneutischen Ungerechtigkeit verbindet, beschreibt der Begriff der Bildung für Kuda primär ein Wissen um die Gleichheit aller Menschen, das er durch die Auflösung der Verbindungen von Täterkategorien mit bestimmten Bevölkerungsgruppen hervorheben möchte. Alle Menschen seien zum Guten wie zum Bösen fähig, so könnte man diese Auffassung wiedergeben – und genau dies verbinde uns alle. Das zu betonen, sei wichtiger als Aufarbeitungen einer Vergangenheit mit möglichst klaren Schuldzuschreibungen. Kuda widerspricht damit gewissen, gerade auch in den Subjekt-, Sozial- und Kulturwissenschaften anzutreffenden Auffassungen, die die öffentliche Anerkennung des von den Opfern exzessiver Gewalt erlittenen Leids als erste Bedingung für die Schaffung und Erhaltung friedlicher Koexistenz zwischen ehemals verfeindeten Gruppen betrachten (Benjamin, 2018). In seinem Alltag, in dem eine solche räumliche und soziale Koexistenz auch nach Zeiten öffentlicher Anerkennung nicht existent ist, sondern weiter eine starke Segregation vorherrscht, favorisiert Kuda also ein strategisch eingesetztes Nichterzählen bzw. Beschweigen der gewaltvollen Vergangenheit, auch wenn dies eine hermeneutische Ungerechtigkeit mit sich bringt oder bestehende Defizite dieser Art fortschreibt. Er plädiert für diese bewusste Maßnahme, die seines Erachtens dazu geeignet ist, potenzielle Konflikte zu vermeiden. Bewusst unterlassene Information ist für ihn eine pragmatische Maßnahme der Vermeidung manifester Konflikte und Krisen.

Resümee

Das von Teeger (2015) vorgestellte Narrativ *both sides of the story*, in dem Täter- und Opfergruppen in Erzählungen unklar bestimmt sind, ineinander übergehen oder gar nicht erst benannt werden, findet sich auch in der vorliegenden Studie. Täter:innen wandeln sich zu Unbekannten, von deren Taten alle gleichermaßen betroffen waren. Neben der historisch bedingten, ungleichen Schulbildung und mangelnden Ressourcen zur allgemeinen Aufklärung sowie zur pädagogisch-psychologischen Begleitung lässt sich ein weiterer Erklärungsansatz für die Verbreitung dieses Narratives in der *Born-Free-Generation* sowie deren Bemühen finden, sich selbst und nachfolgende Generationen durch das Beschweigen der Geschichte vor negativen Emotionen und potenziellen Konflikten zu schützen. Es ist dabei nicht so, dass diese Befragten nicht wüssten, was in Zeiten der Apartheid geschehen ist und womöglich noch nachwirkt. Schließlich haben sie teils noch sehr deutliche Erinnerungen an ihre Kindheit während der Apartheid. Ihr bewusstes, sogar strategisch eingesetztes Schweigen und eine gewisse Verklärung und Verharmlosung der historischen Gewalt- und Verletzungsverhältnisse bewahrt sie und andere jedoch – wie sie glauben – vor bedrückenden und womöglich gefährlichen, tendenziell aggressiven Gefühlen.

Auffällig ist das Phänomen, dass in diesen Fällen eine klare Grenze, eine Art Kluft »between ›then‹ and ›now‹« (ebd., S. 1196) gezogen wird – anstelle einer ebenfalls denkbaren Grenzziehung zwischen einem »Wir« und den »anderen«, den ehemals verfeindeten Gruppen während der Apartheid. Das entlastet die Privilegierten und harmonisiert die Verhältnisse in der Gegenwart. In Einzelfällen werden, sobald das Ende der Apartheid zum Thema wird, sogar positive Auswirkungen dieser Beendung der repressiven Gewaltherrschaft auf das heutige Leben erwähnt. Das *then* der Apartheid wird zum negativen Vergleichshorizont für das *now* des heutigen Lebens. Das oben herausgestellte normativ-politische Ziel der *colorblindness* verhindert allerdings als eine Art Katalysator der *hermeneutical injustice*, dass ein komplexes Verständnis von Macht und struktureller Diskriminierung erreicht werden kann. In den Worten Teegers (ebd., S. 1176): »[T]he narrative hinders students' abilities to make race-based assumptions about the legacies of apartheid and to articulate the effects of racism on their everyday lives.«

Die hermeneutische Ungerechtigkeit führt so zwar einerseits dazu, dass es prima facie keinen Grund für fortgesetzte Konflikte zwischen den Schwarzen und weißen Bevölkerungsgruppen gibt – denn dem Narrativ zufolge liegt keine Unterdrückung der Schwarzen Bevölkerung mehr vor. Eine *colorblindness* erhält aber andererseits auch die bestehenden Privilegien und die Segregation aufrecht und (re-)produziert somit ganz im Sinne der weißen Minderheit kollektive Erinnerungen, aus denen die Entstehungsgründe der anhaltenden sozioökonomischen Unterschiede ausgeblendet werden. Dies kann schließlich zu einer Verschiebung von ehemaligen Intergruppenkonflikten hin zu inneren Konflikten führen, die sich symptomatisch in einer hohen Kriminalitätsrate und Drogenmissbrauchsquote in den Townships zeigen.

Die Intention, die eigenen Kinder vor Konflikten mit anderen Bevölkerungsgruppen schützen zu wollen, indem ihnen nur gewisse Teile der Geschichte Südafrikas erzählt werden, kann also auch dazu führen, dass sie die Gründe für ihre schwierigen Lebensumstände sich selbst zuschreiben und in diesem Sinne internalisieren, statt sie auf historische Begebenheiten zurückzuführen, in denen sie als Schwarze in der Position der marginalisierten, exkludierten Außenseiter:innen waren. Diesen antizipierbaren Schwierigkeiten weichen auch Personen im Erziehungs- und Bildungssystem häufiger aus. Mitarbeitende in Nichtregierungsorganisationen wie der untersuchten Fußballakademie sind dabei – wie die Studie Teegers mit Blick auf Schulen zeigt – keine Ausnahme.

Die in meinem Projekt interviewten Akteur:innen sehen sich, zusammenfassend formuliert, dem Dilemma ausgesetzt, trennende Konzepte wie das der *race* nicht durch ihre Reproduktion aufrechterhalten zu wollen und die dadurch womöglich heraufbeschworenen Konflikte bearbeiten zu müssen, gleichzeitig jedoch den immer noch erlebten strukturellen Rassismus nicht einfach negieren oder beschweigen zu können, wenn sich die systematische Benachteiligung der Schwarzen Bevölkerung nicht im Sinne der Privilegierten fortsetzen soll.

Literatur

Benjamin, J. (2018). Anerkennung. In C. Kölbl & A. Sieben (Hg.), *Diskurse der Psychologie. Stichwörter zur Kulturpsychologie. Jürgen Straub zum 60. Geburtstag* (S. 21–27). Psychosozial-Verlag.

Bohnsack, R. (2014). *Rekonstruktive Sozialforschung. Einführung in qualitative Methoden* (9. Aufl.). Barbara Budrich.

Clements, T. (2022). The unequal multispecies entangled human-rat relation: How rodent control reveals colonial legacies in the lives of people of Lwandle/Nomzamo in Strand, Cape Town, South Africa. Masterarbeit, Faculty of Humanities, Social Anthropology, Univ. of Cape Town.

Dresing, T. & Pehl, T. (2018). *Praxisbuch Interview, Transkription & Analyse: Anleitungen und Regelsysteme für qualitativ Forschende* (8. Aufl.). Eigenverlag.

Elias, N. & Scotson, J. L. (1990). *Etablierte und Außenseiter*. Suhrkamp.

El-Mafaalani, A., Kurtenbach, S. & Strohmeier, K. P. (Hg.). (2015). *Auf die Adresse kommt es an. Segregierte Stadtteile als Problem- und Möglichkeitsräume begreifen*. Beltz/Juventa.

Fleischhauer, J. (2008). *Von Krieg betroffene Kinder. Eine vernachlässigte Dimension von Friedenskonsolidierung. Eine Untersuchung psychosozialer Intervention für Kinder während und nach bewaffneten Konflikten am Beispiel Eritreas*. Barbara Budrich.

Francioli, A. P. M. (2020). Energy use strategies and implications for fire risk amongst low-income households. *Jàmbá: Journal of Disaster Risk Studies, 12*(1).

Fricker, M. (2007). *Epistemic injustice. Power and the ethics of knowing*. Clarendon.

Fricker, M. (2023 [2007]). *Epistemische Ungerechtigkeit. Macht und die Ethik des Wissens*. Übers. v. A. Korsmeier. C. H. Beck.

Gobodo-Madikizela, P. (2006). *Das Erbe der Apartheid – Trauma, Erinnerung, Versöhnung*. Barbara Budrich-Esser.

Grünberg, K. & Straub, J. (Hg.). (2001). *Unverlierbare Zeit. Psychosoziale Spätfolgen des Nationalsozialismus bei Nachkommen von Opfern und Tätern, Bd. 6*. Ed. diskord.

Hettiger, A. (2009). *Identitäten im neuen Südafrika. Biographien nach Ende der Apartheid*. Tectum.

Kattermann, V. (2007). *Kollektive Vergangenheitsbearbeitung in Südafrika. Ein psychoanalytischer Verständnisversuch der Wahrheits- und Versöhnungskommission*. Psychosozial-Verlag.

Kaußen, S. (2003). *Von der Apartheid zur Demokratie. Die politische Transformation Südafrikas. Studien zur Politikwissenschaft*. VS Verlag für Sozialwissenschaften.

Kölbl, C. (2004). *Geschichtsbewußtsein im Jugendalter. Grundzüge einer Entwicklungspsychologie historischer Sinnbildung*. transcript.

Kölbl, C. & Mey, G. (2014). *Diskurse der Psychologie. Gesellschaftsverständnis: Entwicklungspsychologische Perspektiven*. Psychosozial-Verlag.

Konieczna, A. & Skinner, R. (2019). *A global history of anti-apartheid: ›Forward to Freedom‹ in South Africa*. Palgrave Macmillan.

Liebsch, B. (1999). *Geschichte als Antwort und Versprechen*. Alber.

Marx, C. (2012). *Südafrika. Geschichte und Gegenwart*. Kohlhammer.

Mattes, R. (2011). The »Born-Frees«. The Prospects for Generational Change in Postapartheid South Africa. *Afrobarometer Working Papers, 131*. https://www.afrobarometer.org/wp-content/uploads/migrated/files/publications/Working%20paper/AfropaperNo131.pdf

Mayer, C.-H. (2005). *Mauern aus Glas. Südafrikanische Narrationen zu Konflikt, Differenz und Identität*. Waxmann.

Medina, J. (2017). Varieties of Hermeneutical Injustice. In I.J. Kidd, J. Medina & G.M. Pohlhaus (Hg.), *The Routledge handbook of epistemic injustice*. Routledge.

Mgijima, B. & Buthelezi, V. (2006). Mapping Museum. Community Relations in Lwandle. *Journal of Southern African Studies, 32*(4), 795–806.

Moultrie T.A. & Dorrington R.E. (2024). Problems and concerns with the 2022 South African census. *South African Journal of Science, 120*(7/8).

Muckermann, V. (2020). Regenbogennation Südafrika? Lebenswirklichkeiten der »Born-Frees« und der Post-Apartheid-Generation am Beispiel der NGO Young Bafana Soccer Academy. Bachelorarbeit, Fakultät für Sozialwissenschaft, Ruhr-Univ. Bochum.

Mutero, M. & Makwara, T. (2018). The economic impact of illegal land invasion: A case study of Lwandle informal settlement, Cape Town, South Africa. *International Journal of Economics, Commerce and Management, 6*(1). https://ijecm.co.uk/wp-content/uploads/2018/01/6127.pdf

Newman, K.S. & de Lannoy, A. (2014). *After freedom. The rise of the post-apartheid generation in democratic South Africa*. Beacon.

Rüsen, J. & Straub, J. (1998). *Die dunkle Spur der Vergangenheit. Psychoanalytische Zugänge zum Geschichtsbewußtsein*. Suhrkamp.

Sow, N. (2018). *Deutschland Schwarz Weiß. Der alltägliche Rassismus*. BoD.

Straub, J. (2015). Erlebnisgründe in Verletzungsverhältnissen. Unerledigte Vergangenheiten in aktionalen Erinnerungen, persönlichen Selbstver-

hältnissen und sozialen Praxen. In E. Angehrn & J. Küchenhoff (Hg.), *Das unerledigte Vergangene. Konstellationen der Erinnerung* (S. 119–150). Velbrück
Straub, J. & Ruppel, P.S. (2023). Relationale Hermeneutik. Theoretisch-methodologische Systematisierungen interpretativer Forschung. In U. Wolfradt, L. Allolio-Näcke & P.S. Ruppel (Hg.), *Kulturpsychologie – Eine Einführung*. Springer.
Teeger, C. (2015). Both Sides of the Story. *American Sociological Review*, *80*(6), 1175–1200.

Biografische Notiz

Verena Muckermann, M. Sc., ist Doktorandin im Graduiertenkolleg »Traumata und kollektive Gewalt« des Hans Kilian und Lotte Köhler-Centrums. Sie forscht zu Phänomenen und psychosozialen Folgen kollektiver Gewalt sowie Prozessen ihrer sozialen, rechtlichen und politischen Aufarbeitung.

Praxis: Geschichte(n), Beobachtung, Beratung

Wer erzählt und erinnert Geschichte in der postmigrantischen Erinnerungskultur

Bochum – Stadt der Vielen: Ein Praxisprojekt

Alexis Rodríguez Suárez & Patrick Ritter

Man könnte meinen, dass alle Geschichte zur Vergangenheit gehört, also längst vorbei ist. So einfach ist es jedoch nicht. Denn zu dieser Geschichte zählt auch das, woran sich Menschen in der Gegenwart erinnern wollen und können und wie die konkrete Erinnerungsarbeit gestaltet wird. Geschichte ist nicht nur das, was dereinst geschehen ist, sondern auch unsere gedächtnisbasierte, an Deutungsleistungen gebundene Erinnerung daran. Die eine Geschichte und Erinnerung gibt es nicht. Es gibt sie nur im Plural – so also auch die Geschichten der Zuwanderung nach Deutschland, in unserem Fall nach Bochum. Zehntausende Menschen kamen in den vergangenen Jahrzehnten als Gastarbeiter:innen, als Asylsuchende, als Studierende, Lehrende. Die einen kamen aus beruflichen Gründen, die anderen der Liebe wegen. Einige gingen wieder, viele jedoch entschlossen sich zu bleiben, lebten in der Stadt oder zwischen parallelen Lebenswelten in verschiedenen Ländern pendelnd. Sie alle prägten und prägen den aus unserer Sicht weltoffenen Charakter und die Pluralität Bochums.

Das Projekt *Bochum – Stadt der Vielen | Senior*innen erzählen vom Einwandern* ist ein Versuch, dieser Vielfalt von Erfahrungen, Geschichten und Erinnerungen einen angemessenen Raum zu geben. Wir luden ältere Menschen (55 Jahre und älter) mit Migrationserfahrung dazu ein, sich in einen gemeinsamen Austausch zu begeben, um über ihre Erfahrungen in Bochum zu sprechen. Dabei schätzten und schätzen wir sie als Zeitzeug:innen für die jüngste Geschichte der Stadt. Eines unserer Ziele war es, bis zum

Projektende bis zu 50 biografische Erzählungen in unterschiedlicher medialer Form (Text, Bild, Audio, Video) zu sammeln, um sie Ende 2023 in einer öffentlichen Ausstellung im Bochumer Stadtarchiv und online auf unserer Webseite zu präsentieren.

Das Projekt wurde vom Verein IFAK e. V. (ursprünglich: »Initiative zur Förderung ausländischer Kinder«, daher IFAK; der heutige Name ist jedoch: »Verein für multikulturelle Kinder- und Jugendhilfe – Migrationsarbeit«) initiiert. Den Verein gibt es bereits seit 1974 in Bochum und mittlerweile auch an anderen Standorten im Ruhrgebiet. Er setzt sich zum Ziel, das Zusammenleben und die gegenseitige Akzeptanz sowie Toleranz von Zugewanderten und Einheimischen zu fördern, die Migrationsbevölkerung zu stärken und Benachteiligungen abzubauen. Gefördert wurde das Projekt von der Programmlinie *Gesellschaftlicher Zusammenhalt. Vor Ort. Vernetzt. Verbunden.* des Bundesamts für Migration und Flüchtlinge bzw. des Bundesministeriums des Innern und für Heimat.

Bei unserer Arbeit begegneten uns einige Konflikte, die in verschiedenen Bereichen unserer Tätigkeit als Kulturschaffende sowie ganz generell in postmigrantischen Einwanderungsgesellschaften auftreten (zum Begriff »postmigrantisch« s. etwa Foroutan, 2019). Der vorliegende Text thematisiert einige inspirierende Standpunkte, an denen wir uns in unserer Projektgestaltung orientierten. So werden semantisch-politische Positionen im Diskursraum Migration aufgegriffen, Geschichten und Aspekte wiedergegeben, auf die wir im Rahmen unserer Arbeit mit verschiedenen postmigrantischen Communities gestoßen sind.

Ein zentrales Anliegen von *Stadt der Vielen* war es, anhand biografischer Erzählungen die Vielfalt der einzigartigen Migrationserfahrungen verschiedener Communities und Menschen sichtbar zu machen. Ebenfalls war es uns ein Anliegen, auf die Marginalisierung der migrantischen Sicht- und Erzählweisen in der Bochumer Erinnerungskultur hinzuweisen und Wege zu finden, das migrantische Erbe der Stadt erzähl- und sichtbar zu machen. Es verstand sich von selbst, dass wir diese Praxis als Entschärfung und Befriedung etwaiger Konflikte sowie als geeignete prophylaktische Maßnahmen verstanden.

Zu Beginn unseres Projekts entwickelten wir die Idee, dass ein Senior:innenprojekt im intergenerationellen Austausch ein Ansatz sein könnte, um der Vielfalt von Migrationserfahrungen gerecht zu werden und den Communitys bzw. ihren Angehörigen eine öffentliche Stimme zu geben. Alle sollten selbstbestimmt erzählen dürfen. Wie diese Entscheidung zustande kam, wird im Folgenden geschildert. Wir arbeiteten mit Einzelpersonen sowie mit Gruppen und boten Erzählcafés für die Zielgruppe der Älteren an. Wir arbeiteten aber auch mit einigen jüngeren Menschen (etwa 20–40 Jahre alt) zusammen und ließen sie Interviews durchführen. Auch sie haben eine internationale Familiengeschichte. Durch die intergenerationale Zusammenarbeit, so unsere Annahme, konnte es gelingen, ein besonderes, multiperspektivisches Verständnis und größere Nähe zwischen den Gesprächspartner:innen zu fördern.

Nationale Hegemonie vs. Kaleidoskop der Erinnerungen

Nach Brigitte Vasallo (2022), Schriftstellerin und antirassistische, feministische Aktivistin, spiegeln Geschichten und Erzählungen nicht nur die Realität wider, sondern sie konstruieren, formen uns auch: Sie spiegeln *uns* wider und schaffen Bilder, in denen wir uns selbst ausdrücken, verstehen, benennen und artikulieren. Mit diesen Bildern verschwinden auch wir selbst (ebd., S. 7–14). Vasallo bezieht sich auch auf den TED-Talk von Chimamanda Ngozi Adichie mit dem Titel *The danger of a single story* (dt. *Die Gefahr einer einzigen Geschichte*)[1] und argumentiert, dass eine einzige Geschichte die Vielfalt der Erinnerungen zermalmt und sie auf ein einziges Prisma reduziert, das Prisma der Sieger und deren Deutungsmonopol. Die Autorin möchte nicht in einer Welt mit einer einzigen nationalen Fantasie und binären Oppositionen leben. Sie sucht nach multiplen Verbin-

1 https://www.ted.com/talks/chimamanda_ngozi_adichie_the_danger_of_a_single_story/c

dungen und Vermischungen. Im Feld von (post-)migrantisch geprägten Biografien, Milieus und Erfahrungen begegnet man nicht immer, aber sehr häufig Geschichten, in denen Menschen und Gruppen sich aufgrund ihrer Herkunft, ihres Glaubens, ihrer geschlechtlichen Identität und/oder ihrer sozioökonomischen Lage, in einer marginalisierten Position befanden oder noch befinden. Das Sammeln und Erzählen dieser Geschichten ist im besten Fall ein emanzipatorischer Akt, indem versucht wird, die Erinnerungskultur in einer konkreten Stadt um individuelle, tendenziell marginalisierte Erzählungen über Zuwanderung zu bereichern und diese zumindest zeitweise in den Vordergrund zu rücken. An diesem übergeordneten Ziel arbeiteten wir praktisch. Dabei stützten wir uns auf verschiedene Medien, Mittel und Methoden.

Die Sprache, mit der wir uns erzählen

In dem 1979 verfassten Essay »The Master's Tools Will Never Dismantle the Master's House« stellt die Feministin Audre Lorde die folgende Frage danach, was es bedeutete, wenn die Werkzeuge eines rassistischen Patriarchats benutzt würden, um die Früchte desselben Patriarchats zu untersuchen? Nach Lorde (1984, S. 110) bedeutet dies, dass nur die engsten Parameter der Veränderung möglich und erlaubt sind. Sie untersucht die Beziehungen zwischen verschiedenen Stimmen innerhalb des Feminismus und weist v.a. darauf hin, wie wenig Raum dem Denken schwarzer, lesbischer, aus der Arbeiterklasse stammender Frauen, Feministinnen aus dem sog. »globalen Süden«, gegeben wird. Seit der Zeit, in der Lorde schrieb, haben sich viele Veränderungen im feministischen Denken und allgemeinen kritischen Bewusstsein vollzogen. Es etablierten sich zunehmend intersektionale Ansätze. Wenn wir Lordes Fragen aufgreifen, um über die Arbeit von *Bochum – Stadt der Vielen* nachzudenken und uns speziell auf die Bedeutung von Sprache und ihre vom »Meister« geprägten Begriffe konzentrieren, müssen wir uns fragen, was Begriffe bewirken, mit denen derzeit über migrierte Menschen und die Auswirkungen von Migration auf ihre Biografien gesprochen wird.

Kadir Özdemir reflektiert in seinem »Plädoyer – Migrationserbe statt ›Migrationshintergrund‹«[2] diese beiden Begriffe und analysiert ihre Funktionsweisen. Er weist der Bezeichnung »Migrationshintergrund« identitätsstiftende Funktionen zu, indem sie Zugehörigkeit und Differenz erzeugt und mit Abwertung oder Ausgrenzung der so klassifizierten Personen einhergehen kann. Laut Özdemir tauchte dieser Begriff erstmals in den 1990ern auf. In seiner Anfangszeit hätte der sozialwissenschaftliche Begriff »Mensch mit Migrationshintergrund« den gesetzlich definierten Begriff »Ausländer« ersetzen und als neutrale oder positive Beschreibung bestimmter sozialer Erfahrungen dienen können. Doch die Debatten um Integration, Kopftuch, Islam, Terror, Flüchtlinge und die zahlreichen Narrative der Überfremdung, der Überforderung, des Andersseins führten, bekräftigt durch das weitgehend unveränderte Selbstverständnis Deutschlands als einer weißdeutschen Gemeinschaft, dazu, dass das neue Konstrukt inzwischen mehr schade als Nutzen bringe, so der Autor. Özdemir weist nämlich darauf hin, dass dieser weite Begriff die Unterschiede in den Erfahrungen verschiedener (post-)migrantischer Menschen in Deutschland verwische und die Komplexität dieser vielfältigen Erfahrungen ignoriere. Ein weiterer Aspekt der Ungenauigkeit des Begriffs manifestiert sich auf der Zeitachse, da er dazu dient, Menschen verschiedener »Generationen« zu dieser Kategorie zu zählen, ohne einen klaren Endpunkt oder eine Grenze angeben zu können, jenseits derer dieser »Hintergrund« unwichtig wird und verschwindet. Wie viele Generationen müssen vergehen, bevor eine Person nicht mehr als »Mensch mit Migrationshintergrund« bezeichnet wird? Unter diesem unpräzisen, weit gefassten Oberbegriff sollen sich also »ein illegalisierter, kürzlich geflüchteter Mann und eine weiße deutsche Frau mit elsässischer Großmutter gleichermaßen [...] wiederfinden«. Özdemir schlägt nun stattdessen vor, den verstaubten Be-

2 https://www.migazin.de/2020/07/13/migrationserbe-statt-migrationshintergrund

griff »Mensch mit Migrationshintergrund« durch den Begriff des »Migrationserbes« zu ersetzen, um eine angemessenere Beschreibung der Lebensrealität (post-)migrantischer Menschen zu erreichen:

> »Wenn man unbedingt einen Ausdruck braucht, der als Dachbegriff für größere Allianzen dienen soll, dann schlage ich die Bezeichnung Migrationserbe vor. Anders als der inzwischen verbrauchte und wenig aussagekräftige ›Migrationshintergrund‹ entsteht mit der Vorstellung des Migrationserbes ein neues Framing. Ein ›Erbe‹ macht deutlich, dass selbst ein:e Einwander:in der ersten Stunde einen Raum voller vorbelasteter Debatten und Etikettierungen betritt. Unweigerlich werden sie mit den Narrativen über Arbeitsmigrant:innen der 1950er bis hin zu den aktuellen Debatten über Flucht und Islam geprägt und müssen sich dazu verhalten. Sie kommen als Individuen und sind prompt Teil eines Kollektivs. Und jedes Mal, wenn jemand aus diesem Kollektiv etwas Unerwünschtes anstellt, müssen alle Mitglieder des Kollektivs sich lautstark davon distanzieren. Migrationserbe dagegen eröffnet den Raum für diese aktiv betriebenen und passiv registrierten Narrative sowohl auf der Seite der so Benannten, als auch der weißpositionierten im System. Es zeigt deutlicher die Gemachtheit, die Hinterlassenschaft früherer Debatten, das Werk und die Tradition anderer, die mit ihren Debatten über Migration, über (gemachte) Differenzen einen Schneeball zu einer Lawine gerollt haben.«

Das Erbe als aktiven Prozess zu betrachten, ermöglicht es uns, verschiedene Diskurse, Erzählungen und Fragen zu entwickeln, die diese Gemeinschaften und ihre Mitglieder nicht auf ihre Migrationsgeschichte reduzieren, ohne dabei die mit dieser Position verbundene Ungleichheit und Marginalisierung zu ignorieren (weitere Anregungen für unser Projekt verdanken wir Arndt, 2022; Bacık et al., 2021; Ayim et al., 2020 sowie diversen Podcasts[3]).

3 https://riceandshine-podcast.de; https://www.korientation.de/projekte/projekte-verein/projekt-podcast; https://www.instagram.com/bbq.podcast/?hl=de

Unser Projekt handelte von einem zentralen Konflikt der deutschen Einwanderungsgesellschaft, die von ihren Institutionen her auf Migration als Problem schaut, als Bedrohung oder als etwas, das geordnet werden muss, um das Phänomen sodann in dieser Perspektive zu benennen und zu erzählen. Man könnte etwas pessimistisch formulieren: Es gibt einen Modus des Sich-Abarbeitens an herrschenden Vorurteilen der dominanten Mehrheitsgesellschaft, damit die sog. Minderheiten sie womöglich entkräften können. Auch das hegemoniale (lokale wie nationale) Geschichtsverständnis muss mühsam hinterfragt werden. Es gibt aber auch optimistischere Perspektiven, die weitaus motivierender wirken: In den letzten Jahren gab es eine verstärkte Auseinandersetzung mit der Erinnerungskultur und der Aufarbeitung der Geschichte der vielfältigen Migrationen. Nicht nur Museen, Archive und andere kulturelle Einrichtungen, sondern auch die postmigrantischen Communities selbst haben, teils in Zusammenarbeit mit diesen Institutionen, begonnen, Ausstellungen und Veranstaltungen zu ihren Belangen zu organisieren. So bewahrten die Migrierten und ihre nachfolgenden Generationen selbst die Erinnerung an die Zeit der Zuwanderung, mit all ihren Errungenschaften, ihren bewegten Biografien, aber auch mit ihren Konflikt- und Ausgrenzungserfahrungen. Dadurch stärkten sie das Bewusstsein für die vielen individuellen Beiträge in der Geschichte vielfältiger Migrationen.

Die *Stadt der Vielen* knüpfte an diese optimistische Sicht an. Dabei ging es uns darum, praktikable Formen des Dialogs zu schaffen, die mitunter generationsübergreifend gestaltet waren. In diesen Dialogen konnten Menschen selbst den Wert ihrer eigenen individuellen und gruppenspezifischen Geschichten wiedererkennen, die Spuren ihrer Vorfahren zurückgewinnen und sie erforschen. Sie konnten mit Liebe und Fantasie auf ihre Familiengeschichten blicken und eine Sprache verwenden, in der die am Projekt beteiligten Menschen sich selbst wiederfanden und repräsentiert fühlten. Sie konnten und können an eine kaleidoskopische Zeit denken, in der verschiedene Vergangenheiten, Gegenwarten und mögliche Zukünfte gleichzeitig präsent sind.

Erzähllücken sichtbar machen und durch intergenerationale Zusammenarbeit bearbeiten

Sätze wie die folgenden begegneten uns im Laufe unseres Projekts häufig: »Meine Geschichte ist nicht wichtig.« »Ich habe nichts zu erzählen« »Meine Geschichte ist keine typische Gastarbeitergeschichte.« Bei den Vorbereitungen für die Veranstaltung *Vernetzungstreffen: Erinnern von Migration & die Frage: Wer inszeniert wie Geschichte?*,[4] die wir Dezember 2020 organisierten, führten wir ein Vorgespräch mit Nilüfer Şahin, der Autorin des Kollektivs *Daughters and Sons of Gastarbeiters*. Bei dieser Gelegenheit betonte sie die Bedeutung der Erinnerungsarbeit und die Stellung der Familiengeschichten in den zeitgenössischen Erzählungen unserer Gesellschaft. Sie erklärte, dass die Arbeit von Kollektiven wie dem ihren darin bestehe, eine Aufgabe zu übernehmen, die in vielen Fällen nur von den Nachkommen der Zugewanderten geleistet werden könne. Die Autorin sagte, dass Faktoren wie die Suche nach Sicherheit, die Vermeidung von Prekarität und Konflikten oder die Konfrontation mit Diskriminierung und Rassismus die Erfahrungen vieler Menschen der sog. ersten Generation dominiert haben. Im Gespräch mit Şahin wurde uns klar, wie wichtig es ist, die Geschichten, mit denen wir in Berührung kommen, mit Sorgfalt zu behandeln. Wir verstanden, welchen Wert sie für eine Familie, für eine Community und für das Neudenken des Bildes, das wir von der Stadt haben, in der wir leben, einnehmen können.

Das erklärt, warum wir bestrebt waren, verschiedene Formate zu schaffen, in denen ein Dialog zwischen den Generationen stattfinden konnte. Ein Beispiel dafür war der Workshop *Kreatives Schreiben und biografische Erinnerungsarbeit*, der unter Leitung der Kunsttherapeutin Judith Baumgärtner im Kunstmuseum Bochum durchgeführt wurde.[5] Dieser Workshop er-

4 https://www.stadtdervielen.de/Blog/Details?id=issam-alnajm-notiz-zum-1-vernetzungstreffen-bochum-stadt-der-vielen-am-7-12-2

5 https://www.stadtdervielen.de/Blog/Details?id=workshop-im-kunstmuseum-bochum-kreatives-schreiben-und-biografische-erinnerungsa

möglichte es einer Gruppe von Menschen mit unterschiedlichen migrantischen und postmigrantischen Erfahrungen, sich mit kreativen Methoden auf die biografische Erinnerungsarbeit mit älteren Menschen im näheren persönlichen Umfeld einzulassen und in einem wohlwollenden Klima gemeinsam nach Wegen zu suchen, wie man sich um diese Geschichten und die Menschen, die sie erzählen, kümmern kann. Zusätzlich haben wir aktiv Menschen gesucht und eingeladen, die aus eigener Initiative über ihre Familien- oder Community-Geschichte nachgedacht haben, um sie zur Mitwirkung einzuladen, wie im Fall des von Esra Canpalat produzierten Podcasts *Passagen. Stimmen und Wege migrantischer Senior*innen in Bochum.*[6] In ihrem Projekt hat die Autorin Gespräche mit zugewanderten Frauen geführt. Die Interviews für die Podcast-Folgen wurden in verschiedenen Sprachen geführt und umfassten die Erfahrungen von Frauen in unterschiedlichen sozialen Positionen. Der Schwerpunkt lag dabei auf den städtischen Räumen, in denen sich diese Erfahrungen abgespielt haben, wobei auch die Umgebungsgeräusche dieser Orte zu hören sind.

Bei der Entstehung des beschriebenen Podcasts, wie auch bei anderen Arbeiten des Projekts versuchten wir, auch dem Schweigen bzw. den Leerstellen der Erinnerung eine legitime und wichtige Rolle beizumessen. Der wesentliche Impuls dafür entstand bei einem Treffen des Projektteams von *Bochum Stadt der Vielen*, bei dem mehrere Personen auf Geschichten aus ihrem Erfahrungsspektrum hinwiesen, die nicht erzählt werden wollen oder können – weil sie eventuell zu schmerzhaft oder mit Scham belegt sind oder wegen eines verinnerlichten Rassismus, durch den die Erzählenden dem Erlebten zum Teil selbst die Relevanz absprechen. Wir stellten u. a. fest, dass das Schweigen eine Coping-Strategie darstellen kann, um das Leid nicht erneut durchleben zu müssen. In anderen Fällen ist dieses Schweigen die Folge eines Mangels an sprachlichen Ausdrucksmöglichkeiten, um die eigenen Erfahrungen zu benennen und zu erzählen. Auch kann das

6 https://www.stadtdervielen.de/Blog/Details?id=passagen-folge-1-veroeffentlichung-zum-internationalen-weltfrauentag

Schweigen eine bewusste Entscheidung darstellen, um dem skeptisch wahrgenommenen Interesse an den Erfahrungen von Menschen mit Migrationsgeschichte oder einfach den Erwartungen der hegemonialen Mehrheitsgesellschaft nicht entsprechen zu müssen. Gemeinsam, im erweiterten Team, gab das Projekt *Stadt der Vielen* also diesen Erzähllücken einen Raum, in dem über sie nachgedacht wurde und Wege gefunden werden konnten, sie zu respektieren, sie gelegentlich sichtbar zu machen und gelegentlich auch zu füllen.[7]

In regelmäßigen Teamsitzungen trafen wir uns mit allen am Projekt Mitwirkenden. Diese gemeinsamen Begegnungen wurden zum Projektende hin zunehmend zu Räumen vielfältiger Erfahrungen, des Lernens, der Wissensbildung und des Dialogs. Sie boten darüber hinaus die Möglichkeit, darüber zu verhandeln, wie wir die Erinnerungsarbeit, die wir leisteten, im aktuellen Kontext verorten wollen: Ist die eigene Arbeit als Erinnerung der Stadt, für die Communities selbst oder als ein persönlicher Prozess der Auseinandersetzung mit der eigenen Familiengeschichte zu verstehen? Dies sind Elemente, die sich nicht gegenseitig ausschließen müssen, die aber zweifellos verschiedene Bedürfnisse und teils konträre Positionen mit sich bringen und unterschiedliche Formen der Bearbeitung und Präsentation benötigen.

Schlussbetrachtung: Verwirklichung einer vielfältigen Erinnerungskultur

In vielen Fällen ist es uns mithilfe der Ressourcen des Projekts gelungen zu zeigen, wie Erzählungen zwischen den Generationen verwoben sind, wie soziale Räume mit Erzählungen gefüllt

7 Eine erwähnenswerte Anregung für die kuratorischen Möglichkeiten zur Inszenierung von Lücken erhielten wir in der Ausstellung des DOMiDLabs *Mind The Gap! Erzählungen und Fragen von LGBTIQA+ Migrant*innen im Kulturbunker Köln-Mühlheim* (Ausstellungszeitraum: 31.03.–04.05.2023, https://www.domidlabs.de/aktuelles/mind-the-gap-erzahlungen-und-fragen-von-lgbtiqa-migrant-innen).

werden, wie Würde zurückgewonnen wird, wie (konflikt- und krisenhafte) Erfahrungen, die Eltern und Großeltern gemacht haben, dank des Blicks und der Anerkennung der Kinder oder Enkelkinder, neu gedacht und positioniert werden können.

Wir nehmen an, dass bei diesen intergenerationalen Dialogen und dem Austausch darüber der interviewenden jüngeren Generation viel mehr Möglichkeitsräume eröffnet werden, als wir im Rahmen unseres Projekts antizipieren konnten. Auch die lebenspraktischen Potenziale, nicht zuletzt die sozialen und politischen Konsequenzen, sind keineswegs vollständig absehbar. Die Artikulation von bisher marginalisierten Erinnerungen und Geschichten ist auch weit über das von uns hergestellte Setting hinaus von besonderer Bedeutung. Unterschiedliche Formate ermöglichen es den jüngeren Teilnehmenden, sich auf ihre eigene Perspektive und die Erfahrungen ihrer eigenen Biografie, Familie und Community zu konzentrieren, ohne sich einer hegemonialen Erzählweise unterordnen zu müssen. Dadurch kann die städtische Erinnerungskultur und -landschaft um weitere, emanzipierte Erzählperspektiven aus der Innenansicht der (post-)migrantischen Gruppen selbst bereichert werden. Sie gehören zur komplexen psychosozialen und kulturellen Landschaft der Stadt dazu. Sie sind Bestandteil nicht zuletzt einer Bearbeitung von ehemaligen oder aktuellen Krisen und Konflikten, unter denen Menschen gelitten haben und leiden – teilweise über Generationen hinweg.

In einer superdiversen Einwanderungsgesellschaft, in der weiterhin hauptsächlich in binären Kategorien wie »drinnen« oder »draußen« gedacht wird, also in einer Gesellschaft, zu der man dazugehört oder nicht, erleben viele Angehörige von abweichenden, (post-)migrantischen Communities, dass ein Teil ihres sozialen und kulturellen Erbes und ihrer familialen oder persönlichen Erinnerungen aus der öffentlichen Geschichte ausgegrenzt und entwertet werden, vielleicht verloren gehen. Üblicherweise verwendete Begriffe wie »Ausländer«, »Mensch mit Migrationshintergrund« oder die im öffentlichen Diskurs etablierten, einseitigen Integrationskonzepte können zur verzerrten Wahrnehmung und Abwertung ganzer Kollektive beitragen. Stattdessen sprechen wir von Migration als Erbe und verstehen dieses Erbe und seine Bewahrung als etwas Positives. Es erscheint uns wichtig, *kollektive Arbeitspraktiken* zu entwickeln, die es ermöglichen, durch Einbeziehung unterschiedlicher Ansätze, Medien und Formate Wissen und Räume zu schaffen, in denen sich Individuen und Kollektive aktiv mit ihrem Erbe auseinandersetzen, um es in der jüngeren Stadtgeschichte Bochums verorten und öffentlich sichtbar machen zu können. Die öffentliche Erinnerungskultur der postmigrantischen Gesellschaft wird bereits heute von verschiedenen, vielfältigen Stimmen getragen, die der Komplexität und Diversität der Gesellschaft, in der wir leben, gerecht zu werden beginnt. Und gleichzeitig sind die Errungenschaften dieser stetigen Arbeit vieler tausender Menschen immer wieder von nationalistischen und faschistischen Narrativen und Positionierungen bedroht, die die *eine Erzählung* über die *Erzählungen der Vielen* stellen wollen – ein unmögliches Projekt, das im Wesentlichen zum Scheitern verurteilt ist, weil es nur in Zerstörung *aller Geschichten* enden kann. Demokratie bedeutet Vielstimmigkeit. Und diese benötigt einen unbedingten Schutz durch die staatlichen Institutionen.

Literatur

Arndt, C. (2022, 20.01). Migration und Geschichte(n): Vom Spurensuchen, Fädenverknüpfen und Neuerzählen. Ein Gastbeitrag von Cecil Arndt. https://www.stadtdervielen.de/Blog/Details?id=migration-und-geschichten-vom-spurensuchen-faedenverknuepfen-und-neuerzaehlen-e

Ayim, M., Oguntoye, K. & Schultz, D. (Hg.). (2020). *Farbe bekennen. Afro-deutsche Frauen auf den Spuren ihrer Geschichte*. Orlanda.

Bacık, Ç., Chirico, R. & Yılmaz-Günay, K. (Hg.). (2021). *Grenzenerfahrungen. Ein Lesebuch der Daughters and Sons of Gastarbeiters*. Yilmaz-Günay.

Foroutan, N. (2019). *Die postmigrantische Gesellschaft. Ein Versprechen der pluralen Demokratie*. transcript.

Lorde, A. (2007 [1984]). The Master's Tools Will Never Dismantle the Master's House. In A. Lorde (Hg.), *Sister Outsider: Essays and Speeches*. Crossing Press.

Vasallo, B. (2022). Por una historia decolonial de la chusma. In A. Evans (Hg.), *Brujería y contracultura gay. Una visión radical de la civilización occidental y algunas de las personas que han tratado de destruirla*. Ed. Descontrol.

Biografische Notiz

Patrick Ritter lebt in Bochum und arbeitet in unterschiedlichen Zusammenhängen als Kulturwissenschaftler, Kurator, Dozent und Autor. 2021–2023 leitete er das Projekt Bochum – Stadt der Vielen.

Dr. *Alexis Rodríguez Suárez* arbeitet an hybriden Projekten, die sich zwischen partizipativer Forschung und Community-Projekten bewegen. 2021–2023 war er Co-Leiter des Projekts Bochum – Stadt der Vielen.

Montags, 18 Uhr auf dem Marktplatz

Protestgeschehen und Kommunale Konfliktberatung

Ornella Gessler

Coronapandemie, Energiewende, Klimawandelfolgen, Migration, technologische Entwicklungen: Unübersehbar werfen solche Veränderungen Fragen zum gesellschaftlichen Zusammenleben auf. Krisen stellen vermeintliche Sicherheiten und bekannte Deutungs- und Orientierungsrahmen infrage. Umbrüche können gesellschaftliche Konflikte an die Oberfläche bringen und deutlich machen, dass es Aushandlungen darüber bedarf, wie wir als Gesellschaft zusammenleben möchten. Durch öffentliche Proteste werden Themen, Fragen und Forderungen sichtbar, die die Menschen in sich verändernden Gesellschaften bewegen. Beispiele hierfür gab es in den vergangenen Jahren viele. Man denke etwa an Demonstrationen für umfassendere Klimaschutzmaßnahmen, an Proteste gegen rassistische Gewalt oder an die sog. »Montagsdemonstrationen«, die sich vielerorts, insbesondere in ostdeutschen Kommunen, etabliert haben. Um diese wöchentlichen Proteste am Montagabend soll es in diesem Beitrag gehen.

Bemerkenswert an den montäglichen Protesten ist, dass sie sich schwer kategorisieren und einordnen lassen. Die Themen veränderten sich je nach aktuellen politischen Anlässen. Die Protestteilnehmer:innen sind oftmals sehr heterogen und kommen aus unterschiedlichen Bevölkerungsgruppen (Fröhlich et al., 2023; Grande et al., 2022). Einend ist die im Protest geäußerte Kritik am Regierungshandeln, etwa in Bezug auf die Maßnahmen zum Umgang mit der Coronapandemie, auf die Energiekrise und inflationsbedingt steigenden Lebensunterhaltskosten oder auf den russischen Angriffskrieg gegen die Ukraine. Es ist allerdings selten solidarische Kritik, die Fragen nach sozialer Gerechtigkeit stellt oder solidarisch mit vulnerablen Gruppen ist. Vielmehr geht es den Teilnehmenden um individuelle Freiheiten, denen ein hoher Stellenwert eingeräumt wird, während soziale Abhängigkeiten abgewehrt werden: »Freiheit ist in dieser Sichtweise kein geteilter gesellschaftlicher Zustand, sondern ein individueller Besitzstand« schreiben Amlinger und Nachtwey (2022, S. 173), die Befragungen mit Teilnehmer:innen der sog. Querdenker:innenproteste durchführten. Unter den Teilnehmenden oder Anmelder:innen der Montagsproteste sind oftmals (extrem) rechte Akteur:innen und es werden rechte Positionen sichtbar – auch wenn sicherlich nicht alle Teilnehmenden (extrem) rechte Einstellungen vertreten, so sind sie doch bereit, sich an den Protesten zu beteiligen, unabhängig davon, ob Rechtsradikale neben ihnen gehen. Forscher:innen des Else-Frenkel-Brunswik-Instituts zufolge kann Protest eine bewusst verfolgte Strategie extrem rechter Akteur:innen sein. Durch die kontinuierlichen Proteste gelingt es, antidemokratische und rechte Strukturen weiter zu etablieren und zu verstetigen (Grunert & Lang, 2022, S. 15–17).

Konflikte und Herausforderungen in Städten und Gemeinden, die durch Krisensituationen entstehen können, sind Kern der Arbeit des K3B-Kompetenzzentrum Kommunale Konfliktberatung des Vereins zur Förderung der Bildung – VFB Salzwedel e. V. Das K3B bietet Gemeinden, Städten und Landkreisen nach dem Ansatz der Kommunalen Konfliktberatung (KKB) Unterstützung bei der Bearbeitung sozialer Konflikte an, die das lokale friedliche Miteinander beeinträchtigen.[1] Im Zuge der sichtbaren Zunahme von Protesten in Kommunen, sich mehrenden Anfragen nach Beratung und dem von Fachleuten skizzierten Radikalisierungspotenzial der Montagsproteste setzt sich das K3B mit Fragen zum

1 Maßgeblich erarbeitet wurde der Beratungsansatz durch proPeace (vormals forum Ziviler Friedensdienst,forumZFD) in Köln. Das K3B berät seit 2016 Kommunen und entwickelt diesen Ansatz gemeinsam mit proPeace. Den Ansatz Kommunale Konfliktberatung werde ich im Verlauf dieses Beitrags noch beschreiben.

Protestgeschehen und mit damit zusammenhängenden Konflikten auseinander: Wie wirken wöchentliche Proteste auf lokaler Ebene? Wie reagieren kommunale Akteur:innen aus Politik und Verwaltung auf die Proteste, ihre Dynamik und Auswirkungen? Welche Personen, welche Perspektiven geraten möglicherweise aus dem Blickfeld, wenn der Fokus auf die Forderungen und Beweggründe der Protestierenden gelegt wird? Inwiefern bietet Kommunale Konfliktberatung eine Möglichkeit für Kommunen, konstruktiv mit dem Protestgeschehen vor Ort umzugehen? Was kann die Rolle von Konfliktbearbeitung und -beratung sein, die allparteilich verfährt, wenn sie nicht menschenverachtende Positionen legitimieren will?

Im Zuge der Energiekrise, der gestiegenen Lebensunterhaltskosten und des russischen Angriffskriegs in der Ukraine riefen ab Sommer 2022 sowohl linke Bündnisse als auch rechte Akteur:innen zu Protesten auf. Politiker:innen und Forscher:innen äußerten Befürchtungen vor sich radikalisierenden Unruhen und Protestbewegungen, falls es zu Strom- oder Gasausfällen in den Wintermonaten kommen sollte.[2] Zwischen August 2022 und Februar 2023, also in der Zeit, in der vor einer Radikalisierung der Proteste v. a. (extrem) rechter Personen oder Gruppen gewarnt wurde, beobachteten wir im Rahmen verschiedener Projekte im K3B, allen voran im Teilvorhaben Netzwerk Lokale Konflikte und Emotionen in Urbanen Räumen. Transdisziplinäre Konfliktforschung in Wissenschaft-Praxis-Kooperationen (LoKoNet, gefördert vom BMFTR), insbesondere in einer sachsen-anhaltinischen Kleinstadt das Protestgeschehen. Unsere Eindrücke aus den Beobachtungen und kurzen Gesprächen mit Teilnehmenden haben wir in Gedächtnisprotokollen festgehalten. Darüber hinaus führten wir Gespräche mit Konfliktberater:innen, die in betroffenen Kommunen tätig waren. In diesem Beitrag werden diese Beobachtungen beschrieben sowie Thesen geteilt, warum ein Umgang mit Protestgeschehen auf lokaler Ebene schwierig scheint und welche Möglichkeiten Kommunale Konfliktberatung im Umgang mit Herausforderungen durch Protestgeschehen aufzeigen kann.

2 https://www.tagesschau.de/inland/energie-inflation-proteste-101.html

Lokales Protestgeschehen und Konfliktbearbeitung

Kommunale Konfliktberatung ist ein Ansatz, der Kommunen bei der Bearbeitung gesellschaftlich relevanter Konflikte begleitet, um zu einem demokratischen und partizipativen gesellschaftlichen Klima beizutragen. Der Ansatz basiert auf Erfahrungen und Erkenntnissen aus praktischer Konfliktbearbeitung vor Ort und Forschung zu Konflikten, ihren Dynamiken und Bearbeitungsmöglichkeiten. Er folgt einem konstruktiven Konfliktverständnis, demzufolge Konflikte zum gesellschaftlichen Zusammenleben dazugehören und zu sozialem Wandel beitragen können (z. B. Lederach, 2003; Glasl, 1998). Konflikte sind unangenehm, sie stören, sie können eskalieren und gewaltvoll sein. Wenn Konflikte allerdings als unumgänglicher Bestandteil zwischenmenschlicher Beziehungen verstanden werden, stellt sich nicht die Frage, ob es Konflikte geben darf, sondern *wie* diese ausgetragen, ausgehandelt und transformiert werden. Konflikte können zu einer Gesellschaft beitragen, in der die Interessen und Bedürfnisse möglichst aller Menschen – unabhängig von ihrer gesellschaftlichen Position oder Herkunft – wahrgenommen und berücksichtigt werden. Eine konstruktive Bearbeitung eines Konflikts bedeutet zunächst einmal anzuerkennen, dass es einen Konflikt gibt, sodann die dahinterliegenden Strukturen sowie Bedürfnisse und Interessen freizulegen und gemeinsam nach Wegen zu suchen, die ein möglichst friedliches Zusammenleben ermöglichen.

Konflikte sowie Proteste zeigen Gesprächs- und Anpassungsbedarf an. Insbesondere Kommunen sind bedeutsame Orte für gesellschaftliche Aushandlungen. Bogumil und Holtkamp (2013, S. 8) bezeichnen den kommunalen Raum daher auch als »Schulen der Demokratie«. In Dörfern, Stadtteilen und öffentlichen Plätzen treffen Menschen mit verschiedenen ökonomischen Möglichkeiten, unterschiedlichem sozialen, kulturellen Kapital und mit diversen Lebensrealitäten und -stilen aufeinander. Problemlagen, Krisen und Konflikte, aber auch gesellschaftliche Teilhabe, werden auf kommunaler Ebene direkt sicht- und spürbar, z. B. bei Fragen wie Energiewende in Kommunen gelingen kann oder wie Zuzug und Integration nachhaltig gestaltet werden kann. Auf kommunaler Ebene können Demokratie gelebt, demokratisches Handeln eingeübt und Vorstellungen von Teilhabe und Zugehörigkeit ständig neu verhandelt werden. Zwangsläufig ist all das aber selbstverständlich nicht.

Der Montag als Protesttag hat Geschichte: Man denke an die Montagsdemonstrationen während der Friedlichen Revolution 1989 oder die sog. »Mahnwachen für den Frieden«, deren Auslöser die Ukraine-Krise 2014 war. Seit Beginn der Coronapandemie im Jahr 2020 haben sich bundesweit Demonstrationen zum Wochenbeginn verstetigt. Auch wenn sich im Herbst und Winter 2022/23 die Befürchtung einer breiten Protestbewegung nicht bestätigte, sind die Proteste seitdem vielerorts fest etabliert. Eine stärkere Mobilisierung erscheint jederzeit, sofern sich ein Anlass bietet, möglich. Einer Studie des Progressiven Zentrums zufolge lohnt es sich, die Proteste genauer anzuschauen, denn

> »einem rechtsextremen Kern von Organisationen scheint es gelungen zu sein, die im Osten geschichtsträchtige Institution der Montagsdemonstration für eigene Zwecke zu vereinnahmen. Gleichzeitig gibt es derzeit keinen anderen, ähnlich regelmäßigen Demonstrationszyklus, der (auch) sozialpolitischen Protest zu kanalisieren vermag. [...] Damit bleibt die Rolle rechtsextremer Organisator:innen auch für künftige Krisen und Proteste bedeutsam und kann eine Bedrohung für die Demokratie darstellen, wenn sie nicht ernst genommen wird. Medien und Politiker:innen ist der Zugang zu den Protesten durch das ausgeprägte Misstrauen vieler Demonstrierender weitgehend versperrt« (Fröhlich et al., 2023).

Wöchentliches Protestgeschehen kann eine Herausforderung für Kommunen darstellen. In der von uns untersuchten sachsen-anhaltinischen Kleinstadt wird sichtbar jede Woche Montagabend ab 18 Uhr öffentlich Raum eingenommen: ca. 40–80 Menschen treffen sich auf dem Marktplatz und ziehen nach kurzen Redebeiträgen an einem »offenen Mikrofon« durch die Innenstadt und Wohngegenden – oftmals mit lauter Musik und Trommeln sowie hellen Lichterketten und Taschenlampen. Wir beobachteten, dass

Stadtbewohner:innen vermeiden, sich zu den Protestzeiten auf dem Marktplatz aufzuhalten. Einige umgehen den Platz, auch um nicht mit den Protestierenden in Verbindung gebracht zu werden, wie wir aus kurzen Gesprächen mit Einwohner:innen erfuhren.

Die wöchentlichen Proteste können das Sicherheitsgefühl bestimmter Bevölkerungsgruppen und auch Kommunalpolitiker:innen einschränken. Uns wurde berichtet, dass in den Herbstmonaten 2022 während des Demonstrationsgangs mit Taschenlampen in Wohnzimmer geleuchtet wurde und dies als Störung und Verunsicherung wahrgenommen wurde. Auch beobachteten wir an einem Abend, dass eine Gruppe migrantischer Jugendlicher den Platz verließ, als sich die Protestierenden einfanden. Für migrantische Menschen stellt es möglicherweise eine Bedrohung dar, wenn auch extrem rechte Personen an den Protesten teilnehmen. Mitunter werden auf den Montagsprotesten auch Kommunalpolitiker:innen eingeschüchtert oder Drohungen ausgesprochen.

Wer protestiert? Unseren Beobachtungen zufolge gingen im Spätsommer und Herbstanfang 2022 am meisten Menschen auf die Straße. In den Wintermonaten bis Februar 2023 wurden es zwar weniger Teilnehmende, die wöchentlichen Demonstrationen dauerten aber an. Dies deckt sich mit Studien und Angaben aus anderen Städten (Fröhlich et al., 2023). Der Abnahme der Teilnehmer:innenzahlen liegen verschiedene Gründe zugrunde: Es zeigte sich eine Wirkung der ersten Entlastungspakete und die Energieversorgung fiel entgegen der Erwartungen einiger nicht aus. Zudem war die Mobilisierung der politischen Parteien, insbesondere der Linken und der AfD, zu schwach, um eine breite Teilnahme an den jeweiligen Protesten zu erreichen.[3]

In der sachsen-anhaltinischen Kleinstadt trafen sich überwiegend Menschen im Alter zwischen 40 und 60 Jahren. Sichtbare Symbole auf den Protesten waren Fahnen der »Freien Linken« (einer Gruppe, die sich während der »Querdenken«-Bewegung gründete), Fahnen mit Friedenssymbolen sowie Plakate, die eine

3 https://www.wzb.eu/de/pressemitteilung/radikalisierungstrend-der-corona-jahre-gestoppt

Nähe zur AfD, zu anderen rechten Gruppen und zu Verschwörungserzählungen erkennen lassen (etwa Plakate in Herzform mit der Aufschrift »Unser Land zuerst« oder ein in der Optik einem Polizeifahrzeug ähnelnder PKW mit der Aufschrift »Friedensfahrzeug«, welches dem Querdenker:innenmilieu zugeschrieben werden kann). Dennoch wurde in öffentlichen Reden am »offenen Mikrofon« oder in unseren kurzen Gesprächen immer wieder betont, dass sich die Teilnehmenden keiner politischen Richtung zuordnen würden. Es wurde wiederholt, dass man einfach »als Mensch« zu den Protesten komme – die Redebeiträge beinhalteten jedoch meist politische Themen oder waren an politische Akteur:innen adressiert. Die Forscher:innen des Progressiven Zentrums beobachteten ähnliche Symbole und sichtbare Merkmale in Gera und Chemnitz (Fröhlich et al., 2023).

Wir stellten fest, dass soziale Aspekte und ein ersehntes Zugehörigkeits- und Gemeinschaftsgefühl dazu motivieren, sich den Protesten anzuschließen: Die Teilnehmer:innen kennen sich, begrüßen einander oder kommen, um zu »schauen, wer noch so hier ist, den man kennt«, wie uns von einer teilnehmenden Person gesagt wurde. Sie finden in der Gemeinschaft auch ein Gefühl der Selbstwirksamkeit (ebd., S. 13).

Worum geht es? In den von uns beobachteten Protestgeschehen gab es im Zeitraum August 2022 bis Februar 2023 verschiedene öffentliche Redebeiträge. Die Organisator:innen luden die Teilnehmer:innen ein, in ein so bezeichnetes »offenes Mikrofon« zu sprechen. Oftmals sprachen dieselben Personen und wiederholten ihre Anliegen Woche für Woche. In den Redebeiträgen stellten die Teilnehmer:innen Fragen, die sich sowohl auf das Handeln der Regierung als auch auf globale Entwicklungen sowie kommunalpolitische Entscheidungen bezogen. Die Reden waren teilweise stark durch Verschwörungserzählungen geprägt. In einigen Beiträgen wurden die Stadtverwaltung und lokale Probleme adressiert, u. a. in der Befürchtung, dass noch mehr lokale Ladengeschäfte oder Restaurants durch Energiesparmaßnahmen und Inflation schließen könnten. Ab Sommer 2022 wurde »Frieden« immer stärker zum Thema der Proteste gemacht. Während der Demonstrationen wurden meist keine Parolen oder Sprüche gerufen und nur die wenigen Plakate, Fahnen oder Schilder ließen auf Forderungen oder Meinungen der Protestierenden schließen: allgemeine Kritik an der Regierung, insbesondere an ihren Entscheidungen während der Coronapandemie, Kritik der Waffenlieferungen an die Ukraine oder an den Maßnahmen in der Energiekrise. Durch die Verschiedenheit der wechselnden Themen sowie lediglich spärlich artikulierten Analysen und Forderungen blieb oftmals unklar, worum es den Protestierenden eigentlich ging. Der »Widerstand« erschien – zumindest den Beobachter:innen – als Selbstzweck.

Laut Fröhlich et al. (2023), die die Proteste in Gera und Chemnitz untersuchten, richten sich die Proteste v. a. gegen die Coronapolitik, insbesondere gegen Grundrechtseinschränkungen, aber auch gegen »vermeintlich verheimlichte Nebenwirkungen der Impfung« (ebd., S. 12), sind sie außerdem Ausdruck eines »tief sitzende[n] Misstrauen[s] gegenüber den politischen Akteuren« (ebd., S. 13) sowie der »Sorge vor einer deutschen Kriegsbeteiligung« (ebd., S. 14), weiterhin einer »eher grundlegenden Ablehnung der USA« (ebd.) und zugleich einer »Menge Verständnis für Russland« (ebd.); auch vom Einsatz für jüngere Generationen ist die Rede oder von der »Sorge um die allgemeine Lage des Wirtschaftsstandorts Deutschland – auch infolge einer für verfehlt gehaltenen Energiepolitik« (ebd., S. 16).

Das Thema »Frieden« wurde im Laufe der Monate, in denen die Proteste stattfanden, zu einem wichtigen Thema, »ohne dass hinter den Demonstrationen automatisch die Organisationen und Initiativen der klassischen Friedensbewegung standen und ohne, dass immer dasselbe unter Frieden verstanden« wurde (Leistner, 2023). Es konnte beobachtet werden,

> »wie aus den Corona-Protesten, aus Gruppen der extremen Rechten und rechtsoffenen Rändern der Friedensbewegung heraus das Friedensthema besetzt wurde. Diese ›Frieden mit Russland‹-Mobilisierungen haben ab Mitte vergangenen Jahres an Bedeutung gewonnen. Wir sehen hier, dass sich die ehemalige Querdenker-Bewegung als Friedensbewegung neu erfunden hat, deren Symbolik und Slogans bis zur Ununterscheidbarkeit nutzt und auf neuen Zulauf hofft« (ebd.).

»Das hat nichts mit uns zu tun«

Unseren Einschätzungen zufolge wurde das Protestgeschehen in der sachsen-anhaltinischen Kleinstadt im Herbst und Winter 2022/23 von kommunalen Akteur:innen kaum beachtet. Öffentliche Reaktionen blieben aus. Es gab wenig Gegenproteste. Wir beobachteten, dass die Proteste oftmals für sich blieben, lediglich polizeilich begleitet. Welche Gründe gibt es, die eine Auseinandersetzung mit diesem Protestgeschehen vor Ort so herausfordernd machen? Unsere Erfahrungen und Beobachtungen legen folgende Interpretationen und Annahmen nahe:

1. Das Protestgeschehen wird kaum mit dem eigenen Ort identifiziert oder in Zusammenhang gebracht. Das gilt für die Teilnehmenden und die Themen. Kommunale Akteur:innen aus Politik und Verwaltung meinen, dass die Teilnehmenden von außerhalb kämen und lediglich den öffentlichen Raum in der Stadt für die Proteste nutzten. Die Proteste werden kaum mit kommunalen Problemen in Verbindung gebracht.
2. Auch die Furcht vor Überforderung kann bedeutsam sein, sind die Kommunen doch ohnehin durch verschiedene Aufgaben und Herausforderungen stark belastet. Weitere Ressourcen und Kapazitäten sind nicht verfügbar. Sich damit auseinanderzusetzen, fällt häufig schwer.
3. Das Protestgeschehen hat sich normalisiert, wodurch eine ausdrückliche Reaktion unnötig erscheint. Die Proteste werden gar nicht mehr als ein außergewöhnliches Ereignis wahrgenommen, zu dem man sich verhalten müsste.
4. Umgekehrt kann auch zur Dethematisierung beitragen, dass die Protestierenden von kommunalen Akteur:innen als vereinzelte »Spinner« abgetan werden. Einer Außenseiterposition gebührt keine gesteigerte Aufmerksamkeit oder besondere Maßnahme.
5. Möglicherweise spielen auch Gefühle von Scham oder Sorge vor negativer Berichterstattung über Proteste mit extrem rechten Teilnehmer:innen und Aussagen eine Rolle, sich nicht weiter mit dem Protestgeschehen auseinanderzusetzen.

Insgesamt lässt sich resümieren, dass die lauten Versammlungen auf dem Marktplatz zu einem festen Termin geworden zu sein scheinen. Sie werden von der Kommune (gelassen, duldend, stillschweigend) hingenommen und verwaltet. Die Proteste lösen oftmals keinen erhöhten Handlungsdruck aus. Den Protestierenden wird die Freiheit der Meinungsäußerung und das Versammlungsrecht zugesprochen – auch wenn sich manche Redebeiträge und Plakate an den Grenzen des rechtlich Zulässigen bewegen. Wenn Proteste sich verstetigen und scheinbar normalisieren, wenn also keine oder kaum Gegenpositionen artikuliert werden, heißt das aber nicht, dass die Proteste keine Auswirkungen auf die Kommune hätten. Die Protestereignisse berühren den kommunalen Raum als solchen, sie wirken in den öffentlichen Raum und auf die Bewohner:innen. Zumindest in dem Zeitraum, in dem sie sich auf dem Marktplatz versammeln oder durch die Stadt laufen: Passant:innen meiden den Platz ganz oder verlassen ihn beim Eintreffen der Demonstrierenden. Während ein Teil der Stadtbevölkerung die Proteste als Störung im Sinne der beeinträchtigten Ruhe und Ordnung begreift, haben antidemokratische und extreme Äußerungen im Rahmen der Proteste das Potenzial, Teile der Stadtbevölkerung in ihrer Sicherheit zu bedrohen oder jedenfalls ihr Sicherheitsempfinden einzuschränken sowie konkrete Furcht und Unbehagen zu erzeugen.

Protestgeschehen und Kommunale Konfliktberatung

Aus der Konfliktforschung und aus Bemühungen um praktische Konflikttransformationen ist bekannt, dass sich Konflikte (meistens) nicht von allein auflösen. Strittige Themen verschwinden nicht einfach. Auseinandersetzungen können sich, bleiben sie unbearbeitet, werden sie ignoriert oder aktiv totgeschwiegen, weiter verschärfen und verhärten. Der Konfliktforscher Friedrich Glasl (1998) macht mit den von ihm modellierten Eskalationsstufen deutlich, dass sich unbearbeitete Konflikte in eine eskalative Abwärtstreppe bewegen können.

Kommunaler Konfliktberatung geht es darum, Konfliktdynamiken systemisch zu betrachten und demokratische Akteur:innen dabei zu unterstützen, Handlungsspielräume auszuloten und Aushandlungen zu ermöglichen, um gesellschaftliche Konflikte zu bearbeiten und demokratische Strukturen einer offenen Gesellschaft zu erhalten bzw. zu stärken. Dass sich eine in normativer Hinsicht so ausgerichtete Konfliktberatung mit ihren unweigerlich praktischen Interventionen mitunter in paradoxe Lagen manövriert, ist wohl unvermeidlich. Kommunale Konfliktberatung spielt im praktischen Feld der Konfliktbearbeitung in Kommunen heute eine wichtige Rolle. Wie lassen sich ihr Ansatz und Vorgehen genauer beschreiben und welche Bezüge lassen sich zu den Protesten herstellen?

Notiz zum methodischen Ansatz Kommunaler Konfliktberatung

Kommunen, die kleinsten staatlichen Organisationseinheiten, sind der Bezugs- und Handlungsrahmen Kommunaler Konfliktberatung. In Kommunen treffen sich Menschen in ihrem Alltag. Dort finden gesellschaftliche Aushandlungen von Fragen nach Teilhabe, Zugehörigkeit und Zusammenleben statt. Man ringt gemeinsam um Antworten und Lösungswege. Kommunale Konfliktberatung kann als *externe* Beratung einen unabhängigen Blick auf das kommunale (Konflikt-)Geschehen werfen und kultivieren. Sie kann durch ihre systemische Herangehensweise sichtbar machen, wie z. B. wöchentliches Protestgeschehen in die Kommune und ihre Bewohner:innen hineinwirkt, welche Konfliktdynamiken sich dadurch entfalten und welche Handlungsmöglichkeiten kommunale Akteur:innen haben (einschließlich der allseitigen Reflexion der je eigenen Rolle). Kommunale Konfliktberatung setzt den Fokus auf das Konfliktgeschehen und den damit signalisierten Gesprächsbedarf. Die Beratung unterstützt die Kommunen also dabei, Konflikte und wechselseitige Dynamiken in komplexen Konfliktkonstellationen zu verstehen. Es geht bspw. darum, zu begreifen, welche Auswirkungen eine Nicht-Reaktion auf Protestgeschehen haben kann – dass auf diese Weise z. B. eine folgenreiche

Normalisierung und Ausweitung extrem rechter Positionen und neue Bedrohungen für viele entstehen können.

Kommunale Konfliktberatung geht davon aus, dass lineare Erklärungen für komplexe Konfliktlagen zu kurz greifen und stattdessen Zusammenhänge und Wechselwirkungen in den Blick genommen werden sollten (s. dazu Hüttermann & Ebner, i. d. Bd.). Während des Beratungsprozesses wird zunächst eine *systemische Situations- und Konfliktanalyse* angefertigt. Sie ist ein Werkzeug, um sichtbar zu machen und zu verstehen, welche Faktoren das lokale Konfliktgeschehen bedingen, welche Dynamiken sich verstärkend und entschärfend auf das Geschehen auswirken und welche Faktoren sich wechselseitig beeinflussen. Auch geht es darum zu begreifen, welche impliziten und expliziten Annahmen und Befürchtungen hinter geäußerten Positionen stehen. Untersucht werden also sowohl Strukturen, die Konflikte bedingen, als auch Deutungsmuster, die Aufschluss darüber geben können, wie Ereignisse und Handlungen in der Kommune bewertet werden. Die systemische Perspektive kann dabei helfen, sichtbar zu machen, welche Handlungsmöglichkeiten es für kommunale Akteur:innen gibt und wo ihre Grenzen liegen (da z. B. die Zuständigkeiten auf einer anderen Ebene liegen). Aus Sicht der Kommunalen Konfliktberatung ist die Chance für eine konstruktive und nachhaltige Bearbeitung dann hoch, wenn möglichst all diejenigen, die vom Konflikt betroffen sind, an der Bearbeitung und der Suche nach Lösungswegen beteiligt werden.

Ein wichtiges Merkmal der beraterischen Haltung in der Kommunalen Konfliktberatung ist die Haltung der *Allparteilichkeit* – also die Bereitschaft, möglichst allen Beteiligten gleichermaßen zugewandt zu sein und unterschiedliche Perspektiven wahrzunehmen. Angesichts der teilweise antidemokratischen und extrem rechten Positionen, die im Zuge der beschriebenen Proteste geäußert werden, ist es wichtig zu betonen, dass dieses Prinzip im Ansatz der Kommunalen Konfliktberatung mit Grenzen versehen ist (Veit & Gatzemeier, 2022, S. 44–48; Bunte & Pannke, 2024, S. 62–74). Allparteilichkeit ist folglich nicht bedingungslos: »Unter ›Allparteilichkeit‹ verstehen wir gleiche Offenheit für alle Konfliktparteien und Würdigung ihrer jeweiligen Wahrnehmungen, Bedürfnisse und Interessen ohne Aufgabe eigener politisch-moralischer Wertmaßstäbe« (Berndt & Lustig, 2014, S. 13). Eine Grenze der Allparteilichkeit ist dort zu ziehen, wo gezielt und strategisch gegen Räume für Verständigung und Dialog gearbeitet wird. Aufgrund gesellschaftlicher Machtverhältnisse, in denen Menschen systematisch ausgeschlossen werden – durch rassistische oder klassistische Strukturen etwa – werden solche ungleichheitskritischen Perspektiven bewusst in den Beratungsprozess mit einbezogen. Kommunale Konfliktberatung ist außerdem als *Prozessberatung* zu verstehen. Die Verantwortung bleibt stets bei den Akteur:innen vor Ort. Vertrauensverhältnisse sind dafür grundlegend und entscheidend.

Das beschriebene wöchentliche Protestgeschehen hat Auswirkungen auf die Kommunen: sei es durch regelmäßige Sichtbarkeit an öffentlichen Orten, durch Etablierung teilweise rechter Strukturen oder durch das Schaffen eines bedrohten Sicherheitsgefühls. Proteste zeigen an, dass es in der Bevölkerung Gesprächsbedarf gibt. Kommunale Konfliktberatung kann kommunale Akteur:innen dabei unterstützen, Handlungsspielräume zu ergründen und zu eruieren, wie eine konstruktive Aushandlung gesellschaftlicher Konfliktthemen unter Berücksichtigung gesellschaftlicher Macht- und Diskriminierungsverhältnisse gelingen kann.

Literatur

Amlinger, C. & Nachtwey, O. (2022). *Gekränkte Freiheit. Aspekte des libertären Autoritarismus*. Suhrkamp.

Berndt, H. & Lustig, S. (2014). *Kommunale Konfliktberatung. Konzeption zur Beratung von Kommunen im Wandel*. Forum Ziviler Friedensdienst e.V.

Bogumil, J. & Holtkamp, L. (2013). *Kommunalpolitik und Kommunalverwaltung. Eine praxisorientierte Einführung*. bpb.

Bunte, T. & Pannke, D. (2024). Demokratie stärken, Menschenfeindlichkeit abbauen. Chancen und Herausforderungen der allparteilichen Kommunalen Konfliktberatung. In *Kommunale Konfliktbearbeitung. Demokratie gegen Menschenfeindlichkeit*, (2), 62–75.

Fröhlich, P., Ranft, F. & Vollmann, E. (2023, März). *Mir reicht's Bürger. Eine Analyse der Montagsdemonstrationen in Chemnitz und Gera im Winter 2022/23*. https://www.progressives-zentrum.org/wp-content/uploads/

2023/02/Studie_Mir_reichts_Buerger_Montagsdemonstrationen_Progressives-Zentrum.pdf

Glasl, F. (1998). *Selbsthilfe in Konflikten.* Verlag Freies Geistesleben.

Grande, E., Hunger, S., Hutter, S., Kanol, E. & Saldivia Gonzatti, D. (2022). Der harte Kern der Proteste. Viele der mit den Corona-Maßnahmen Unzufriedenen tolerieren Radikalität und Gewalt. *WZB-Mitteilungen, 2*(176), 21–23.

Grunert, J. & Lang, A.-L. (2022). *EFBI Policy Paper 2022–3. Situationsanalyse rechter und antidemokratischer Strukturen im Erzgebirgskreis.* https://efbi.de/details/efbi-policy-paper-2022-3-situationsanalyse-und-antidemokratischer-strukturen-im-erzgebirgskreis.html

Lederach, J. P. (2003). *The Little Book of Conflict Transformation.* Good Books.

Leistner, A. (2023). Jahrestag des Krieges gegen die Ukraine. Protestforscher Leistner sieht »drei Protestmuster auf der Straße«. https://www.nachrichten.idw-online.de/2023/02/17/jahrestag-des-krieges-gegen-die-ukraine-protestforscher-leistner-sieht-drei-protestmuster-auf-der-strasse

Veit, L. & Gatzemeier, U. (2022). Allparteilichkeit. Konflikte im öffentlichen Raum bewältigen, Sicherheitsgefühl stärken – Fallbeispiel Chemnitz. In K3B – Kompetenzzentrum Kommunale Konfliktberatung des VFB Salzwedel e.V. & Forum Ziviler Friedensdienst e.V. (Hg.), *Kommunale Konfliktberatung. Grundsätze und Praxis* (S. 44–48). o.V.

Biografische Notiz

Ornella Gessler arbeitet im K3B-Kompetenzzentrum Kommunale Konfliktberatung des Vereins zur Förderung der Bildung – VFB Salzwedel e.V. Sie leitet dort ein Teilvorhaben des Verbundprojekts Netzwerk Lokale Konflikte und Emotionen in Urbanen Räumen. Transdisziplinäre Konfliktforschung in Wissenschaft-Praxis-Kooperationen (LoKoNet).

»Immer diese alten Geschichten«

Zur Bedeutung kollektiver Verletzungsverhältnisse für die Kommunale Konfliktberatung und -bearbeitung

Ulrike Gatzemeier, Maxim Kruschwitz, Jürgen Straub & Dilek A. Tepeli[1]

Wer sich mit lokalen sozialen Konflikten in Städten und Stadtteilen, Gemeinden und Landkreisen beschäftigt – man denke an politische Auseinandersetzungen über Windräder, autofreie Zonen oder Einwanderung, an gewaltsam ausgetragene kulturelle Differenzen, an Nachbarschaftsstreit oder an Ressentiments, Stigmatisierungen, Diskriminierungen und Ausgrenzungen, die bekanntlich viele Konflikte prägen und antreiben –, kommt nicht umhin, sich mit Verletzungen zu beschäftigen. Verletzungen können den Körper oder die Seele eines Menschen treffen und seine sozialen Beziehungen in Mitleidenschaft ziehen. Sie entstehen z. B., wenn sich Fronten in eskalierenden Konflikten verhärten und symbolische, psychische oder physische Gewalt ausgeübt wird (zur Differenzierung vgl. z. B. Renn & Straub, 2002). Man denke an Proteste, bei denen sich Demonstrierende und andersdenkende Passant:innen gegenseitig angreifen, beschimpfen und entwerten, womöglich Ordnungskräfte eingreifen. Bisweilen gelten solche

1 Dieser Beitrag zählt zu den Ergebnissen des BMBF- bzw. BMFTR-Verbundprojekts LoKoNet: Netzwerk Lokale Konflikte und Emotionen in Urbanen Räumen: Transdisziplinäre Konfliktforschung in Wissenschaft-Praxis-Kooperationen; Förderkennzeichen 01UG2201D. Es handelt sich um eine überarbeitete und erweiterte Fassung einer deutlich kürzeren Version in Gessler et al. (2026). Die praktischen Erfahrungen, über die im Folgenden berichtet wird, verdanken sich den seit 2017 institutionalisierten Bemühungen des K3B – Kompetenzzentrum Kommunale Konfliktberatung des VFB Salzwedel e. V. (https://k3b-saw.de).

Eingriffe – ungeachtet ihrer Legitimität, Notwendigkeit oder Verhältnismäßigkeit – selbst als verletzend. Das trifft selbstverständlich auch für Interventionen jenseits von Protestgeschehen zu. Man erinnere sich an politisches oder polizeiliches Handeln z.B. bei anlasslosen Polizeikontrollen, an Einsätze in sog. sozialen Brennpunkten, *No-go-Areas* oder an kriminalitätsbelasteten Orten. In allen diesen hier nur beispielhaft genannten Feldern treffen wir auf verletzliche und verletzungsmächtige Personen (auf allen am Konfliktgeschehen beteiligten Seiten).

Verletzungen beeinträchtigen die physische und psychische Integrität von Personen, ihr Erlebnis- und Handlungspotenzial (vgl. z.B. Gottschalk & Gudehus, 2025; Straub, 2014a). Sie können bereits dort entstehen, wo Konflikte in Diskussionen zum heftigen, affektgesteuerten und emotionalisierten Schlagabtausch geraten, ob in Präsenz oder in digitalen sozialen Medien. Wir alle kennen persönliche Beleidigungen, die Delegitimierung der Überzeugungen, Orientierungen und Positionen anderer Menschen, die Stigmatisierung, Diskriminierung und Entwertung von Personen, massive oder subtile Ausgrenzungen, direkte oder indirekte Drohungen (z.B. gegen Mandatsträger:innen im Feld der Politik, von den Mitgliedern eines Stadtparlaments über die Oberbürgermeisterin bis hin zu den Angehörigen des Magistrats einer Stadt oder des Landtags).[2] Verletzungen entstehen auch dort, wo Menschen den Eindruck bekommen, mit ihrer Meinung, ihren Sorgen und Bedürfnissen nicht ernst genommen zu werden, und demzufolge glauben, nicht zu zählen, nichts wert zu sein, keinerlei Aufmerksamkeit und Anerkennung zu verdienen. Auch solche Erfahrungen können kränkend, verletzend sein, seelische Wunden zufügen und Narben hinterlassen. Die Liste ließe sich fortsetzen. Die Medien und viele betroffene Gruppen und Individuen berichten tagtäglich von einschlägigen Ereignissen, Erlebnissen und Disputen. Die Sozial- und Kulturwissenschaften befassen sich intensiv damit. In diesem Beitrag werden wir uns auch mit den mitunter langfristigen Folgen kollektiver Gewalt beschäftigen, die aus historischen Verletzungsverhältnissen stammen und,

2 Vgl. https://www.bundestag.de/presse/hib/kurzmeldungen-1112258

vermittelt durch intergenerationale Übertragungen und andere Formen der bewussten und unbewussten, informellen und institutionellen Tradierung, noch Jahre, Jahrzehnte und manchmal sogar Jahrhunderte danach fortbestehen können.

Dies zeigt sich nicht nur an den körperlichen und seelischen Leiden der direkt oder indirekt Betroffenen, sondern auch an der reproduzierenden und aktualisierenden Fortsetzung althergebrachter Gewalt- und Verletzungsverhältnisse in Intergruppenkonflikten sowie den sich wiederholenden gewaltsamen oder gewaltvollen Auseinandersetzungen zwischen Individuen, die ehemals verfeindeten Gruppen angehören und noch immer in unversöhnlichen, in aversiven oder aggressiven Haltungen, Einstellungen und Handlungen gegenüber den »veranderten Anderen« verharren (vgl. Straub, 2024). Wir werden den Begriff der »Verletzungsverhältnisse« und seine Relevanz für die Kommunale Konfliktberatung (KKB) bzw. -bearbeitung noch genauer klären, widmen uns zunächst jedoch dem Konfliktbegriff und der Bedeutung von Gefühlen in konflikthaften, konfliktträchtigen Begegnungen und womöglich feindseligen Beziehungen (was übrigens nicht heißt, Gefühle seien für wohlwollende, kooperative und solidarische Formen des Zusammenlebens minder wichtig; s. Tepeli et al., i.d.Bd.). Wir halten bereits an dieser Stelle fest, dass die KKB tagtäglich mit menschlicher Verletzungsmacht und Verletzlichkeit sowie irgendwelchen einst oder heute zugefügten und erlittenen Verletzungen Bekanntschaft macht. Wie gesagt, muss es dabei keineswegs immer um die Ergebnisse und Folgen schwerer physischer Gewalt gehen. Auch seelische und symbolische Gewalt, ungerechte Behandlungen und anhaltende Ungleichheit können verletzend sein, lange nachwirken und ungeahnte Nebenfolgen zeitigen.

Zum Begriff »Konflikt« und zur Rolle von Gefühlen

Konflikte sind – so betonen es Konfliktbearbeiter:innen und -forscher:innen immer wieder – im menschlichen Zusammenleben normal, sogar notwendig und häufig produktiv (s. Straub &

Tepeli, i. d. Bd.). Sie ermöglichen oder fördern die Entwicklung von Einzelnen und ihres Zusammenlebens mit anderen – von der Zweierbeziehung bis hin zur Gesellschaft und zu globalen Gemeinschaften. Sie liefern wichtige Hinweise darauf, dass bestimmte soziokulturelle Formen und Praxen den involvierten Subjekten nicht mehr gerecht werden oder aus anderen Gründen dysfunktional geworden sind (Dahrendorf, 1961, S. 125; Fücker & Gatzemeier, 2024). Diese Sicht auf Konflikte ist alles andere als naiv oder übermäßig optimistisch. Sie betont durchaus, dass Konflikte gewaltaffin sein und destruktiv ausgetragen werden *können*. Oft geht es den Konfliktparteien genau darum, nämlich dem Gegenüber zu zeigen, dass er seine Rechte und Chancen verwirkt hat, womöglich sogar seinen Anspruch aufs nackte Überleben zu verlieren droht: »Leben kann nur einer!«, so paraphrasiert Jessica Benjamin (2019) diese Logik sukzessiver Verfeindung, die im äußersten Fall in die Verfolgung und Vernichtung der fremden Anderen mündet. Diesem schematischen Muster oder Skript setzt sie eine intersubjektive Logik der Verantwortung und wechselseitigen Anerkennung entgegen, die an die praktische Wirksamkeit einer Figur bzw. Instanz des »moralischen Dritten« gekoppelt ist. Ungeachtet solcher Unterscheidungen ist offenkundig, dass die Entstehung, das Austragen und Bearbeiten von Konflikten an Gefühle gebunden ist, an die Macht negativer, ggf. aber auch positiver Affekte, Emotionen, Atmosphären und Stimmungen (zur Differenzierung s. Tepeli & Straub, 2024).

Konflikte gelten in dieser Perspektive nicht ausschließlich oder primär als Ringen um Sachprobleme, die vergleichsweise umstandslos und rational gelöst werden können. Konflikte gründen zwar oftmals in nicht beachteten rationalen, klar artikulierbaren Interessen, aber wohl ebenso häufig in verletzten Bedürfnissen, versagter oder verkennender Anerkennung (Bedorf, 2010; Benjamin, 2019; Todorov, 1996) und anderen Kränkungen, in unangemessen repräsentierten oder missachteten, heterogenen kulturellen Lebens- und Handlungsformen sowie längst gestörten Beziehungen, also in affektiv-emotionalen Phänomenen (s. Straub & Tepeli, 2021). Voraussetzung für eine konstruktive Bearbeitung konflikthafter oder -trächtiger Differenzen ist demgemäß eine Art der Kommunikation, die nicht bei geäußerten und verhärteten Positionen stehen bleibt, sondern Verletzungen nachgeht, ihnen Gehör verschafft und gegenseitiges Verständnis fördert. Das gelingt bekanntlich nicht immer. Negative Affekte und Emotionen, Stimmungen und Atmosphären stehen dem oft im Weg. Menschen verschließen sich in solchen Situationen, gehen weiterer Verständigung aus dem Weg oder sabotieren sie. Dies zu berücksichtigen, ist für die Konfliktforschung und -bearbeitung gleichermaßen bedeutsam (vgl. Straub & Tepeli, 2025). Ein nicht unerheblicher Faktor von Konflikt-, speziell von Eskalationsdynamiken besteht darin, dass die verletzten Gefühle, Bedürfnisse und Identitäten oder ein erlebter und gefühlter Mangel mitunter gar nicht klar benannt und ausgesprochen werden (können), sondern unterschwellig mitschwingen und als unbewusste Motive und affektiv-emotionale Triebkräfte ihre Wirkung entfalten. Oft melden sich solche handlungsleitenden Affekte, Emotionen und Motive indirekt in Form von Kritik am Gegenüber, in der Gestalt von massiven Vorwürfen oder subtilen Vorhaltungen. Negative, feindselige Gefühle können für einen Teufelskreis von Angriff, Verteidigung und Gegenangriff sorgen und sich steigernde Gewalt oder endlose Gewaltspiralen auslösen (Glasl, 1998, S. 83, 94; v. Schlippe, i. d. Bd.).

Konfliktbearbeitung in der KKB

Ein übergeordnetes Ziel konstruktiver, transformativer Konfliktbearbeitung ist es, der Gewalt in sozialen Auseinandersetzungen Einhalt zu gebieten und das produktive Potenzial von Konflikten zu nutzen. Bei solchen Bemühungen ist es gängige Praxis, nicht allein die (tatsächlichen oder vermeintlichen) Sachgründe der Konflikte und nicht nur das sichtbare, manifeste Verhalten der Beteiligten zu betrachten, sondern auch die dahinterliegenden, latenten Ursachen und Gründe, die vernachlässigten, missachteten Bedürfnisse, Wünsche und Begehren, die Interessen und Orientierungen der Beteiligten, kulturelle Werte und soziale Normen in den Blick zu nehmen und Räume der Artikulation (Kaulertz, 2026 i. D.) zu eröffnen. Verletzungen sollen ausgesprochen und anerkannt werden.

In der KKB werden Städte, Gemeinden und Landkreise über einen längeren Zeitraum hinweg dabei begleitet, lokales Konfliktgeschehen anzugehen (s. K3B, 2022; https://k3b-saw.de). Es geht hier darum, die komplexe Gemengelage, die solche Konflikte oft mit sich bringen, offenzulegen und Prozesse anzustoßen, in denen die Betroffenen und Beteiligten sich aus Verhärtungen befreien, um konstruktiv und produktiv Lösungen für anstehende Aufgaben und Herausforderungen zu finden. Gerade bei eingehender Beschäftigung mit der Situation vor Ort hat sich in Beratungsprozessen der KKB oft gezeigt: Verletzungen spielen nicht nur als Bestandteil der aktuellen Konfliktaustragung eine Rolle. Kommunale Konflikte können auch mit historischen oder biografischen Verletzungserfahrungen verbunden sein. Wer sich vor Ort mit Beteiligten unterhält, stellt mitunter fest: Vergangene Erfahrungen sind ebenso eine Triebkraft für das aktuelle Geschehen wie Gegenwartsdeutungen, Erwartungen und Zukunftsimaginationen. Vergangenheiten prägen die (konfligierenden) Perspektiven auf aktuelle Probleme, die Annahmen über das Verhalten anderer, das Vertrauen in Individuen, Gruppen oder institutionelle Strukturen und Prozesse. Nicht immer ist dies auf den ersten Blick sichtbar. Und nicht immer lassen sich diese Bezüge in einer konflikthaften Situation leicht benennen. Aber sie wirken affektiv und emotional, sie zeigen sich in Misstrauen, Abwertungen, Angriffen oder Rückzugsbewegungen. Das sozial- und kulturpsychologische Konzept der »Verletzungsverhältnisse« (s. u.) kann dabei helfen, diese historisch-intergenerational überlieferten und lokal (re-)aktualisierten Dynamiken sichtbar zu machen und in die KKB einzubeziehen. Dieses Konzept ermöglicht wichtige Einsichten und Weichenstellungen für die konstruktive Konfliktbearbeitung – gerade dann, wenn Konflikte festgefahren sind, unverständlich oder emotional aufgeladen erscheinen.

Kollektive Verletzungsverhältnisse

Lokale Konflikte sind nicht selten in historische Verletzungsverhältnisse eingebettet, die eine regionale, gesellschaftliche, internationale oder globale Dimension besitzen können. Der theoretische Begriff »Verletzungsverhältnisse« bezieht sich auf soziale Beziehungen zwischen Gruppen, die in der Vergangenheit in kollektive Gewaltpraxen verstrickt waren und das häufig noch sind – als Opfer, Täter oder Zuschauer, ohne dass diese Positionen ein für alle Mal feststehen müssten. In Konflikten, in denen (mitunter exzessive) kollektive Gewalt ausgeübt wird, werden aus Opfern vielleicht irgendwann Täter und aus Täterinnen Opfer. Auch die Mitläufer:innen und Zuschauer können aus ihrer Rolle von mehr oder weniger Unbeteiligten herausgedrängt werden oder sie selbst aufgeben und dann einer der anderen Gruppen angehören. In manchen Fällen lassen sich keine exakten Zuordnungen zu diesen Kategorien vornehmen. Wie dem auch sei, sind die Beziehungen zwischen solchen Gruppen belastet, manchmal auf lange Zeit, sodass auch aktuelle Begegnungen zwischen ihren Angehörigen im Schatten dieser Vergangenheit stehen können: »Verletzungsverhältnisse sind Konstellationen, die nicht zuletzt durch ehemalige Wirklichkeiten und Vergangenheiten konstituiert sind, die heute noch besondere Verletzungsrisiken in sich bergen und diese in die von ihnen mitbestimmte Gegenwart verlagern« (Straub, 2014b, S. 86).

Zur Pragma-Semantik des Konzepts gehört, dass sich die in kollektive Verletzungsverhältnisse eingebundenen Nachkommen der dereinst unmittelbar Verletzten keineswegs im Klaren darüber sein müssen, woher ihr Misstrauen gegenüber bestimmten Anderen, ihre Aversionen und vielleicht sogar Aggressionen eigentlich kommen. Ebenso wenig müssen sie wissen, warum und woran sie als Kinder und Kindeskinder eigentlich selbst leiden. Oft wissen sie auch nicht genau, was den eigenen Eltern, Großeltern, anderen Verwandten und deren Freund:innen widerfahren ist. In Familien wird über solche Erfahrungen nicht selten geschwiegen; man begnügt sich mit Andeutungen, belässt es bei Hinweisen, sodass die Kinder manches erahnen müssen, mitunter unter Zuhilfenahme der eigenen Fantasie. Dass den Eltern oder Großeltern Verletzungen zugefügt wurden, unter denen sie heute noch leiden, wissen sie gleichwohl – und können es vielleicht auch beobachten. Deutliche Zeichen sind sog. *Enactments*. Das sind Handlungen, deren

Sinn sich nicht ohne Weiteres erschließen lässt. Die »für die soziale Interaktion überaus wichtigen – in ihrer praktischen Bedeutung jedoch notorisch unterschätzten, vielfach nicht einmal beachteten – Enactments sind unbewusste Erinnerungen in Gestalt leiblichen Handelns, agierende Aktualisierungen ehemaliger Verletzungen, die eben nicht völlig verheilt und verwunden sind« (ebd., S. 83). Solche Verletzungen können eben auch in Symptomen und Enactments zum Ausdruck gelangen, gerade in sozialen Situationen, in denen sich eine Person vor anderen Menschen ›inszeniert‹ und zeigt.

> »Entscheidend am psychoanalytischen Konzept des *Enactments* ist also, dass dieser Modus der Aktualisierung ehemaliger (verletzender) Erlebnisse ohne ein einziges Wort auskommt. *Enactments* verlassen sich ganz auf das Handeln in Gestalt des *Agierens* (das übrigens schon Sigmund Freud nicht nur als psychische Abwehr durch ›Zuflucht zur motorischen Aktion‹ auffasste, sondern auch als eine symbolische Form der unbewussten Erinnerung, die überall dort funktional und notwendig sein kann, wohin das Bewusstsein und die Sprache nicht reichen)« (ebd.).

Manchmal spüren wir alle, dass unser Gegenüber von unbewussten Motiven bestimmt ist und handelnd, performativ mit der nach wie vor präsenten, belastenden Vergangenheit beschäftigt ist.

Das nun in groben Zügen vorgestellte sozialtheoretische und kulturpsychologische Konzept begreift Menschen unter dem Gesichtspunkt ihrer *Verletzbarkeit* und *Verletzungsmacht*. Wir alle sind verletzlich und können andere und uns selbst verletzen. Dafür stehen verschiedene Register der Gewalt zur Verfügung. Neben physischer Gewalt, die auf die (intentionale) körperliche Beschädigung bestimmter Personen abzielt, mögen psychische und symbolische Gewalt geeignete Mittel sein, um andere zu verletzen, mit womöglich über lange Zeit anhaltenden oder sogar irreversiblen, lebenslangen Folgen. Physische und psychische Versehrungen sind dabei häufig nur analytisch zu trennen, weil körperliche Attacken oft seelische und soziale Schäden nach sich ziehen, oder weil seelische Verletzungen körperliche Konsequenzen zeitigen (wie die Psychosomatik lehrt; Herzog et al., 2022). Noch wichtiger ist im interessierenden Zusammenhang der Sachverhalt, dass solche Verletzungen immer mehrere Menschen treffen, mitunter zahlreiche Angehörige anonymer Großgruppen. Man denke z. B. an das Verhältnis zwischen Schwarzen und weißen Menschen, das durch den rassistischen Kolonialismus und die extrem gewaltvolle Praxis der Sklaverei so stark geprägt ist, dass auch heute kein Ende der vielfältigen Gewaltfolgen in Verletzungsverhältnissen absehbar ist, nicht nur in den USA. Davon zeugen nicht zuletzt die auch im 21. Jahrhundert regelmäßig auftretenden Spannungen und gewaltvollen Auseinandersetzungen, etwa dann, wenn weiße Polizisten ohne ersichtlichen Grund bei (mitunter anlasslosen) Kontrollen unverhältnismäßige Gewalt gegen Schwarze ausüben oder Angehörige dieser Gruppe grundlos töten. Die Geschichte des Antisemitismus ist ein Beispiel dafür, dass die uralten religiösen Konflikte, die zur Abspaltung des Christentums vom Judentum und zur Herausbildung konkurrierender, einander immer wieder feindselig begegnender Weltreligionen geführt haben, bis heute wichtig sein können – neben ganz anderen antisemitischen Motiven, Einstellungen, Haltungen und Praktiken, deren Aktualität und verheerende Wirkungen in jüngster Zeit in verschiedenen Ländern erneut zugenommen haben. Auch die Beziehungen zwischen Bosnier:innen und Serb:innen oder zwischen Menschen mit homosexuellen oder queeren Orientierungen und der heterosexuellen Mehrheit, zwischen Geflüchteten oder anderen Migrant:innen und den alteingesessenen, autochthonen Deutschen sind anschauliche Beispiele. Sehr häufig sind Verletzungsgeschichten in Machtverhältnisse eingebettet, in asymmetrische Beziehungen zwischen Mehrheit und Minderheiten, Etablierten und Außenseitern (Elias & Scotson, 1965; Hüttermann, 2018). Offenkundig beinhalten die genannten Beispiele mannigfache Unterschiede. Schon das Ausmaß und die Dimensionen der Gewalt sind verschieden. Nicht alle besitzen eine globale Bedeutung. Um langfristig wirksame, auch intergenerational tradierte Verletzungen geht es jedoch ausnahmslos.

In Macht- und Herrschaftsbeziehungen ist auch die Verletzungsmacht ungleich verteilt. Es gibt zahllose weitere Exempel dafür: Im heutigen Deutschland ist es leichter, dass Christ:innen oder Ungläubige Muslime und Muslima diskreditieren und diskriminieren als umgekehrt; Angehörige der autochthonen Bevölkerung können Eingewanderte, traumatisierte und mittellose Geflüchtete zumal, leichter verletzen als andersherum; türkeistämmige Sunnit:innen sind für Alevit:innen und Kurd:innen auch in der heutigen Bundesrepublik bedrohlicher als umgekehrt (vgl. dazu Straub & Tepeli, 2021; Tepeli, 2024, 2025; Tepeli & Straub, 2024); Ostdeutsche sind noch immer sensibler für Benachteiligungen und anfälliger für Abwertungen durch westdeutsche Bürger:innen der alten Bundesrepublik als es diese durch die ostdeutsche Gegenwehr oder alte Ressentiments sind. Von der sog. Wiedervereinigung 1989 sagen viele Zeitzeugen und wissenschaftliche Beobachter:innen nach mehr als dreieinhalb Jahrzehnten zu Recht, die angestrebte, diagnostizierte oder postulierte Einheit sei bis heute in wichtigen Hinsichten noch gar nicht zustande gekommen. Es gäbe vielmehr eine anhaltende Ungleichheit und Zwietracht, die sich in symbolischen, psychosozialen und manchmal auch physischen Aggressionen manifestieren, in Dissens, Konflikten und Krisen, die es einstweilen verböten, von einer gelungenen gesellschaftlichen Integration zu sprechen (vgl. z. B. Foroutan & Hensel, 2020; Mau, 2024, der seinem Buch den bezeichnenden Titel *Ungleich vereint* gegeben hat). Steffen Mau erwartet aus guten, von ihm ausführlich erörterten Gründen – die uns zurück bis in die Weimarer Republik führen –, dass die ursprünglichen Annahmen einer schnellen Annäherung zwischen Ost- und Westdeutschen in »blühenden Landschaften« als widerlegt gelten müssen. Der Bruch der (Nach-)Wendezeit wird so schnell nicht wieder verheilen, sondern langfristige Narben hinterlassen. Die Folgen multipler Verletzungen bleiben seelisch präsent, schmerzhaft und wirkmächtig. Wir erwähnen das bereits an dieser Stelle, weil die Konfliktberatungen der K3B vielfach in Ostdeutschland angesiedelt waren bzw. sind und wir noch näher auf einschlägige Beispiele eingehen werden.

Intergruppenbeziehungen, die von Gewalterfahrungen, Vorurteilen, Ressentiments und starken negativen, feindseligen Affekten wie Ekel, Verachtung und Hass (Kolnai, 2021 [1926ff.]; Straub, 2025) geprägt sind, sind keine Ausnahmen. Es gibt sie in der Geschichte der Menschheit zuhauf. Die Gruppen, deren Angehörige gemeinsam Gewalt ausgeübt oder erlitten haben und – im zweiten Fall – bis zum heutigen Tag darunter leiden, gibt es zuhauf. Auch wenn die versehrten Opfer und ihre Nachkommen häufig die Einzigen sind, bei denen sich körperliche und seelische Leiden, womöglich gravierende Beeinträchtigungen ihres Erlebnis- und Handlungspotenzials feststellen lassen, ist es keineswegs ausgeschlossen, dass sich Gewalttäter selbst beschädigen, ihre Seelen ›vergiften‹ und auch noch den eigenen Nachfahren ein schlechtes Gewissen, Schuld- und Schamgefühle oder psychosomatische Störungen mit auf ihren Lebensweg geben (zum Problem prekärer Vergleiche und Gleichsetzungen von Opfern und Tätern sowie ihren Kindern und Kindeskindern s. Straub, 2002).

Einer der entscheidenden Aspekte der Pragma-Semantik des interessierenden Konzepts – seiner praktischen und sprachlichen Bedeutung – ist die *temporale Komplexität* von Verletzungsverhältnissen. Sie erstrecken sich oft über Jahre und Jahrzehnte, manchmal sogar über Jahrhunderte hinweg. Wer sie zur Kenntnis nehmen und ihre direkten oder indirekten Folgen erforschen, bedenken und behandeln möchte, muss in aller Regel weit zurückreichende, komplexe Geschichten erzählen. Mit einem knappen Hinweis auf ein zeitlich isoliertes, vergangenes Ereignis ist es nicht getan. Die nachhaltigen kulturellen, sozialen, seelischen und körperlichen Folgen historischer Verletzungsverhältnisse verdanken sich nicht nur ihrem Fortbestehen, weil intergenerationale Transmissionen für die Weitergabe solcher Folgen sorgen – selbst wenn die Verletzungen und Leiden bei den Nachkommen nicht mehr die ehemalige Gestalt besitzen mögen. Das erfahrene Leid der Eltern oder Großeltern ist nicht dasjenige der Kinder und Kindeskinder, obwohl letzteres ohne ersteres Leid gar nicht denkbar wäre. Jede Tradierung von seelischem Leid verändert dieses. Intergenerationale Übertragungen sind Übersetzungen, die das Tradierte verwandeln und zugleich bewahren.

Die Fortdauer von Verletzungen lässt sich durch die mittlerweile gut erforschte intergenerationale Weitergabe in Familien und anderen sozialen Nahräumen verstehen und erklären. Solche Effekte wurden zuerst – seit Ende der 1970er, Anfang der 1980er, insbesondere in psychoanalytisch ausgerichteten Projekten – am Beispiel jüdischer Überlebender der Shoah und ihrer Kinder nachgewiesen (Boehnke & Boehnke, 2022; Grünberg & Straub, 2001). Längst sind die in diesem Feld gewonnen Einsichten – *mutatis mutandis* – auf viele anderen Gruppen übertragen worden.[3] In jüngerer Zeit gibt es also zahlreiche wissenschaftliche Studien, die sich historischen Verletzungsverhältnissen und ihrer anhaltenden, oft weit verzweigten Nach-Geschichte zuwenden. Ohne die Fokussierung intergenerationaler Übertragungen schmerzvoller, potenziell traumatisierender Erlebnisse in den alltäglichen, leiblichen Interaktionen in Familien und anderen sozialen Konstellationen geht das nicht.

Bereits die bisherigen Hinweise auf die theoretische und praktische Bedeutung von Verletzungsverhältnissen legen es nahe, dass dieses Konzept in der KKB eine wichtige Rolle spielen kann – und sollte. Häufig lassen sich die lokalen Konflikte in ihrer Entstehung, Entwicklung und psychosozialen Bedeutung nur analysieren, verstehen und erklären sowie konstruktiv bearbeiten, wenn sie in den historischen Kontext anhaltender Verletzungsverhältnisse eingebettet und in diesem zeitlich komplexen Gewalt-Zusammenhang erkundet werden. Ohne die Artikulation und Anerkennung solcher Verletzungen lassen sich zahllose lokale Konflikte nicht begreifen und bewältigen. Man kann diese Tatsache nun auch so zum Ausdruck bringen: *Aktuelle lokale Konflikte* sind bisweilen weder nur aktuell noch einfach lokal. Sie überschreiten in zeitlicher und räumlicher Hinsicht die Grenzen,

3 Auch hier begnügen wir uns mit Beispielen, die uns besonders naheliegen: Zur intergenerationalen Übertragung der alevitischen Verletzungsgeschichte auf Beziehungen sunnitischer und alevitischer junger Frauen im heutigen Deutschland vgl. Straub & Tepeli (2021), auf junge, türkeistämmige Postmigrant:innen vgl. Tepeli (2024, 2025), Tepeli & Straub (2024); Aria Anwar (2026 i.V.) befasst sich mit jungen Frauen aus Afghanistan und ihren Beziehungen zu verschiedenen kulturellen, religiösen oder ethnischen Gruppen bzw. zur jeweiligen Mehrheitsbevölkerung in der weltweiten afghanischen Diaspora, auch in Deutschland.

die in der Gegenwart maßgeblich zu sein scheinen. Oft kommen hartnäckige, unversöhnlich erscheinende Konflikte und Krisen von weit her. Sie haben eine historische und kollektive Dimension, die den Streit der heutigen Gegner:innen – falls sie sich überhaupt als solche wahrnehmen und dafür Gründe zu nennen wissen – erst bedeutungsvoll und verständlich macht. Das gilt erst recht für Beziehungen zwischen Einzelnen und Gruppen, die sich als Feinde betrachten und behandeln, vielleicht wiederum ohne genaue Kenntnis und klares Bewusstsein der Gründe für die feindselige Konstellation.

Wir möchten dies nun an konkreten Fällen erläutern und deren Relevanz für die KKB erörtern. Die ausgewählten Beispiele ließen sich durch zahllose andere ergänzen, eignen sich unseres Erachtens jedoch sehr gut dafür, mögliche Konsequenzen anhaltender Verletzungsverhältnisse für die KKB zu reflektieren. Das skizzierte theoretische Konzept kann wichtige heuristische und hermeneutische Funktionen erfüllen, sobald es um die Artikulation und Aushandlung von Verletzungen geht, insbesondere ihrer – nicht selten unbewussten oder nur teilweise durchschauten – affektiv-emotionalen Bedeutungsgehalte für die Betroffenen.

Verletzungsverhältnisse in kommunalen Konflikten

In einer kleinen Einheitsgemeinde im ländlichen Sachsen-Anhalt, die aus einem Kernort und mehreren eingemeindeten Dörfern besteht, sorgen kommunale Vorhaben – von Bauvorhaben, Kitaplänen, Straßenumbenennungen bis hin zur Organisation von Festen – immer wieder für Aufregung. Der Anlass scheint dabei fast austauschbar: Bürger:innen, Ortsbürgermeister:innen und Mandatstragende im Stadtrat äußern ihre Unzufriedenheit mit der kommunalen Verwaltung. Gerüchte über Vetternwirtschaft und Vorwürfe, die Kernstadt würde sich »nur um sich selbst drehen«, die Ortschaften spielten keine Rolle mehr, machen die Runde. Schließlich polarisiert die Ankunft und Unterbringung von Geflüchteten oder auch die Ankündigung und Installation von

Windkrafträdern die Diskussion. Verwaltungsmitarbeiter:innen ziehen sich zunehmend zurück und vermeiden z.B. Telefondienst und stadtöffentliche Feste. Der junge Bürgermeister ist vor Kurzem mit viel Energie und Enthusiasmus zur Wahl angetreten. Er fasst die Situation nun mit den Worten zusammen, er habe den Eindruck, dass »die Stimmung kippt« – und äußert zugleich, nach zahlreichen eigenen Versuchen, die Vorgänge zu verstehen, seine Ratlosigkeit hinsichtlich der Ursachen und Gründe für die Konflikte und möglicher Ansatzpunkte für ihre Lösung. Mehr noch: Gemeinsam mit seinen Dezernent:innen ist er zunehmend verärgert über das »Gebaren« von Ortsbürgermeistern, diesen »sturen Lokalfürsten«, die immer noch »in der Vergangenheit leben«. Er glaubt, sie als Urheber von Gerüchten ausgemacht zu haben.

In den ausführlichen und offenen Hintergrundgesprächen, die wir im Rahmen der KKB mit Engagierten in Vorbereitung auf weitere Schritte der Konfliktbearbeitung über die Situation im Ort führen, fällt auf, dass neben der aktuellen Situation und den notorischen »Aufregern« zwei Großereignisse der letzten Jahre immer wieder thematisiert werden: Die Nachwendezeit und die sachsen-anhaltinische Gemeindegebietsreform (2009–2011). Die Nachwendezeit war für die Region – wie für viele andere in Ostdeutschland – prägend: Bestehende Industrien der ohnehin historisch strukturschwachen Region wurden »abgewickelt«, es kam zu enormen Abwanderungswellen. Nach dem Engagement und Demonstrationen im Rahmen der »friedlichen Revolution« standen plötzlich Existenzsicherung, Neuorientierung und Aufbau auf der Tagesordnung (vgl. Mau, 2024). 20 Jahre später wurden im Zuge der Gemeindegebietsreform in Sachsen-Anhalt kommunale Selbstverwaltungen zu großen Einheiten zusammengelegt. So entstand auch dieser Ort: Aus ursprünglich 17 eigenständigen Orten mit eigenem Budget und Verwaltungen sowie einer größeren Kernstadt wurde eine Einheitsgemeinde mit einer Verwaltung, einem hauptamtlichen Bürgermeister und 16 ehrenamtlichen Ortsbürgermeistern.

Die Erzählung eines Ortsbürgermeisters dazu zeigt, dass Verletzungen die Perspektiven der Beteiligten und den Umgang miteinander vor Ort nachhaltig prägen. Er beschreibt, wie er sich in den späten 1980ern für Reformen eingesetzt hatte – und wie dann nach der Wende neue Spielregeln galten, die er nicht beeinflussen konnte. Er berichtet, wie Betriebe an auswärtige Investoren verkauft und abgewickelt wurden, Freund:innen und Bekannte arbeitslos wurden und wegzogen, genauso wie der größte Teil der jungen Menschen. Er erinnert sich an ein schmerzliches Gefühl des »Ausblutens« der Region und der Machtlosigkeit, da er all dem nichts entgegensetzen konnte. Im Weiteren beschreibt er, mit einigem Stolz, wie er dann doch tätig wurde, sich zum Bürgermeister hat wählen lassen und mit viel Elan, engagierten Mitstreiter:innen und zahlreichen Anstrengungen den Ort voranbrachte: Der Kindergarten wurde vor der Schließung bewahrt, die historische Kirche und das Dorfgemeinschaftshaus wurden in Eigenleistung renoviert, vieles mehr wurde erreicht.

Die Gemeindegebietsreform traf im Ort selbst dann auf enormen, letztlich aber vergeblichen Widerstand. Er beschreibt, wie sich hier für ihn Erfahrungen von Entmächtigung und Ohnmacht wiederholten: Die Entscheidungen über das Ob und Wie der Reform wurden andernorts (»Magdeburg«) getroffen und konnten vor Ort kaum beeinflusst werden. Er selbst wurde damit vom »Bürgermeister zum Ortsbürgermeister degradiert«, ohne formelle Möglichkeit der Mitbestimmung und mit nur einem minimalen eigenen Budget. Er befürchtet u. a., dass angesichts des aktuellen Spardrucks und demografischen Wandels früher oder später die Kita geschlossen und das Gemeindehaus verkauft werden muss. Vor diesem Hintergrund äußert er große Sorge und Misstrauen gegenüber Entscheidungen aus der zentralen Verwaltung und vermutet auch, dass, bei allen Beschwichtigungen des Bürgermeisters zum Erhalt von Kita und Dorfgemeinschaftshaus, langfristige Planungen nicht mit ihnen geteilt würden.

Die hier zitierten Erfahrungen einer Einzelperson sind keine Ausnahme, sondern so oder ähnlich Teil der Ortsgeschichte(n) und der verschiedenen Schichten des lokalen Konfliktgeschehens: Sie zeigen, dass die Verletzungen, die sich einstellen und eingraben, weil man wiederholt entmächtigt wurde, tief sitzen und dazu führen, dass es dem Mandatsträger schwerfällt, Entscheidungen, die er sachlich sogar nachvollziehen kann, mitzutragen. Das von tiefsitzender Verletzung und habitualisierter Hilflosigkeit und Machtlosigkeit unterfütterte Misstrauen überwiegt. Aktuelle Konflikte werden hier gewissermaßen zur Arena für das Erlebte der vergangenen Jahre und den Wunsch nach Wiedergutmachung sowie die Anerkennung seiner ehemaligen Funktion und vollbrachter Leistungen – aber indirekt auch zur Arena der erlebten Verletzung eines seiner Handlungsfähigkeit und -macht in wichtigen Hinsichten beraubten Subjekts. Aber nicht nur der entmachtete Ortsbürgermeister hat zu klagen und Verluste zu betrauern. Auf der anderen Seite reagiert auch der Bürgermeister verletzt, dessen Enthusiasmus und Gestaltungswille »zum Wohle aller« nicht mitgetragen werden. Er versteht nicht, warum man ihm nicht vertraut. Sein Wunsch, nach vorn zu schauen, nicht in »alten Geschichten« zu wühlen und hängen zu bleiben, sondern sich »mit den Realitäten abzufinden«, wiederholt aber alte Verletzungen.

In den Konflikten selbst wird das so nicht thematisiert, sondern die Beteiligten verhaken sich in scheinbaren Sachfragen, wiederholtem Beharren auf »mehr Information« und »mehr Transparenz«, sie bestehen auf Handlungsspielräumen und Macht. Alle Seiten attestieren sich gegenseitig, irrational und stur zu sein. So entstehen »wechselseitige Aversionen und Aggressionen [...], eine interaktive Endlosspirale in nicht hinreichend wahrgenommenen und thematisierten Verletzungsverhältnissen« (Straub, 2014b, S. 81), die sich auch aus Erfahrungen speisen, die zum Teil mehr als 30 Jahre zurückliegen. Schon die Gemeindegebietsreform wurde seinerzeit von vielen Betroffenen abgelehnt, und danach entstehen ähnliche Erfahrungen verletzender Entmündigung und Entwertung durch die »Kernstadt«. Die aktuellen gewinnen ihre Bedeutung vor dem Hintergrund der alten Verletzungen, der Geschichten aus der Vergangenheit, die keineswegs verblasst und verheilt sind – und deswegen auch nicht vergessen und verschwiegen werden sollten. *Quod erat demonstrandum:* Nachhaltige Verletzungen kann es vielerorts und jederzeit geben, in Partnerschaften, Nachbarschaften, Gemeinschaften, Gemeinden und Gesellschaften. Wichtig ist auch: Es braucht keine exzessive physische Gewalt, um mehrere Generationen in anhaltende und fortwirkende Verletzungsgeschichten einzubinden, sie zu direkt oder indirekt verletzten Menschen zu machen, die fremdes und eigenes Leid inkorporiert und seelisch verinnerlicht haben.

Ein zweites Beispiel: In einer ostdeutschen Großstadt nehmen seit Jahren Konflikte und Gerüchte um eine angeblich »unsichere« Innenstadt zu. Die Polizei widerspricht einem besonderen Kriminalitätsaufkommen, soziale und klassische Medien und private Gespräche thematisieren aber Messerstechereien und andere Übergriffe sowie Drogenhandel. Fokus der Auseinandersetzung ist eine kleine Grünfläche, die, am zentralen Einkaufs- bzw. ehemaligen Prachtboulevard gelegen, bereits seit 70 Jahren das Stadtbild verschönert. Sie wird in jüngster Zeit zunehmend auch zum Aufenthalt und Verweilen genutzt, was nicht allen gefällt. Die Annahmen darüber, wozu diese Fläche dienen soll, ob als schmückendes Juwel, das die Attraktivität der »Einkaufsstadt« erhöht, oder zum Sitzen, Spielen, für Sport, Picknicks, einkommensschwache Anwohner:innen aus der direkten Nachbarschaft und als Treffpunkt für (u. a. migrantische) Jugendliche bis weit in die Nacht, gehen weit auseinander. Der Konsum von Alkohol ist seit einigen Monaten verboten. So oder so ist die Grünfläche ein »Aufregerthema« und erhitzt die Gemüter. Auch die Frage, wer hier »für Ruhe zu sorgen hat«, ob Ordnungsdienste und Polizei ihrer Aufgabe nachkommen oder sogar stören, ob der Raum »für alle da ist« und wer das entscheidet, spielt hier eine wichtige Rolle. Wird der kleine Park thematisiert, kochen die Emotionen schnell hoch.

Nicht unerheblich sind auch hier die historische Bedeutung dieser Grünfläche und die Erfahrungen, die sie wachrufen, auch wenn dies selten direkt thematisiert wird: Die Innenstadt war lange Aushängeschild, speziell der Park zentrales Schmuckelement einer sozialistischen Vorzeigestadt – die dann aber seit den 1990ern mit massivem Bedeutungsverlust, Arbeitslosigkeit, Abwanderung und Überalterung zu kämpfen hatte. Der kleine Park prägt die Erinnerungen an Kulturveranstaltungen mit landesweitem Echo und Paraden, die der Stadt einst ihre Bedeutung verliehen – und steht nun als Erinnerungsanker und inoffizieller

Gedächtnisort für den von vielen schmerzlich erlebten Bedeutungsverlust und radikalen Wandel der Stadt. Und noch weitere Dimensionen von Verletzung kommen hinzu: In den frühen 1990ern war der Park bereits zentraler Treffpunkt für verschiedene Jugendkulturen, denen wenige eigene Räume in der Stadt zur Verfügung standen. Menschen, die sich früher Punks oder linksgerichteten Gruppen zugehörig fühlten, erzählen im Beratungsprozess eindrücklich, womit sie diese Fläche verbinden: Sie war der Ort, an dem sie mehrfach von »Glatzen« verfolgt und verprügelt wurden – und dabei vergeblich auf ein Eingreifen von Ordnungsbehörden oder auch Passant:innen warteten. Sie berichten, wie sie bis heute nicht an diesem Ort vorbeigehen können, ohne sich daran zu erinnern. Der Ort ist Bestandteil ihres leiblichen und psychosozialen Gedächtnisses. Hinzu kommt für sie, dass auch bei späteren Demonstrationen diese Fläche diejenige gewesen sei, in die sie von der Polizei »gedrückt« worden seien. Die Angst, im Falle einer Panik »hier nicht wieder rauszukommen«, sitzt nach wie vor tief.

Auch in diesem Beispiel ergeben unterschiedliche Erfahrungen ein komplexes Bild lokaler Verletzungsgeschichte(n), die in der scheinbar sachorientierten Auseinandersetzung über Strategien und Pläne für die Nutzung des Parks weiterwirken: Stadtverwaltung und Innenstadtmanagement sorgen sich um die Attraktivität für zahlungskräftige Kauflustige. Sie beharren auf zusätzlicher Polizeipräsenz, um das »Sicherheitsgefühl« zu verbessern, sehen aber auch den Wunsch nach Aufenthaltsqualität und wollen diesem Anliegen mit Beteiligungsverfahren gerecht werden. Die Gestaltung des Parks soll durch zusätzliche Bänke und Blumenbeete verbessert werden. Sie wundern sich über den Gegenwind, den sie dort und in den sozialen Medien erfahren. Für viele Personen sind die Auseinandersetzung und der Wunsch danach, den kleinen Park zum »Ort für alle« zu machen, auch vom Wunsch nach Wiedergutmachung und Aufarbeitung geprägt und zum Teil mit einer tiefen Skepsis gegenüber städtischen Behörden und Bewohner:innen der Stadt verbunden. Wieder andere sehen in der Konzentration auf das »Shoppingerlebnis Innenstadt« ihre Erinnerungen degradiert und den Abstieg und Verlust einstiger

Größe und Bedeutung bestätigt. Zentral ist dabei: Vergangene Erfahrungen und auch Verletzungen, die mit diesem Ort in Verbindung gebracht werden, werden an keiner Stelle der öffentlichen Auseinandersetzungen explizit thematisiert, allenfalls am Rande und verklausuliert erwähnt. Entsprechende Räume zur Artikulation von Verletzungserfahrungen stehen nicht zur Verfügung. Wo z. B. Gremien tagen oder Beteiligungsprozesse gestartet werden, geht es vermeintlich »immer um die Sache« und es herrscht der Wunsch, »in die Zukunft zu schauen«. Die Verantwortlichen registrieren oft verwundert, dass hier nur schwer »sachliche Lösungen« zustande kommen, und wo das doch gelingt, halten sie nicht lange. Es stellt sich keine Zufriedenheit mit dem Prozess und Ergebnis ein. Aber nicht nur ihnen, auch Beteiligten aus Bürgerschaft und Zivilgesellschaft kann es schwerfallen, Verletzungen als solche zu erkennen, zu benennen und ihre Anerkennung als Teil der Konfliktbearbeitung einzufordern. Vielleicht hält man das für sachlich unangemessen oder glaubt, die Öffentlichkeit sei kein Ort für die Artikulation von Gefühlen und Verletzungen. Womöglich fallen die bedrückenden Erinnerungen und aktuellen negativen Erfahrungen der psychischen Abwehr anheim, bestehen also im Unbewussten weiter – was bekanntlich nicht bedeutet, sie seien psychisch unwirksam und verlören ihre handlungsbestimmende Macht und Wirksamkeit. Wo Menschen sich aber mit ihren Verletzungen nicht gesehen und beachtet fühlen, steigt das Misstrauen gegenüber der Stadt. In anhaltenden Auseinandersetzungen werden die Verletzungen – vielleicht unwillentlich und unbemerkt – fortgeschrieben, alte Wunden kommen wieder zum Vorschein. Das braucht niemandem bewusst zu sein. Man macht irgendwie weiter, will vielleicht zu den »Ewiggestrigen« gehören. Die Gemengelage aus heterogenen Motiven, Intentionen und vieldeutigen Handlungen wird unübersichtlich. Nicht selten sind solche Anschluss- und Fortsetzungshandlungen, wie gesagt, sogar unbewusst motiviert und dienen dem Streit als Selbstzweck oder dem Ziel, im Konflikt zu obsiegen, das eigene Handlungspotenzial zu bestätigen und zu stärken, (doch noch) Macht über andere zu erlangen: »Nur einer kann leben!«, wie Jessica Benjamin (2019) in ihrer Theorie intersubjektiver Anerkennung betont, um sodann jene Alternative der öffentlichen Artikulation, Aushandlung und Anerkennung von Verletzungserfahrungen vorzuschlagen, die die Psychoanalytikerin an die Figur des »moralischen Dritten« bindet (die dem für das K3B und generell für die vermittelnde und mäeutische Konfliktberatung und -bearbeitung so wichtigen Prinzip der All- und Überparteilichkeit eng verwandt ist).

Zum Mehrwert des vorgestellten Konzepts für die KKB

Die KKB teilt mit anderen systemischen Ansätzen der Konfliktbearbeitung die Ansicht, dass einfache und lineare Erklärungen für Konflikte zu kurz greifen. Oft beeinflussen vielfältige Faktoren und Wechselwirkungen zwischen ihnen das Geschehen. Das muss in Analysen und Interventionen bedacht und berücksichtigt werden (Maaß & Maser, 2022, S. 13ff.; vgl. Hüttermann & Ebner sowie Straub, i. d. Bd.). Es geht also auch in den gegebenen Beispielen in keiner Weise darum, das Konfliktgeschehen auf Verletzungen, die Reproduktion oder Aktualisierung von Verletzungsverhältnissen zu reduzieren oder um den vermeintlichen Nachweis, dass sich allein mit der Bearbeitung von Verletzungen die jeweiligen Konflikte erledigen würden. Systemische Verfahren des Beratungsprozesses haben in solchen Fällen offengelegt, dass es häufig auch um handfeste Interessen wie die Verteilung von Ressourcen oder Einfluss- und Entscheidungsmöglichkeiten, also um Macht geht; um unterschiedliche Prioritätensetzungen und Einschätzungen darüber, was für den Ort oder die Stadt »das Beste« wäre. Dies hat nicht selten auch etwas mit unterschiedlichen Weltbildern, Lebensformen und Werten zu tun: Wie stehe ich zu Migration? Welche kulturellen Werte, soziale Normen und kollektive Ziele bevorzuge ich, welche sind mir wichtig? In den angeführten Fällen wurde im Laufe der Beratungsprozesse auch herausgearbeitet, dass schlecht geklärte Rollen und Zuständigkeiten sowie unklare Kommunikationswege zwischen Politik, Verwaltung, Zivilgesellschaft und Bürger:innen wichtige Faktoren im Geschehen sind. All das muss besprochen und ausgehandelt werden. Die Beispiele zeigen gleichwohl, dass historische Verletzungen, die etwa durch geschichtlich-gesellschaftliche Transformationen entstanden sind, Konflikte nähren, in ihrer Qualität und Bedeutung bestimmen können. Sie bilden dann treibende Kräfte im Konfliktgeschehen, egal, welche Bestimmungsmomente für die akuten und vielleicht eskalierenden Auseinandersetzungen sonst noch auszumachen sind.

Das Konzept der Verletzungsverhältnisse bietet eine hilfreiche Perspektive, um eben solche tieferliegenden, affektiv-emotionalen Dynamiken besser zu erfassen und zu verstehen. Es zeigt, wie Beziehungsmuster über längere Zeiträume hinweg von nicht bearbeiteten Verletzungen geprägt bleiben – nicht sichtbar, aber wirksam, kognitiv schwer fassbar, aber doch spürbar. Und es zeigt, dass sich Verletzungen im Rahmen von Konflikten verstetigen und erneuern, dass sie meist unabsichtlich reproduziert werden, wodurch aktuell zu klärende Fragen weitere, häufig unbewusste Bedeutungsdimensionen bekommen und emotional aufgeladen werden.

Verletzungsverhältnisse entfalten ihre Wirkung oft unterhalb der Wahrnehmungsschwelle, können aber die Dynamik von Konflikten – die affektiv-emotionale Energie der jeweiligen Konfliktthemen, die Perspektive auf andere Konfliktbeteiligte, das Vertrauen in Beziehungen im Prozess – maßgeblich beeinflussen. Was von außen betrachtet überzogen oder irrational wirkt, kann ein Echo früherer Erfahrungen sein – Erfahrungen, die nicht immer bewusst erinnert oder erzählt werden, sich aber über Affekte und Emotionen, Stimmungen, Atmosphären und Beziehungsmuster bemerkbar machen. Sie sind in den Körper, den Leib und die Seele von Personen eingeschrieben und in konjunktive Erfahrungen und Erwartungshorizonte eingebunden. Wie gesagt zählen hier auch Verletzungen, die ohne exzessive physische Gewalt und extreme Traumatisierungen zustande gekommen sind. Man sollte seelische Wunden und Narben, wie sie durch anhaltende oder wiederholte Erschütterungen des Welt- und Selbstvertrauens, des Selbstwertgefühls und Selbstbewusstseins von Personen entstehen können, nicht unterschätzen. Die psychosozialen Folgen und Nebenfolgen von tieferen Kränkungen, persönlichen und kollektiven Degradierungen oder radikalen Entwertungen haben häufig eine lange Dauer, mitunter auch in Gestalt von Ressentiments oder Rachegelüsten.

In der Verbindung von wissenschaftlichem Konzept und Praxiserfahrung ergeben sich für uns mehrere Denkanstöße für die Bearbeitung kommunaler Konflikte: Ein erster Schritt besteht darin, Verletzungen überhaupt in den Blick zu nehmen: Welche Erfahrungen von Missachtung, versagter oder verkennender Anerkennung, Ausschluss oder Entwertung sind im Konfliktgeschehen präsent – ausgesprochen oder unausgesprochen? Welche Gruppen oder Personen sind in besonderer Weise betroffen? Solche Fragen helfen, hinter Positionen und Argumenten die affektiv-emotionalen, historischen und biografischen Dimensionen von Konflikten sichtbar zu machen. Ebenso wichtig ist es zu erfassen, wo und wie diese Verletzungen im aktuellen Prozess fortgeschrieben, reproduziert oder aktualisiert werden – etwa in der (diskriminierenden, herabsetzenden, exkludierenden) Sprache, in institutionellen Routinen oder symbolischen Zuschreibungen.

Werden in der Konfliktbearbeitung Räume geschaffen, in denen solche Erfahrungen artikuliert und anerkannt werden können, verändert sich die Dynamik. *Enactments* lassen sich entschlüsseln. Verhalten wird nachvollziehbar, neue Sichtweisen und Einstellungen werden möglich. Konfliktbearbeitung wird damit zu einem Raum der Beziehungsarbeit, einem Raum, in dem verletzte Beziehungen neu verhandelt und langfristig transformiert werden können. Darüber hinaus kann es sinnvoll sein, in der Kommune spezifische Orte des Austauschs zu schaffen – etwa Erzählcafés, Dialogforen oder Begegnungsformate –, die nicht der unmittelbaren Lösung aktueller Konflikte dienen, sondern ein ergänzendes Element darstellen. Sie eröffnen Möglichkeiten, Erfahrungen von Verlust, Verletzung und (Un-)Zugehörigkeit zu thematisieren und damit langfristig das Vertrauen in Kommunikation und Kooperation, in für die Allgemeinheit relevante Prozesse, Institutionen und das soziale Miteinander zu stärken.

Bei der Bearbeitung kommunaler Konflikte muss nicht nur das aktuelle Konfliktgeschehen beobachtet und analysiert werden. Ebenso sollten in vielen Fällen die damit zusammenhängenden historischen Erfahrungen stärker in den Blick genommen werden.

Die gemeinsame Konfliktbearbeitung muss in angemessener Weise einen Raum eröffnen, um auch weit zurückliegende Verletzungserfahrungen artikulieren und anerkennen zu können. Das ist nicht nur eine therapeutische oder symbolische Geste, sondern eine Voraussetzung für Vertrauen, Verständigung und die Wiederherstellung von Handlungsfähigkeit. Wo es gelingt, vergangene Verletzungen zu erkennen, anzuerkennen und ihre Auswirkungen zu reflektieren, können Konflikte zu Ausgangspunkten werden, um die Geschichte zwischen Personen und Gruppen neu zu schreiben.

Rückblick und Ausblick

Wie unsere Beispiele aus der KKB gezeigt haben, wirken ältere und jüngere Verletzungen, auch solche, die im Kontext ostdeutscher Transformationserfahrungen erlebt wurden, in der Gegenwart weiter. Es geht hier nicht nur um persönliche, individuelle Erlebnisse. In vielen Fällen tragen Verletzungserfahrungen im *sozial geteilten, konjunktiven Erfahrungsraum* und *Erwartungshorizont einer Gruppe* (von Täter:innen oder Opfern) zur Bildung und Umbildung kollektiver Identität bei (Straub, 2019). Sie prägen das Verhältnis zu Institutionen oder anderen Gruppen. Und sie können auch an die nächsten Generationen weitergegeben werden: Wo unaufgelöste, nicht bearbeitete Verletzungen Teil des Selbsterlebens und -bewusstseins, schließlich zum Bestandteil einer kollektiven Selbstbeschreibung geraten, werden sie häufig für all jene bedeutsam, die sich mit diesem Kollektiv identifizieren, sich ihm zugehörig fühlen (z. B. als Jugendliche, für die Fragen der Herkunft, Zugehörigkeit und Zukunft überaus wichtig werden). Für die Konfliktbearbeitung ist dies nicht gleichgültig, denn die jeweiligen Verletzungserfahrungen werden, wenn sie verschwiegen, bagatellisiert, nicht ernst genommen oder verdrängt werden, nicht weniger wirksam, sondern nur diffuser und schwieriger zu artikulieren – und damit schwerer zu bearbeiten.

Die Auseinandersetzung mit exemplarischen Verletzungsverhältnissen in diesem Beitrag erfolgte auf Basis der Arbeit des K3B in Ostdeutschland. Selbstverständlich hätte es unzählige andere Beispiele gegeben, um die Theorie historischer, intergenerational tradierter und aktueller Verletzungsverhältnisse zu veranschaulichen. Wir können heute weltweit beobachten, wie Verletzungsverhältnisse für bestimmte Teile der Bevölkerungen einer Gesellschaft entstehen, bedeutsam sind und fortgesetzt werden – nämlich überall dort, wo Erfahrungen von Flucht oder auch Fluchtursachen wie Verfolgung, Folter und Krieg, ökologische Desaster oder wachsende Verarmung sowie andere Aspekte des »Elends der Welt« (Bourdieu, 2002 [1997]) existenzbedrohend und lebensgefährlich werden –, aber in der globalen und lokalen Politik sowie einer allzu gleichgültigen Öffentlichkeit nicht die gebührende Aufmerksamkeit und Anerkennung finden.

Literatur

Anwar, A. (2026 i.V.). *Soziale Identität in der Diaspora. Religion, Diskriminierung und kollektive Verletzungsverhältnisse in der deutsch-afghanischen Diaspora.* Springer VS.

Bedorf, T. (2010). *Verkennende Anerkennung. Über Identität und Politik.* Suhrkamp.

Benjamin, J. (2019). *Anerkennung, Zeugenschaft und Moral.* Psychosozial-Verlag.

Boehnke, M. & Boehnke, K. (2022). Intergenerationale Transmission. In A. Becker, O. Hank, K. & A. Steinbach (Hg.), *Handbuch Familiensoziologie.* Springer VS.

Bourdieu, P. (2002 [1997]). *Das Elend der Welt. Zeugnisse und Diagnosen alltäglichen Leidens an der Gesellschaft.* UVK.

Dahrendorf, R. (1961). *Über den Ursprung der Ungleichheit unter den Menschen.* J.C.B. Mohr.

Elias, N. & Scotson, J.L. (1993 [1965]). *Etablierte und Außenseiter.* Suhrkamp.

Foroutan, N. & Hensel, J. (2020). *Die Gesellschaft der Anderen.* Aufbau.

Fücker, S. & Gatzemeier, U. (2024). Gesellschaftlicher Zusammenhalt im Spiegel kommunaler Konfliktbearbeitung. *Demokratie gegen Menschenfeindlichkeit, 2,* 95–107.

Gessler, O., Lass, W., Gatzemeier, U., Reusswig, F. & Kruschwitz, M. (Hg.). (2026). *Krisenmodus oder Gestaltungskraft? Arenen, Beispiele und Perspektiven kommunaler Konfliktbearbeitung.* Wochenschau Verlag.

Glasl, F. (1998). *Selbsthilfe in Konflikten. Konzepte – Übungen – Praktische Methoden.* Freies Geistesleben.

Gottschalk, I. & Gudehus, C. (2025). *Trauma Kultur Gesellschaft, 3*(3): Verletzlichkeit.

Grünberg, K. & Straub, J. (Hg.). (2001). *Unverlierbare Zeit. Psychosoziale Spät-*

folgen des Nationalsozialismus bei Nachkommen von Opfern und Tätern. ed. diskord.

Herzog, W., Kruse, J. & Wöller, W. (2022). *Psychosomatik. Erkennen – Erklären – Behandeln*. 2. Aufl. Thieme.

Hüttermann, J. (2018). *Figurationsprozesse der Einwanderungsgesellschaft. Zum Wandel der Beziehungen zwischen Alteingesessenen und Migranten in deutschen Städten*. transcript.

K3B – Kompetenzzentrum Kommunale Konfliktberatung des VFB Salzwedel e.V./Forum Ziviler Friedensdienst e.V. (Hg.). (2022). *Kommunale Konfliktberatung. Grundsätze und Praxis*. K3B.

Kaulertz, M. (2026 i.D.). Theorizing Expression and Encounter as Dimensions of Intersubjective Articulation in Post-Migration Societies. *International Review of Theoretical Psychology,* (3).

Kolnai, A. (2021 [1926ff.]). *Ekel Hochmut Haß. Zur Phänomenologie feindlicher Gefühle*. Mit einem Nachw. v. A. Honneth. Suhrkamp.

Maaß, G. & Maser, A. (2022). *Grundsätze der Kommunalen Konfliktberatung*. In K3B – Kompetenzzentrum Kommunale Konfliktberatung des VFB Salzwedel e.V./Forum Ziviler Friedensdienst e.V. (Hg.), *Kommunale Konfliktberatung. Grundsätze und Praxis* (S. 14–25). K3B.

Mau, S. (2024). *Ungleich vereint. Warum der Osten anders bleibt*. Suhrkamp.

Renn, J. & Straub, J. (2002). Gewalt in modernen Gesellschaften. Stichworte zu Entwicklungen und aktuellen Debatten in der sozialwissenschaftlichen Forschung. *Handlung, Kultur, Interpretation. Zeitschrift für Sozial- und Kulturwissenschaften, 11*(2), 199–224.

Straub, J. (2002). Differenz und prekäre Äquivalenz in einer Übersetzungskultur. Ein hermeneutischer Rahmen für die exemplarische psychologische Analyse eines »Übersetzungsfehlers«. In J. Renn, J. Straub & S. Shimada (Hg.), *Übersetzung als Medium des Kulturverstehens und sozialer Integration* (S. 346–389). Campus.

Straub, J. (2014a). Verletzungsverhältnisse. Erlebnisgründe, unbewusste Tradierungen und Gewalt in der sozialen Praxis. *Zeitschrift für Pädagogik, 60*(1), 74–95.

Straub, J. (2014b). Gewaltgeschichten in Verletzungsverhältnissen. Gegenwärtige Vergangenheit, historisches Bewusstsein und interkulturelle Bildung in Migrationsgesellschaften. Ein Essay in vier Fragmenten. *psychosozial, 37*(136), 75–94.

Straub, J. (2019). *Das erzählte Selbst. Konturen einer interdisziplinären Theorie narrativer Identität. Teilband II: Begriffsanalysen und pragma-semantische Verortungen der Identität. Ausgewählte Schriften*. Psychosozial-Verlag.

Straub, J. (2024). *Interkulturalität zwischen Konflikt und Koexistenz: Grundbegriffe und Alltagskonstellationen. Ausgewählte Schriften*. Psychosozial-Verlag.

Straub, J. (2025). Wenn Andere Ekel erregen (sollen): Zur Psycho-Sozio-Politik der Abjektivierung und Abjektion. *psychosozial, 48*(IV), 27–52.

Straub, J. & Tepeli, D. A. (2021). Verletzungsverhältnisse, interreligiöse Konflikte und Abjektionen in multikulturellen Gesellschaften. Revisionen in der interdisziplinären Migrationsforschung. In S. Benzel, K. Busch, B.

Salfeld & J. Schreiber (Hg.), *Figurationen spätmoderner Lebensführung* (S. 143–197). Springer VS.

Straub, J. & Tepeli, D. A. (2025). *psychosozial, 48*(IV): Affektive Sozialität – Die Anderen als Adressat:innen eigener Gefühle.

Tepeli, D. A. (2024). *Junge Alevit*innen und Sunnit*innen in der postmigrantischen Gesellschaft. Affektive Bindungen und Beziehungen in tradierten Verletzungsverhältnissen.* Springer VS.

Tepeli, D. A. (2025). »Ich wusste bis vor vier, fünf Jahren wirklich nicht, was ich bin«. Identitätssuche junger Alevit:innen im Kontext tradierter Verletzungsverhältnisse. *psychosozial, 48*(IV), 82–102.

Tepeli, D. A. & Straub, J. (2024). Erzählte Affekte und radikale Entwertungen von Anderen. Psychosoziale Funktionen von Abjekten. *DIEGESIS. Interdisziplinäres E-Journal für Erzählforschung/Interdisciplinary E-Journal for Narrative Research, 13.1*, 79–101.

Todorov, T. (2015 [1996]). *Abenteuer des Zusammenlebens: Versuch einer allgemeinen Anthropologie.* Mit einem Nachw. zur Neuaufl. v. J. Straub. Psychosozial-Verlag.

Biografische Notiz

Dr. rer. soc. *Ulrike Gatzemeier* ist Leiterin des K3B – Kompetenzzentrum Kommunale Konfliktberatung des VFB Salzwedel e.V. und vertritt dieses im Kooperationsverbund Demokratische Konfliktbearbeitung. Sie ist Mediatorin und Konfliktberaterin mit mehrjähriger Berufserfahrung im In- und Ausland, insbesondere auf kommunaler Ebene. Als Leiterin des K3B vertritt sie ihre Organisation seit Anfang 2025 im »Kooperationsverbund Demokratische Konfliktbearbeitung«.

Maxim Kruschwitz arbeitet als Projektreferent im K3B – Kompetenzzentrum Kommunale Konfliktberatung des VFB Salzwedel e.V. Dort ist er im durch das BMBFSFJ geförderten Kooperationsverbund Demokratische Konfliktbearbeitung sowie im vom BMFTR geförderten Verbundvorhaben LoKoNet – Netzwerk Lokale Konflikte und Emotionen in Urbanen Räumen tätig.

Prof. Dr. phil. *Jürgen Straub* ist Inhaber des Lehrstuhls für Sozialtheorie und Sozialpsychologie in der Fakultät für Sozialwissenschaft der Ruhr-Universität Bochum. Er leitet mit Dr. phil. habil. Pradeep Chakkarath und Prof. Dr. rer. soc. Aladin El-Mafaalani das *Hans Kilian und Lotte Köhler-Centrum für sozial- und kulturwissenschaftliche Psychologie und historische Anthropologie* (seit Januar 2026 an der IPU Berlin und der TU Dortmund).

Dr. rer. soc. *Dilek A. Tepeli* ist Juniorprofessorin für Interkulturelle Kommunikation mit Schwerpunkt Migrationsforschung an der Friedrich-Schiller-Universität Jena. Sie ist als Wissenschaftlerin im vom BMFTR geförderten Verbundvorhaben Netzwerk Lokale Konflikte und Emotionen in Urbanen Räumen: Transdisziplinäre Konfliktforschung in Wissenschaft-Praxis-Kooperationen (LoKoNet) tätig, seit April 2026 in leitender Position.

»Es wird sich ja doch nichts ändern«

Narrative Eskalation am Beispiel einer nachbarschaftlichen Beschwerde

Robert Montau

Nachbarn sind die nächsten Fremden.[1] Räumliche Nähe und soziale Distanz, Vertrautes und Fremdes, Sichtbares und Verborgenes überschneiden sich in der nachbarschaftlichen Beziehung. Die Schnittflächen sind das Treppenhaus, der Kellerbereich, die Zuwege und Parkplätze, die Grünflächen und die Luft, über die sich die Essensgerüche der Nachbarn, ihre Musik, ihre Sexgeräusche, die eheliche Gewalt und vieles mehr transportiert. Solange Nachbarn als Schattenwesen nur abstrakt anwesend sind, bleibt das ganze Arsenal sozialer Anerkennung, Missachtung und Verachtung zwar im Anschlag, aber noch nicht aufeinander angelegt – nachbarschaftliche Beziehungen bleiben also überwiegend im Zustand der Potenzialität. Diese *Schemenhaftigkeit* erfüllt einen Zweck: Wenn die Wohnung der Schutzraum des Intimen ist, so muss der Schutz als Erstes gegenüber Nachbarn gelingen, die aufgrund ihrer räumlichen Nähe stets Gefahr laufen, mehr Einblick zu nehmen als gewünscht. Die nahen Nachbarn gilt es zu distanzieren – um der Verstrickung zu entgehen. So bildet sich in den Nachbarschaften moderner Großstädte ein »urbaner Verhaltensstil aus, dessen wichtigstes Leitbild das der distanzierten Vertrautheit ist« (Hamm, 1973, S. 49). Erst mit dem Heraustreten aus diesem Schattenreich wird sichtbar, wer der Nachbar für den Nachbarn ist: Freund, Genosse, Mitstreiter, Helfer, Gegner,

1 Die Verwendung des generischen Maskulinums schließt in diesem Beitrag alle Geschlechter ein.

Feind oder ein Wesen, dem das Lebensrecht abgesprochen wird. Sobald der Nachbar die Grenze überschreitet, stellt sich die Frage, mit wem man es da zu tun hat.

Und was da vom Nachbarn auf einen zukommt, löst gelegentlich starke Gefühle aus: Die Essensgerüche mögen so verführerisch sein, dass man klingeln möchte, um sich an den gedeckten Tisch zu setzen – sie können aber auch starken Ekel auslösen, z. B. wenn der Nachbar für seine Hunde Pansen kocht. Und ebenso wie Gerüche können die Schuhe des Nachbarn im Treppenhaus, sein Sperrmüll unter der Kellertreppe oder sein Lachen Widerwillen, Abscheu oder Ekel erzeugen. Manchmal sind es weniger die Gerüche, der Schmutz oder der Lärm selbst, die negative Empfindungen wachrufen, sondern die Nachbarn als solche. Nachbarschaft ist eben auch vom Fühlen geprägt – bedingt durch die körperliche Nähe in den Häusern. Diese oft starken Gefühle zwischen Nachbarn sind eine wesentliche Ebene, will man Verfeindungen, Bündnisse und auch Gewalt zwischen ihnen verstehen.

Konfliktlinien in der Nachbarschaft

Jede Nachbarschaft ist mithin ein laufendes soziales Experiment. Zwischen Anonymität und Freundschaft, Gleichgültigkeit und Feindschaft ist jedes Ergebnis möglich. Oder wie Jan Philipp Reemtsma (2004, S. 103) schreibt: »Nachbarschaft ist eine Gewaltressource erster Ordnung.« Und es ist der größere Teil der Bevölkerung in Deutschland, der täglich an diesem Experiment beteiligt ist. Zwei Drittel aller Wohnungen entfallen auf Mehrfamilienhäuser. Die meisten Nachbarn gehen natürlich friedlich miteinander um. Manchmal ›gären‹ darunter Animositäten, ohne zum offenen Konflikt zu werden. Wenn sich aber Nachbarn verfeinden, dann offenbart sich ihre Verwicklung. Diese erstreckt sich auf unterschiedliche Ebenen, die hier zunächst grob unterschieden werden sollen.

Tiefenpsychologisch sind am Entstehen von Nachbarschaftskonflikten oftmals projektive Mechanismen beteiligt, die die Unversöhnlichkeit vertiefen, sie bis zum Hass steigern und zugleich eine tiefe Intimität zwischen den Widersachern implementieren. Bei der projektiven Identifizierung werden eigene tabuisierte Triebregungen, Unbewusstes oder Verdrängtes einer anderen Person zugeschrieben – was zu der festen Überzeugung führt, der Widersacher wäre wirklich das, wozu man ihn erst gemacht hat. Sein Bild wird von eigenen unliebsamen Persönlichkeitsanteilen gleichsam überblendet: »Die projektive Feindbildung stellt sozusagen eine ›Entsorgung‹ des abgespaltenen ›bösen‹ Anteils der zuvor ambivalenten Objekt- und Selbstrepräsentanzen dar« (Mentzos, 2003, S. 73). Damit eine nachbarschaftliche Beziehung dann aus dem Nebeneinander in einen Zustand gerät, in dem eine oder mehrere Parteien etwas Bestimmtes »voneinander halten«, reichen oft kleine Initialzündungen wie ein falsches Wort oder eine Unachtsamkeit. Der Nachbar gerät dann »zu jemandem wie« – einem Stereotyp. Und oft braucht es noch nicht einmal das: Die junge Frau mit osteuropäischem Namen wird in den Augen des Nachbarn – gemäß seinem Begehren – durch ihre High-Heels, ihren Minirock und ein paar andere Attribute zu einer Sexarbeiterin, die man im Haus nicht dulden dürfe. Nachbarn können mithin starke Gefühle wecken, ohne dazu selbst etwas beizusteuern – ähnlich wie die Feindschaft gegen Juden keiner Juden bedarf (Lendvai, 1972). Nachbarschaft ist folglich mit wahnhaften Fantasien (vgl. Adorno, 1955, S. 232) besetzt, was dieser oder jener Mensch, mit dem man das Haus oder die Wand teilt, dort wohl so treibt und warum. Damit beginnt ein Psychodrama, das üble Nachrede, Kleinkrieg oder Gewalt nach sich ziehen kann. In dieser Hinsicht gleichen Nachbarschaften der medialen Öffentlichkeit, die ja auch ein breites Angebot an Figuren bereitstellt, aus denen man sich bedienen kann, um den eigenen Bedarf an Freunden und Feinden zu decken.

Nachbarschaftliche Beziehungen sind darüber hinaus dynamische soziale Geflechte. Mit subtilen Signalen, offenen Worten und Taten verbünden sich Nachbarn und schließen andere aus. So bildet sich in Nachbarschaften zwischen Etablierten und Außenseitern (Elias & Scotson, 1993) ein Machtgefälle, das die Teilhabe der Außenseiter beschneidet und sie so diskriminiert. Die fremden Essensgerüche und die Familienfeste der migrantischen

Nachbarsfamilie werden so zu Indizien, dass »die nicht hierhin passen« – Ungewohntes wird zu Unerwünschtem. Wenn Nachbarn sich sehen und miteinander oder übereinander sprechen, dann findet immer auch dieses Einschätzen und Aushandeln statt: Wie feinsinnig und gebildet oder grob und ordinär sind die Nachbarn? Wie werden wir hier angesehen? Was ist hier von Wert? Diese Evaluation ist relational: Sehen sich die Nachbarn, so sehen sie stets auch, wie sie gesehen werden. Eine Nachbarschaft ist in dieser Hinsicht ein »Raum der Lebensstile« (Bourdieu, 2020, S. 277–286), in dem der Wert des kulturellen Kapitals ausgehandelt wird, das die Akteure einbringen, und in dem sie ihre soziale Position ausbauen, wenn sie »Distinktionsgewinne« realisieren.

Auf einer sozialpsychologischen Ebene sind Nachbarschaften eine vermittelnde Instanz der Bildung von Ich- und Wir-Gefühlen, der Profilierung von sozialer Identität. Wie Henri Tajfel (1982) in seinen Kleingruppenexperimenten herausarbeitete, ist die soziale Identität von Individuen Teil eines Selbstkonzepts, das sich aus ihrer Gruppenzugehörigkeit ergibt. Während ein Teil der Nachbarn so zu »Mitspielern« wird, geraten andere zu »den Anderen«, Fremden oder Widersachern. Diese Selbstverortung in bestimmte In-Groups hat einen Nutzen: Wer man ist und welchen Selbstwert Individuen sich zuschlagen, ist Ergebnis eines Vergleichs der eigenen Bezugsgruppe mit Fremdgruppen. Die Aufwertung der Eigengruppe gelingt über die Abwertung der Fremdgruppen: »Nach dieser Betrachtungsweise liefert eine soziale Gruppe ihren Mitgliedern dadurch eine positive soziale Identität, daß sie sich in Bezug auf wichtige Dimensionen, die eindeutig wertungshaltig sind, mit anderen Vergleichsgruppen vergleicht und sich von ihnen unterscheidet« (Commins & Lockwood, 1979, zit. n. Tajfel, 1982, S. 67).

Nachbarschaftskonflikte sind schließlich Indizien gesellschaftlicher Konfliktlinien. Ein Beispiel: Je nachdem, wie sich Nachbarn die Frage »Gehört der Islam zu Deutschland?« beantworten, werden sie mit der muslimischen Nachbarsfamilie umgehen, bei der es am Ende des Ramadan hoch hergeht. Die Analyse von Nachbarschaftskonflikten könnte deshalb Hinweise geben, wie ein friedfertiges und lebendiges Zusammenleben im sozialen

Nahraum möglich wäre. Das ist keine Frage von Höflichkeit oder Stil, sondern hier entscheidet sich ebenso wie am Arbeitsplatz, auf der Straße, beim Elternabend, im politischen oder im digitalen Raum, ob Menschen zur Kooperation fähig sind.

Nachbarschaftskonflikte als Forschungsgegenstand

Als Sozialpsychologe vermittelte ich zwölf Jahre zwischen streitenden Bewohnern von Mietshäusern. Insgesamt habe ich mich um mehr als 700 Nachbarschaftskonflikte gekümmert. Als selbstständiger Berater habe ich in Niedersachsen für insgesamt elf Wohnungsunternehmen gearbeitet. Bei den Unternehmen handelte es sich um Wohnungsgenossenschaften und -gesellschaften im öffentlichen oder privaten Besitz. Die Wohnanlagen, in denen ich tätig war, sind in Niedersachsen verstreut, wenngleich meine Arbeitsschwerpunkte in der Region Hannover, in Osnabrück und Braunschweig lagen. Entsprechend vielfältig waren die Menschen, mit denen ich es zu tun hatte – Kleinbürger, Mörder, Sterbende, Psychotiker, Vereinsamte, Großfamilien, Handwerker, Professoren, Verwaltungsfachangestellte, Erwerbslose und auch ein ehemaliger Bundesminister, den Nachbarn quälten. Zumeist lag der Beauftragung eine mündliche oder schriftliche Beschwerde einer der Konfliktparteien zugrunde. Ich nahm dann mit allen Beteiligten Kontakt auf, um mir ein umfassendes Bild zu machen. Je nach der Bereitschaft der Konfliktparteien kam es dann zu Runden Tischen oder anderen Verfahren der Mediation, die das Ziel einer Befriedung des Konflikts hatten.[2]

Ausgangspunkt meiner Aktivität waren oftmals also *Beschwerdeschreiben*, mit denen sich Mieter an ihren Vermieter wandten, um eine Verbesserung ihrer Lage im Wohnumfeld zu erreichen. Es handelt sich bei diesen Beschwerden natürlich nicht um

2 16 dieser Nachbarschaftskonflikte bilden die empirische Basis meines Buchs *Nachbarschaft im Streit. Sozialpsychologische Erkenntnisse für die Konfliktberatung* (2023). Einzelne Passagen in diesem Beitrag sind eine Überarbeitung von Abschnitten des Buchs.

nachträgliche und bilanzierende Berichte, sondern es sind Momentaufnahmen des Konflikts aus der Sicht desjenigen, der eine dritte Seite, den Vermieter, anruft, damit sich etwas ändert. Die Beschwerdeschreiben haben deshalb die klar sichtbare Intention, die Rechtmäßigkeit des eigenen Anliegens zu unterfüttern und das Handeln des Widersachers zu beschreiben und oft auch zu diskreditieren. Zudem haben diese Schreiben als Adressaten oft nicht nur den Vermieter im Sinn, sondern auch bereits den Anwalt, den man bei Bedarf später einmal beauftragten könnte, wenn man beim Vermieter auf taube Ohren träfe – oder sogar das Gericht, das sich letztendlich einmal mit dem Fall zu beschäftigen hätte. Insgesamt handelt es sich bei schriftlichen Beschwerden also um Zweckschreiben, die natürlich nicht an einen Sozialforscher adressiert wurden. Das hat den großen Vorteil, dass die Schreiben von »Mietern als Konfliktparteien« verfasst wurden und nicht von »Befragten einer Untersuchung über Nachbarschaftskonflikte«. Anders formuliert: Die Schreiben wurden nie unter dem Aspekt formuliert, später einmal ausgewertet zu werden.

Laucken und Mees haben 1987 eine Untersuchung vorgelegt, die als methodologischer Leitfaden für die Untersuchung von Beschwerdeschreiben über Nachbarn fungieren kann. Bei ihnen geht es um Beschwerden über Lärm. Aus ihrer Sicht folgt das thematische Gefüge der Beschwerdeschreiben inneren Notwendigkeiten: »Wir begreifen mithin die Briefe als Zeugnisse einer transsubjektiv konzipierten logographischen Ordnung, in der […] ›ein ideeller Gehalt [lebt], der losgelöst von allen Schranken zeitlicher und subjektiv-persönlicher Art, einen in sich gegründeten objektiven Bestand besitzt‹ (Cassirer, 1977, S. 2)« (Laucken & Mees, 1987, S. 36). Im Detail modellieren Beschwerdeschreiben narrativ die (Lärm-)Tatsache, Beschreibungen des Lärmerzeugers, das eigene Leid, Leidbelege, ermöglichende Faktoren, Aspekte von Schuld und Recht und Weiteres zu einer plausiblen Geschichte, falls innerhalb des thematischen Feldes die Bezüge und Leerstellen ausgefüllt sind – letztlich also das, was Lesende erwarten, wenn sie die Beschwerde überzeugen soll. Die Leerstellen sind in diesem Sinne »Unterbringungsorte« für erwartbare

Aussagen über den thematischen Gegenstand. So wird man bspw. kaum jemals eine Beschwerde für plausibel erachten, wenn es an Belegen für das schädigende Handeln des Täters oder an Hinweisen auf das eigene Leid fehlt.

Die folgende Analyse offenbart in diesem Sinne konstitutive Züge des thematischen Feldes »Beschwerden über Nachbarn«. Ein besonderes Augenmerk wird dabei auf die Frage gerichtet, wie die Beschwerde einen Beitrag leistet, den Konflikt am Leben zu erhalten oder ihn sogar zu verschärfen. Das ist insofern eine bedeutsame Frage, als schon die Art und Weise, wie Menschen über ihre Konflikte nachdenken, über sie sprechen und schreiben, Entspannung oder aber Zuspitzung mit sich bringt – und so auch den Handlungsraum ein- oder entgrenzt.

Die Beschwerde von Elke Schrader

Soziale Konflikte sind in gewisser Weise unvermeidlich: »Es mag zwar Pausen oder zeitweise sogar ›Oasen der Ruhe‹ geben, Phasen, in denen Konflikte latent bleiben. Aber lange währt diese ›friedliche Idylle‹ eigentlich nie und nirgends – im Subjekt nicht, in der Gruppe, Gemeinschaft oder Gesellschaft ebenfalls nicht« (Straub & Tepeli, 2023, S. 22). Das gilt auch für Nachbarschaften. Ist einmal ein Konflikt entbrannt, so bestehen die Akteure zumeist darauf, erkannt zu haben, wie der Widersacher »wirklich ist« – die Konflikte lösen sich weniger, als dass sie sich abschwächen, manchmal werden sie umgangen oder verlieren auf andere Weise ihre Schärfe. Aber die Tatsache, in einem Nachbarn einmal einen Widersacher erkannt zu haben, ist insgesamt kaum wieder aufhebbar, wenn sie erst einmal etabliert ist und gepflegt wurde. Ohne die echte Absicht, die eigene Feindseligkeit zu beenden, manifestiert sie sich stets aufs Neue. In diesem Sinne ist es fast unmöglich, diese Konflikte wirklich zu beenden.

Seit mehr als zehn Jahren wohnen Elke Schrader und Günther Schramm auf einer Etage der Seniorenwohnanlage einer Wohnungsgenossenschaft in einem Vorort einer norddeutschen

Großstadt.[3] Schon mehrfach hat sich Frau Schrader mündlich über ihren Nachbarn beklagt. Nun erläutert sie handschriftlich in einem DIN A5-Heft über acht Seiten ihren Konflikt mit dem Nachbarn, Herrn Schramm. Voran stellt sie das Datum und ihre Anschrift, was dem Heft den Charakter eines Briefs verleiht – ein auffälliger Kontrast zu der ungewöhnlichen Form des Hefts, das man wohl eher nutzen würde, wenn man ein Tagebuch oder eine Denkschrift verfassen möchte. Ausschlaggebend für die Wahl des Hefts wird wohl sein, dass auf seinem Deckumschlag das Logo und die Anschrift ihres Vermieters gedruckt ist. Bei diesem Heft handelt es sich also um einen Werbeartikel der Wohnungsgenossenschaft, den Frau Schrader nun nutzt, um sich über ihre Wohnsituation zu beschweren. Was der Werbung diente, wird von Frau Schrader mithin zu einem Zweck benutzt, den der Vermieter kaum jemals im Sinne hat – nämlich sein Geschenk mit einem Inhalt zurückzuerhalten, der ihm aufzeigen soll, welche Missstände in einem seiner Häuser herrschen. Frau Schrader zeigt mithin die Diskrepanz zwischen Schein und Sein auf.

Eingeleitet wird das Schreiben – wie in einem formellen Brief – mit der Zeile: »Betr: Günther Schramm«. Es fehlen hingegen Name und Anschrift des Adressaten, vermutlich weil dieses Schreiben persönlich überreicht wurde. Die nüchterne Vorbemerkung steht im Kontrast zum ersten Satz: »Was soll ich noch aufschreiben es wird sich ja doch nichts ändern.«[4]

Frau Schrader spricht den Leser direkt mit einer Frage an, die die Aussichtslosigkeit dieses Schreibens betont. Sie erwartet nicht, dass ihre Mühe »noch« einen Nutzen hat – damit verweist sie auf vormalige Schreiben, die auch schon nichts einbrachten. »Aufschreiben« ist in ihren Augen also keine hilfreiche Aktivität, um irgendeine Verbesserung ihrer Wohnsituation zu erreichen. Dieser Satz konfrontiert den Leser mit ihrer Ohn-

3 Natürlich sind die Namen und sämtliche Hinweise pseudonymisiert, die einen Rückschluss auf die Identität der beteiligten und angesprochenen Personen zulassen. Frau Schrader hat der wissenschaftlichen Auswertung zugestimmt.

4 Der Text von Elke Schrader wird hier vollständig und unverändert wiedergegeben. Auch die Rechtschreibung wird nicht korrigiert.

macht – sie stellt ihn wie einen Seufzer an den Anfang. Damit zwingt sie den Leser zu einer *Positionierung*: Gibt dieser – zwingend ein Mitarbeiter der Genossenschaft – ihr recht, so konterkariert er damit das Standardverfahren des eigenen Beschwerdemanagements: Um auf Fehlverhalten von Nachbarn einwirken zu können, werden Beschwerdeführer stets aufgefordert, sich schriftlich zu beschweren. Frau Schrader scheint damit sagen zu wollen: Was Sie von mir verlangen, ist unbrauchbar, weil Sie nichts unternehmen werden. Ihr Pessimismus entfaltet auf einer appellativen Ebene gleichzeitig eine hohe Wirksamkeit, setzt sie damit doch den Leser in die *Bringschuld*, sie zu unterstützen und endlich gegen Herrn Schramm vorzugehen. Dies unterstreicht Frau Schrader mit einem zusätzlichen Wirkmittel: Denn sie schließt den Satz keineswegs mit einem Fragezeichen ab, was ja nach der Frage »Was soll ich noch aufschreiben« zu erwarten ist. Diese Frage ist in ihren Augen mithin ein rhetorisches Mittel, auf die es nur eine Antwort gibt: Niemand wird ihr helfen.

Was uns in diesem ersten Satz bereits begegnet, ist ein konstitutives Merkmal sozialer Konflikte: Dritte geraten in eine *Positionierungspflicht*, sobald sie in Kontakt mit den Parteien geraten. Parteien versuchen, Neutrale auf ihre Seite zu ziehen, denn Neutralität erscheint Konfliktparteien gemeinhin als Verweigerung von Unterstützung, Solidarität oder Mitgefühl. Frau Schrader gelingt es mit ihrem ersten Satz also, dem Adressaten für das weitere Lesen eine Aufgabe mit auf den Weg zu geben: Geben Sie diesem Schreiben einen Sinn – stellen Sie sich auf meine Seite, helfen Sie mir.

»Halt doch, ich kann ja hier ausziehen. Dann hat Herr Schramm die Möglichkeit sich ein neues Opfer zu suchen.« Frau Schrader verweist auf eine Möglichkeit, doch etwas zu ändern: Ihr Auszug würde den Konflikt beenden. Diese Option führt sie wie einen Gedanken ein, der ihr unwillkürlich in den Sinn kommt: »Halt doch«. Frau Schrader führt gleichsam einen inneren Monolog, den sie scheinbar ungefiltert dem Leser darbietet. Sie spielt dabei mit der Wahrnehmung ihres Lesers: Dieser fühlt sich wiederum zu einer Positionierung auf ihrer Seite veranlasst. Gleichzeitig offenbart sie ihre Sichtweise der Probleme mit Herrn Schramm:

Sie ist nur ein beliebiges »Opfer« von ihm – ihr Auszug würde nichts ändern. Damit nimmt Frau Schrader in Anspruch, es ginge ihr nicht nur um sich selbst: Sie hat Höheres im Sinne, will auch zukünftige Taten von Herrn Schramm nach ihrem Auszug verhindern. Damit nimmt sie gleichsam die Perspektive des Vermieters ein: Diesem müsse ja auch daran gelegen sein, Herrn Schramm endgültig das Handwerk zu legen.

Frau Schrader präsentiert uns hier ein schlichtes Täter-Opfer-Schema, das die Probleme mit Herrn Schramm *gerade nicht* als einen persönlichen Konflikt erscheinen lässt – sie ist eine willkürlich Betroffene seiner Aggression, nicht aber Beteiligte am Entstehen der (bis hierhin nicht beschriebenen) Geschehnisse. Auch dies ist ein verbreitetes Merkmal sozialer Konflikte: Auf der Ebene der Alltagssprache ist es unüblich, von sich selbst zu sagen, man befinde sich in einem Konflikt. Erst auf einer Metaebene distanzierter Gegenstandsanalyse erschließt sich die Konfliktdynamik aus dem Handeln, Denken und Fühlen aller Beteiligten. Im alltäglichen Erleben hingegen sieht man sich vom schädigenden Verhalten eines Widersachers *betroffen*.[5]

»Er findet wieder eine, die er bedrohen, beschimpfen und beleidigen kann. Dann muß auch die Nächste ausziehen.« Frau Schrader umreißt grob das Spektrum der Taten von Herrn Schramm – durch die Alliteration zu einer Handlungseinheit zusammengezogen. Es geht ihr hier nicht um eine protokollarische

5 Diese Kuvrierung der eigenen Beteiligung am Konfliktgeschehen kann unterschieden werden von Angriffen, an deren Zustandekommen die Adressaten schädigender Handlungen nicht nur aus eigener Perspektive, sondern auch aus denkbaren Beobachterperspektiven unbeteiligt sind. Bei solchen einseitigen Übergriffen kann man von *Inflikten* sprechen – ihnen fehlt jene Beidseitigkeit, die der Begriff des Konflikts ja unterstellt. Bei Inflikten leistet die betroffene Person oder Partei tatsächlich keinen Beitrag – egal, in welchem zeitlichen Rahmen und welcher Tiefenschärfe die wechselseitigen Handlungen der Akteure betrachtet werden. Der Infliktor schädigt die Gegenpartei(en) vielleicht mit Vorwand, aber ohne Anlass. Das betrifft Handlungen, die (zumindest im deutschsprachigen Raum) als Mobbing bezeichnet werden und auch zahlreiche Formen physischer Gewalt. In solchen Fällen von »Konflikt« zu sprechen, würde eine beidseitige Mitwirkung bei der Entstehung und Eskalation unterstellen – und damit auch eine »Beziehung« zwischen den Akteuren.

Auflistung konkreter Handlungen, wie sie für ein Störungsprotokoll typisch wäre. Die Taten beziehen sich jedoch nicht auf sie selbst, sondern bereits auf eine fiktive Nachfolgerin. Wie gesagt, ist sie selbst nur ein »Opfer« in einer Kette von Opfern, die Herr Schramm ohne Unterlass sucht und »findet«, wenn ihm kein Einhalt geboten wird. Damit sind seine Bedrohungen, Beschimpfungen und Beleidigungen vollständig von Anlässen und Gründen befreit, die im Verhalten von Nachbarn liegen. Nur Herr Schramm trägt die Verantwortung für den Konflikt. Denn Herr Schramm handelt aus sich selbst heraus – es ist seine Natur.

Diese *Ontologisierung* und *Psychologisierung* schreibt Wesensmerkmale des Widersachers fest und macht jeden Versuch der Einflussnahme sinnlos: »Es wird sich ja doch nichts ändern.« Frau Schrader schafft damit nicht nur eine Ordnung, die die Parteien scharf einander gegenübersetzt, sondern sie untermauert auch ihre Forderung an Außenstehende wie den Leser, sich auf der Seite der »Opfer« zu positionieren, um die Leidenskette endlich zu unterbrechen. Die Leidtragenden sind Frauen: Auch »die Nächste« müsse ausziehen. Damit charakterisiert sie das Muster der Aggression von Herrn Schramm: Als Mann richtet sie sich gegen eine Reihe von Frauen, die keine Unterstützung erhalten und deshalb Herrn Schramm ausgeliefert seien. »So hat er seinen Spaß und wir leiden unter dieser grausamen Masche.«

Der scharfe Kontrast gewinnt weiter Kontur: Auf der einen Seite hat Herr Schramm »seinen Spaß« und auf der anderen Seite »leiden« »wir« – eben jene Frauen, die eine nach der anderen zum »Opfer« von Herrn Schramm werden und als deren Sprecherin sich Frau Schrader sieht. Der Konflikt verweist hier auch auf eine gruppenbezogene Dimension ihrer sozialen Identität – Herr Schramm macht sie *als Frau* zum Opfer.

Kontur gewinnt hier auch die Motivationslage von Herrn Schramm: Er handele nicht etwa willkürlich oder sei mental gestört, sondern sein Handeln sei eine »grausame Masche« – mithin eine wohlüberlegte Strategie. Dieser Einschätzung soll sich auch der Leser anschließen: Wird Herr Schramm als Sadist beschrieben, dann muss der Vermieter seinem Wüten Einhalt gebieten, um die Frauen im Haus zukünftig vor männlichen Übergriffen zu schützen.

Bis hierhin hat Frau Schrader wie in einer Vorrede den *Interpretationsrahmen* gesetzt, in dem die Leser – die Mitarbeiter des Vermieters – den Nachbarschaftskonflikt verstehen sollen: In diesem Rahmen werden nicht nur der Übeltäter, das Tatmotiv und das Leid der Geschädigten bestimmt, sondern auch die Wirkungslosigkeit bisherigen Handelns des Vermieters, der seiner Positionierungs- und Garantenpflicht nicht nachgekommen sei. Frau Schrader nimmt mithin eine doppelte Anschuldigung vor: gegen den direkten Täter und gegen ihren Ansprechpartner beim Vermieter als Tatermöglicher: »Er drohte mir gestern sogar vor meiner Tochter. H. S. hat am Freitagnachm. gegen 16.30 meine Enkeltöchter bedroht. Er hat anschließend gewartet, bis sie mit dem Einkauf zurückkamen. Er stand Bürgersteig/Parkplatz, Heinrichstr. Er drohte mit seinem Regenschirm und war laut. Er wolle zur Schule gehen und dafür sorgen, daß sie von der Schule ›fliegen‹. Ich mache Euch fertig, auch die Mutter und Oma.«

Nun füllt Frau Schrader den Interpretationsrahmen mit Inhalt: Sie schafft einen Leidbeleg durch die Beschreibung einer konkreten Tat. Nachgewiesen wird diese durch räumliche und zeitliche Referenzen: »am Freitagnachm.«, »Bürgersteig/Parkplatz, Heinrichstr.«, durch Tatrequisiten (»Regenschirm«) und Zitate – zum einen in Form indirekter Rede (»Er wolle zur Schule gehen«) und zum anderen in Form direkter Rede (»fliegen«, »ich mache Euch fertig«). Diese Referenzen sind zu einer Szene arrangiert, die auf einer emotiven Ebene den Leser gefangen nehmen soll. Leser werden eingeladen, sich diese Szene vorzustellen und durch die Übernahme der Perspektive von Frau Schrader nachzuvollziehen, was es heißt, Betroffener der Aggression von Herrn Schramm zu sein. Die *szenische Tatrekonstruktion* ist mithin ein Versuch, den Leser auf ihre Seite zu ziehen. Diese Ebene ergänzt den *moralischen Positionierungsappell*, mit dem Frau Schrader den Leser zuvor für sich einnehmen will.

Dieses Vorhaben gelingt nur im Ansatz. Die Tatbeschreibung bleibt blass und fällt hinter ihre Selbstbeschreibung als »Opfer« zurück: »Er drohte mit seinem Regenschirm und war laut.«

Ähnlich ist es mit der Androhung, »zur Schule [zu] gehen«: Die Aussichtslosigkeit dieser Drohung ist doch zu offensichtlich. Der Interpretationsrahmen, den Frau Schrader zuvor gesetzt hat, wirkt angesichts dieser Leidbelege übergewichtig: Da hätte der Leser mehr erwartet, nämlich ein Gleichgewicht zwischen Taten und Anklage. Was uns hier begegnet, mutet mithin an wie eine rhetorische Figur, die aus dem politischen Populismus geläufig ist: Der beschworene Schaden steht in keinem Verhältnis zu den beklagten Ereignissen.

»Der Hausfrieden ist hier nicht mehr in Ordnung. Er lügt die Mieter an und jedesmal ist seine Geschichte anderst. Ich habe Angst alleine im Keller zu arbeiten. Ich höre dann laut Musik. Ich stehe dann richtig unter Spannung. Seit einiger Zeit habe ich wieder Magenprbl.« Frau Schrader resümiert die gegenwärtige Lage: Der Frieden im Haus ist gestört. Es folgt ein Beleg für diese Diagnose: Herr Schramm »lügt« – mit jeweils anderen Versionen. Inwieweit seine Lügen den Hausfrieden beschädigen können, bleibt jedoch unklar. Aber Frau Schrader führt auch noch andere Belege für die Störung des Hausfriedens an: Sie hat »Angst«, wenn sie im Keller arbeitet. Interessanterweise wirke laute Musik dann als Gegenmittel, was die Frage aufwirft, ob es um die Bannung einer objektiven Gefahr geht, die von Herrn Schramm ausgeht – da würde Musik kaum helfen –, oder ob es um ein subjektives Empfinden geht, von dem man sich mit Musik sehr wohl ablenken könnte. Frau Schrader lässt mit den nächsten beiden Sätzen jedoch keinen Zweifel daran, dass es bei der Störung des Hausfriedens wesentlich auch um die Störung ihres inneren Friedens geht: Sie leidet unter »Spannung« und hat »Magenprbl.« Äußere Gefahr und innere Vulnerabilität greifen hier ineinander. Das eine ist ohne das andere kaum denkbar: Herr Schramm sei für ihren angegriffenen inneren Zustand direkt verantwortlich und damit muss Frau Schrader sich nun mit mehreren Leidensquellen beschäftigen: dem Verhalten ihres Nachbarn und chronifizierten mentalen und körperlichen Befindlichkeiten. Das unzureichende Handeln des Vermieters wirft aber auch die Frage auf, ob sie nicht auch diesen für ihr Leid verantwortlich macht.

Auf einer strukturellen Ebene können wir hier einige Merkmale von Beschwerden über Nachbarschaftskonflikte sammeln: Sie enthalten erstens narrative Rekonstruktionen von Kollisionen zwischen Parteien, die sich als Widersacher identifizieren. Diese Rekonstruktionen erwecken den Anschein getreuer Abbildungen des Geschehenen. So sind sie in der Lage, beim Leser den Eindruck einer unbestreitbaren Tatsache zu evozieren. Natürlich sind die Beschreibungen stets auch artifizielle, szenische Verdichtungen, indem sie aus komplexen sozialen Interaktionen einfache kausale Handlungsketten extrahieren, in denen Verursacher und Betroffene klar zu identifizieren sind. Der szenische Charakter der Rekonstruktionen ist zweitens ein Angebot an den Leser, die eigene Perspektive zu übernehmen, was gewährleistet, dass Leser nicht nur nachvollziehen, *was* der Schreiber erlebt hat, sondern auf einer emotiven Ebene auch teilen, *wie* der Schreiber es erlebt hat. Auf einer normativen Ebene schlussfolgern die Schreiber drittens, wie das Geschehen zu bewerten, welche Positionierungs- und welche Interventionspflicht für den Leser daraus abzuleiten ist. Denn Beschwerdeschreiben sind Zweckschreiben: Sie kommen kaum ohne explizite oder implizite Forderungen an den Leser aus. Insgesamt destillieren die Schreiber durch ihre narrative Modellierung aus den nachbarschaftlichen Ereignissen *einfache Geschichten*. Diese sind *einfach* in dem Sinne, dass die Schreiber aus einem komplexen, zumeist unübersichtlichen Handlungsgewebe, an dem oft zahlreiche Personen und Gruppen beteiligt sind, Handlungsketten extrahieren, in denen sie selbst und der Widersacher sich dichotomisch gegenüberstehen und in denen das Handeln des Widersachers mit ihrer eigenen Reaktion in einer klaren Abfolge von Ursache und Wirkung verknüpft sind. Diese *einfachen Geschichten* dienen – neben ihrer Wirkung auf Leser – auch der Selbstvergewisserung als schuldlos Betroffene; das legitimiert dann auch jedwede Gegenwehr.

An diesem Schreiben von Frau Schrader können wir aber auch erkennen, wie die narrative Modellierung des Konfliktgeschehens auf kulturell tradierte Muster zurückgreift – etwa der Tragödie (vgl. White, 2008): Vormals glückliche Menschen erfahren durch das schuldhafte Verhalten eines Mitmenschen ein persönliches Leid; darüber hinaus geraten aber auch die objektiven sozialen und moralischen Verhältnisse in Unfrieden und Unordnung. Ein weiteres Miteinander mit dem Widersacher im Haus ist dann nicht mehr möglich. Dieser muss aus der Gemeinschaft gutwollender Mitmenschen entfernt werden, um den vormaligen Zustand zu restituieren.

Diese narrative Modellierung ist gleichwohl auch eine wirkungsmächtige, nachträgliche Bearbeitung: Frau Schraders Beschreibung ihres Zustandes legt nahe, dass sie nicht nur tatsächlich von einem Nachbarn *angegriffen wird*, sondern auch, dass sie mental und körperlich bereits zuvor *angegriffen war*. Zugespitzt formuliert: Die Handlungen des Nachbarn waren gerade deshalb wirksam, weil Frau Schrader längst vulnerabel war. So treten ihre Magenprobleme »wieder« auf. In ihrer *narrativen Verschränkung* koinzidiert das innere Leid mit dem Streit in der Nachbarschaft. Inneres Leid wird so entlastet, indem seine Ursache aus dem eigenen körperlich-mentalen Zustand in die Nachbarschaft exterritorialisiert wird – ein Mechanismus, der an das psychoanalytische Konzept der »projektiven Identifikation« erinnert: »Warum kann man nicht einen Test (Untersuchung) innerhalb eines Gespräches durchführen? Ihnen ist doch sein Verhalten bekannt, wenn er rot wird und dann nur noch laut redet. Vor allen Dingen, was er redet. Kann er überhaupt noch alleine für sich sorgen? Autofahren kann er schon nicht mehr. Er hatte einige Unfälle. Wie lange soll das noch so weiter gehen?«

Nun spricht Frau Schrader den Leser direkt an – einen konkreten Ansprechpartner des Vermieters, mit dem sie bereits im Gespräch über die Situation im Haus gewesen ist. Ihr schwebt vor, hinter dem Rücken von Herrn Schramm ein Bündnis zu schmieden, um mithilfe eines diagnostischen Verfahrens – irgendetwas zwischen einem formalen »Test« und einer medizinischen »Untersuchung« – Herrn Schramm einer Krankheit zu überführen. Da dem Ansprechpartner die Verhaltensauffälligkeiten von Herrn Schramm bekannt sind, hat sie die Hoffnung, ihn von dieser Idee zu überzeugen. Allerdings legt die verneinte Frageform »Warum kann man nicht […]?« nahe, dass diese Idee bereits in einem Gespräch mit Frau Schrader erläutert wurde und nur eine geringe Chance auf Umsetzung hat.

Verlegt Frau Schrader am Anfang des Schreibens die Ursache des Konflikts in die bösartige Natur von Herrn Schramm, so unternimmt sie hier den Versuch seiner *Pathologisierung* oder *Psychiatrisierung* – eine extreme Form des *Othering*. Das störende Verhalten – wie er redet und »vor allen Dingen, was er redet« – ließe auf eine tiefere Störung schließen, die seine Fähigkeit zur autonomen Lebensführung infrage stellt: »Kann er überhaupt noch alleine für sich selbst sorgen?« Frau Schrader geht hier quasi einen taktischen Umweg: Sollte die Bösartigkeit von Herrn Schramm, seine »grausame Masche«, nicht ausreichen, um ihn in die Schranken zu weisen, so beleuchtet sie das Verhalten von Herrn Schramm nun im Lichte ihrer vorgeblichen Besorgnis um ihn, um den Ansprechpartner auf diesem Wege zu dem von ihr erwünschten, aber bis hierher unbenannten Handeln zu motivieren: Schließlich gefährde sein Verhalten nicht nur die Nachbarschaft, sondern auch Verkehrsteilnehmende und auch ihn selbst. Ihre Frage »Wie lange soll das noch so weitergehen?« gibt hier vor, Herrn Schramm müsse geholfen werden – und darüber hinaus allen, die sich in Gefahr bringen, wenn sie ihm über den Weg laufen. Frau Schrader schärft mithin ihr moralisches Schwert, indem sie die Positionierungs- und Interventionspflicht des Ansprechpartners auf die Schadensvermeidung für jede Person ausdehnt, die ihm begegnen könnte.

»Ich öffne meine Whg-Tür nur ganz wenig, weil ich Angst habe. Er hat gegen die Tür getreten oder gedrückt. Sie knallte laut zu. Der Plastikstopper ist kaputt. Ein Teil lag auf dem Fußboden. Er hat diesen Zwang etwas kaputt zu machen was andere haben. Er behandelt die Menschen wie den letzten Dreck. Wenn wir nicht das tun was er will, wird er knall rot (Kopf) und schreit laut. Dann muß man laufen.« Mit dieser Szene liefert sie einen greifbaren Beleg der Gewalt: Ihre alltäglichen Routinen sind durch ihre »Angst« bereits eingeschränkt – sie muss jederzeit damit rechnen, dass Herr Schramm ihr auflauert. Seine Zerstörungswut manifestiert sich im zerstörten Plastikstopper. Dabei handelt er wie unter einem »Zwang«: ein Beleg seiner geminderten Selbststeuerungsfähigkeit. Die Lesart »Mein Nachbar ist psychiatrisch krank« überlagert nun die Lesart »Mein Nachbar ist böse«.

Beide Lesarten konkurrieren und folgen doch gleichermaßen dem Ziel, Herrn Schramm beim Vermieter zu diskreditieren.

Offen bleibt weiterhin, was sie mit dieser Argumentation und dem ganzen Brief überhaupt erreichen will. Klar ist: Es muss sich etwas »ändern«, der »Hausfrieden ist nicht mehr in Ordnung«, »Wie lange soll das noch so weitergehen?« Sie überlässt es jedoch dem Leser, sich das Unausgesprochene zu denken. Da sie bereits darauf verwiesen hat, dass Herr Schramm wohl nicht mehr »für sich sorgen« könne, liegt es nahe, dass sich Frau Schrader vom Vermieter wünscht, den Auszug von Herrn Schramm zu betreiben, ihm also die Wohnung zu kündigen, lässt das aber unausgesprochen. Dieses Manöver erspart es ihr zum einen, die Verantwortung für den Wohnungsverlust des Nachbarn auf sich zu nehmen. Zum anderen mag es wirksamer sein, den Ansprechpartner nur in die gewünschte Richtung zu stupsen: Die offene Forderung könnte ihr als Feindseligkeit ausgelegt werden; damit wäre sie nicht mehr ein »Opfer« von Herrn Schramm, sondern auch selbst Aggressorin. Die Opferrolle mag da bequemer sein, stellt sie Frau Schrader doch frei von Schuld: »Er hat seine Frau auch so behandelt. Er hat früher getrunken und war (ist?) Tablettenabhängig. Er sitzt jetzt fast jeden Tag in der Pizza oder Eisdiele hier im Ort. Ich kann mich dann frei bewegen wenn er ca 15.00–15.30 weg geht. Dann kann ich endlich die Tür aufmachen und mich auf ›meinen Laubengang‹ setzen, ohne Angst.«

Frau Schrader erweitert die Kette der Leidtragenden von Herrn Schramm um seine Ehefrau. Sie pathologisiert ihn außerdem als alkohol- und tablettenabhängig – eine Etikettierung, die nicht nur massiv rufschädigend ist, sondern auch ein sehr privates Wissen um die alltäglichen Gewohnheiten von Herrn Schramm voraussetzt. Das wirft die Frage auf, wie nahe sich Frau Schrader und Herr Schramm in der Vergangenheit kamen. Frau Schrader überschreitet hier auf jeden Fall eine Grenze, jenseits der sie kaum mehr in Anspruch nehmen kann, den Übergriffen von Herrn Schramm lediglich passiv ausgesetzt zu sein – nur eben wehrt sie sich auf ihre Weise durch üble Nachrede, was die Eskalation vorantreiben könnte, wenn Herr Schramm von den Gerüchten hören sollte.

Erneut schildert sie, in welchem Ausmaß Herrn Schramms Übergriffe ihr Angst machen – nun mit einer Kontrasterfahrung, die zeigt, wie angenehm ihr Leben ohne Herrn Schramm verläuft, wenn dieser außer Haus ist. Dann kann sie sich »frei bewegen« und sich auf »meinen Laubengang« setzen – der natürlich ebenso der Laubengang von Herrn Schramm ist. Dies offenbart, dass Nachbarschaftskonflikte oft auch territoriale Kämpfe sind, in denen über die Verfügung über Gemeinschaftsflächen oder den Lautstärkepegel gestritten wird.

»Dieses ist meine letzte Wohnung. Hier ist meine Arbeit die mir gefällt, auch wenn die nicht immer leicht ist. Aber mit 1½ Armen habe ich die letzte Zeit auch einiges geschafft. Das ist hier kein Mitleidsbericht sondern die Wahrheit.« Frau Schrader leuchtet hier kurz ihren persönlichen Hintergrund aus und betont die Bedeutung dieser Wohnung für sie: Sie wird diese auf keinen Fall verlassen. Die Wohnung ist das Zentrum ihrer Aktivität, trotz aller Einschränkungen durch eine Behinderung. Diese Andeutungen schaffen beim Leser den Eindruck einer tapferen Frau, die trotz aller Widrigkeiten ihr Leben meistert – gekennzeichnet als »Wahrheit«, keinesfalls behaupte sie also mehr als wirklich vorhanden. Wiederum bleibt unausgesprochen, was sie vom Vermieter erwartet. Nahe liegt aber dieser Gedanke: Dieses gelungene Leben bedarf des Schutzes.

»Sein Stiefsohn mit Familie will nichts mehr mit ihm zu tun haben. Er hat viel Schmerzen über diese Familie gebracht. Sogar der a.D. Bürgermeister von Lehrte H. Wanner hat der oben Familie Hilfe angeboten. E kennt H. Schramm (war ein Nachbar).« Zuvor schilderte Frau Schrader selbsterlebte Szenen, Krankheitsvermutungen und das eigene Leiden. Hier nun zählt sie weitere Adressaten des bösartigen Verhaltens von Herrn Schramm auf. Alles zusammen wirft Schlaglichter auf das Wirken von Herrn Schramm. So komponiert sie ein Gesamtbild, das fünf Fragen beantwortet:[6]

Um welche Taten geht es? Die Zahl, die Varianz und die Le-

6 Diese verweisen auf konstitutive Strukturmerkmale von Beschwerdeschreiben (vgl. Laucken & Mees, 1987).

bendigkeit der szenischen Rekonstruktionen von Übergriffen steigern die Aussagekraft des Beschwerdeschreibens. *Worin besteht der Schaden?* Auf der emotiven Ebene veranschaulicht das Schreiben die massive Wirkung der Taten auf emotionaler, körperlicher, sozialer und materieller Ebene. *Was treibt den Widersacher an?* Das Schreiben diagnostiziert den Antrieb des Aggressors auf geistiger, mentaler und moralischer Ebene. Frau Schrader führt den Nachweis, dass ihr Widersacher bösartig und krank ist. (In anderen Beschwerdeschreiben werden Taten von Nachbarn aus ihrer Zugehörigkeit zu einer Bevölkerungsgruppe, einer Generation oder einem Milieu erklärt – ein anderer Ausschnitt aus dem Spektrum von Diskriminierung.) *Wer kann die Taten bezeugen?* Die Auflistung von Zeugen – Gewährsleuten, Autoritäten, anderen Opfern – steigert die Plausibilität der eigenen Schilderung. Frau Schrader verweist auf die eigene Familie, diejenige von Herrn Schramm und den ehemaligen Bürgermeister als Gewährsleute ihres Berichts – interessanterweise aber nicht auf Nachbarn. *Warum ist der Bericht glaubwürdig?* Referenzgeschichten aus dem eigenen Leben, die Betonung der eigenen Wahrhaftigkeit (»Dies ist [...] die Wahrheit.«) belegen den eigenen guten Leumund, was ihre Glaubwürdigkeit stärkt.

Wie bereits angemerkt, fehlt in ihrem Schreiben bis hierhin allerdings eine Antwort auf die Frage, was der Beschwerdeführer von seinem Adressaten, dem Vermieter, eigentlich erwartet? Weder mietrechtliche Schritte wie die Kündigung der Wohnung noch die Unterstützung beim strafrechtlichen Vorgehen gegen den Aggressor oder auch nur die Parteinahme für den Beschwerdeführer werden von Frau Schrader direkt eingefordert. Sie schafft lediglich die argumentative Grundlage, auf der der Leser seine eigene Bewertung und Schlussfolgerung vornehmen soll. Damit zielt ihre dramaturgische Verdichtung auf eine Selbstbefragung des Lesers: »Wie kann ich dazu beitragen, die schlimmen Zustände im Haus und das Leiden von Frau Schrader zu beenden?« In diesem Sinne handelt es sich hier um ein Motivationsschreiben, das der Steigerung der Bereitschaft des Vermieters dient, in ihrem Sinne zu handeln.

»Was soll das alles? Es nutzt nichts. Es muß erst etwas passieren, dann bekommt man vielleicht Hilfe und auch noch selber Schuld. Meine Hand ist geschw. Ich habe Schmerzen. Aber ich muß ganz ruhig sein. Ich darf nichts sagen, muß meine Arbeit tun je mehr desto besser. Ich bin ein Mensch und habe Gefühle die aber niemanden intr. Wieso auch. Hier ist die Adresse von dem Stiefsohn [...].« Frau Schrader gibt nun die Handlungspflicht vollständig in die Hand des Lesers. Wie zu Beginn des Schreibens betont sie die Nutzlosigkeit ihres Schreibens – denn es geht ja auch nicht darum, die Verhältnisse im Haus zu beschreiben, sondern darum, sie zu ändern. Der Leser wird gewarnt, dass ein Abwarten – wenn »erst etwas passieren« muss – einen unabsehbaren Schaden verursachen wird: Die »Hilfe« kommt dann zu spät und es stellt sich sogar die Frage, ob Frau Schrader dann nicht »noch selbst Schuld« auf sich laden wird – womit sie wohl darauf anspielt, dass sie in einer Eskalation zur Selbstjustiz greifen könnte.

Sofort wechselt sie aber wieder die Perspektive auf ihr Leiden in der Gegenwart, das von körperlichen Gebrechen und »Schmerzen« geprägt ist. Ihre Formulierungen fragmentieren zusehends und machen ihr Leiden im Schreibbild sichtbar: Sie verkürzt Sätze und Wörter, weil ihre Hand geschwollen ist – immerhin hat sie auch nur noch »1½ Arme«. Der nachfolgende innere Monolog mutet wie eine Abfolge von Beschwörungsformeln an, die ihren Ansprechpartner erneut spüren lassen sollen, welchem Leid sie ausgesetzt ist. Schließlich endet diese Sequenz mit der Adresse des Stiefsohns. Dadurch gibt sie dem Ansprechpartner nun einen klaren Handlungsauftrag. Durch die Kontaktaufnahme mit dieser Gewährsperson kann er sich vergewissern, dass ihre Schilderungen den Tatsachen entsprechen, um dann die richtigen Maßnahmen einzuleiten – die sie wiederum der Fantasie des Lesers überlässt: »Das was hier steht ist die Wahrheit. Er hat schon so viele Dinge kaputt gemacht und beschädigt. Tür, Briefkästen Ich kann das alles nicht mehr aufzählen. Gibt es überhaupt noch Gerechtigkeit für mich? Oder bin ich doch nur ein Mensch 2ter Klasse? Warum soll ich das Geld für den Schiedsmann bezahlen? Ich habe doch kaum selber etwas zum Leben. Meine Schuhe muß ich mit einer Gabel zumachen, weil ich mir keine neuen kaufen kann. gez. Elke Schrader«.

Frau Schrader setzt ihre Linie fort, einerseits ihren guten Leumund zu betonen, andererseits Belege für das Wüten von Herrn Schramm anzuführen. Mit drei Fragen setzt sie den Ansprechpartner des Vermieters massiv unter Druck: Die Gerechtigkeitslücke, die sie in diesem Schreiben öffnet, offenbart hier ihre Stoßrichtung noch einmal ganz klar: Die fehlende Unterstützung durch den Vermieter lässt sie als einen Menschen »2ter Klasse« zurück. Im selben Zuge fordert sie den Ansprechpartner auf, eine Idee aufzugeben, die bei vorhergehenden Kontakten eine Rolle spielte: Schon aus Geldnot käme für sie ein Schiedsverfahren nicht infrage.[7] Schließlich betont sie, dass ihr Leiden keineswegs nur mit den nachbarschaftlichen Verhältnissen zu tun hat: Neben ihren körperlichen Gebrechen leidet sie zudem unter einer beklagenswerten Armut: Sie verfügt noch nicht einmal über geeignete Schuhe. Wie der Leser sich den Vorgang auch immer vorzustellen hat: Schon der alltägliche Vorgang des Schließens ihrer Schuhe mit einer Gabel bebildert grotesk ihre Aussage, sie sei ein Mensch zweiter Klasse. Angesichts dieser traurigen Umstände steht der Leser, der ihr die Unterstützung im Konflikt mit ihrem Nachbarn verweigert, klar im Unrecht. Schließlich – mit ihrer Unterschrift – betont sie die Ehrenhaftigkeit ihrer Aussagen: Wie in einem Testament oder einem behördlichen Schreiben benutzt sie das Kürzel »gez.«.

Der Schluss zeigt noch einmal, was bereits das ganze Schreiben durchwirkt: Wir haben es hier mit einer »traurigen Geschichte« (Goffman, 1973, S. 149) zu tun. Solche Geschichten haben die Funktion, sich der Unterstützung Dritter zu versichern. Genutzt werden sie in erster Linie von Bevölkerungsgruppen, die für sich keine andere Möglichkeit sehen, ihre Rechte und Lebenschancen bei »Mächtigen« einzufordern. Im Falle unseres Nachbarschaftskonflikts schließt das ein, sich selbst als Opfer des Nachbarn, des Vermieters oder der traurigen Lebensumstände zu inszenieren. Auch wenn die Opferrolle zunächst nur wenig attraktiv erscheint, so birgt sie doch ein hohes kommunikatives

7 Allerdings lehnte Frau Schrader auch eine Mediation ab, für die der Vermieter die Kosten getragen hätte.

Potenzial, da sie den Sprecher mit einem Maximum an Kontrolle über diejenigen versorgt, die für das Leiden verantwortlich erklärt werden. So sichert sie die eigene überlegene moralische Position ab und verleiht ihrer (unausgesprochenen) Forderung ein maximales Gewicht.

Resümee

Sammeln wir noch einmal die wichtigsten Befunde der Interpretation dieses Beschwerdeschreibens: Berichte über selbsterlebte Konflikte enthalten *szenische Tatrekonstruktionen* als Leidbelege. Natürlich sind diese Beschreibungen artifizielle narrative Modellierungen: Aus dem Handlungsgewebe sozialer Interaktion werden jene Handlungsketten extrahiert, die Täter und Opfer klar identifizierbar machen und auf einer moralischen Ebene dichotomisch einander gegenüberstellen.[8] In diesem Sinne handelt es sich bei Tatbeschreibungen um *einfache Geschichten*, die das Geschehen zuspitzen, der eigenen Rolle als Betroffener und der Rolle des Widersachers als Verursacher Kontur geben und damit ein Beitrag zur Verschärfung sein können: *Eskalation durch Narration*.

Konfliktgegnern wird ein spezifischer Grad von Verantwortung für das Konfliktgeschehen zugeschrieben, der auch steuert, ob situative Umstände, mentale Zustände oder charakterliche Defizite zur Erklärung des Verhaltens des Widersachers herangezogen werden. Damit sind Konfliktbeschreibungen auch *Diagnosen* der Ursachen des Konflikts. Wird der Konflikt vollständig aus dem Wesen des Widersachers erklärt – daraus, wie er wirklich ist –, dann verdampft die Verantwortung aller anderen Beteiligten. Diese *Psychologisierung* ist ein Trick, mit dem der sachliche Anlass des Konflikts ausgelöscht wird, indem der Gegner diskreditiert wird. Dieser Trick dient nicht nur der eigenen Entschul-

8 Komplexe, unübersichtliche soziale Beziehungen zu vereinfachen, ist überhaupt eine bedeutsame Funktion von Konflikten: Konflikte schaffen übersichtliche Verhältnisse und erleichtern damit die soziale Navigation.

dung, sondern auch der Demütigung des Gegners bei Dritten: Wer glaubt schon dem Gegner, wenn dieser krank oder böse ist?

Die szenischen Tatrekonstruktionen geben auf einer *emotiven Ebene* vor, wie sich Leser die Tat vorzustellen und was sie zu empfinden haben. Auf dieser Ebene enthalten die Tatbeschreibungen also ein implizites Identifikationsangebot. Treten die Leser imaginär auf der Seite des Berichterstatters in das Konfliktgeschehen ein, so werden sie auch seine moralischen Implikationen eher teilen und seine – mehr oder weniger klar ausgesprochenen – Forderungen nach Sanktionen gegen den Widersacher unterstützen.

Die eigene Verstrickung in die Konfliktursachen wird *narrativ kuvriert*. Der Widersacher trägt die Schuld allein. Erst auf der Metaebene distanzierter Gegenstandsanalyse erscheinen beide Konfliktparteien als verstrickt. Und auch Konfliktberater haben die Aufgabe, den Beteiligten zu helfen, ihre eigene Beteiligung wieder zu erinnern.

Konfliktberichte und besonders Beschwerdeschreiben sind mithin immer auch *Zweckschreiben*, die Rezipienten dazu bringen wollen, zu sehen, was man erlebt hat, zu empfinden, was man empfunden hat, und sich entsprechend zu positionieren. Diese *Positionierungspflicht* für Dritte – Zeugen, Leser, Beauftragte – scheint in sozialen Konflikten ubiquitär zu sein: Streitende betreiben einen hohen Aufwand an narrativer Modellierung, um neutrale Dritte zu Schlussfolgerungen zu bewegen, die die Verurteilung des Widersachers und die Solidarität und das Mitempfinden mit der eigenen Partei einschließen.

Bei Frau Schrader – möglicherweise aber nicht nur bei ihr – ist der Nachbarschaftskonflikt mit ihren inneren Krisen narrativ *verschränkt*: Innere Unruhe, mentale Vulnerabilität oder auch körperliche Gebrechen werden in das Konfliktgeschehen so eingearbeitet, dass der Widersacher als Verursacher dieser inneren Krisen erscheint oder sie zumindest verstärkt. Das hat möglicherweise eine hohe Entlastungsfunktion, weil es dem Akteur auf diese Weise gelingt, den Nachbar zu einem Container für Unerwünschtes und Leidvolles im eigenen Leben zu machen und – wie in der projektiven Identifikation der Psychoanalyse – »so etwas nach außen zu werfen, was in sich selbst zu erkennen oder selbst zu sein man sich weigert« (Laplanche & Pontalis, 1972, S. 406).

Schließlich wird in der Analyse des Schreibens von Frau Schrader deutlich, dass ihr Bericht auch eine *selbstevaluative Dimension* hat. Mehrfach ist in ihrem Schreiben davon die Rede, wie sie sich von Herrn Schramm (und dem Vermieter) behandelt fühlt – als »den letzten Dreck«, »Ich bin ein Mensch und habe Gefühle die aber niemanden intr. Wieso auch.«, »Oder bin ich doch nur ein Mensch 2ter Klasse?« Diese Bemerkungen sind nicht nur ein impliziter Appell, der den Ansprechpartner zu Mitgefühl und Solidarität anhält, sondern sie sind auch Selbsteinschätzungen, die die Sorge um den eigenen sozialen Verkehrswert dokumentieren. Im verächtlichen, aggressiven Verhalten von Herrn Schramm und in der fehlenden Unterstützung durch den Vermieter zeigt sich für Frau Schrader also weitaus mehr: Der Konflikt erscheint ihr wie ein exemplarischer Kampf um den eigenen zerbrechlichen sozialen Status. Sie nimmt den Streit mit dem Nachbarn überaus ernst, da sie der nachbarschaftlichen Beziehung eine symbolische Aussagekraft zuspricht. Und auch das Nichthandeln des Vermieters offenbart Frau Schrader, wie sie angesehen wird: vom Nachbarn verachtet – vom Vermieter missachtet.

Über Nachbarschaftskonflikte hinaus könnte dies ein Merkmal von Konflikten im sozialen Nahraum sein: Die Akteure werten ihre Konflikte daraufhin aus, was sie über ihre gesellschaftliche Stellung aussagen. Das Zerwürfnis zeigt, wo sie in ihrem Leben stehen. In dieser Hinsicht verrät die Auseinandersetzung auch etwas über ihre Angst: Der Sieg über den Nachbarn kommt einem Zuwachs an sozialer Reputation gleich. Die Niederlage offenbart den eigenen sozialen Abstieg (Montau, 2023, S. 74).

Trifft dies zu, so wären die Chancen stark gemindert, soziale Konflikte zu befrieden, bei denen eine solche selbstevaluative Komponente im Spiel ist: Die Auseinandersetzung mit dem Widersacher müsste gewonnen werden, um die Angst um den eigenen sozialen Status zu bändigen. Schon der Kompromiss wäre eine Niederlage.

Literatur

Adorno, T.W. (1955). Schuld und Abwehr. Eine qualitative Analyse zum Gruppenexperiment. In *Gesammelte Schriften, Bd. 9.2*. Suhrkamp.

Bourdieu, P. (2020). *Die feinen Unterschiede*. Suhrkamp.

Elias, N. & Scotson, J. L. (1993). *Etablierte und Außenseiter*. Suhrkamp.

Goffman, E. (1973). *Asyle. Über die soziale Situation psychiatrischer Patienten und anderer Insassen*. Suhrkamp.

Laplanche, J. & Pontalis, J.-B. (1972). *Das Vokabular der Psychoanalyse*. Suhrkamp.

Laucken, U. & Mees, U. (1987). *Logographie alltäglichen Lebens. Leid, Schuld und Recht in Beschwerdebriefen über Lärm*. Holzberg.

Lendvai, P. (1972). *Antisemitismus ohne Juden*. Europaverlag.

Mentzos, S. (2003). Machtpolitische und psychosoziale »Funktionen« der Feindbilder. In W. Brüggen & M. Jäger (Hg.), *Brauchen wir Feinde? Feindbildproduktion nach dem 11. September 2001 in sozialpsychologischer und diskursanalytischer Sicht* (S. 63–82). Edition Freitag.

Montau, R. (2023). *Nachbarschaft im Streit. Sozialpsychologische Erkenntnisse für die Konfliktberatung*. Psychosozial-Verlag.

Reemtsma, J. P. (2004). Nachbarschaft als Gewaltressource. *Mittelweg, 36*, 103–120.

Straub, J. & Tepeli, D. (2023). Konflikt und Konfliktanalyse. Theoretische und terminologische Klärungen. *psychosozial, 46*(IV), 14–33.

Tajfel, H. (1982). *Gruppenkonflikt und Vorurteil. Entstehung und Funktion von Stereotypen*. Hans Huber.

White, H. (2008). *Metahistory. Die historische Einbildungskraft im 19. Jahrhundert in Europa*. Fischer.

Biografische Notiz

Robert Montau ist Sozialpsychologe und arbeitet in der Wohnungswirtschaft – zunächst als Sozial- und Konfliktberater, nun als Trainer und Berater. Zuvor hat er in der Wohnungslosenhilfe gearbeitet und in mehreren sozial- und kulturwissenschaftlichen Einrichtungen gelehrt und geforscht, z. B. an der Leibniz Universität Hannover und dem Kulturwissenschaftlichen Institut in Essen.